妇产科学精要

Edited by Ian Symonds & Sabaratnam Arulkumaran

（第5版）

原著者 Ian Symonds Sabaratnam Arulkumaran

绘 图 E Malcolm Symonds

主 译 刘朝晖 陈 倩

副主译 李 奎 刘 菲

译校者 （以姓氏笔画为序）

王 爽 王萌璐 冯兆亿 朱毓纯 刘 婧

刘梦然 刘朝晖 米 兰 李 昕 李 奎

肖冰冰 吴 忧 吴文湘 张 岱 张 展

张 瑞 张慧婧 陈 施 陈 倩 陈 曦

尚 鹊 单学敏 宗晓楠 贺欣然 赫英东

玛丽帕提·马尔旦

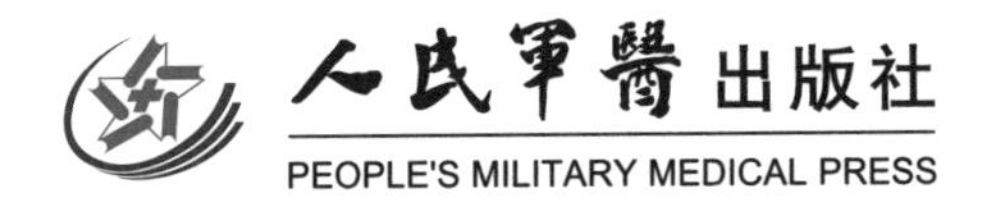

北 京

图书在版编目（CIP）数据

妇产科学精要：第5版/（澳）伊恩·西蒙兹，（英）萨巴拉特南·阿鲁库马兰原著；刘朝晖，陈倩主译.—北京：人民军医出版社，2019.4
ISBN 978-7-5091-9241-2

Ⅰ.①妇…　Ⅱ.①伊…　②萨…　③刘…　④陈…　Ⅲ.①妇产科学　Ⅳ.①R71

中国版本图书馆CIP数据核字（2017）第010209号

书　　名：妇产科学精要（第5版）

策划编辑：黄建松
文字编辑：陈　鹏
责任审读：赵晶辉
出版发行：人民军医出版社（北京市100036信箱188分箱　100036）

标准书号：ISBN 978-7-5091-9241-2
经 销 者：全国新华书店
印 刷 者：三河市春园印刷有限公司
开　　本：850毫米×1168毫米　1/16
印　　张：22.75
字　　数：616千字
版　　次：2019年4月北京第1版（原著第5版）
印　　次：2019年4月第1次印刷
定　　价：149.00元

销售热线：（010）51927252
网　　址：http：//www.jskxcbs.top
电子邮箱：jskxcbs@163.com

ELSEVIER

Elsevier (Singapore) Pte Ltd.

3 Killiney Road

#08-01 Winsland House I

Singapore 239519

Tel: (65) 6349-0200

Fax: (65) 6733-1817

Essential Obstetrics and Gynaecology, 5/E

ISBN-13: 978-0-7020-3068-0

This translation of Essential Obstetrics and Gynaecology, 5/E, by Ian Symonds and Sabaratnam Arulkumaran, was undertaken by People's Military Medical Press and is published by arrangement with Elsevier (Singapore) Pte Ltd.

Essential Obstetrics and Gynaecology, 5/E, by Ian Symonds and Sabaratnam Arulkumaran 由人民军医出版社进行翻译，并根据人民军医出版社与爱思唯尔（新加坡）私人有限公司的协议约定出版。

妇产科学精要（第5版）（刘朝晖　陈　倩　译）

ISBN: 978-7-5091-9241-2

著作权合同登记号：图字　军：2015-224号

内容提要

本书是妇产科学入门经典教科书，现为第5版。该书作者以高度概括和简练的文笔，分三大部分，系统介绍了女性生殖系统必要的解剖、生理知识与产科学临床核心知识，包括女性盆腔解剖、生理，孕期胎盘、胎儿生长，围生期，正常妊娠和产前保健，产科疾病，胎儿先天性异常，产后问题，分娩相关的精神疾病，以及各种妇科疾病、不孕、妇科肿瘤的诊治等，内容系统实用，可作为本科教材及妇产科专业研究生、中青年妇产科医师参考用书。

第5版前言

2004年第4版出版后，妇产科领域无论是基础理论还是临床实践都发生了重大改变。因此，我们决定邀请多位作者进行修订再版，以新增和反映这些改变。并且，我们仍尽量保持通俗易懂的风格，这是我们以往版本受欢迎的原因之一。每一位作者不仅是该领域公认的专家，而且在教学方面也具有丰富的经验。同时，我们要感谢Roger Smith教授对分娩发动机制的建议，以及William Milford医生在重要章节中的帮助。第5版较以往的版本更具有国际性，同样适用于英国、澳大利亚、新西兰等国家和地区的学生使用。

除了更新反映当前临床实践的内容外，我们还增加了一些关于临床循证和研究、围术期护理和临床管理的新材料。这些领域不是传统教科书所涵盖的内容，但了解这些内容是当前临床实践的重要组成部分。第5版大部分内容是在Malcolm Symonds教授所编写的多个版本基础上进行改编的，我们认为Malcolm Symonds教授是本书的始创者。我们保留了生殖科、妇科及产科的章节划分，但对后两部分的章节内容进行重新编排。这样做是为了使本书尽可能与英国皇家妇产科学院所设置的本科国家大纲（NUCOG）一致。据我们所知，该书是第一部与课程所有模块完全一致的本科教科书。

每一章节都从一系列学习目标开始，均基于那些NUCOG有关章节中知识标准、临床能力、专业技能和态度的关键领域。虽然你可从该书的内容和推荐的额外阅读中获得大部分知识，但是临床能力和专业技能只有通过实践经验才能完全获得。你应该知道“如何去学习”而不是“学会”。第5版较其他版本有一个创新之处就是添加了临床实践操作的框架，对一些本科生常见的临床操作进行简单地步骤指导，还添加了一些可供进一步阅读的里程碑式或关键出版物书目。此外，我们还列出了120多个自我评估的问题及正确答案。

我们希望本次修订仍能保持本书已有的25年以上的流行趋势，为生殖健康保健领域的学生提供了一个完整的教科书“安装包”。

Ian Symonds

Sabaratnam Arulkumaran

第4版前言

该书的第1版出版于1987年，该版本的概念是基于一个含有简单线条图的文本，以加强和简化每一章节的内容。这一原则一直延续至后2个版本。

在这一版本中，我们对一些描述做了改变，包括灰度和彩色图片等。许多插图来自于本人与Marion MacPherson医生联合出版的诊断彩色图谱，我们对她提供这些图片的贡献表示感谢。同时，我们也要感谢Graham Robinson医生在一些组织病理学材料中所提供的帮助，感谢Rajakumar医生所提供的盆腔感染的图片。该版本的所有章节都经过了重新编写或重新编辑，内容更贴近循证医学及目前公认的临床实践方法。

妇产科学是一门临床实践学科，该学科正逐渐被分得越来越细，妇产科学实践也越来越分散。随着亚科专家对该学科的引领，学生对妊娠及其并发症的概述、人类生殖系统及女性生殖道疾病的各个方面的学习越来越困难。为此，我们努力在该版本中强调常见疾病及问题，同时又想尽办法不让该书变成科普类的百科全书。我们要再次感谢Margaret Oates医生在妇产科精神疾病方面的重大贡献。我们增加了本书中所涵盖的病例研究数，因为我们相信这样病例材料可以增加文章的连贯性。与以前的版本一样，我们没有列参考文献来源。但是，这些材料的来源会附加在文章结束部分的进一步阅读书目中。

最后，我们要感谢出版商和我们专家评审小组在发行第4版上的帮助。

E. Malcolm Symonds

Ian Symonds

原著者名单

Sir Sabaratnam Arulkumaran MBBS MD PhD FRCS(Ed) FACOG–Hon DSc FACOG FCOG(SA)
Professor Emeritus,
Division of Obstetrics and Gynaecology,
St George's University of London,
London, UK

Shankari Arulkumaran MBBS MD
Specialist Registrar in Obstetrics and Gynaecology,
Northwick Park Hospital,
London, UK

Kirsten Black
Senior Lecturer,
Department of Obstetrics, Gynaecology and Neonatology,
University of Sydney,
Camperdown, Australia

Fiona Broughton Pipkin MA DPhil FRCOG *ad eundem*
Emeritus Professor of Perinatal Physiology,
Department of Obstetrics and Gynaecology,
School of Clinical Sciences,
Faculty of Medicine,
University of Nottingham,
Nottingham, UK

Karen K.L. Chan FRCOG
Clinical Associate Professor,
Department of Obstetrics and Gynaecology,
The University of Hong Kong,
Hong Kong, China

Edwin Chandraharan MBBS MS(Obs&Gyn) DFFP CRM MRCOG
Consultant Obstetrician and Gynaecologist,
Lead Clinician,
Labour Ward and Lead for Clinical Governance (O&G),
Children's and Women's Services,
St George's Healthcare NHS Trust,
London, UK

Caroline de Costa PhD MPH FRANZCOG FRCOG
Professor of Obstetrics and Gynaecology,
School of Medicine and Dentistry,
James Cook University,
Cairns Base Hospital,
Cairns, Australia

Stergios K. Doumouchtsis PhD MRCOG
Consultant Obstetrician and Gynaecologist,
St George's Healthcare NHS Trust/St George's
University of London,
London, UK

Ian S. Fraser AO DSc MD
Professor in Reproductive Medicine,
University of Sydney,
Department of Obstetrics, Gynaecology and Neonatology,
Queen Elizabeth II Research Institute for Mothers and Infants,
Camperdown, Australia

Shaylee Iles BA BSc(Med) MBBS(Hons) UNSW
GradCertClinEd(Flinders)
Senior Registrar in Obstetrics and Gynaecology,
John Hunter Hospital;
Conjoint Fellow in Obstetrics and Gynaecology,
University of Newcastle,
Australia

Jay Iyer MBBS MD DNB MRCOG FRANZCOG
Consultant Obstetrician and Gynaecologist,
The Townsville and Mater Hospitals,
Senior Lecturer James Cook University,
Townsville, Australia

David James MA MD FRCOG DCH
Emeritus Professor of Fetomaternal Medicine,
University of Nottingham;
Clinical Co–Director,
National Collaborating Centre for Women's and
Children's Health,
London, UK

William Ledger MA DPhil (Oxon) MB ChB FRCOG FRANZCOG CREI
Head and Professor of Obstetrics and Gynaecology,
School of Women's & Children's Health,
University of New South Wales,
Sydney, Australia

Boon H. Lim MBBS FRCOG FRANZCOG
Associate Professor and Director,
Department of Obstetrics and Gynaecology,
Royal Hobart Hospital and University of Tasmania,
Hobart, Australia

Tahir Mahmood CBE MD FRCOG FRCPI MBA FACOG(Hon)
Consultant Obstetrician and Gynaecologist,
Victoria Hospital,
Kirkcaldy;
Chair, Heavy Menstrual Bleeding National Audit Project;
Office of Research and Clinical Audit,
Lindsay Stewart R&D Centre;
Royal College of Obstetricians and Gynaecologists,
London, UK

Paddy Moore
Department of Obstetrics, Gynaecology and Neonatology,
Queen Elizabeth II Research Institute for Mothers and Infants,
Camperdown, Australia

Henry G. Murray MB ChB(Hons) DipObstets BMedSci DM DDU MRCOG FRANZCOG DDU CMFM
Senior Staff Specialist and Director of Obstetrics,
John Hunter Hospital,
Newcastle, Australia

Hextan Y.S. Nygan MD FRCOG
Professor and Head,
Department of Obstetrics and Gynaecology,
The University of Hong Kong,
Hong Kong, China

Margaret R. Oates OBE FRCPsych FRCOG
Consultant Perinatal Psychiatrist,
Clinical Lead, for Mental Health, Neurological Conditions and Dementia,
East Midlands Strategic Clinical Networks (NHS England);
Chair, Perinatal Clinical Reference Group,
Nottingham, UK

Roger Pepperell MD MGO FRACP FRCOG FRANZCOG FACOG(Hon)
Professor Emeritus in Obstetrics and Gynaecology at University of Melbourne,
Melbourne, Australia;
Retired Professor of Obstetrics and Gynaecology,
Penang Medical College,
Malaysia

Ajay Rane OAM MBBS MSc MD FRCS FRCOG FRANZCOG CU FICOG(Hon)
Professor and Head,
Obstetrics and Gynaecology;
Consultant Urogynaecologist,
James Cook University,
Townsville, Australia

E. Malcolm Symonds MD MB BS FRCOG FFPH FACOG(Hon) FRANZCOG(Hon)
Professor Emeritus in Obstetrics and Gynaecology,
University of Nottingham,
Nottingham, UK

Ian Symonds MB BS MMedSci DM FRCOG FRANZCOG
Dean of Medicine–Joint Medical Program;
Head, School of Medicine and Public Health,
Faculty of Health and Medicine, University of Newcastle;
Senior Staff Specialist,
Obstetrics and Gynaecology,
Joint Hunter Hospital,
NSW, Australia

Aldo Vacca MB BS(Qld) FRANZCOG FRCOG GCEd(Qld) OAM
Consultant Obstetrician,
Mater Mothers' Hospital,
South Brisbane, Australia

Suzanne V.F. Wallace MA BM BCh MRCOG
Consultant Obstetrician,
Nottingham University Hospitals NHS Trust,
Nottingham, UK

目 录

第一部分 生殖医学基础

第二部分 基本产科

第三部分 基本妇科

第一部分 1

生殖医学基础

第1章 | 1 |

女性盆腔解剖结构

原著者 *Caroline de Costa*　　翻译 张慧婧 审校 李 奎

学习目标

学习本章内容后应掌握：

知识点

- 了解骨盆的骨解剖结构、外生殖器与内生殖器
- 了解内生殖器和外生殖器的血液供应、淋巴回流及神经支配
- 了解盆底及会阴结构

为了理解女性生殖和分娩过程、盆腔脏器病变及病变对女性健康的影响，女性盆腔解剖结构特征是必不可少的知识。

生殖器官的结构和功能会随着个体年龄和激素水平产生显著变化，本书会在第16章对青春期和绝经期生殖器官的变化进行阐述。本章主要阐述性成熟女性主要的盆腔结构。

骨性骨盆

骨盆是由一对髋骨（由髂骨、坐骨、耻骨构成）、骶骨和尾骨组成（图1–1)。

一对髋骨在前方连接于耻骨联合处，在后方则各自通过骶髂关节与骶骨连接。3个关节在非孕期是紧密固定的，而妊娠期时关节会松弛，提供一定的活动度以顺利分娩。骶骨在上方与第5腰椎相连，在下方与尾骨相连。

髂耻缘将骨盆分为真骨盆与假骨盆。真骨盆分为三部分：骨盆入口（前界为耻骨上平面，后界为骶骨岬和骶骨翼）；中骨盆（位于坐骨棘水平）；骨盆出口（前界为耻骨联合下缘，两侧为坐骨结节，后界为骶骨尖)。

! 分娩过程中，经阴道检查可以清楚触到坐骨棘，从而以坐骨棘作为参考点判断胎头下降程度。

外生殖器

外阴是女性外生殖器的总称，包括阴阜、大阴唇、小阴唇、阴蒂、尿道外口、阴道前庭、阴道口及处女膜（图1–2)。

阴阜是指耻骨联合前的纤维脂肪垫，成年女性的阴阜上有浓密的阴毛覆盖。阴毛覆盖处的上界通常是平直的或向上弯起的，这一点与男性的阴毛分布有差别。阴毛通常从11～12岁时开始生长。

大阴唇是自阴阜向下、向后止于会阴的一对纵行皮肤皱襞。大阴唇的外侧面有汗腺分布和阴毛覆盖，光滑的内侧面有皮脂腺。大阴唇将外阴裂封闭起来，其内有尿道口和阴道的开口。

两侧大阴唇在阴道口后方汇合形成阴唇后联合，而后联合与肛门前缘之间的部分形成了会阴。

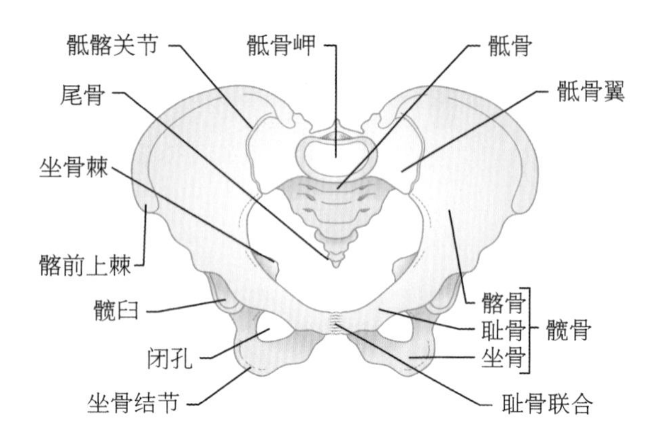

图1-1 骨盆

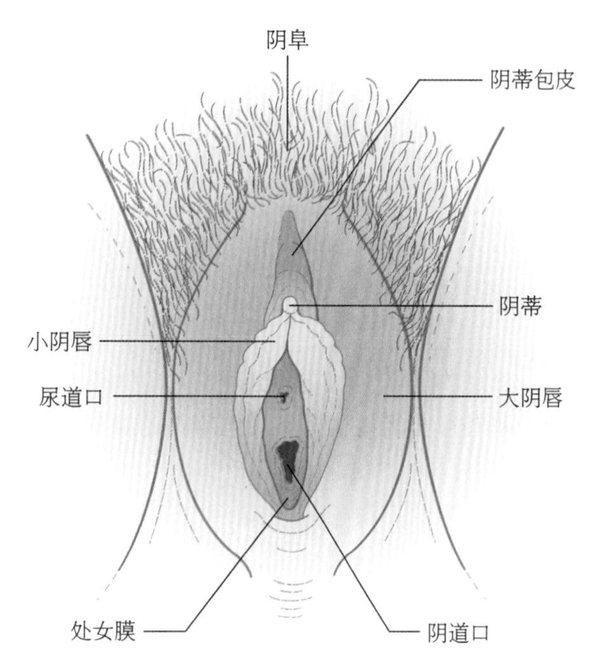

图1-2 女性外生殖器

女性大阴唇与男性阴囊是同源的。

小阴唇是由大阴唇包被的一对皮肤皱襞，前端包被阴蒂，后端在阴道口后汇合形成阴唇系带或阴道入口后缘。小阴唇在前端分为两叶包绕阴蒂，前叶形成阴蒂包皮，后叶形成阴蒂系带。小阴唇血管和神经末梢丰富，有勃起功能，无阴毛，富含皮脂腺。

女性的阴蒂是男性阴茎的同源物，位于两侧小阴唇前端。阴蒂体有两个可以勃起的类似阴茎的海绵体，由纤维鞘包被。两个海绵体向后分开沿两侧耻骨支下缘走行。阴蒂头位于阴蒂的游离端，是由皮肤覆盖的勃起组织，神经末梢丰富，极敏感。阴蒂在性兴奋和性功能方面起重要作用。

阴道前庭是两侧小阴唇之间的一浅窝，区域内有尿道口和阴道口，尿道口在前，阴道口在后。两侧前庭大腺的腺管开口于前庭后方阴道口后缘处，在性交时腺体分泌黏液分泌物起润滑作用。

副尿道管位于尿道后方1cm处，同样开口于前庭。副尿道管有一定的润滑作用，但其作用相比前庭大腺是微不足道的。

前庭球由位于阴道口两侧的勃起组织构成，连接尿生殖膈，表面覆有球海绵体肌。

尿道外口位于阴蒂后方1.5～2.0cm，由小阴唇覆盖，小阴唇也起到形成尿线的作用。除副尿道管之外，尿道旁还有一些其他腺体，这些腺体没有相应的腺管，因而容易形成尿道旁囊肿。

阴道口开口于前庭的后半部，初次性交之前，有处女膜部分覆盖其上。处女膜是环形覆盖阴道口的一层薄膜，其膜孔形状各异，膜连续性不一致。处女膜破裂后会遗留处女膜痕，是沿阴道口周残留的纤维皮赘。

前庭大腺是位于阴道口两侧的一对葡萄状腺体，直径0.5～1.0cm。前庭大腺管长度约2.0cm，开口于小阴唇和阴道口之间。前庭大腺的作用是在性兴奋时分泌黏液。前庭大腺囊肿很常见，原因是腺管堵塞，此时液体聚积在腺管内，而非滞留前庭大腺中。

尽管会阴并不是外阴的组成部分，但是产科学将其定义为阴唇系带后到肛门前的区域，此区域下覆盖着会阴体，会阴体位于肛管和阴道下1/3后壁中间。

内生殖器

内生殖器包括阴道、子宫、输卵管、卵巢。这些结构位于盆腔中，前方紧邻尿道和膀胱，后方紧邻肛管和盆腔结肠（图1-3）。

阴道

性成熟女性的阴道是长6～7.5cm的肌性通

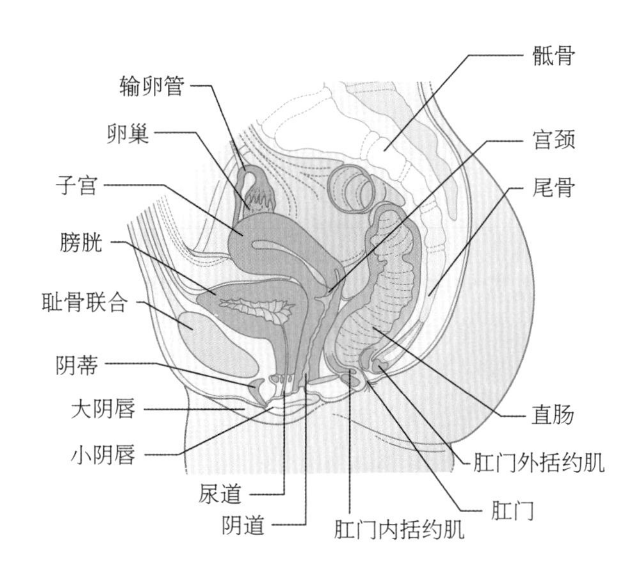

图1-3 女性盆腔矢状断面观

道，内层覆有未角化的鳞状上皮，管腔穹顶处宽于阴道口。阴道横截面呈H形，有相当大的伸缩性，尤其是生产过程中可以扩张至容纳胎头通过的大小。阴道前方紧贴膀胱三角区和尿道，在后方，会阴体将阴道下段与肛管隔开。阴道中段1/3紧贴直肠壶腹，阴道上段由阴道直肠陷凹处的腹膜覆盖。

子宫颈向外突入于阴道穹窿。阴道穹窿分为四部分：前穹窿、后穹窿及两个侧穹窿。侧穹窿紧邻阔韧带基部，两者相贴处是子宫动脉跨越输尿管的地方。

性成熟的非孕期女性阴道的pH在4.0～5.0，有着重要的抗菌作用，可以降低盆腔感染的风险。阴道的主要功能是性交器官、胎儿娩出和月经血引流。

子宫

子宫是盆腔内一梨形、肌性的空腔脏器，前邻膀胱，后邻直肠及直肠子宫陷凹。子宫大小取决于女性的激素状态。性成熟女性的子宫长约7.5cm，最宽处约5cm。正常情况下子宫呈前倾位，子宫底位于子宫颈前方。约有10%的女性子宫向直肠子宫陷凹后倾。子宫还会沿长轴方向向前弯曲，这个特征被称为前屈，反之则称为后屈。

子宫由子宫体、子宫颈、子宫峡组成。

子宫体由大量平滑肌细胞构成，即子宫肌层。子宫肌层可分为3层，外层的平滑肌细胞横穿子宫底到达子宫角，在此处与输卵管平滑肌外层、卵巢固有韧带、子宫悬韧带融合。中层平滑肌呈环形排列。内层肌纤维有纵行、环形、斜行交叉排列。

子宫腔是前后扁平的三角形空间，非妊娠期时总容量约2ml。表面由子宫内膜覆盖，内膜表层是分泌黏液的柱状上皮细胞。子宫内膜的特性随着月经周期的不同阶段而变化。行经之后的增殖期的子宫内膜仅有1～2mm厚。月经周期后半（分泌期）的子宫内膜生长到1cm的厚度。

子宫内膜腔向下经宫颈管与阴道相连，向上经输卵管与腹腔相交通。

子宫颈是从子宫颈外口延伸到子宫颈内口的桶形结构，子宫颈外口位于宫颈阴道部的顶端，开口于阴道。子宫颈内口位于宫颈阴道部的上方。宫颈内口经子宫峡部开口于子宫腔。未产妇的宫颈外口呈圆形或卵圆形，经阴道分娩的已产妇的宫颈外口为横形，放置阴道窥器时可以观察到宫颈外口形状，如进行宫颈巴氏涂片检查时。

宫颈管是有分泌黏液功能的纤毛柱状上皮覆盖的梭形结构。纤毛柱状上皮与宫颈阴道部的复层鳞状上皮移行的位置是鳞柱交接部。鳞柱交界的具体位置受女性激素状态的影响。宫颈黏膜层的腺体有进一步的分支，可分泌黏液。如果腺体的开口发生堵塞，就会发生宫颈腺囊肿。

子宫颈由多层环形的平滑肌纤维束和纤维组织构成。外层的纵行结构与子宫肌层相融合。

子宫峡部连接子宫颈与子宫体，在非妊娠期妇女中是一段狭窄的、分界不明确的、长2～3cm的结构。在妊娠期间子宫峡部会明显增长，形成子宫下段，是常用的剖宫产手术切口部位。在分娩过程中子宫峡部会成为产道的一部分，但对胎儿娩出没有显著的作用。

子宫的韧带和支持结构

子宫和其他盆腔脏器都有诸多长度各异的韧带和增厚的筋膜支持，这些支持结构有不同的功能。盆腔脏器同样需要完整的盆底结构支撑。女性盆腔的特殊之处在于，为了适应直立体位，盆底需要承受内脏及盆腔脏器向下的压力。

子宫前韧带是一增厚的筋膜结构，与相邻的膀胱子宫反折腹膜相邻，从宫颈前缘跨过膀胱上表面，连接到前腹壁的脏层腹膜。前韧带仅有微弱的维持作用。

对子宫和阴道穹窿起到主要支持作用的是子宫后方的子宫骶骨韧带。两侧的子宫骶骨韧带和遮盖其上的腹膜共同形成了直肠子宫陷凹的边界。子宫骶骨韧带由大量的纤维结缔组织和非成束的肌纤维组成，起自宫颈止于骶骨前面。

子宫两侧的阔韧带，是起自子宫侧缘止于两侧盆壁的腹膜反折。阔韧带包绕着输卵管和圆韧带，以及供应子宫、输卵管、卵巢的血管和神经。卵巢系膜和卵巢悬韧带沿阔韧带的后面将卵巢悬挂起来。与子宫前韧带相似，阔韧带仅有较弱的维持子宫位置的功能。

圆韧带是子宫前面发出的两条纤维肌性韧带。非妊娠期的圆韧带仅有数毫米厚，并有阔韧带的腹膜包绕。它们起自子宫前外侧面位于输卵管口下方的位置，沿对角线横向延伸10～12cm到达侧盆壁，进入腹股沟内，然后止于大阴唇前端。圆韧带对子宫只有很少的支持作用，但可以使子宫维持前倾位。妊娠期的圆韧带会增宽加固，在宫缩时向前牵拉子宫，调整胎儿身体长轴方向使先露部降入盆腔。

主韧带（也称宫颈横韧带）是支撑子宫和阴道穹窿最强力的韧带，是起自宫颈止于两侧盆壁闭孔筋膜的增厚筋膜。包绕子宫与阴道穹的结缔组织和平滑肌统称为子宫旁组织，子宫骶骨韧带与其相融合。靠近子宫颈的子宫旁组织内有子宫动脉、神经丛及穿行于输尿管隧道进入膀胱的输尿管。再向下，盆底肌的肌肉活动和会阴体的完整性对防止子宫脱垂起到了重要作用（见第21章）。

输卵管

输卵管是运送卵子和受精卵的通道。两侧输卵管起自子宫角，内侧开口位于子宫腔外侧方最上角。输卵管全长10～12cm，走行于阔韧带后叶，向侧方卷曲，最终开口于腹腔接近卵巢的位置。

输卵管被输卵管系膜所包绕，输卵管系膜是阔韧带上缘腹膜皱褶，系膜中除了输卵管还有输卵管及卵巢的血管和神经。输卵管系膜中还残留一些胚胎时期的遗迹，比如卵巢冠囊肿、卵巢旁体、加特纳管和卵巢冠囊状附件。这些胚胎遗迹的临床意义在于他们会引起卵巢旁囊肿，与真正的卵巢囊肿难以鉴别。卵巢旁囊肿多为良性。

输卵管分为四部分：

- 间质部位于子宫肌壁内。
- 峡部是间质部向外延伸的一段狭窄部分，到下一段增宽为止。峡部的管腔非常狭窄，纵行肌层和横行肌层分界清晰。
- 壶腹部是输卵管明显增宽的部分，此处肌层厚度较薄。壶腹内侧由增厚的黏膜所覆盖。
- 伞部是输卵管壶腹部的最外端。开口于腹腔，管口边缘有许多伞毛，最长的伞毛可贴附在卵巢上。

输卵管内侧由单层纤毛柱状上皮覆盖，有助于卵子的输送。输卵管有丰富的神经支配，且在月经周期的不同阶段输卵管蠕动有固有的节律性变化，这种变化不受怀孕与否的影响。

卵巢

卵巢是一对呈杏仁状的器官，既有生殖功能又有内分泌功能。

卵巢长2.5～5cm，宽1.5～3.0cm。卵巢位于阔韧带后叶表面的卵巢窝，紧贴侧盆壁上的髂外血管和输尿管。卵巢分为内侧和外侧，前缘和游离于腹腔内的后缘，上端（输卵管端）和下端（子宫端）。

卵巢前缘以卵巢系膜连接于阔韧带后叶。卵巢系膜内有供应和支配卵巢的血管和神经。卵巢的输卵管端以卵巢悬韧带（骨盆漏斗韧带）与盆壁相连。卵巢子宫端以纤维肌性的卵巢固有韧带与子宫的外侧相连。

卵巢表面被覆立方样上皮即低柱状生发上皮，直接开口于腹腔。

卵巢生发上皮之下为一层致密的结缔组织构成的包膜，称为卵巢白膜。白膜下层为卵巢皮质，其中，间质组织和处于从成熟期到衰退期中各阶段的囊状卵泡。在卵巢中央血供丰富的髓质也同样有囊状卵泡。血管和神经通过髓质进入卵巢。

> ! 卵巢恶性肿瘤一旦突破卵巢表面，就会导致肿瘤细胞直接脱落进入腹腔。卵巢恶性疾病通常是静息的无症状的，因而发现时多晚期。因此卵巢恶性疾病的预后通常很差，除非在病变突破卵巢之前及时诊断。

盆腔脏器的血液供应

髂内动脉

盆腔脏器的血液供应主要来源于髂内动脉的分支。髂总动脉分为两支，一支为髂内动脉，另一支为髂外动脉（图1–4）。

髂内动脉从腰骶关节水平分出后跨过髂耻缘，继续沿真骨盆后外侧壁向下，走行于腹膜下方，直至穿过腰大肌和梨状肌。之后到达骶神经丛的腰骶干处，在坐骨大切迹上缘，分成前、后两个部分。之后延续为脐动脉，脐动脉在出生后会闭塞成为脐侧襞韧带。在胎儿时期这是主要的血管通路，经髂内动脉的前部和其延续成为的脐动脉将血液运输到胎盘髂内动脉的两个分支。

髂内动脉的分支如下文所述。

髂内动脉前干分支

如前所述，髂内动脉前干分支是脐血管循环的结构基础。前干分支还供应膀胱上、中、下动脉。膀胱上动脉和中动脉穿行于膀胱侧面和膀胱顶，与对侧膀胱血管和子宫动脉、阴道动脉相吻合。

直肠中动脉也分支于髂内动脉前干。

在妊娠期，子宫动脉是髂内动脉前干所有分支中最重要的，此时子宫血流量明显增加。子宫动脉穿行于阔韧带基底部的腹膜下脂肪层，向下走行至子宫颈。

子宫动脉在距阴道侧穹窿1.5～2cm处横跨输尿管，此后输尿管进入膀胱。子宫动脉在与阴道侧穹窿相接处分出阴道支，沿阴道侧壁向下走行。此后子宫动脉主支继续沿子宫侧壁纡曲下行，并分支出大量血管穿入子宫体，最终子宫动脉分支于阔韧带并与卵巢动脉相吻合，从而形成了供应子宫、输卵管、卵巢血供的连续循环。

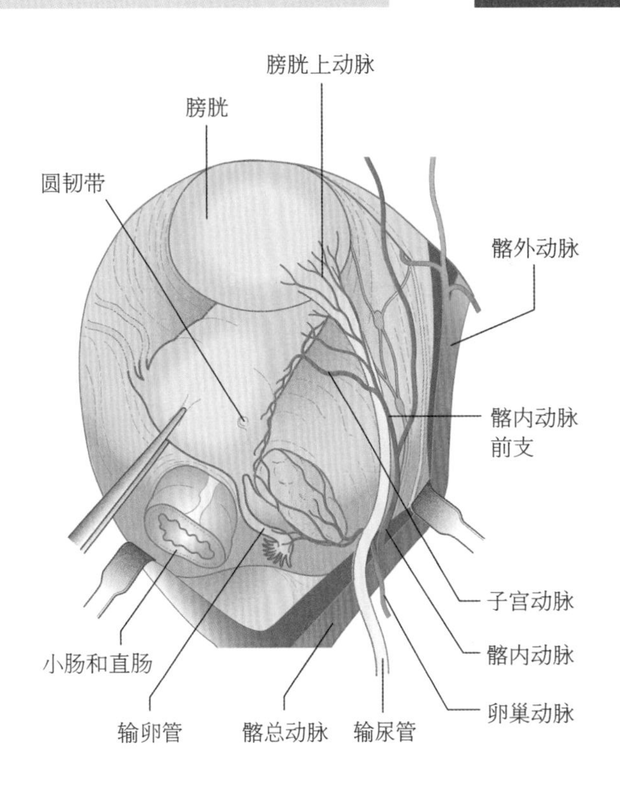

图1–4 女性盆腔的主要血管

髂内动脉前干的腹壁分支还包括闭孔动脉、阴部内动脉和臀下动脉。

髂内动脉后干分支

髂内动脉后干分支为髂腰动脉、骶外侧动脉和臀上动脉。这些动脉在盆腔器官的血液供应中并不起主要作用。

卵巢血管

盆腔脏器的另一支重要血液来源是卵巢动脉。卵巢动脉起自腹主动脉，位于肾动脉和肠系膜下动脉之间。卵巢动脉走行于腹膜后，沿同侧腰大肌表面向下至髂耻缘，在此处随相应侧的骨盆漏斗韧带走行，再经过卵巢系膜后与子宫动脉吻合。子宫动脉与卵巢动脉都有丰富的静脉丛伴行。

因为卵巢和子宫血管之间交通丰富，所以即使为了子宫止血结扎双侧髂内动脉，盆腔脏器还有来自卵巢动脉的侧支循环。

盆腔淋巴系统

宫颈、子宫和上段阴道的淋巴回流至髂淋巴结，而宫底、输卵管和卵巢的淋巴伴行于卵巢血管回流至腹主动脉旁淋巴结。宫底部的一部分淋巴沿圆韧带回流至腹股沟深和浅淋巴结（图1–5）。

淋巴系统是沿相应血管走行的，但是淋巴结系统有其特殊性，对于盆腔恶性疾病来说，有特别重要的意义。

阴道下部、外阴、会阴和肛门淋巴回流至腹股沟浅淋巴结和相邻的股浅淋巴结。

腹股沟浅淋巴结分为上下两组，上组与腹股沟韧带平行走行而下组位于大隐静脉的上部。

腹股沟浅淋巴结的一部分会回流到位于股静脉上端内侧的股深淋巴结。

其中一个淋巴结是众所周知的克洛凯淋巴结，位于股管中。

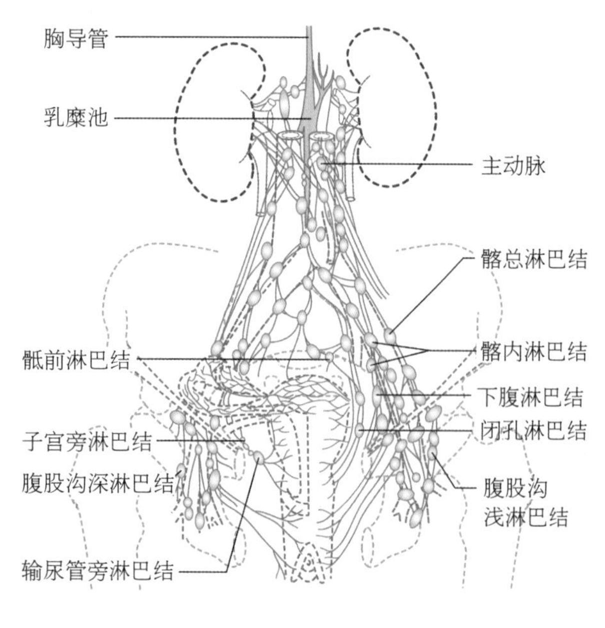

图1–5 女性盆腔的淋巴引流

盆腔的主要血管周围也有相应的淋巴结。包括髂内淋巴结、髂外淋巴结和髂总淋巴结。这些最终回流至腹主动脉旁淋巴结。

盆腔神经

支配盆腔和盆腔器官的神经系统分为躯体神经系统和自主神经系统。躯体神经系统负责外生殖器和盆底的感觉和运动功能，自主神经系统分为交感神经和副交感神经，负责支配盆腔脏器（图1–6）。

躯体神经

盆底和外阴的躯体神经来自于第2、3、4脊神经节发出的阴部神经。这些神经同时具有传出和传入功能。

阴部神经从腰骶丛发出，从骶棘韧带穿出盆腔，行经阿尔科克管，然后穿过坐骨直肠窝的多层结构进入会阴。阴部神经的运动支支配肛门外括约肌和会阴浅层肌和尿道外括约肌。

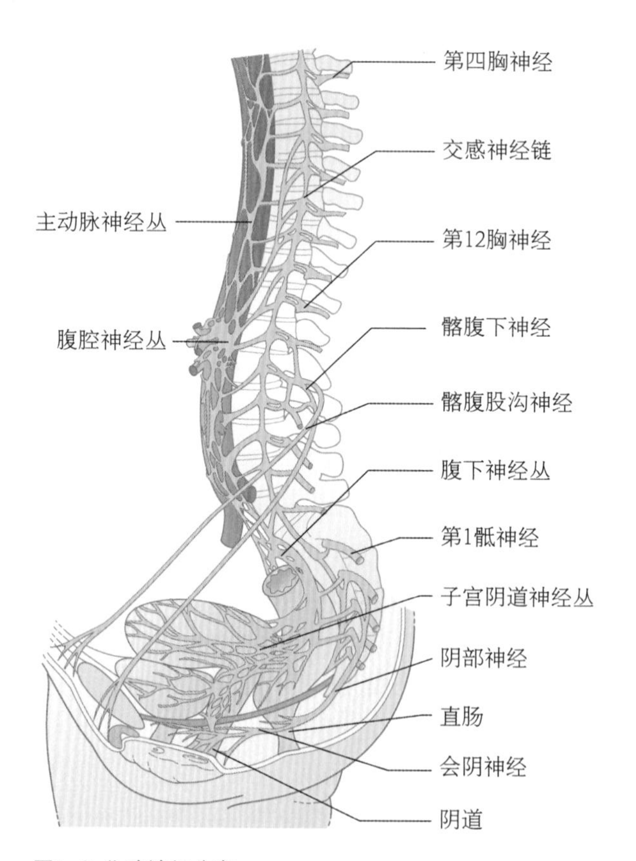

图1–6 盆腔神经分布

阴部神经的感觉支通过阴蒂背神经支配阴蒂。阴唇和会阴的皮肤感觉神经也来自阴部神经。还有来自于腰1节段发出的髂腹股沟神经和腰1、腰2发出的生殖股神经分布于阴阜、阴唇表皮，而会阴部表皮还有来自于骶丛发出的股后皮神经（骶1、骶2和S3）。

自主神经

交感神经系统来自于胸10/胸11节段的节前神经纤维，通过与卵巢血管伴行的交感神经纤维支配卵巢和输卵管。

子宫体和宫颈接受腹下神经丛发出的交感神经纤维支配，神经纤维与髂血管分支相伴行，其中还有支配子宫收缩的神经纤维。

支配子宫、膀胱和直肠肛门的副交感神经起自骶1、骶2、骶3节段，这些交感神经对于控制膀胱平滑肌和肛门括约肌有重要作用。

子宫的痛觉通过交感传入神经向上传导至胸11/胸12和腰1/腰2节段，主要表现为下腹和腰椎疼痛。

宫颈的痛觉通过副交感传入神经向后传导至骶1、骶2、骶3节段；会阴部疼痛经阴部神经传导，表现为原发部位的疼痛。

盆底

盆底在承载着盆腹腔脏器的真骨盆出口处形成了一个膈。阴道、尿道和直肠是盆底上的3个出口。盆底在分娩过程和排便排尿控制中有重要作用（图1−7）。盆底的主要支持结构是提肛肌的3个组成部分：

- 髂骨尾骨肌起自盆壁筋膜，沿耻骨支后表面行至坐骨棘，最后穿入肛门尾骨韧带和尾骨。
- 耻骨直肠肌起自耻骨支后表面止于直肠前的会阴体中心，少量的肌纤维与对侧肌肉形成十字交叉。
- 耻尾肌和耻骨直肠肌有同样的起源，向后穿行，止于直肠和肛门尾骨韧带后侧方。

这些肌肉在排便、咳嗽、呕吐、分娩过程中有重要作用。

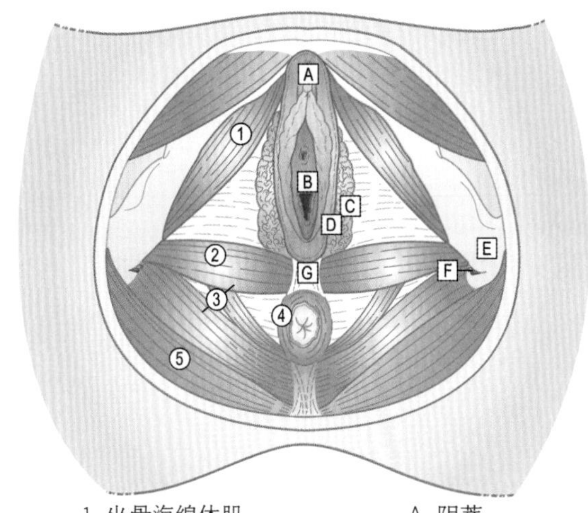

1.坐骨海绵体肌
2.会阴浅横肌
3.肛提肌 耻尾肌 髂尾肌
4.肛门外括约肌
5.臀大肌

A.阴蒂
B.阴道
C.前庭球
D.巴氏腺
E.坐骨结节
F.阴部血管
G.会阴体

图1−7 盆底肌肌肉

会阴

会阴指的是骨盆下方的间隙，是由盆底以下的全部盆腔结构组成。会阴的前界由耻骨联合下缘、耻骨下弓和坐骨结节构成。会阴的后界由骶结节韧带和尾骨构成。

会阴区被两侧坐骨结节间连线分割为前三角区和后三角区。前三角区也被称为泌尿生殖三角，包含尿道的一部分。泌尿生殖膈是位于盆底肌之下，有阴道穿过的一增厚的筋膜。后三角或肛门三角包含肛门、肛门括约肌和会阴体。前后三角以会阴深横肌为共有的底边。

坐骨直肠窝位于肛管和由坐骨下支和覆盖其上的闭孔内肌及筋膜构成的侧壁之间。构成陷窝后方的是臀大肌和骶结节韧带，构成陷窝前方的是泌尿生殖膈后缘。

陷窝侧面走行的阴部神经和血管由阿尔科克管的筋膜层包绕。

基本信息

外生殖器

- 外阴包括
  - 阴阜
  - 大阴唇
  - 小阴唇
  - 阴蒂
  - 尿道外口
  - 阴道前庭
  - 阴道口和处女膜
- 外观受年龄和激素状态影响
- 大阴唇与男性阴囊同源
- 女性阴蒂与男性阴茎同源
  - 在性兴奋中有重要作用
- 阴道前庭中有以下开口
  - 尿道口
  - 阴道口
  - 副尿道管和前庭大腺管开口
- 处女膜是环绕阴道口一周的薄层皮肤组织

内生殖器

- 内生殖器包括
  - 阴道
  - 子宫
  - 输卵管
  - 卵巢

阴道

- 被覆鳞状上皮的肌性管腔
- 横切面上呈H形
- 有很强的扩张能力
- 相邻器官
  - 前邻尿道和膀胱
  - 后邻肛门、会阴体、直肠、直肠子宫陷凹和盆腔结肠

子宫

- 宫颈
  - 由肌肉纤维结缔组织构成的圆筒样结构
  - 分为宫颈阴道部和阴道上部
  - 被覆柱状上皮
  - 外宫颈由复层鳞状上皮覆盖
  - 外口开口于阴道
  - 内口开口于宫腔
- 子宫峡
  - 子宫颈与子宫体的连接部
  - 妊娠期形成子宫下段
- 子宫体
  - 3层平滑肌纤维
    外层横向纤维
    中层环行纤维
    内层纵行纤维
  - 子宫内膜覆盖宫腔
  - 高柱状上皮和间质层
  - 随月经周期改变

子宫的支持结构

- 直接支持
  - 作用弱
    圆韧带
    阔韧带
    子宫颈耻骨韧带
  - 作用强
    宫骶韧带
    主韧带（子宫颈横韧带）
- 间接支持–盆底
  - 提肛肌
  - 会阴体
  - 泌尿生殖膈

输卵管

- 薄层肌性管道
- 纤毛柱状上皮覆盖
- 分为四部分
  - 间质部（子宫壁内的）
  - 峡部
  - 壶腹部
  - 漏斗部（伞状末端）

卵巢

- 成对的杏仁状器官
- 直接暴露于腹腔中
- 致密纤维组织包膜（白膜）
- 皮层充满间质及上皮细胞

血液供应

髂内动脉

- 前干分支
  - 膀胱
    三个膀胱分支
    子宫动脉
  - 盆壁
    闭孔动脉
    臀内动脉
- 后干分支
  - 髂腰支
  - 骶旁动脉
  - 臀下动脉

卵巢动脉

- 起自腹主动脉，位于肾动脉下方
- 与子宫血管有丰富交通

盆腔淋巴系统

- 淋巴系管与血管伴行
- 阴道下段、外阴、会阴、肛门淋巴回流到腹股沟淋巴结（深/浅）
- 宫颈、子宫下部、阴道上段淋巴回流到髂淋巴结后汇入主动脉旁淋巴结
- 宫底、输卵管和卵巢的淋巴回流至主动脉旁淋巴结
- 一部分淋巴沿圆韧带回流至腹股沟淋巴结

神经支配

- 躯体神经–骶2，3，4节段发出的阴部神经
- 自主神经
  - 交感神经从胸10、11、12节段和腰1、2节段发出
  - 副交感神经从骶1，2，3节段发出
- 痛觉纤维从胸11、胸12，腰1、腰2，骶1、骶2、骶3发出

会阴

- 前三角区–尿道所在的泌尿生殖三角
- 后三角区–肛门、肛门括约肌，会阴体

第2章 2

受精与着床

原著者 *Roger Pepperell* 翻译 张慧婧 审校 李 奎

学习目标

学习本章内容后应掌握：

知识点

- 配子形成的原理
- 正常月经周期的生理
- 性交、受精及着床的生理过程

临床能力

- 提供受孕咨询

卵子形成

原始生殖细胞最初在卵黄囊中出现，并且可在胚胎发育4周被识别（图2-1）。这些细胞于受精后第44～48天沿着正在发育中的肠管的背侧系膜迁移并最终到达生殖嵴。迁徙细胞最终进入了位于中肾腹侧由间充质细胞构成的生殖结节。生殖细胞构成了性索，并最终成为了卵巢皮质。

在人胚胎发育第16周，性索开始断裂并形成许多孤立的细胞团，并最终成为原始卵泡，其内包含一个初级卵母细胞。

在胚胎发育20周时原始卵泡发生迅速的有丝分裂，共形成约700万个卵原细胞。在这之后再无新的细胞分裂和卵细胞的生成。在出生之前，卵原细胞就已经进入第一次减数分裂，成为原始卵细胞。在胎儿期初级卵母细胞就不断闭锁，出生时约剩100万个，至青春期时只剩下40万个。

减数分裂

减数分裂使得每个配子中含有23条染色体，正好是正常细胞染色体的1/2。当精子与卵细胞完成受精，染色体数目将恢复到正常的46条染色体。当卵细胞完成第一次减数分裂后精子与卵细胞融合，随后卵细胞完成减数第二次分裂，来自父方的23条染色体与母方23条染色体在细胞核内融合，形成受精卵并发育为胚胎。

在减数分裂中，细胞发生两次连续分裂，每一次分裂都包括前期、中期、后期和末期。第一次分裂即减数分裂，而第二次分裂为不包括分裂前期的“有丝分裂”（图2-2）。在第一次减数分裂末期，同源染色体发生联会，每组有4条同源染色体，即四分体。两个中心粒分别移向细胞两端，并形成纺锤体、核膜消失。在前期，两对同源染色体进行配对、片段交换和基因重组，这就解释了为什么来源于母体的同一卵细胞的同性别双胞胎之间仍有差异。

在性成熟前，初级卵母细胞长期处于分裂前期；直到优势卵泡在LH的刺激下从卵巢排出，第一次减数分裂才会启动。在后期，子染色单体互相分离，并移向细胞的两极。第二次减数分裂将在精子

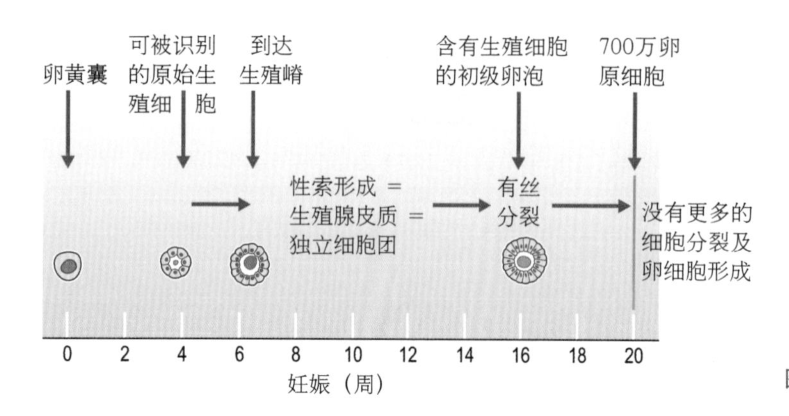

图2–1 卵原细胞的胚胎发育

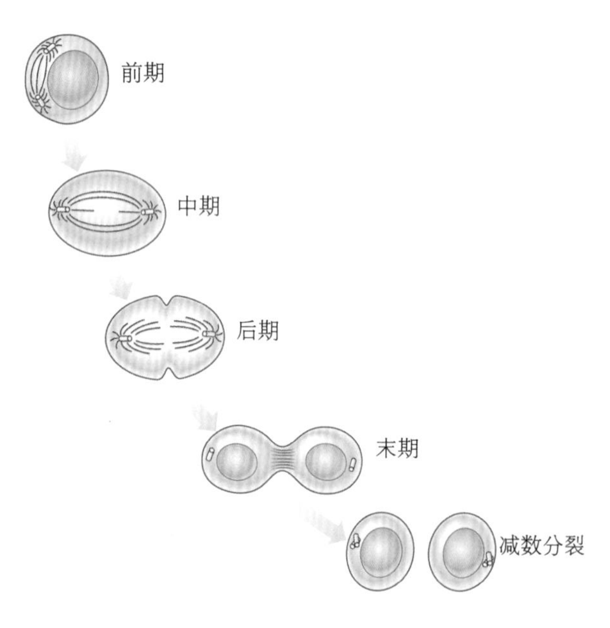

图2–2 初级卵母细胞停留于分裂前期，并在黄体生成素的刺激下继续减数分裂

与卵母细胞表面接触时诱发，并在受精终末期完成。

因此，卵细胞的细胞核分裂与精子的细胞核分裂方式类似，但是卵母细胞中的胞质分裂是不均等的，这导致仅有一个次级卵母细胞形成。该细胞中包含一完整的细胞核以及第一极体。随着卵细胞进入输卵管，第二次减数分裂开始，并形成次级卵母细胞，并排出第二极体。在男性中，一个含有46条染色体的精原细胞将最终产生4个单独的精子，每个精子大小相同，并各自含有23条染色体（详见下文精子发生）

卵巢中的卵泡发育

卵巢的解剖结构和血管及神经分布已在第1章介绍。然而，卵巢的显微解剖结构对于理解卵泡发育和排卵至关重要。

卵巢表面覆有单层立方上皮细胞。皮质内含有大量卵母细胞，外周被之后将变成颗粒细胞的卵泡细胞包绕。卵巢的其余部分由间充质核心组成。皮质内的大多数卵细胞从未达到成熟阶段并在卵泡发育早期闭锁。在任何特定的时间均可看到不同发育阶段的卵泡和闭锁卵泡等结构（图2–3）。自青春期至更年期的这段时间里，在没有进行卵巢过度刺激疗法的情况下，每个月经周期内仅有1～2个卵泡发育成熟并排卵，其余约800个初级卵泡都“丢失”了。女性是否妊娠、是否口服避孕药、月经周期正常与否都不影响这种卵泡细胞大量消失的现象，同样，妊娠次数和月经周期的个人特点也不影响女性的绝经时间。丢失的卵泡大部分都完全未成熟或少量成熟。

卵泡发育的早期特点：卵细胞体积增大的同时基质细胞不断聚集形成卵泡膜细胞。当优势卵泡在卵泡周期第6天被选择，颗粒层细胞的内层细胞包绕在卵母细胞周围形成放射冠，在卵母细胞和卵泡细胞之间的一层凝胶状物质形成透明带，卵母细胞逐渐偏心，形成了典型成熟形态的格拉夫卵泡。此时，卵泡膜也逐渐分化为内、外两层，即内膜层和外膜层。

随着卵泡的增大，卵泡向卵巢表面突出，表面上皮变得更薄。最终，卵母细胞与包绕着的颗粒细

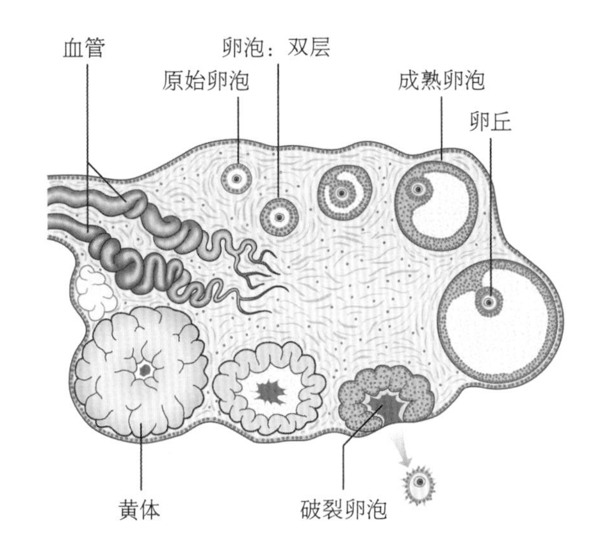

图2–3 格拉夫卵泡的发育和成熟

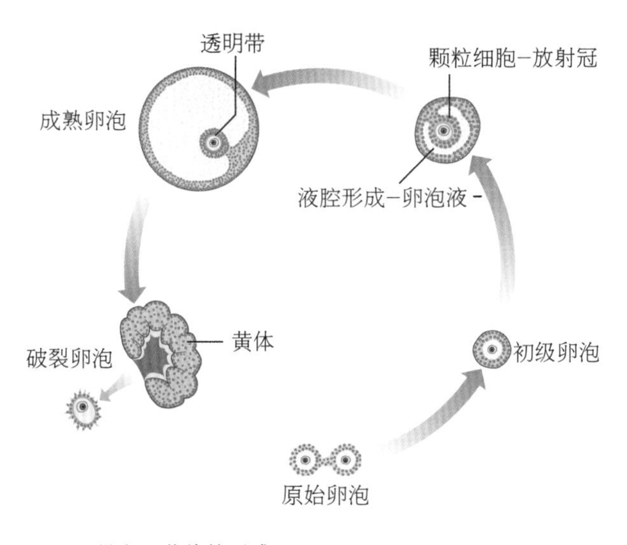

图2–4 排卵及黄体的形成

胞一同从卵巢排出。

遗留下来的卵泡腔内经常充满血液，与此同时颗粒细胞和卵泡内膜细胞黄素化，细胞内充满胡萝卜素，最终形成黄体。成熟的黄体内可见致密的血管网，液泡化的、具有产生激素功能的颗粒细胞和卵泡膜细胞。黄体发育在排卵后第7天达到高峰，之后如果卵子受精，则黄体在胚胎滋养细胞分泌的绒毛膜促性腺激素作用下继续增大直到妊娠10周胎盘代替黄体的功能；否则，黄体内液泡化和组织纤维化使其逐渐退化，形成白体（图2–4）。

排卵过程的激素调节

卵细胞的成熟和排卵及月经周期中子宫内膜和输卵管的变化都受一系列内分泌激素的调节（图2–5）。

这个过程由具有神经内分泌功能的下丘脑正中隆起释放的促性腺激素释放激素发动，它是一种十肽激素，通过神经轴突释放到垂体门脉毛细血管，调节垂体卵泡刺激素和黄体生成素的合成和分泌。

促性腺激素释放激素呈脉冲式释放，使血浆中黄体生成素在排卵期的浓度升高，并在雌激素的诱导下使黄体生成素达到峰值。

垂体分泌的与生殖有关的激素有三种，包括卵泡刺激素、黄体生成素和催乳素。卵泡刺激素的浓度在月经期会轻度上升，随后由于优势卵泡分泌的雌激素的负反馈调节而降低。黄体生成素的浓度在月经前半期保持相对稳定的水平，然而在排卵前35～42h有显著的上升，同时伴有卵泡刺激素的小的波峰。黄体生成素波峰实际上是两个非常接近的波峰组成的，是由黄体生成素达到峰值之前血浆中雌二醇浓度的峰值引发的。月经期后半段血浆中卵泡刺激素和黄体生成素的浓度较排卵前有轻微的下降，但是垂体仍在继续释放黄体生成素用于维持黄体功能。垂体促性腺激素利用促性腺激素本身及促性腺激素刺激卵巢释放激素，通过短反馈来调节下丘脑的活动。

雌激素在卵泡期逐渐增加，排卵后降到峰值的60%，并在黄体期出现第二个峰值。黄体酮的水平在排卵前较低，之后升高，贯穿整个黄体期。这些特征如图2–5所示。

卵巢通过释放雌激素和孕激素来反馈调节垂体卵泡刺激素和黄体生成素的释放。在卵巢功能衰竭（如闭经）的情况下，由于缺乏卵巢雌激素和孕激素的负反馈调节，从而导致垂体促性腺激素水平显著升高。

催乳素是由垂体前叶的催乳细胞分泌的。催

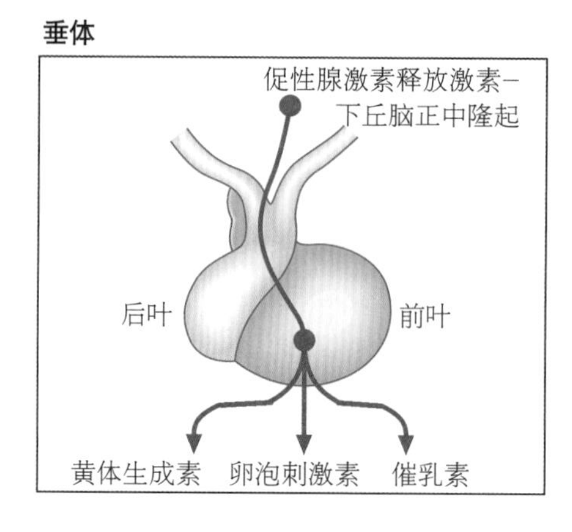

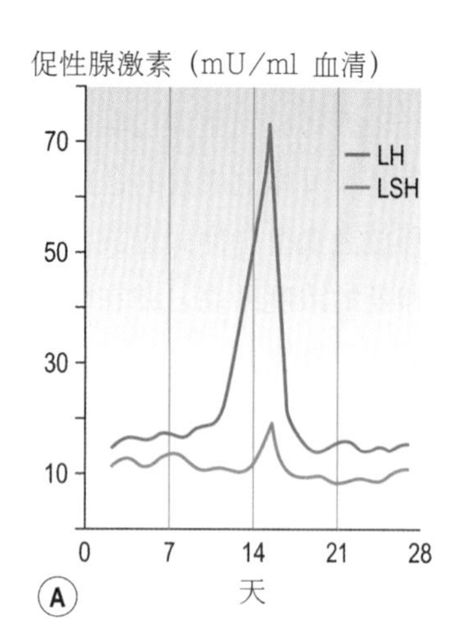

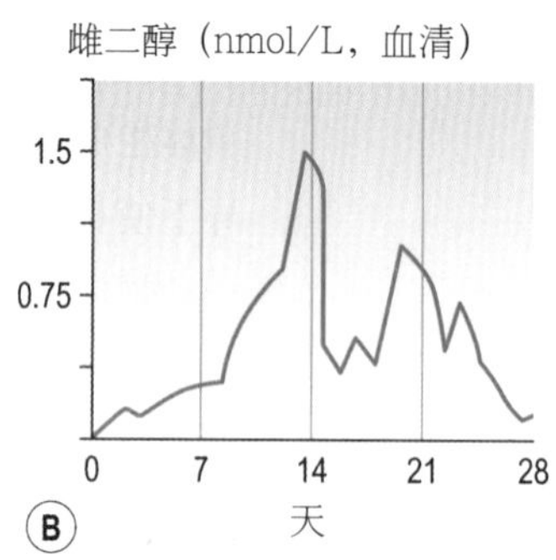

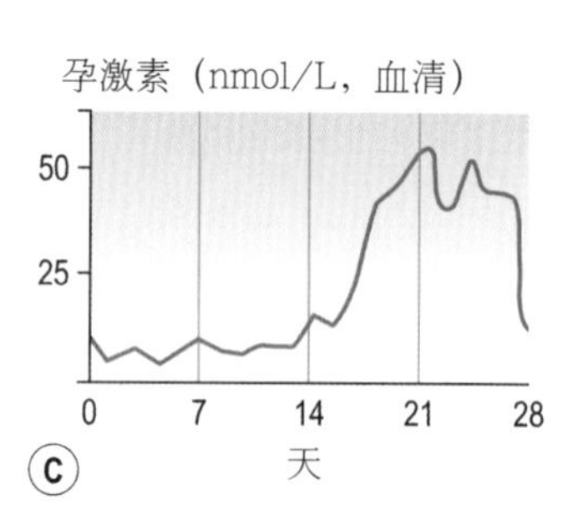

图2–5 排卵的激素调节,促性腺激素释放激素刺激垂体前叶释放促性腺激素
A.为促性腺激素和促卵泡激素在血液中浓度变化；B和C.分别为月经周期中雌激素和孕激素的水平

乳素水平在月经中期有轻度升高，但仍在正常范围内，并且在黄体期保持类似水平，随着血浆中17β–雌二醇水平的变化而变化。其分泌主要受下丘脑释放的催乳素抑制因子（多巴胺）短反馈调节。雌激素除了能通过大脑的中央调控促进多种神经递质（如血管收缩素、去甲肾上腺素、吗啡和脑啡肽等）的释放以外，还能刺激分泌催乳素。此外，多巴胺拮抗药（如吩噻嗪、利血平和甲基酪氨酸）也能刺激催乳素分泌，而多巴胺激动药（如溴隐亭和卡麦角林）则会有相反的作用。

高泌乳素血症通过抑制下丘脑促性腺激素释放激素的生成来抑制排卵，并且会引起继发闭经和不孕。

促性腺激素的调节

卵泡刺激素能刺激卵泡的生长发育，并且特异作用于生长卵泡的颗粒细胞。在每个月经周期募集的30个左右的发育卵泡中，仅有一个优先发育成为优势卵泡。颗粒细胞产生的雌激素将反向作用于垂体来抑制卵泡刺激素的释放，从而只有优势卵泡能够得到足够的卵泡刺激素以继续发育。同时，卵泡刺激素促进黄体生成素受体的出现。

因为在卵泡膜细胞、颗粒细胞和黄体内都发现了黄体生成素受体，因此黄体生成素能够刺激排卵、第一次减数分裂的再次激活及维持黄体功能。卵泡刺激素和黄体生成素的相互作用促进卵泡的发育和成熟。黄体不断产生雌激素和孕激素直至黄体开始萎缩（图2–4）。

子宫内膜的周期性变化

正常的子宫内膜会随着卵巢激素的周期性变化而出现周期性改变。子宫内膜由三层组成，其中外面的两层在月经期发生脱落（图2–6）。

基底层较薄，紧靠肌层，内含较多致密的基质

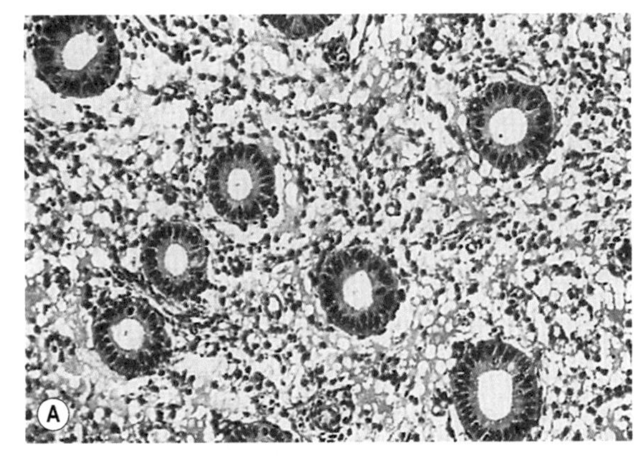

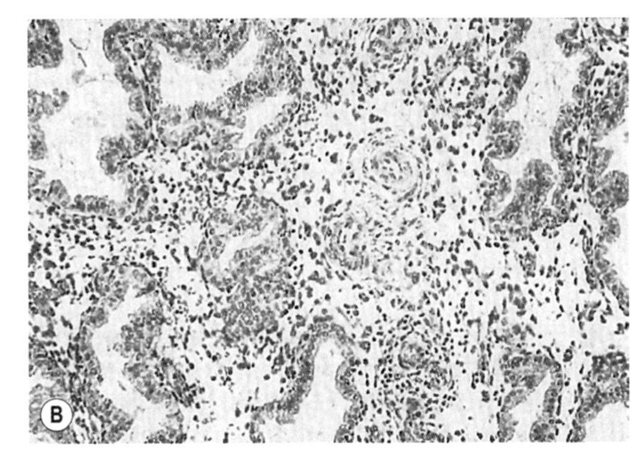

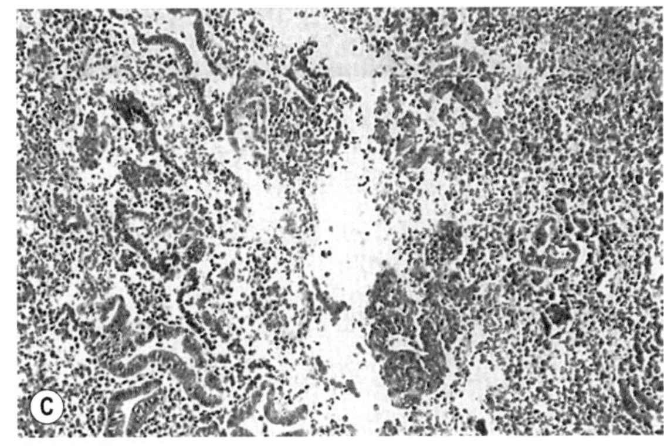

图2–6 子宫内膜的周期性变化
A.增殖期；B.黄体中期；C.月经期

成分，不受激素调节。此层经期时不脱落。紧邻基底层的是海绵层，其中包含有子宫内膜腺（柱状上皮细胞和其周围包绕的疏松基质组成）。内膜表面有一层致密的上皮细胞环绕着子宫腺开口（致密层）。内膜的周期性变化可分为4个时期。

1.月经期　月经周期第1～4天，是子宫内膜致密层和海绵层脱落期。经前内膜螺旋动脉的痉挛性血管收缩导致内膜功能层的缺血坏死和脱落。这种血管的变化与雌激素和孕激素的撤退有关，但具体机制还不清楚。但临床上可以明确的是，在排卵性月经周期（雌激素和孕激素共同撤退）中，功能层脱落引起的月经变化较小，而在非排卵性月经周期（仅有雌激素的撤退）中相对较大。

2.修复期　月经周期第4～7天，新的毛细血管床在螺旋动脉基础之上形成，同时内膜上皮再生。

3.滤泡期（或增殖期）　月经周期第7天至排卵日（一般为月经周期第14天），子宫内膜增殖最快的时期，伴随内膜腺体的伸长和增多及间质的发育。

4.黄体期（或分泌期）　排卵日至月经期的再次开始（即月经周期第15～28天）在这个时期，内膜腺体更加增长弯曲呈“锯齿状”，上皮细胞出现基底空泡。在黄体中期（月经周期第20～28d）腺体内分泌上皮细胞出现顶浆分泌，分泌物逐渐浓缩，随着月经来潮，间质疏松水肿，发生假蜕膜反应。在月经来潮的2d内，间质出现白细胞的浸润。

在卵母细胞未释放的情况下也会发生卵泡黄素化，称为卵泡黄素化不破裂综合征，伴随正常孕激素的产生和正常的排卵周期。内膜的组织学检查有助于精确月经周期的日期，并且对提示排卵有重要作用。

精子的产生

精子形成

睾丸具有精子形成和雄激素分泌的双重功能。FSH主要用于刺激精子形成，而LH主要用于刺激睾丸间质细胞产生睾酮。

精子从精原细胞发育为成熟的精子需要64～

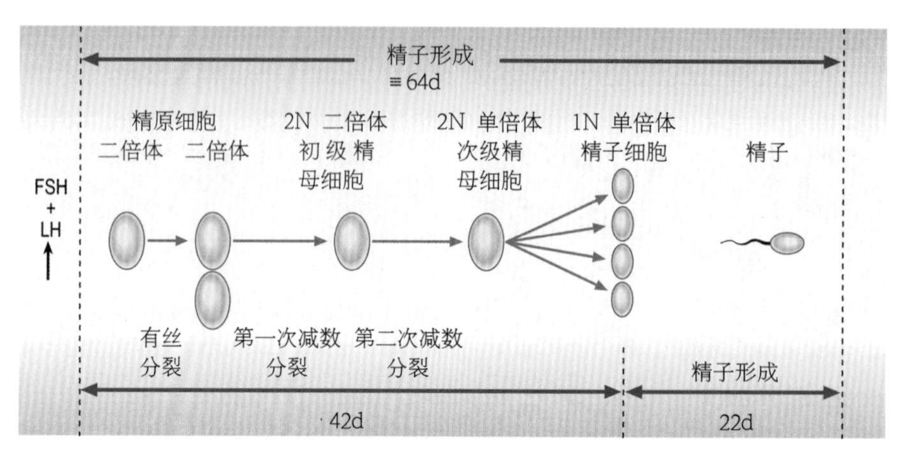

图2-7 精子的成熟周期

70d（图2-7）。精子发生的各个阶段均在睾丸内。青春期开始，精原细胞通过有丝分裂进行繁殖。这些精原细胞在睾丸内转变为精母细胞，然后开始第一次减数分裂。正如女性配子的形成，在这个时期染色体单体彼此交换导致不同配子的形成。精母细胞和精细胞均由精原细胞产生，在完成第二次减数分裂后，最终以精子的形式释放入生精小管，最终进入输精管。当精子经过附睾、精囊，并在子宫腔和输卵管游动过程中遇到合适的子宫内膜环境，获能的精子才能与卵细胞结合。至于女性，染色体交换就发生在这一时期，因此即使来源是同一个细胞，产生的配子却不相同。

精子结构

精子分为头、颈、尾三部分（图2-8）。头部为扁平卵圆形，被顶体帽覆盖，顶体内含有多种水解酶。

细胞核内含有浓缩的遗传物质。颈部含有两个中心粒，一个在近端，一个在远端，精子尾部就此开始。远端中心粒在成熟精子中退化，但在精细胞中仍具有一定功能。精子体部内有呈螺旋包绕的线粒体鞘，为精子的活动提供能量。

尾部内的轴丝由外周9组双微管和中央的两条微管组成，直至最终仅剩单条纤维。这些收缩纤维将促进精子的运动。

精液

精子内几乎没有营养储备，因此需要来自精液中的营养支持。精液来源于前列腺、精囊、输精管和尿道球腺。其中有高浓度的果糖，它是精子主要的能量来源。此外，精液中还包含高浓度的氨基酸，尤其是谷氨酸和一些特异氨基酸（如精胺和亚精胺）。

精液中还含有高浓度的前列腺素，它能作用于子宫肌肉组织。正常的精液在射精后很快就发生凝结，但在纤维溶解酶的作用下可在30min内液化。

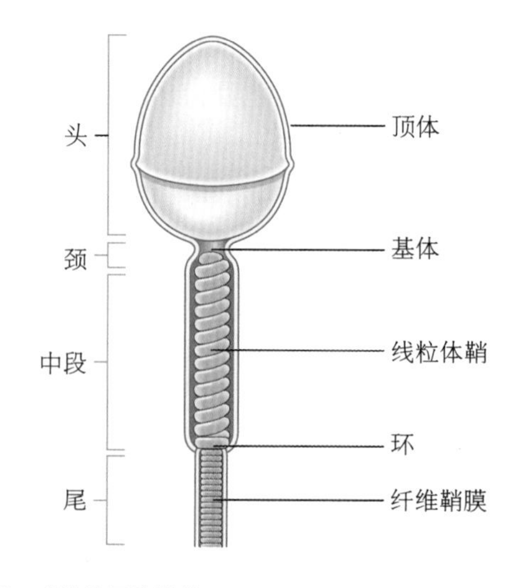

图2-8 成熟精子的结构

受精

受精是指单倍体的精子和卵子相互融合而形成双倍体合子，具有父母双方的遗传特性。

精子转运

随着精液在宫颈口的沉积，精子在宫颈黏液中迅速移动，其移动速度与排卵期宫颈黏液的特性有关。在黄体期，宫颈黏液不适于精子入侵，因此很少有精子到达子宫腔。在有利环境条件下，精子以6mm/min的速度向前行进，该速度已超过精子能动性能够解释的范围，还依赖于子宫腔内环境的积极作用。只有活动精子能够到达输卵管壶腹部完成受精。

精子获能

在经过输卵管时，精子完成成熟的最后一步（获能），从而能够侵入透明带。此过程是在酶的作用下发生的，其中β-淀粉酶和β-葡萄糖醛酸酶作用于精子细胞膜使得参与精子入侵的受体位点暴露。此外，还有其他的因素有助于获能的完成，如顶体膜中胆固醇的消失以及精子表面α-和β-肾上腺素能受体的出现。直到最近仍然认为精子获能仅在输卵管中发生。然而，它也能在体外的试管中通过相对简单的培养条件诱导产生。

附睾尾部和精囊中的抑制物质能够阻止获能的发生，而且这些物质也存在于女性生殖道的下游。这些物质能够在精子与卵细胞融合前避免精子过早获能。

受精和着床

只有少量的精子能够到达输卵管壶腹部，并且聚集在卵细胞透明带周围。获能的精子与卵母细胞接触后，精子头部的外膜和顶体前膜融合破裂，释放顶体酶，发生顶体反应（图2-9A）。

这个过程释放的水解酶能够帮助精子穿越卵母细胞放射冠和透明带。精子头部细胞膜与卵母细胞膜融合，精子头部与中段通过吞噬作用进入卵母细胞。

精子的细胞核去浓缩形成雄性原核，与卵母细胞内的雌性原核相互并排靠近，形成受精卵。原核核膜消失后，促进父方和母方染色体的融合，这个过程叫作有性生殖（图2-9B，C），并且迅速开始第一次卵裂。

受精后36h，受精卵随着输卵管蠕动向子宫方向移动。同时受精卵进行反复卵裂，直至形成含有有16个细胞的实心细胞团，称为桑椹胚。桑椹胚内形成液腔，形成胚泡（图2-10）。排卵后第6天，胚泡极滋养细胞黏附在子宫内膜上，一般位于子宫腔中段左右。在排卵后第7天，胚泡深深地植入子宫内膜。

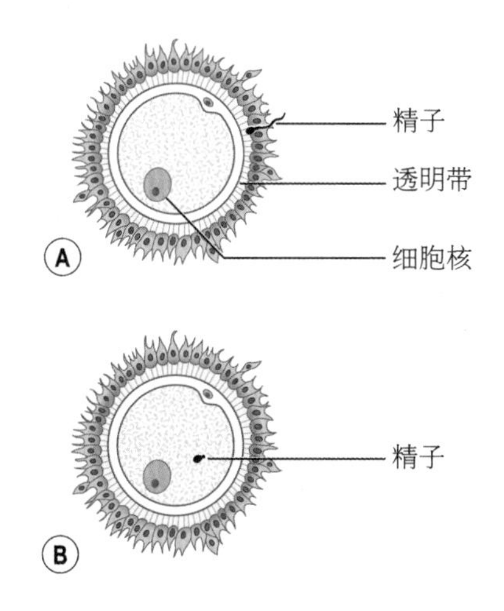

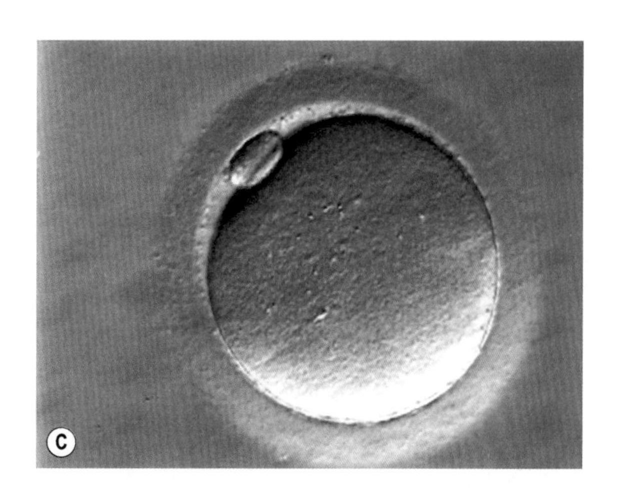

图2-9 A.精子与卵细胞接触发生顶体反应；B、C.精子头部的细胞核进入卵细胞胞质形成合子

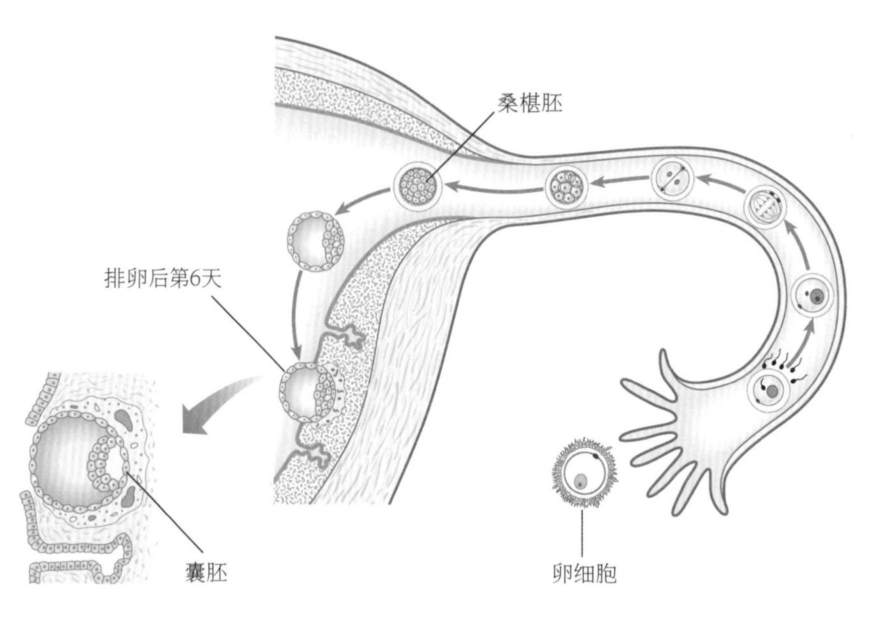

图2-10 受精卵受精及着床的过程

细胞滋养层细胞通过吞食和融合破坏子宫内膜细胞。子宫内膜间质细胞肥大，称为蜕膜反应。

受精和着床的过程就完成了。

性交

男女性反应周期分为4个阶段，包括性兴奋期、性持续期、性高潮期和性消退期。在男性中，性兴奋期阴茎静脉血液回流受阻维持阴茎勃起状态，这个过程是由来自骶椎（骶2和骶3）的副交感神经丛调节的。在性持续期，阴茎进一步充血而完全竖立，睾丸充血肿大，阴囊和睾丸进一步升高。

> **！勃起功能障碍可能是由脊柱或大脑的神经损伤造成的，如脊柱裂、多发性硬化症和糖尿病神经病变。然而，目前有200多种处方药可引起阳萎，药物引起阳萎占勃起功能障碍所有病例的25%。消遣性药物（如酒精、尼古丁、可卡因、大麻和D-麦角酸二乙胺等）也会引起阳萎，但这部分患者症状可通过服用药物枸橼酸西地那非得到改善。**

尿道球腺分泌液可从尿道口处排出。这些改变还伴随着一些全身性特征，比如骨骼肌紧张、过度换气和心动过速等。

高潮期可通过阴茎头的刺激和阴茎轴上皮肤的移动来诱发。并会出现球海绵体肌和坐骨海绵体肌的反射性收缩和精液的射出，还有以阴茎抽插为特征的特定骨骼肌的活动。过度换气和呼吸过快仍然存在。

> **✓ 遗精的发生依赖于交感神经系统。遗精的发生是由精囊平滑肌、射精管和前列腺的收缩引起的。**

在消退期，阴茎勃起迅速恢复，呼吸和心率也逐渐恢复。在30%～40%的男性中会出现明显的出汗反应。在这个阶段，阴茎对性刺激不发生勃起反应。男性在未射精的情况下，其消退期可能会延长。

在女性中，性兴奋期会出现乳头和阴蒂勃起、阴道湿润（液体部分来自阴道壁渗出，部分来自前庭大腺等）、大小阴唇的充血及子宫的充血。刺激阴蒂和阴唇将使女性进入性持续期，此期阴道外

1/3段呈环状缩窄和阴道穹窿膨胀。同时，阴道壁变得更加充血、颜色变紫，子宫血流明显增加。在性高潮期，位于耻骨联合下方的阴蒂收缩，并伴有阴道壁和盆底肌肉的连续性收缩，此时，还会出现一些全身症状，如心率加快、特定骨骼肌收缩、血压升高和短暂的神智迷惘。阴道内和宫腔内压力在高潮期均有所增加。

女性的性持续期可以持续存在并出现多次性高潮。在性高潮过后，盆腔器官的充血情况迅速消退，但心率、血压及出汗反应还会持续一段时间。

决定人类性反应的因素远不止简单的阴茎或阴蒂的刺激诱发这么简单。尽管性交和性高潮的发生频率随着年龄在减少，其中一部分是由于性伴对性兴趣的降低。女性产生性高潮的能力可一直存在到晚年，但她的性行为实质上主要取决于她性伴侣的兴趣。男性的性欲和性表现会随着年龄的增长而降低，年龄越大，性兴奋和勃起所需要的时间也越长，而且射精也不会那么频繁和有力。

性相关疾病将在第19章讨论。

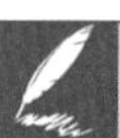

基本信息

卵子形成

- 原始生殖细胞出现在卵黄囊中
- 20周以前，有700万个卵原细胞
- 出生时卵原细胞数目降至100万个
- 至青春期，卵原细胞降至40万个
- 配子内染色体数目是正常细胞染色体数目的一半
- 初级卵母细胞可在分裂前期持续10～50年
- 当卵细胞进入输卵管时，第二次减数分裂开始

卵巢内卵泡的发育

- 大多数卵泡无法发育成熟，每个月有800个左右的卵母细胞丢失
- 聚集在卵泡周围的间质细胞发育为卵泡膜细胞
- 颗粒细胞的最内层细胞形成放射冠
- 排卵后，黄体形成

激素变化和排卵

- FSH刺激卵泡生长发育
- FSH刺激LH受体的生成
- LH刺激排卵、黄体的形成和维持
- 卵泡产生雌激素
- 黄体产生雌激素和孕激素

内膜周期性变化

- 月经期：内膜功能层细胞脱落
- 修复期：月经期第4～7天
- 滤泡期：在雌激素的作用下，子宫内膜腺体的增多和伸长
- 黄体期：锯齿状腺体，间质的假蜕膜反应

精子形成

- 精子完全成熟需要64～70d
- 成熟的精子是由单倍体的精细胞形成的

精子的结构

- 头部被顶体帽覆盖
- 精子体部含有线粒体鞘
- 尾部包括两条长微管和九对微管

精液

- 来源于前列腺、精囊和尿道球腺
- 高浓度果糖有利于为精子活动提供能量
- 高浓度的前列腺素

精子转运

- 迅速进入可通过的宫颈黏液
- 精子迁移速度：6mm/min
- 只有活力精子才能到达输卵管壶腹部

精子获能

- 精子在到达输卵管时最终成熟
- 精液中的抑制物质由附睾尾部和精囊释放

受精

- 少量精子能够到达卵母细胞
- 精子的附着能诱发顶体反应
- 精子头部与卵母细胞膜相融合
- 精子的头部和中段被卵母细胞吞噬
- 父方和母方染色体的融合叫作有性生殖
- 受精后36h，桑椹胚形成
- 受精后6d，着床发生

性交生理

- 阴茎勃起是由静脉血液流动受阻引起的
- 射精由球海绵体肌和坐骨海绵体肌收缩介导
- 女性性兴奋期的表现为乳头和阴蒂的勃起
- 阴道湿润的液体来源于阴道壁渗透和前庭大腺的分泌
- 高潮期会出现阴蒂和盆底肌肉的收缩

3 第3章

妊娠生理改变

原著者 *Fiona Broughton Pipkin*　　翻译 宗晓楠　审校 李　奎

学习目标

通过对这章的学习，你应该可以达到如下能力：

知识点

- 理解妊娠免疫学
- 能够描述妊娠期子宫、阴道和乳房的变化
- 能够描述妊娠期间心血管、内分泌、呼吸、肾脏和消化系统所发生的适应性变化

临床技能

- 解释与妊娠期心血管、呼吸、消化和肾脏指标相关的各种临床表现和化验结果

专业技能和态度

- 对妊娠的生理性适应对母亲健康的影响

为了适应妊娠，孕妇会发生许多变化，如心率和肾血流量的增加，这些变化开始于每一个排卵周期的黄体期，是主动的，而不是被动的，一旦受孕成功，则会明显增加。这种变化明显提示是由黄体酮引起的。从某种程度上来说，在诸多因素影响下（如年龄、孕产次、多胎妊娠、社会经济状况和种族），所有生理系统都会在相应的生理范围内发生变化。

从目的论的观点来看，这些变化主要有两个原因：

- 为胎儿的营养、生长和发育提供适合的环境。
- 为孕妇的分娩、产后支持及新生儿的养育问题做好保护和准备。

妊娠免疫学

妊娠违背了移植免疫学的定律。胎儿是一个同种异体移植物，根据保护"自我"，排斥"非我"的定律，"应该"被母体所排斥。不但如此，母体还应继续摧毁其他异物抗原，即使不排斥胎儿，也会因为新生儿而获得被动免疫。子宫不是一个免疫异常的部位，因为移植到子宫的其他组织都被排斥掉了。

保护是从胚胎植入子宫内膜，即子宫内膜蜕膜化时开始的。蜕膜不但包含所有常见的免疫细胞如淋巴细胞和巨噬细胞，而且还包含其他细胞类型如大颗粒淋巴细胞。只有两种类型的胎儿胎盘组织直接接触母体组织：绒毛和绒毛外滋养细胞（EVT），而实际上人类没有对滋养层细胞系统应答的母体T细胞或B细胞。绒毛滋养细胞浸浴在母体的血液中，似乎具有免疫惰性，细胞表面无人类白细胞抗原（human leucocyte antigen，HLA）Ⅰ分子或HLA-Ⅱ分子表达。EVT直接接触子宫内膜/蜕膜组织，细胞表面不表达主要的T细胞配体、HLA-A及HLA-B，但是表达HLA-I类分子中

的HLA-C和HLA-E，以及具有很强免疫抑制作用的滋养细胞特有的抗原HLA-G。

蜕膜淋巴细胞的主要类型是子宫自然杀伤（natural killer，NK）细胞，它不同于体循环内的淋巴细胞。他们表达杀伤免疫球蛋白样受体（kitler immunoslobulin-kike receptors，KIRs），能够与滋养细胞表面的HLA-C和HLA-G分子结合。KIRs有高度的多态性，主要分为两大类：KIR-A（无活性的）和KIR-B（多活性的）。HLA-E和HLA-G是有效的单一形态分子，而HLA-C是多形态的，主要分为两类：HLA-C1和HLA-C2。因此，母体中多态的KIR和胎儿组织中多态的HLA-C组成了一个非常多变的受体-配体系统。有研究显示，如果母体KIR单倍型是AA，而滋养细胞表达任何一个HLA-C2分子，则与浅着床息息相关的流产和先兆子痫发生的可能性显著升高。然而，即使一个KIR-B也能提供保护。HLA-C2高度抑制滋养细胞迁移，因此似乎需要“激活KIR”来抑制它。

在妊娠期的蜕膜内可以发现一群由NK细胞衍生而来的，$CD56^{+}$的颗粒淋巴细胞。他们释放转变生长因子-β_2，也有免疫抑制活性。

胎儿对父系抗原的表达，可以刺激母体抗体的产生。相反，胎儿体内存在母体抗体，证实胎盘不是一个密不透风的免疫屏障。妊娠也可能诱导产生抑制性抗体，但这似乎对继续妊娠没有什么重要意义。

胎儿需要避免攻击，妊娠在一定程度上抑制了母体的免疫状态，从而易发生新的感染、寄生虫病（如疟疾），而潜伏期的病毒再激活可能更危险。40%早产病例与感染相关。胎盘和蜕膜细胞表达大多数的toll样受体（TLRs），当TLR-配体被激活后，就会表达各种细胞因子和趋化因子，如白介素。

妊娠期，胸腺出现了一些可逆性的退化，主要是因为妊娠酮造成胸腺皮质内的淋巴细胞大量外流，使Th1：Th2细胞因子比率转向Th2。相反，妊娠期脾脏增大，可能由于妊娠期加速生成红细胞和可制造免疫球蛋白的细胞。引流子宫淋巴液的腹主动脉旁淋巴结链可能会增大，尽管这些淋巴结的生发中心可能会在分娩后发生逆转性的收缩。

子宫

非妊娠期的子宫重40～100g，妊娠20周时增加到300～400g，足月时可达800～1000g。在分娩后最初的2周，复旧迅速，此后速度减缓，直到产后2个月。子宫基层由平滑肌细胞束组成，他们被由胶原蛋白、弹性纤维和成纤维细胞组成的薄片状的结缔组织所分隔。他们均在妊娠期变得肥大。子宫肌细胞的排列方向为内层纵向，中间向各个方向，最外层则为环向和纵向纤维相结合，并延续为支持子宫的韧带（图3-1）。尽管在妊娠早期会有一些增生，子宫肌层的生长几乎完全依靠肌肉的肥大和细胞的伸长，可从非妊娠期的50 μm变成足月时的200～600 μm。子宫肌层的生长发育是胚胎生长，以及雌、孕激素作用的结果。

从功能和形态学来看，子宫可分为三部分：子宫颈、子宫峡部和子宫体。

子宫颈

子宫颈主要由纤维组织构成，仅有10%的肌肉细胞。在非妊娠期，总蛋白的80%是胶原蛋白，但在妊娠结束时，胶原蛋白的浓度减少到非孕状态的1/3。子宫颈的主要职能是保胎（图3-2）。

子宫颈在妊娠期的特征性改变为：

- 血管分布增多

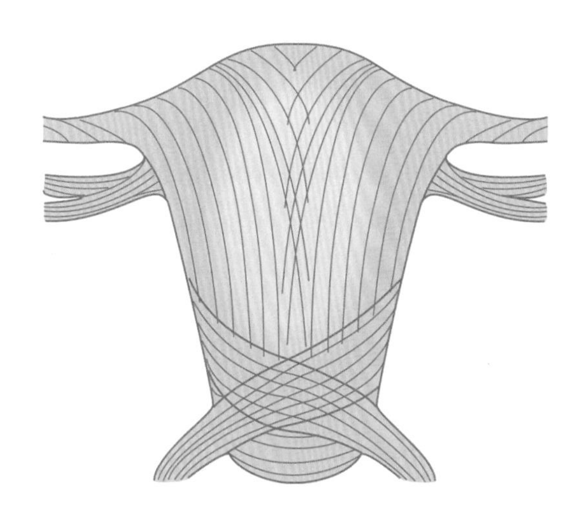

图3-1　子宫不同层次的肌纤维交叉

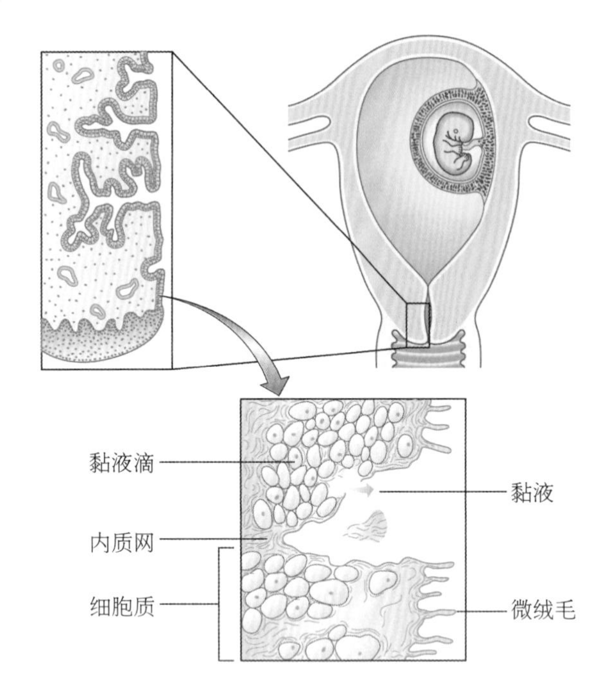

图3-2 妊娠期宫颈的结构与功能

- 子宫颈腺体肥大造成宫颈糜烂的假象；妊娠期子宫颈分泌黏液的组织增加，分泌厚厚的黏液，形成具有抗菌作用的黏液栓。
- 妊娠晚期宫颈内胶原蛋白的减少、黏多糖和水的积聚，促使宫颈成熟。随着子宫颈下段逐渐缩短，子宫颈上段的扩张，而当分娩时，宫颈进一步的延伸和扩张。

子宫峡部

子宫峡部是子宫颈和子宫体之间的连接带。它在结构上和功能上，将宫体的肌纤维和宫颈的致密结缔组织连接起来。妊娠28周，有规律的宫缩使子宫峡部延伸并变薄，形成了早期的子宫下段。

分娩时完全形成子宫下段，并变得很薄，成为子宫的一部分。它对促进胎儿娩出的帮助很小，而实际上促成了产道的扩张。由于其在产褥期相对无血管和无痛的特性，剖宫产的切口多选此处。

子宫体

整个妊娠期，子宫都在不断的发生变化以满足胎儿的生长变大及提供必须的营养支持的需要。

- 在卵巢月经周期的分泌中期，血黄体酮浓度上升；上皮和间质细胞停止增生，开始分化；母体白细胞增加，主要是NK细胞（见上文：免疫学）。这种蜕膜化对于成功的妊娠至关重要。
- 子宫的大小、性状、位置和一致性均发生改变。在妊娠晚期，子宫的增大主要在宫底，这样圆韧带移至子宫的偏尾侧。子宫从妊娠早期的梨形越变越圆，在妊娠中晚期变成卵圆形。宫腔容量从4ml增加到足月的4000ml。子宫肌层必须保持相对安静，直至分娩发动。
- 子宫的血液灌注增加，子宫动脉扩张至非妊娠期的1.5倍。给胎盘提供血液供应的弓形动脉是非妊娠期的10倍，螺旋小动脉直径达妊娠前的30倍（见下文）。妊娠期，子宫的血流量从妊娠10周时的50ml/min增加至妊娠足月时的500～600ml/min。

非孕期，子宫的血供几乎全部来自于子宫动脉，但是在妊娠期，有20%～30%的血供来自卵巢动脉。还有很少一部分来自膀胱上动脉。子宫动脉和放射动脉受自主神经系统的调节和影响的血管舒张和收缩的神经体液物质直接调控。

最终由100～150条螺旋小动脉将血液运送到绒毛间隙（图3-3）。每条放射动脉分出2条或3条螺旋

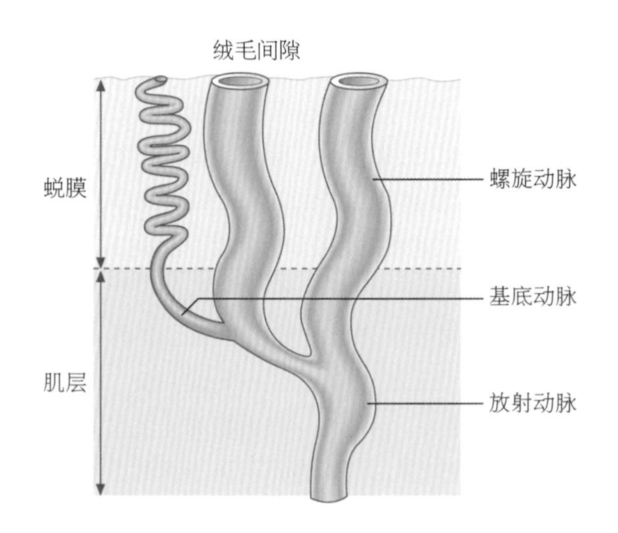

图3-3 子宫胎盘床内血管的结构

小动脉，每个胎盘小叶配有1或2条螺旋小动脉。这些螺旋小动脉的重建对于成功怀孕是非常重要的。细胞滋养层细胞分化为绒毛和绒毛外细胞滋养层。后者能进一步分化为侵入性绒毛外细胞滋养层，从而成为细胞间质侵入蜕膜，进而分化为子宫肌层巨大细胞或血管内皮细胞侵入螺旋小动脉管腔。妊娠早期，子宫的含氧量很低，从而刺激绒毛外细胞滋养层入侵。

在妊娠的前10周，绒毛外滋养细胞侵入蜕膜和螺旋小动脉壁，破坏那些能对体液和神经调控发生应答的血管壁平滑肌（图3-4）。妊娠10～16周，进一步侵入，向下延伸至蜕膜血管腔内；妊娠16～24周，侵入子宫肌层的螺旋小动脉。这样的改变使螺旋小动脉变成松弛的窦样管道。

这个过程如果失败，尤其是子宫肌层的血管重塑失败，意味着这部分血管仍对血管活性物的刺激发生反应，导致血流量减少。这是先兆子痫和伴或不伴有先兆子痫的宫内生长受限的特点。

尽管子宫在无神经支配的状态下也能保持正常的功能，但是它既有传入也有传出神经分布。子宫颈的感觉纤维主要来自骶1和骶2，而子宫体的来自胸11和胸12脊神经。从子宫颈到下丘脑的传入通路，可以使子宫颈的拉伸和阴道上段的刺激导致催产素的释放（佛格森反射）。子宫颈和子宫血管富含肾上腺素能神经，而类胆碱能神经仅局限存在于子宫颈的血管。

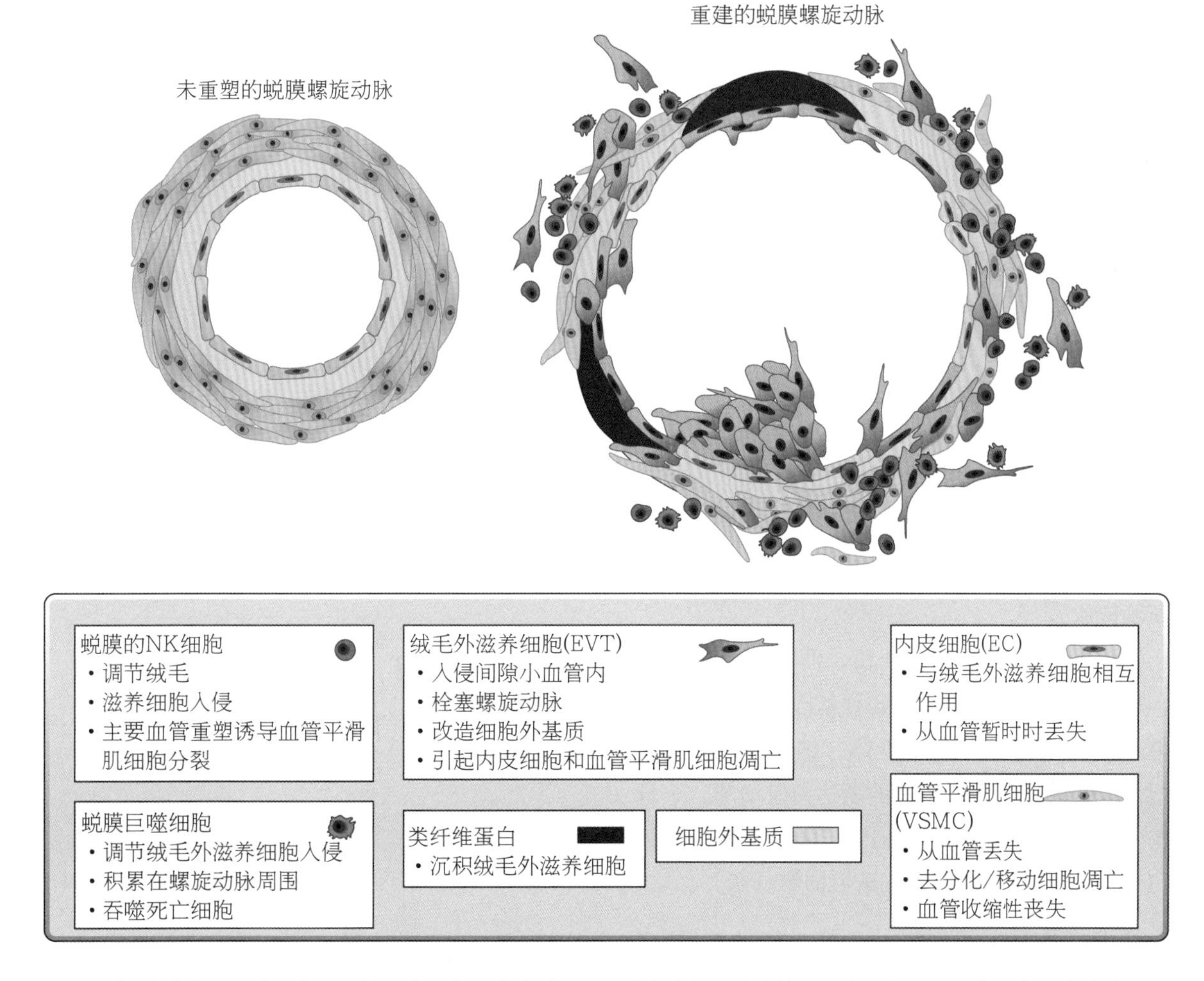

图3-4 在螺旋动脉重塑过程中，血管细胞丢失，动脉增大，形成高流低阻的血管。此变化归功于母体免疫细胞（蜕膜NK细胞和巨噬细胞）和侵入间质及血管内的绒毛外滋养细胞（引自 Cartwright JE et al.（2010）Reproduction 140：803-813. © Society for Reproduction and Fertility.已获授权使用）

子宫收缩

事实上，成功的继续妊娠依赖于子宫肌层保持静止状态，直到胎儿成熟，并有能力维持在宫外的生活为止。妊娠子宫比非妊娠期子宫更能适应子宫的膨胀。因此，尽管胎儿的生长使子宫膨胀，子宫内的压力并没有增加，仍能保持极大表面活性及张力的发展能力。孕酮通过增加子宫平滑肌细胞的静息电位，来维持其静止状态，同时减少电活动的传导和抑制肌肉小细胞团的活性。孕激素拮抗药如米非司酮，可以诱导妊娠早期的分娩，就像前列腺素F2α一样，具有溶黄体能力。其他机制还包括局部生成一氧化氮，可能通过环鸟苷酸（cGMP）或电压门控钾通道，而像前列环素（PGI_2）、前列腺素（PGE_2）和降钙素基因相关肽等几种具有使子宫松弛功能的激素，在妊娠期增加，通过G5受体发挥作用。

子宫肌层的收缩活动

子宫肌层作为一个整体起作用，因此，宫缩能通过细胞间隙将肌细胞连接起来，产生协调的阵发性宫缩。子宫收缩贯穿整个妊娠期，最早在妊娠7周即可测得，为频繁的、低强度的收缩。妊娠中期，宫缩强度会有所增加，但频率较低。妊娠晚期，宫缩频率和强度都会增加，促使进入第一产程。妊娠期的宫缩通常是无痛性的，或仅有“发紧”的感觉（Braxton Hicks收缩），但是有时它足可以引起不适感。这样的宫缩不足以引起临产时的宫颈管扩张。

妊娠晚期，胎儿继续生长，而子宫已停止生长，子宫张力增加。这刺激各种基因产物的表达，如催产素、前列腺素F2α受体、钠通道和间隙连接蛋白。炎性细胞因子前体的表达同时增加。一旦动产，最终宫缩的压力可以上升到100mmHg，每2～3分钟1次（图3-5）。分娩请参阅第11章。

阴道

妊娠期，阴道被覆的复层鳞状上皮变肥大。表层、中间层及基底层细胞的相对比例发生了改变，以中间层细胞为主，正常阴道分泌物内可见到中间层细胞。阴道壁的肌肉组织也变肥大。就像子宫颈一样，结缔组织胶原蛋白减少，水和黏多糖增加。阴道壁含丰富的静脉血管网，变得充血，看起来稍

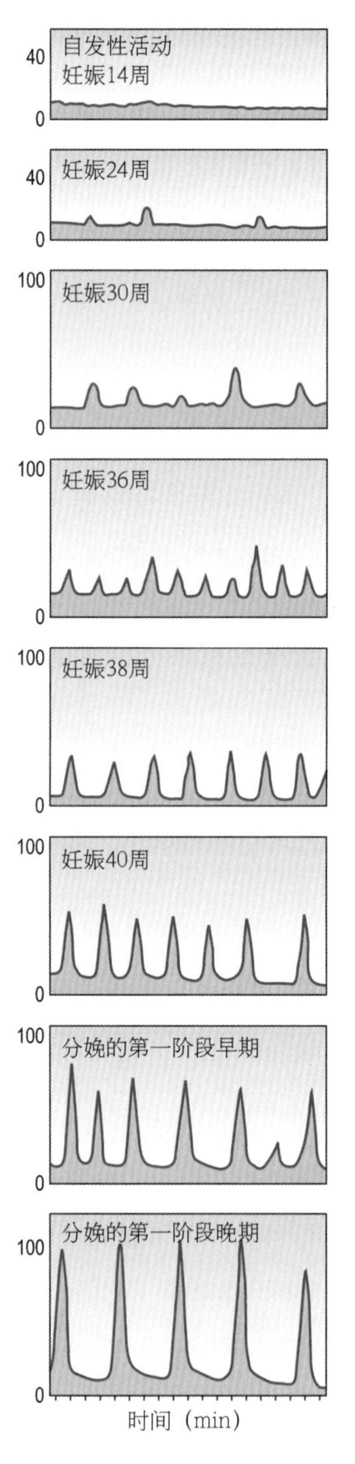

图3-5 妊娠期子宫宫缩的演化

变浅蓝色

上皮细胞普遍数量增多体积增大，充满富含糖原的液泡。高雌激素水平刺激糖原合成和沉积，而这些上皮细胞脱落到阴道内后，以杜氏杆菌著称的乳酸杆菌将糖原分解，产生乳酸。孕期，阴道的pH降至3.5～4.0，而这种弱酸性环境可以保持阴道清洁，预防细菌感染。不幸的是，这种环境下很容易发生酵母菌的感染，而念珠菌感染在妊娠期很常见。

心血管系统

在每一个有排卵的月经周期中的黄体期，心血管系统都是那些为备孕做前瞻性适应性准备的系统之一，这一准备远早于生理的需要。许多类似的改变几乎在妊娠12～16周就已完成（图3–6和表3–1）。

心脏的位置和大小

随着子宫的长大，膈肌被动上抬，心脏的位置也相应移动：心尖部向左上移位，偏差约15%。放射线检查显示，肺动脉圆锥显著突出，心脏的左上缘变平直。这些改变导致Ⅲ导联T波倒置，Ⅲ导联和aVF导联上出现Q波。

因为心脏肌壁厚度轻度增加，而静脉灌注明显增加，所以在妊娠早期和晚期之间，心脏扩容70～80ml，约增加了12%。心室容量增加使得心脏瓣膜环扩张，回流速度增加。妊娠期，心肌收缩力增加，故射血前期缩短，这与心肌纤维延长有关。

心输出量

现在可以使用无创性检查，如超声心动，对妊娠期心输出量进行标准的序列化研究。

黄体期，心率小幅上升，至妊娠中期可增加

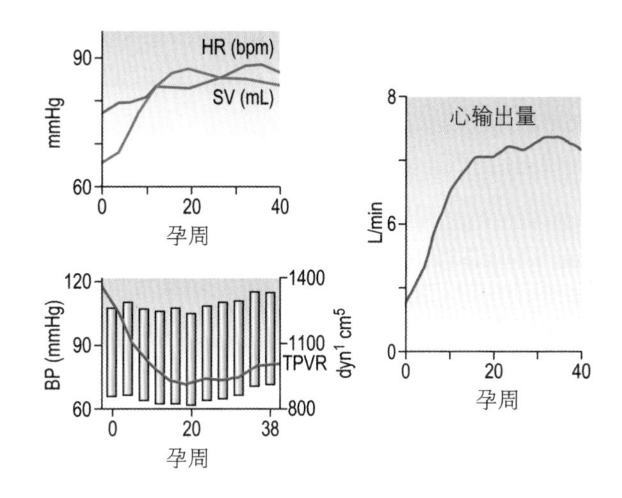

图3–6　人类正常妊娠伴随的巨大血流动力学变化。由于非同步性的心率和心搏出量的增加引起的心输出量明显增加。虽然心输出量增加了，但是在妊娠前半期血压有所下降，提示总外周阻力明显降低[引自 Broughton Pipkin F（2007）Maternal physiology.In：Edmonds DK（ed）Dewhurst's Textbook of Obstetrics and Gynaecology，8th edn.Blackwell，Oxford.]

表3–1　**妊娠期心血管参数变化状况**

	妊娠早期	妊娠中期	妊娠晚期
心率	+11	+13	+16
搏出量（ml）	+31	+29	+27
心输出量（L/min）	+45	+47	+48
收缩压（mmHg）	–1	+1	+6
舒张压（mmHg）	–6	–3	+7
平均肺动脉压（mmHg）	+5	+5	+5
总外周阻力（阻力单位）	–27	–27	–29

数据来自于对妊娠前指标进行了测量的研究。显示的平均值为妊娠各时期末的测量值，并不是最大值。提示在妊娠早期末基本达到了变化的最大值[数据来自 Robson S，Robson SC，Hunter S，et al.（1989）Serial study of factors influencing changes in cardiac output during human pregnancy.Am J Physiol 1989；256：H1060.表引自Broughton Pipkin F（2001）Maternal physiology.In：Chamberlain GV，Steer P（eds）Turnbull's Obstetrics，3rd edn. Churchill Livingstone，London；获得Elsevier授权使用.]

10～ 15/min；这可能与黄体酮引起的高搏出量有关（见下文）。有可能是，随着妊娠的进展，压力感受器敏感性下降，心率变异性下降。妊娠早期，每搏输出量的增加比心率增加的晚一些，整个妊娠期大约从64ml增加到71ml。有心脏起搏器的女性，在妊娠期每搏输出量增加的基础上就能够很好地补偿固定的心率引起的不足。

这两个因素使得心输出量增加。大多数心输出量的增加发生在妊娠14周以内，增加1.5L，从4.5L/min增加至6.0L/min。非分娩性心输出量增加，在妊娠早期为35%～40%，妊娠晚期则可增加到50%。而双胎妊娠在此基础上还会多增加15%。

分娩时，心输出量可额外增加1/3（最多增加约2L/min）。如此高的心输出量，要持续到产后24h，然后逐渐下降，于分娩后2周降至非妊娠期水平。

表3-1概述了妊娠期一些心血管系统变量的变化情况。

> **! 妊娠使心输出量明显增加，从而可能导致心脏病孕妇发生心力衰竭。**

总外周阻力

总外周阻力（TPR）无法直接测量，但可以通过平均动脉压除以心输出量来计算。妊娠6周时，总外周阻力下降，因为心室后负荷下降了。这种感觉像是循环血量不足，而循环血量不足被认为是刺激孕妇循环系统适应妊娠的最主要原因之一。它激活了肾素-血管紧张素-醛固酮系统，允许血浆容量（PV）必要的扩大（见下文：肾功能）。一个非孕期血压正常的女性，她的总外周阻力大约1700dyn/s/cm；妊娠中期下降至最低，40%～50%，此后缓慢上升，妊娠晚期达到1200～1300dyn/（s · cm）。在一定程度上，全身总外周阻力的下降与子宫胎盘血管床血管间隙，特别是肾血管的扩张有关；妊娠期，因为血管扩张，皮肤的血流量也会大大增加。

血管舒张引起总外周阻力下降，不是因为交感神经功能减退，而是激素性的，血管收缩性的激素和血管舒张性的激素之间的平衡发生明显变化，倒向了后者。妊娠早期的血管舒张剂包括血循环中的前列环素和局部合成的一氧化氮，以及后来加入的心房钠尿肽。另外还对血管紧张素Ⅱ（AngⅡ）加压反应的缺失，从而使其浓度明显上升（见：内分泌学）。在妊娠期，血管收缩剂和血管舒张剂之间的平衡，是决定血压的关键因素，也是子痫前期发病机制的核心。

动脉血压

月经周期中的血压是变化的。黄体期收缩压增高，在月经期来潮时达到高峰，而黄体期的舒张压，比卵泡期低5%。

妊娠前半期，总外周阻力下降使平均动脉压下降约10mmHg；这种下降80%发生在妊娠的前8周内。此后会继续小幅度的下降，直到妊娠第16～24周，达到动脉血压的最低点。而后再上升，可恢复至妊娠早期水平。若上升幅度增加，便会发展成子痫前期。

妊娠期，姿势对血压的影响非常显著；左侧卧位时，血压最低。妊娠期，坐位、仰卧位和左侧卧位时，血压下降的模式相似，只是他们的血压水平有很明显的差异（图3-7）。因此，这意味着孕妇进行产前检查时，每次都必须采用相同的姿势，这样测得的血压才有可比性。测量臂式血压时，必须特别注意袖带的大小。尤其是年轻肥胖的女性。妊娠期，第四和第五柯氏音之间差异变大，且第五柯氏音可能很难听到。这些因素都可以引起妊娠期舒张压的测量差异。尽管大部分已发表的关于血压的研究均是基于第四柯氏音，但是现在推荐的是当第五音清楚时，就使用第五柯氏音，只有在消失点不清楚的时候才采用第四柯氏音。妊娠期血压高时，如子痫前期，不适合使用自动血压计。

妊娠晚期，孕妇仰卧位时，可能会发生大幅度的血压下降。这种现象被称作是仰卧位低血压综合征。这是由于下腔静脉被压，下肢静脉回心血量受限，导致心搏出量下降所致。因此必须记住，妊娠期大动脉受压会引起臂血压和股血压间的明显差

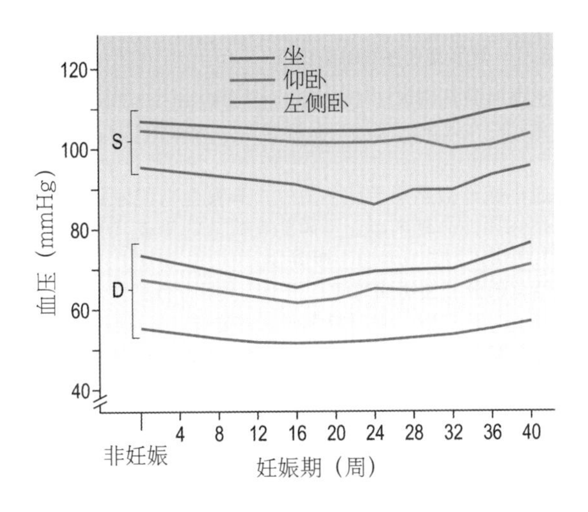

图3–7 妊娠期身体姿势对血压的影响

异。在妊娠晚期，当一个孕妇从仰卧位变换为侧卧位时，血压会下降15%，尽管这样的变化部分是由于测量时右臂高于心脏水平。

逐渐的静脉扩张和静脉容量的增加，贯穿整个妊娠期。其间，中心静脉压和上臂静脉压保持不变，但在妊娠晚期，在站位、坐位和仰卧位时，由于来自子宫和胎儿先露部分的压力，导致下肢循环的静脉压会逐渐上升。由于肺循环能够吸纳大量的血容量而使压力不增加，因此，右心室压力，肺动脉及毛细血管压不发生变化。在妊娠早期，肺阻力下降，而后一直保持不变。

血液

血容量是通过测量血浆容量和红细胞量来获得的，其指数有不同的控制机制。血浆容量的变化见下文（肾功能）。

红细胞

妊娠期，红细胞量稳定增长，表现为呈线性增加，细胞的数量和大小均有所增加。在没有补充铁剂的情况下，循环红细胞量可以从非妊娠期的约1400ml，增加到妊娠期的约1700ml。多胎妊娠和服用铁剂时，增加更明显（分别增加约29%和18%）。妊娠期，促红细胞生成素亦会增加，尤其是在不补充铁剂的情况下（没有补充铁剂的增加55%，补充铁剂的增加29%），但红细胞量的增加要先于促红细胞生成素的增加；人胎盘泌乳素能够刺激造血。

妊娠期，由于血浆容量的增加相对多于红细胞量的增加，所以血红蛋白浓度，红细胞比容和红细胞计数下降（‘生理性贫血’，见表9–1）。而正常妊娠时，平均红细胞血红蛋白浓度保持不变。由于β_1–球蛋白和转铁蛋白的合成增加，血清铁浓度下降，而肠道对铁的吸收增加，总铁结合力增加。孕妇对膳食铁的需求为平时的2倍多。到妊娠足月时，虽然红细胞内叶酸浓度仅有轻度下降，但是肾清除率明显增加，所以血浆叶酸浓度减半。20世纪90年代末，英国16～64岁的女性中，血清铁蛋白水平低于15 μg/L者占20%，这表明低的铁储备量；而从那以后，没有做过类似的调查。青少年妊娠尤其容易出现铁缺乏的情况。即使是轻度贫血也会造成胎盘出生体重比增加，出生体重下降。

白细胞

妊娠期，白细胞总数上升。这一增加主要是因为中性粒细胞多形核白细胞增加，妊娠30周时达到高峰（图3–8）。中性粒细胞的进一步大量增加通常发生在分娩期和分娩后的即刻，多形核白细胞数量上升4倍。

> **! 中性粒细胞的大量增加发生在分娩时和产褥期的一开始，所以不能认为是感染所致。**

妊娠期，雌激素的作用使得粒细胞的新陈代谢也会增加。正常月经周期中可以看到类似现象，随着雌激素水平上升达顶峰，中性粒细胞在月经中期也上升达最高。嗜酸粒细胞、嗜碱粒细胞和单核细胞在妊娠期保持相对稳定，嗜酸粒细胞在分娩期大幅下降，分娩时几乎没有。淋巴细胞计数保持不变，T细胞或B细胞数不变，但是淋巴细胞功能、特别是细胞介导的免疫功能受到抑制，可能是因为淋巴细胞表面糖蛋白浓度的增加，降低了对刺激的反应。然而，没有证据表明体液免疫或免疫球蛋白

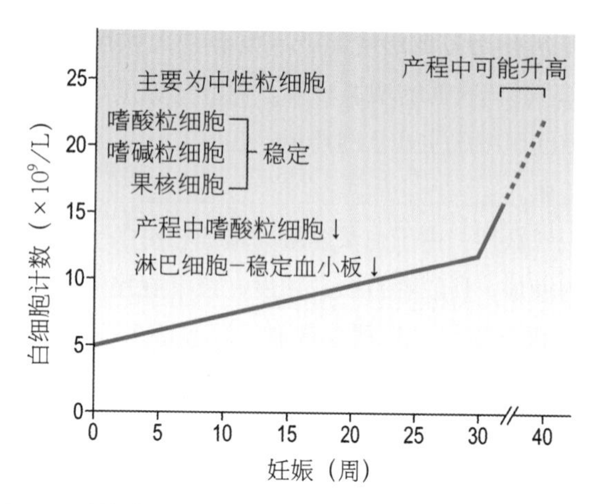

图3-8 妊娠期白细胞计数增加；其中主要是多型核白细胞增多

框3-1 常用凝血系统筛查试验

- **出血时间**是测量皮肤伤口出血持续时间长短的指标，也是检验在体内血小板与血管相互作用的试验。正常值为7～10min。
- **血小板计数**是用于评估急性产科凝血功能障碍，特别是弥散性血管内凝血障碍的有价值的筛查试验。小于100000/μl被认为血小板减少。
- **活化部分凝血活酶时间**，用于监测治疗性肝素水平，正常值为35～45s，但是检测时必须要有正常对照。
- **凝血酶原时间**，在加入凝血活酶后的凝血时间。用于监测华法令的用量，正常值为10～14s。
- **纤维蛋白原定量**，在诸如严重的胎盘早剥或重度子痫前期等严重的消耗性凝血障碍时很重要。妊娠晚期的正常值为4.0～6.0g/L。
- **纤维蛋白原降解产物（FDP）**在正常受试者血中浓度很低，但在严重的弥散性血管内凝血发生时浓度升高。此种情况下会高于40μg/L。

的产生受到抑制。

血小板

纵向研究表明，妊娠期血小板计数显著下降，这可能是血液稀释的结果。但是从妊娠28周左右起，血小板体积明显增加，提示妊娠期血小板破坏增加，血循环中体积较大的年轻血小板增加了。妊娠中晚期，血小板反应性增加，直到产后12周，才能恢复正常。

凝血因子

妊娠期凝血系统发生了巨大变化，就是处于高凝状态（框3-1）。当子宫的血管发生突然的、汹涌的，甚至会危及生命的出血时，血液凝固性的增加可能会起到救命的作用；但另一方面，这也增加了血栓性疾病的风险。

妊娠期，许多凝血因子保持不变，但也有例外的，变化很明显，而且很重要（图3-9）。因子Ⅶ、Ⅷ、Ⅷ：C、Ⅹ和因子Ⅸ都有所增加，而因子Ⅱ和因子Ⅴ趋于不变。因子Ⅺ下降至非妊娠期水平的60～70%，因子XIII水平下降50%。使因子Ⅴ和Ⅷ失活的蛋白C，在妊娠期并无变化，而作为协同因子之一的蛋白S，在妊娠早期和妊娠中期，浓度下降。

血浆纤维蛋白原浓度从非妊娠期的2.5～4.0g/L，增加到妊娠晚期的6.0g/L，高分子量纤维蛋白/纤维蛋白原复合物浓度有所增加。妊娠早期，红细胞沉降率上升，主要是由纤维蛋白原增加引起的。在胎盘剥离时，循环中5%～10%的纤维蛋白原会被消耗掉。据统计，在英国造成孕产妇死亡

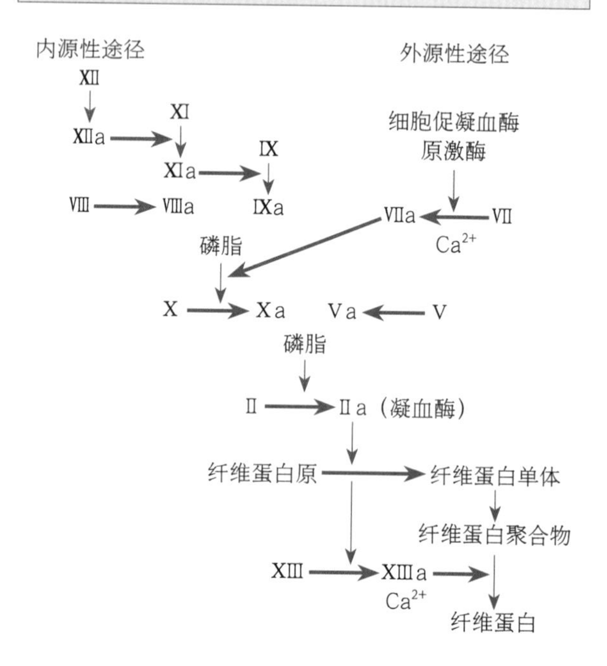

图3-9 与人类妊娠相关的凝血路径的改变。在正常妊娠期，浓度增加了的凝血因子用黑体显示（引自 Broughton Pipkin F（2007）Maternal physiology.In：Edmonds DK（ed）Dewhurst's Textbook of Obstetrics and Gynaecology，8th edn. Blackwell，Oxford.）

的主要原因之一是血栓栓塞性疾病。另一方面，妊娠期血浆纤溶活性降低；而分娩1h内活性迅速恢复至非妊娠期水平，意味着这种抑制是由胎盘介导的。

! 妊娠期和产褥期均处于高凝状态。

呼吸功能

膈肌水平上升，肋间角度从妊娠早期的68°增大到妊娠晚期的103°。妊娠晚期，膈肌受到向上的压力，在子宫增大导致向上的压力增加之前，肋骨已经完成了它自身的变化。不过，妊娠期呼吸以膈式呼吸为主，而不是胸式呼吸。

肺活量是最大吸气后能被呼出的最大气体量。妊娠期，由于残气量轻微减少（图3–10），肺活量稍微增加。肺活量与体重有关，肥胖可以使肺活量降低。最大吸气量为潮气量加补吸气量。妊娠期，最大吸气量逐渐增加300ml，而残气量减少约300ml。这样改善了气体混合。妊娠期，第一秒用力呼气量（FEV1）和呼气流量峰值不变，患有哮喘的女性几乎不受妊娠影响。

在黄体期和妊娠期，黄体酮使延髓对动脉二氧化碳分压敏感性增加，从而导致过度换气。妊娠期，呼吸频率不变，14～15/min，而潮气量从非妊娠期约500ml，增加到妊娠晚期的700ml。由于潮气量整个妊娠期增加了40%，因此，每分通气量（潮气量和呼吸频率的乘积）也增加了40%，从7.5L/min增加到10.5L/min。

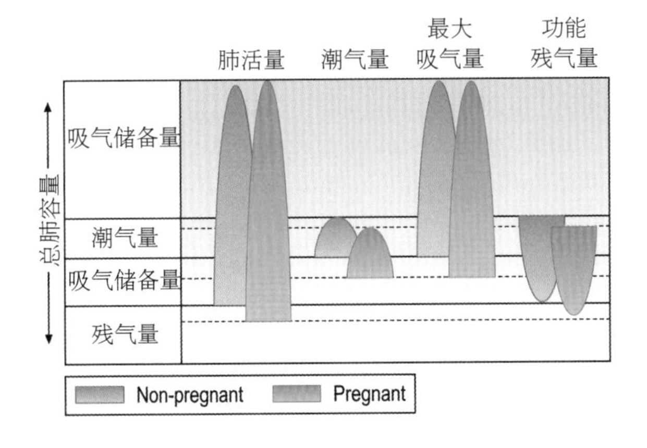

图3–10　人类妊娠期肺容积的变化。总体来说，吸气储备和潮气量增加了，而呼气储备和残气量降低了（引自 Broughton Pipkin F（2007）Maternal physiology.In：Edmonds DK（ed）Dewhurst's Textbook of Obstetrics and Gynaecology，8th edn.Blackwell，Oxford.）

妊娠期，因为每分通气量的增加及孕激素导致红细胞中碳酸酐酶B的水平增加，使得动脉二氧化碳分压下降。同时，血浆碳酸氢根浓度下降，故动脉血pH保持不变。妊娠晚期，由于胎儿代谢增加导致母血二氧化碳生成急剧增加。而母血低二氧化碳分压使胎儿能更有效的通过胎盘转运二氧化碳。

肺泡通气量增加使母体氧分压小幅度上升（约5%）。这个增加抵消了红细胞内2，3–二磷酸甘油酸（2，3–DPG）增加造成的孕妇氧合血红蛋白解离曲线右移。由于胎儿的血红蛋白对2，3–二磷酸甘油酸的敏感性更低，所以与孕妇相比胎儿的氧分压更低、氧合血红蛋白解离曲线显著左移，母亲的上述变化有利于将氧转移给胎儿。

由于孕妇和胎儿的需求增加，足月时，耗氧量可增加16%。由于血液携氧能力增加18%（见上文），所以实际上动–静脉氧分压差下降。

总的来说，呼吸系统疾病，尤其是阻塞性气道疾病，对于母亲健康的影响要比心脏病小得多，除了像严重的脊柱后凸这样的疾病，肺的空间严重受限。

! 妊娠一般不增加患有呼吸系统疾病孕妇的风险。

肾功能

解剖

大多数女性到妊娠晚期，肾实质体积增加了70%，她们的肾盏、肾盂和输尿管都有了明显的扩张，再加上血管容量增大，导致肾的体积增大。从生理上，妊娠早期的变化主要是受黄体酮而不是反向压力的影响。然而，输尿管的扩张在骨盆入口处结束，表明反向压力在妊娠晚期也会有一些影响。

这些变化总是在右边更加明显，提示其与解剖相关。输尿管并没有张力减退或蠕动减弱，而是输尿管平滑肌细胞肥大，结缔组织增生。膀胱输尿管反流偶有发生，这些反流和输尿管的扩张与尿潴留和尿路感染的发病率高相关。

生理学

在一个有排卵的月经周期里，肾血流量（RBF）和肾小球滤过率（GFR）都有增加，而且只要妊娠成功了，这种增加就会持续下去。在妊娠早期，肾血流量增加50%～80%，在妊娠中期肾血流量会保持在这个水平，之后下降大概15%（图3-11）。肌酐清除率对肾小球滤过率来说是一个有用的指标，但得到的数值远远小于通过菊糖清除率得到的数值（金标准）。在末次月经之后4周，24h肌酐清除率增加25%，到9周时增加45%。在妊娠晚期，数值有所减少，并趋向于非妊娠期水平，但是减少幅度少于肾血流量。滤过分数在妊娠早期下降，妊娠中期稳定，妊娠晚期升高，并趋向于非妊娠期水平。

血浆容量的增加必须通过水潴留来保证。水摄取的渗透阈值在妊娠第4～6周时降低，从而促进了水的摄取，稀释了体液。血浆渗透压（下降约10mmol/L）明显下降。然而，精氨酸血管加压素（AVP）浓度会维持在原有浓度，使得水分可以在肾髓收集管道里被重新吸收，直到血浆渗透压低于新的渗透阈值，新的稳定状态才会重新建立。妊娠时钠潴留促进了水潴留（见下文）。直立时，妊娠的人比没有妊娠的人，抗利尿剂更多。

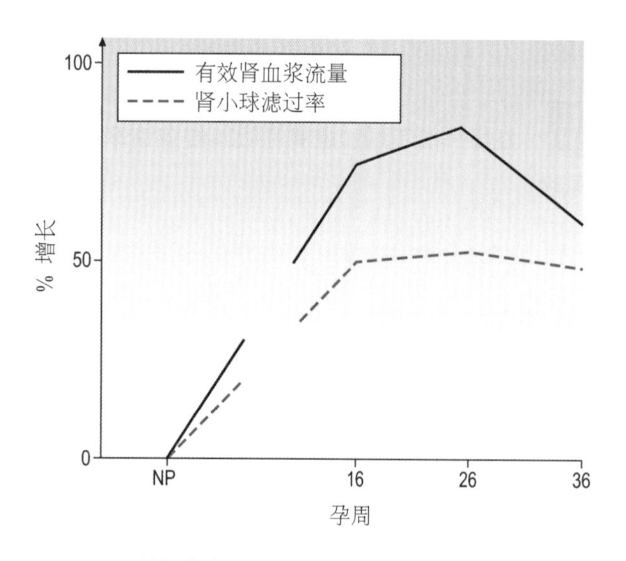

图3-11　妊娠期肾功能变化基本在妊娠早期末结束（引自Broughton Pipkin F（2007）Maternal physiology.In：Edmonds DK（ed）Dewhurst’s Textbook of Obstetrics and Gynaecology，8th edn.Blackwell，Oxford.）

在妊娠32～34周，血浆容量从非妊娠期的2600ml增加到了最大值。第1次妊娠的孕妇会增加50%，两次或多次妊娠的孕妇增加了60%。血浆容量增加的越多，婴儿的平均出生体重也越大。足月时，细胞外液总量上升了约16%，因此血浆容量增加的百分比远远超出比例。多胎妊娠时，血浆容量明显增加，若增加不好，会导致胎儿在宫内的发育不良。

> **！肾小球滤过率的显著增加和血浆容量的扩张，意味着正常妊娠时血浆内各种溶质的浓度会下降，如肌酐和尿素等。在解释检验报告时应注意这一点。**

因为肾小球滤过率的增加，钠的滤过负荷增加了5000～10 000mmol/d。肾小管重吸收与肾小球滤过率同步增加（见下文：肾素-血管紧张素系统），每天吸取3～5mmol 钠到胎儿和母体。母体内总共会吸收950mmol的钠。但由于孕妇血浆容量的显著增加，钠在血浆里的浓度在妊娠中反而略有下降。钾离子也会发生类似变化，母体中总共会吸收约350mmol的钾离子。

肾小管功能在妊娠期也会发生明显变化。尿酸自由通过肾小球，大多数之后会被重吸收。妊娠期，由于肾小球滤过率增加，尿酸的滤出会加倍，但是肾小管重新吸收相对减少，所以在妊娠中期血清尿酸浓度会下降25%。妊娠期，血清尿酸浓度的正常值范围从148～298μmol/L，上限到330μmol/L。妊娠晚期，肾排泄的尿酸进行性减少，所以在怀孕后半期血清尿酸浓度略微升高也是正常的。同样的，尿素的变化与前者大致相同，它是被肾单位部分重吸收。

葡萄糖排泄在妊娠期会增加，所以在妊娠期出现间歇性尿糖是正常的，这与血糖水平无关。这是因为妊娠期肾小管重吸收有些不完全。其他类型的糖，如乳糖和果糖等的排泄同样增加了。

尿糖是正常妊娠的一个特点。

肾小管重吸收钙的能力增强了，大概是因为1，25–二羟维生素D的浓度增加了。即使如此，妊娠期，尿钙排出量比非妊娠期高出2～3倍。而肾对碳酸氢盐的重吸收和氢离子的排泄似乎没有改变。尽管孕妇可以酸化尿液，但孕妇的尿液通常是弱碱性的。

妊娠期，血清总蛋白和白蛋白的排泄增多持续至妊娠36周。因此在妊娠晚期，200mg/24h的总蛋白排泄量是可以接受的正常上限。若用试纸来评估尿蛋白会得到变化幅度很大的数据。

消化系统

在妊娠期间，胃液分泌会减少，胃蠕动较弱，所以胃排空会延迟。小肠和大肠的蠕动也会减弱，结肠吸收水和钠会增加，因此会更容易便秘。“胃烧灼感”感很常见，可能是由于食管下段括约肌上移穿过隔膜，对腹腔压力上升反应迟钝。在全身麻醉下，孕妇更容易吸入胃内容物。

在雌激素刺激下，肝合成白蛋白、血浆球蛋白和纤维蛋白原增加；尽管血浆容量增加了，血浆球蛋白和纤维蛋白原的血浆浓度仍然增加了。球蛋白成分存在显著的个体差异。

肝在循环中提取的氨基酸减少。在妊娠期间，胆囊的体积增加了，排空更慢了，而胆汁分泌却没有改变。

血液中的营养素

孕产妇糖类代谢

葡萄糖是胎儿生长和营养的主要基质，所以在妊娠期，糖类代谢对胎儿发育非常重要。葡萄糖在肠道的吸收和胰岛素的半衰期似乎都没有改变。但是在妊娠6～12周，孕妇的空腹血糖浓度降至比妊娠前少0.5～1mmol/L，胎儿体内的浓度则比这个低20%。母体的血浆胰岛素浓度上升。到妊娠早期结束时，孕妇的血糖水平随着糖类的负荷增加小于非妊娠期（图3–12）。孕妇产生胰岛素抵抗，因此任何外来的葡萄糖的应激都产生额外的胰岛素，而后者并不能像非妊娠期妇女一样尽快有效地降低血糖水平。胰岛素抵抗与激素有关，可能是通过人类胎盘泌乳素和皮质醇发挥作用。第9章中将讨论如何管理患有糖尿病的孕妇。

除了让葡萄糖进入细胞，胰岛素也减少了循环中的氨基酸和游离脂肪酸水平（见下文：内分泌学）。

血浆蛋白质的改变

在妊娠早期，虽然氮潴留有所增加，但是总蛋白浓度还是从7g/dl，下降约1g/dl达6g/dl。一方面是因为胰岛素浓度的增加，另一方面也是因为胎盘吸收和转化氨基酸给胎儿进行糖异生和蛋白质合成。总蛋白浓度的下降在很大程度上和白蛋白浓度的下降成正比，并与相应的胶体渗透压下降有关。这种下降并不足以影响血液的载药能力。

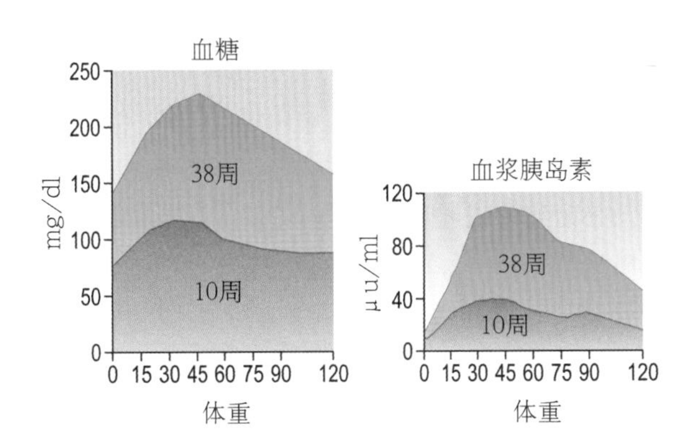

图3–12 正常孕妇妊娠早期和妊娠晚期50g葡萄糖负荷试验结果。与非孕期相比，妊娠早期针对相对低的血浆葡萄糖浓度，血浆胰岛素反应正常。但是妊娠晚期，血浆葡萄糖水平可达到更高的水平，而血浆胰岛素反应水平会延后，并达到更高的浓度，提示存在胰岛素抵抗（引自 Broughton Pipkin F（2007）Maternal physiology.In：Edmonds DK（ed）Dewhurst's Textbook of Obstetrics and Gynaecology，8th edn. Blackwell，Oxford.）

氨基酸

除了丙氨酸和谷氨酸以外，孕妇血浆里的氨基酸含量会减少到低于非妊娠期水平。这是因为母体血浆里的氨基酸会被主动转运给胎儿用于蛋白质合成和糖异生。

脂肪

血脂浓度从约每100ml600mg上升至1000mg。最大的变化是在妊娠36周时，极低密度脂蛋白（VLDL）三酰甘油增加约3倍，极低密度脂蛋白（VLDL）胆固醇增加50%。妊娠期，游离脂肪酸指标特别不稳定，可能受到空腹、劳累、情绪压力和吸烟的影响。妊娠晚期游离脂肪酸指标会持续上升，超过非妊娠期和妊娠早期的水平。产妇极低密度脂蛋白（VLDL）三酰甘油水平与足月时的婴儿出生体重及胎盘重量直接相关。

正常妊娠所致的高脂血症不会导致动脉粥样硬化，尽管妊娠可以使病理性的高脂血症被发现。孕妇通常通过增加体内内生的抗氧化剂来避免由于脂质过氧化造成的潜在伤害，而这一功能在子痫前期时发挥的并不充分。适当的抗氧化剂摄入，如维生素A、类胡萝卜素和维生素A原类胡萝卜素是必要的。孕妇的脂溶性维生素水平会上升，而水溶性维生素水平趋于下降。

脂肪在妊娠早期沉积。脂肪也作为能源，主要提供母体在妊娠晚期的高代谢需求和哺乳需要，这样一来葡萄糖就可以提供给胎儿用于生长需要。总脂肪增加2～6kg，主要发生于妊娠中期，并且受瘦素调节。脂肪主要沉积在背部、大腿、臀部和腹壁。

钙

因为白蛋白浓度下降，所以孕妇血清总血钙下降，但是离子钙不变。合成的1，25-二羟胆钙化醇增加，用于促进增强胃肠吸收钙的能力，在妊娠24周加倍，之后就会稳定下来。

母体体重的增加

妊娠是一个合成代谢状态。正常体重指数的女性妊娠，平均体重增加12.5kg。妊娠早期，许多女性几乎不增重，因为食欲缺乏和妊娠反应，使她们进食减少。而正常妊娠时，体重增加为每周0.3kg，直至妊娠18周，妊娠18～28周每周增加0.5kg，此后，增重速度稍微减慢，每周0.4kg，直到妊娠足月（图3-13）。孕妇体重增加范围受多种促进因素影响，可能会从接近0～2倍的平均增长体重。正常体重的女性，到妊娠末期，基础代谢率上升5%。图3-14简述了足月时孕妇及胎儿体重增加的情况。

所有系统重量增加都是由于水潴留；平均总增加量是8.5L，初产妇和经产妇一样。结缔组织的水化增加导致关节松弛，特别是在骨盆韧带和耻骨联合。像子宫和乳房这样的组织大小均有增加。

体重的高增长一般与水肿和体液潴留有关。但是，总的体重增长与出生体重呈正相关，尽管这实际上可能是在血浆容量的先增加基础上。虽然急性的体重过度增长可能与子痫前期的发展有关，但轻度水肿时，胎儿结局是好的。

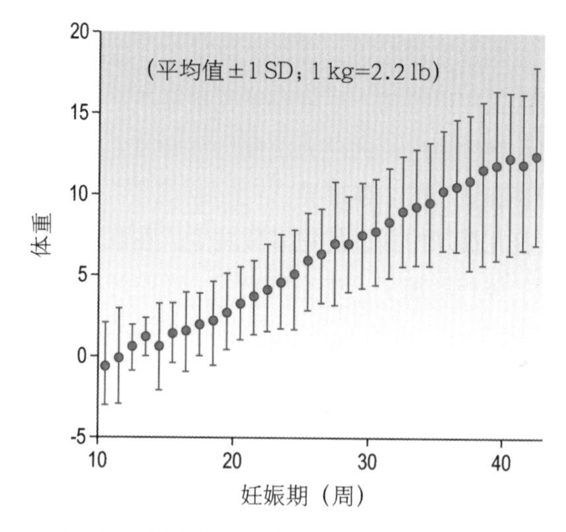

图3-13 正常妊娠时孕妇体重增长（平均值±1标准差）（引自 James D，Steer P，Weiner C，et al.（2010）High risk pregnancy：management options.Elsevier Saunders，St Louis © Elsevier.获得授权使用）

更糟的是体重不长，这可能与羊水量减少、胎盘小有关，影响胎儿生长，造成预后不良。

> **!** **急性的体重过度增长，则表明体液潴留。而体重增加缓慢则与胎儿生长受限有关。**

除了用于特定的靶器官，如子宫和乳房的体积增加外，其他的蛋白质都用于胎儿和胎盘的发育和成长。

在欧洲，有20%～40%的孕妇，体重增长比推荐增长得多。惊奇的是，能量摄入和孕妇体重增加的相关性很差，一般不建议妊娠期减肥，因为这可能相应的导致必需营养素的缺乏，对胎儿生长发育造成不良影响。

产后体重

随着分娩，体重会迅速减轻6kg，因为水和体液的流失及胎儿的娩出。产褥早期会出现多尿，以排出妊娠期潴留的水分。从第3天到第10天，体重每天下降0.3kg，产后10周达稳定状态，此时体重约占孕前多2.3kg，继续哺乳的女性，约比孕前重0.7kg。至分娩后的6～18个月时，还会留有1～2kg因妊娠而增加的体重，但有1/5的女性可能会保留5kg，甚至更多。肥胖的女性，通常在妊娠期体重增加较少，但产后保留的体重会更多。

经产妇比初产妇体重增加少约0.9kg。然而，一个对3000名妇女进行的5年产后随访发现：经产妇产后5年间体重增加比初产妇多23kg。

乳腺

妊娠的一些首发症状或体征会发生在乳腺，包括乳房胀痛、乳房变大、乳头增大和血管增多及乳晕的色素沉着。

乳晕包含的皮脂腺会在妊娠期肥大，称为蒙氏结节。乳晕富含丰富的感觉神经，可以保证吸吮刺激的信号能够传送到下丘脑，从而使垂体后叶腺体释放催产素并促进乳汁分泌。

妊娠期乳腺发育

妊娠期间高水平的雌激素、生长激素和糖皮质激素，可以刺激乳腺导管的增生（图3–15）。雌激

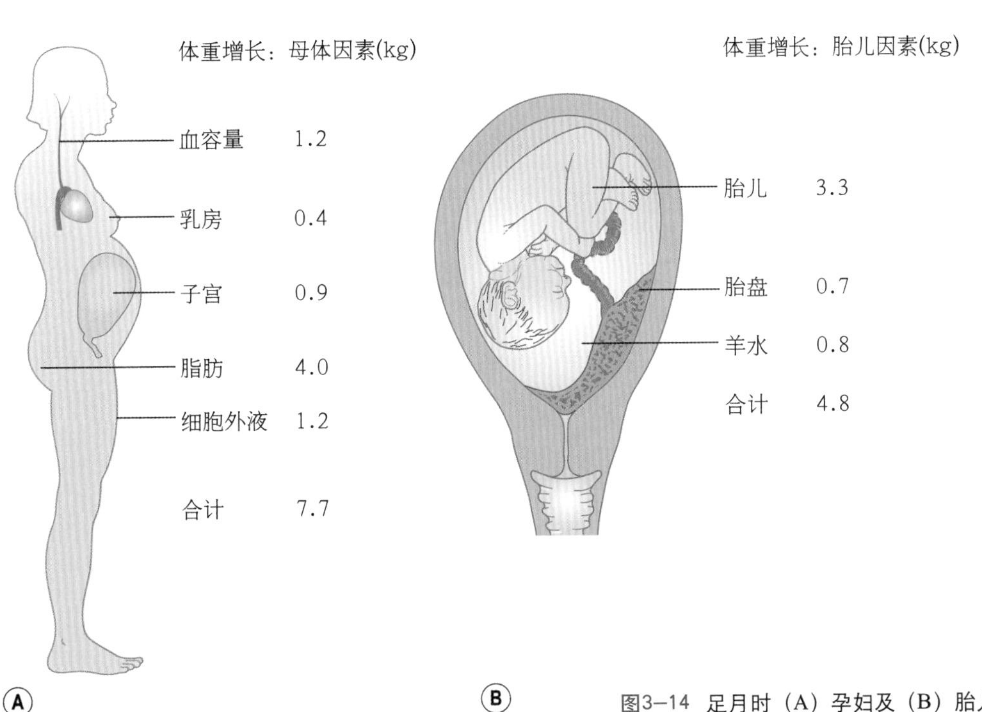

图3–14 足月时（A）孕妇及（B）胎儿对于体重增加的贡献

素刺激乳房的同时，孕激素和催乳素也刺激腺泡的生长。分泌活动从妊娠期就开始了，并且受催乳素、胎盘催乳素的影响，从3～4个月起一直到分娩后30h。一种浓稠的、滑的、富含蛋白质的液体，称为初乳，会被分泌出来。妊娠期间高水平的雌激素和孕激素会阻止腺泡生成α－乳清蛋白，从而抑制泌乳。

泌乳的启动

催乳素直接作用于乳腺腺泡细胞来促进乳汁各种养分的分泌，包括酪蛋白、乳清蛋白和脂肪酸。分娩后，雌激素和孕激素水平突然下降，会使泌乳激素在不受抑制的状态下发挥作用，并且随着吸吮活动的发生，到产后5d时，乳汁会充分分泌，并且在接下来的3周内泌乳量会进一步增加。每天会产生500～1000ml乳汁，产妇约每天需要额外的500kcal热量的入量来维持乳汁的分泌，另外250kcal/d的热量来自于母亲储存的脂肪。如果摄入多巴胺受体的激动药，如溴隐亭，可以抑制泌乳激素的释放，并进一步使乳汁停止分泌。

哺乳还促进下丘脑的视上核和室旁核的神经元释放催产素，而催产素又刺激肌上皮细胞收缩引起泌乳反射。母亲看到婴儿或者听到它的哭声，或者仅仅是想去喂奶也可以引起泌乳反射。儿茶酚胺的释放、不良情绪或者环境因素可以抑制泌乳反射的发生。

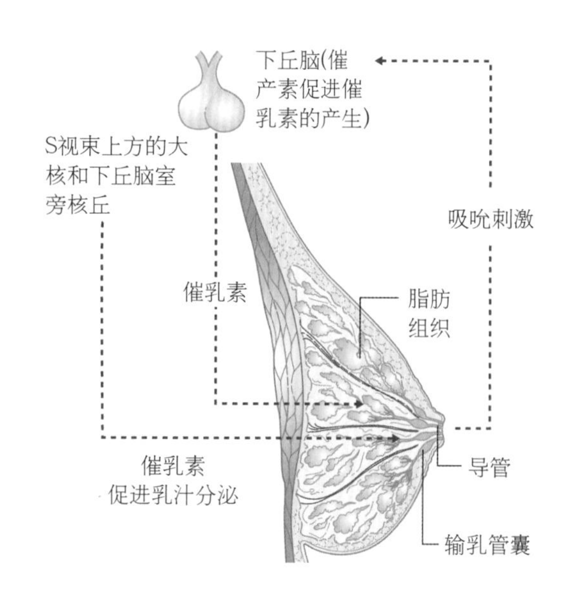

图3-15 调控乳汁产生及分泌的因子

皮肤

妊娠期皮肤的变化特点是受促黑激素（MSH）刺激，皮肤出现色素沉着，在脸上称为黄褐斑，乳头出现网状小眼，腹壁白线的位置上长出黑线。妊娠纹不仅发生在腹壁的张力线上，而且长在大腿和胸部的侧面。妊娠纹的产生主要是由于妊娠期肾上腺皮质激素的水平增高导致表皮下的胶原纤维遭到破坏，次要原因是妊娠使腹腔的体积增大，超过了皮肤褶皱处所能承受的压力和张力。

皮肤的血流量显著增加，血流介导的扩张也增加。这些变化使得机体更有效的散热，特别是在妊娠晚期，胎儿的核心温度会高于母亲1℃，增加了额外热量。

内分泌的改变

在妊娠期间，胎盘产生大量性类固醇，在孕妇内分泌系统占有主导地位，同时母亲的内分泌器官也有一些显著的变化。我们必须意识到这些变化，而不是解释为功能不正常。

胎盘激素

人绒毛膜促性腺激素是妊娠的信号。胎儿胎盘组织中合成大量雌激素和孕激素，用来促进子宫生长和保持静止状态，并促进乳房发育。同时，雌激素也刺激甲状腺素和皮质类固醇结合球蛋白的合成；皮质醇结合球蛋白（CBG）在整个妊娠期会增加到非妊娠期水平的2倍；甲状腺结合球蛋白（TBG）水平也会在妊娠早期末翻倍，并且在妊娠的整个期间持续升高。血管内皮生长因子（VEGF）及其受体也受雌激素刺激增加，促进血管生成。血管内皮生长因子反过来，也会通过与胎盘产生的激素和促血管生成素-2相互作用，来促进胎盘绒毛毛细血管床的发育。过氧化物酶增殖物激活受体-γ（PPARγ）表达在人胎盘绒毛和绒毛外滋养层细胞处，可以和自然配体如类花生酸、脂肪酸和氧化低密度脂蛋白结合并被之激活。

脑垂体

解剖

垂体的前叶和后叶有不同的胚胎起源，垂体前叶起源于口咽腔的拉特克囊袋，而垂体后叶是来源于神经组织生长形成的第三脑室底。一个专门的血管门系统连接这两个部分。妊娠期间垂体会依据经产妇或初产妇的不同分别增大50%和30%。重量的增加主要来自于前叶的变化。

垂体前叶

垂体前叶产生3种糖蛋白（促黄体生成素、促卵泡激素和促甲状腺激素）和3种多肽和肽类激素[生长激素、催乳激素和促肾上腺皮质激素（ACTH）]。雌激素水平的增加可以刺激更多数量的催乳素细胞，激活它们的分泌功能。催乳素的释放受催乳素抑制因子调控，如多巴胺。催乳激素不断合成使其在血浆中的浓度稳步上升，但分娩时会急剧大量分泌，随着胎盘雌激素的消失会突然减少。在继续母乳喂养的妇女中，催乳素水平仍会高于基础水平。

妊娠期血浆促肾上腺皮质激素水平上升，但仍停留在非妊娠正常范围。这些增加可能是胎盘产生的结果。促黑激素在垂体中叶合成，与促肾上腺皮质激素共用同一前体，所以它的水平在妊娠期也会增加。

由于绒毛膜促性腺激素水平的上升，促性腺激素和生长激素的分泌同时受到抑制。而促甲状腺激素水平则在妊娠期保持不变。

垂体后叶

垂体后叶释放血管加压素（avginine vasopressin，AVP）和催产素。在妊娠早期血浆渗透压下降，并且血管加压素的清除速度增加了4倍，原因是胎盘产生的胎盘碱性磷酸酶（PLAP）。然而，血浆中一旦达到新的基线渗透压（见上图：血浆容量），血管加压素就会对过水化或水化不足做出适当的反应来。

催产素促进子宫收缩。但在妊娠期因为高浓度的胎盘碱性磷酸酶，使催产素保持低浓度。在临产的时候催产素水平并没有提高，但由于子宫催产素受体数量的上调，增强了机体对催产素的敏感性。这似乎与雌、孕激素的比例相关，因为雌激素可以上调结合位点数量，而孕激素则可以下调。此外，宫颈扩张刺激催产素的释放，从而增强子宫收缩。催产素对于泌乳也起着重要的作用，它可以在哺乳期因刺激乳头释放，然后作用于乳腺腺泡周围的肌上皮细胞，导致这些细胞收缩、泌乳。

下丘脑

促肾上腺皮质激素释放激素（CRH）刺激促肾上腺皮质激素的释放。下丘脑和胎盘均可合成促肾上腺皮质激素释放激素。血浆促肾上腺皮质激素释放激素水平会在妊娠晚期大量增加，也可能是临产触发因素中的一个。

甲状腺

70%的妊娠期妇女甲状腺会增大，此变化比例取决于碘摄入量。在正常妊娠时，母体尿排泄的碘会增加，并且部分碘化甲状腺氨酸会转移到胎儿体内，这反过来又导致母亲的血浆无机碘含量下降；同时，甲状腺从血液中摄取碘的能力会增加3倍，因此创造出一个相对碘缺乏的环境，而这可能是甲状腺滤泡代偿性增大的原因（图3-16）。

由于甲状腺结合球蛋白的增加，导致总三碘甲状腺原氨酸（T_3）和甲状腺素（T_4）的水平相应增加，而游离T_3和T_4在妊娠早期上升，然后下降并保持在非妊娠期的范围内。促甲状腺素（TSH）可能略有增加，但均保持在正常范围内。T_3、T_4和TSH不能穿过胎盘屏障，因此，母体和胎儿甲状腺功能无直接关系。然而，碘和抗甲状腺药物以及长效甲状腺刺激素（LATS）均可以穿过胎盘。因此，胎儿可能会受到碘摄入量以及母亲自身免疫性疾病的影响。

降钙素是另一种甲状腺激素。它在妊娠早期上升，孕中期到达顶峰，之后下降，但总体变化不

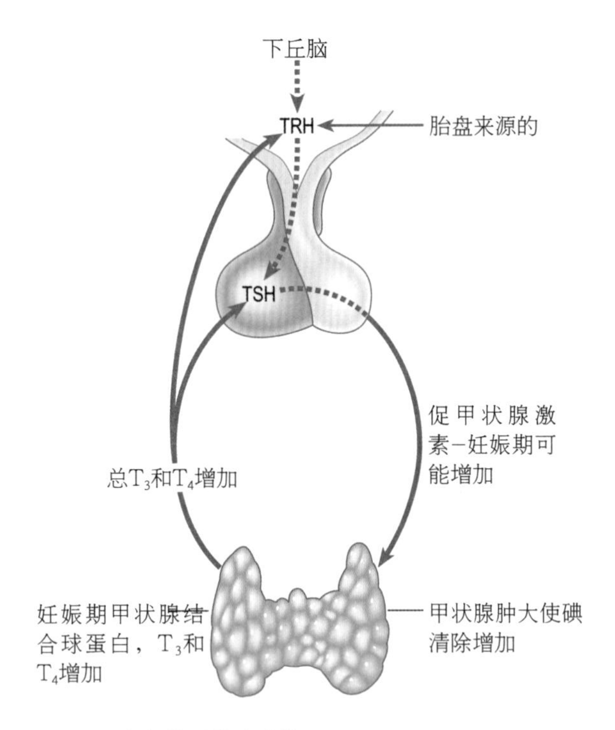

图3-16 妊娠期甲状腺功能

TRH.促甲状腺素释放激素；TSH.促甲状腺激素

大。这可能有助于1，25-二羟基维生素D的调节。

甲状旁腺

甲状旁腺激素（PTH）调节近曲小管的1，25-二羟维生素D的合成。在妊娠期间甲状旁腺激素一度下降，但1，25-二羟维生素D水平会翻倍。在母体循环中，存在胎盘分泌的甲状旁腺-降钙素基因相关蛋白（PTHrP），并且通过激动甲状旁腺受体影响钙的稳态。

肾素-血管紧张素系统（RAS）

肾素-血管紧张素系统在黄体期被激活，并且是最早“发现”机体妊娠的激素之一。肾小球滤过率的增加和高孕激素水平引起致密斑的钠负荷增加，从而刺激肾素释放。同时，雌激素刺激血管紧张素原的合成。血管紧张素Ⅱ的升高，刺激肾上腺皮质合成和释放醛固酮。通过拮抗黄体酮在远端肾小管对尿钠排泄的促进作用，导致钠潴留和血浆容量扩张。升高的血管紧张素Ⅱ对血压的潜在影响，被相应的，降低了对血管紧张素Ⅱ的敏感性所抵消。在发生子痫前期时，正常妊娠时的对血管紧张素Ⅱ的低敏感性消失，在高血压发生之前敏感性就会增加。

血管紧张素Ⅱ通过直接刺激两拮抗型受体亚型AT1和AT2来发挥作用。AT1受体促进血管生成，肥大和血管收缩，而AT2受体则促进细胞凋亡。AT2主要表达于早期胎盘中，可能参与着床和血管重建。

肾上腺

肾上腺大小保持不变，但功能却发生变化。

增加的促肾上腺皮质激素刺激皮质醇的合成，血浆总皮质醇浓度从妊娠3个月开始上升直到妊娠足月。大部分的皮质醇与皮质醇结合球蛋白或白蛋白相结合；即便如此，在妊娠期间，游离（活动）的皮质醇平均浓度也在增加，其昼夜的变化规律消失。正常胎盘可以合成一种妊娠特有的11β-羟基类固醇脱氢酶，用来抑制母体皮质醇转运给胎儿；因为过量的皮质醇转移被认为会抑制胎儿生长。

从球状带分泌的血浆醛固酮在整个妊娠过程中会逐渐升高（见上图：肾素-血管紧张素系统）；较弱的盐皮质激素去氧皮质酮也会在妊娠8周时显著增长，可能是由胎儿胎盘单位产生。

雌激素诱导的性激素结合球蛋白（SHBG）水平升高造成总睾酮水平升高。

改进的测量技术表明，血浆儿茶酚胺浓度从孕早期到孕晚期一直下降。妊娠期间，站立或肌肉等长收缩运动时去甲肾上腺素的上升（主要反映交感神经活动）有些迟缓，但肾上腺素反应（主要是肾上腺）是不变的。然而，在分娩过程中，在压力和肌肉活动的刺激下，肾上腺素和去甲肾上腺素的浓度经常会大量的增加。

结论

许多母体的生理变化，甚至是巨大的，相互依赖，相互作用的变化在受孕前即已发生。需要对正常的变化加以掌握，才能了解哪种情况是异常的。

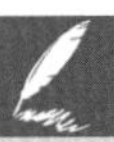

基本信息

综述

- 许多妊娠期的适应性变化开始于黄体期，即提前激活的。

免疫应答

- 子宫不是一个免疫特权地
- 滋养细胞不引起同种异体反应
- 胎儿与母体循环存在一个非免疫原性接口
- 母体的免疫反应是被局部操纵了的
- 妊娠期，胸腺逐渐退化
- 来源于子宫的淋巴引流使淋巴结增大

宫颈的改变

- 血供增加
- 胶原蛋白减少
- 黏多糖和水的积累
- 宫颈腺体过度增大
- 黏液分泌增多

妊娠期子宫血管的改变

- 子宫血管的过度增长
- 子宫血流从妊娠10周的50ml/min,到足月时的500ml/min
- 滋养层细胞侵入螺旋小动脉直到妊娠24周
- 100～150条的螺旋小动脉供应绒毛间隙
- 每个胎盘小叶有一条螺旋小动脉供血

子宫收缩

- 黄体酮抑制子宫收缩
- 增加静息膜电位
- 传导受损
- 从7周开始有低频、低强度的收缩
- 妊娠晚期，子宫收缩更强更频繁
- 分娩时，子宫收缩引起宫颈扩张

心输出量

- 妊娠早期增加40%
- 分娩时进一步提高到2L/min
- 双胎妊娠增加15%
- 心率每分钟增加15次
- 每搏输出量从64ml增加到71ml

总外周阻力

- 在前4～6周下降，妊娠中期减半
- 促进了血容量扩张
- 受激素控制

动脉血压

- 测量舒张压时首选第五柯氏音
- 妊娠中期，平均动脉压下降
- 仰卧位低血压在妊娠后半期很常见

血液

- 在摄入足量铁剂时，红细胞数量上升20%～30%
- 浓度下降，如血细胞比容
- 白细胞计数上升缓慢，但是分娩过程中，常见大量嗜中性粒细胞
- 妊娠期和产褥期，血液处于高凝状态

呼吸功能

- 每分通气量上升40%
- 母体动脉二氧化碳分压下降，为了胎儿更好的进行气体交换
- 对于患有呼吸系统疾病的妇女，妊娠通常不会对原疾病造成影响

肾功能

- 肾小球滤过率增加50%，肾血流量在妊娠早期增加50%
- 血浆中许多溶质的浓度会下降—影响实验室结果的判读
- 妊娠期，尿糖和轻微蛋白尿（≤200mg/ml）是普遍现象

血液中的营养

- 葡萄糖是胎儿的主要能源物质
- 妊娠期，白蛋白持续下降，球蛋白上升了10%
- 除了丙氨酸和谷氨酸，氨基酸均减少
- 妊娠时，处于高脂血症状态
- 游离脂肪酸上升
- 脂溶性维生素浓度上升；而水溶性维生素下降

内分泌的改变

- 胎盘是内分泌重地，合成类固醇、多肽和前列腺素
- 胎盘产生促肾上腺皮质激素释放激素和促肾上腺皮质激素
- 妊娠期间，胎盘亮氨酸氨基肽酶抑制催产素功能
- 生长激素，黄体生成素和卵泡刺激素水平被胎盘促性腺激素抑制
- 脑垂体增大
- 催乳素分泌增加
- 甲状腺功能增加
- 醛固酮和去氧皮质酮水平上升

4

第4章

胎盘和胎儿生长发育

原著者　*E. Malcolm Symonds*　　　翻译　张　瑞　审校　李　奎

学习目标

通过学习这一章，应该能够达到以下水平：

知识点

- 描述正常胎盘发育
- 描述脐带结构和子宫胎盘血流
- 列举胎盘转运的机制和功能
- 描述正常胎儿发育的顺序
- 了解羊水的形成及其重要性

胎盘的早期发育

受精以后随着卵裂，桑椹胚形成囊胚，囊胚是由细胞团构成的球体，内部充满囊胚液。

囊胚外层是早期细胞滋养层，受精后第7天时，滋养细胞侵入子宫内膜，囊胚完成着床（图4–1）。外层滋养细胞转变为合体滋养细胞。与合体滋养细胞形成相适应的一个变化是，子宫内膜间质细胞发生蜕膜化，即间质细胞变大、变白。部分子宫内膜细胞被滋养细胞吞噬。

蜕膜化的本质和功能仍不清楚，但看起来很有可能是蜕膜细胞能够限制滋养细胞继续侵入子宫，同时为胎盘的形成和发育提供最初的营养。

在胎盘发育过程中，细胞滋养细胞条索或郎罕细胞长入底蜕膜细胞层，深入子宫内膜小静脉和毛细血管。充满母体血液的腔隙的形成预示了绒毛间隙的形成。

索状滋养细胞的侵入形成初级绒毛干，这些初级绒毛干随后分支形成次级绒毛，再后来继续分支形成游离的三级绒毛。

这些绒毛的核心会长入柱状的中胚层细胞，最后形成绒毛的毛细血管网。连接胎儿和胎盘的体蒂形成脐带血管，这些脐带血管长入绒毛，与绒毛毛细血管连接，最终建立起胎盘循环。

尽管滋养细胞围绕原始囊胚，形成胎盘的部分变厚，广泛分支形成叶状绒毛膜。然而在最终发育为胎膜外层或平滑绒毛膜的区域，绒毛变得萎缩，表面扁平（图4–2）。胎盘底层的蜕膜称为底蜕膜，位于胎膜和子宫内膜之间的蜕膜成为包蜕膜。

胎盘的进一步发育

排卵后6周，滋养细胞侵入40～60条螺旋动脉。来自母体脉管结构的血液促使游离的次级和三级绒毛毛细血管形成扩张型的胎盘小叶。扩张型的胎盘小叶通过固定绒毛深入底蜕膜，从螺旋动脉来的血液射入绒毛膜板，然后通过底蜕膜的母体静脉返回。约有12个大的胎盘小叶和40～50个小的胎盘小叶（图4–3）。

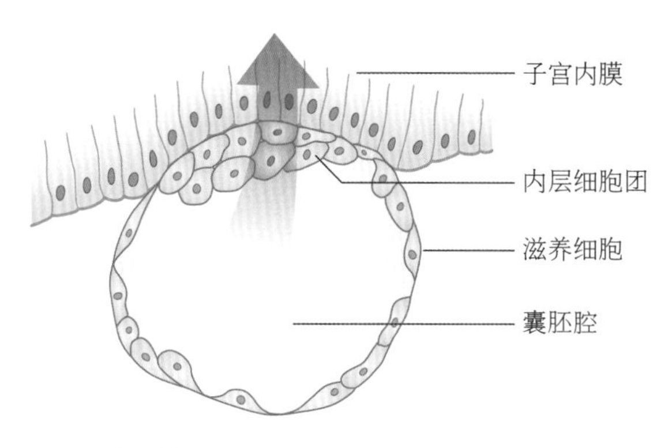

图4-1 囊胚植入

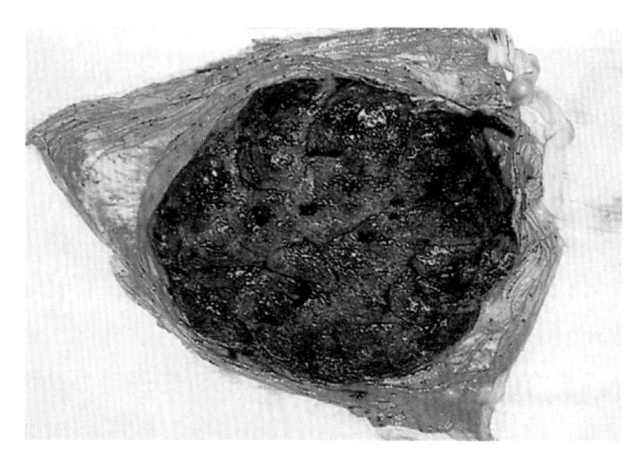

图4-3 足月胎盘的母体面，显示了胎盘小叶

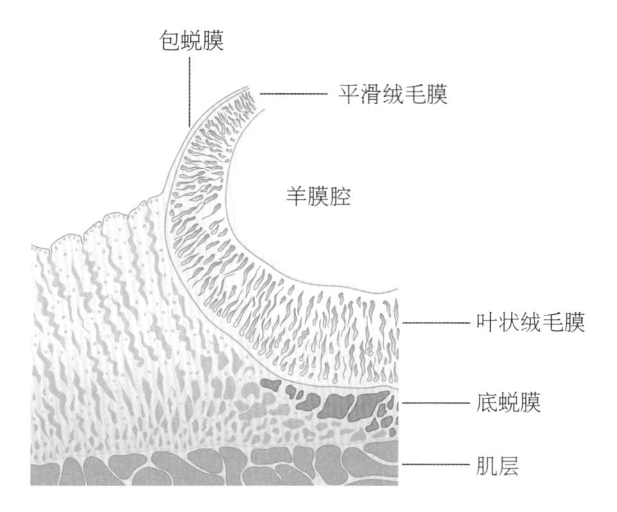

图4-2 早期胎盘形成。叶状绒毛膜形成胎盘绒毛。平滑绒毛膜形成胎膜的绒毛膜部分

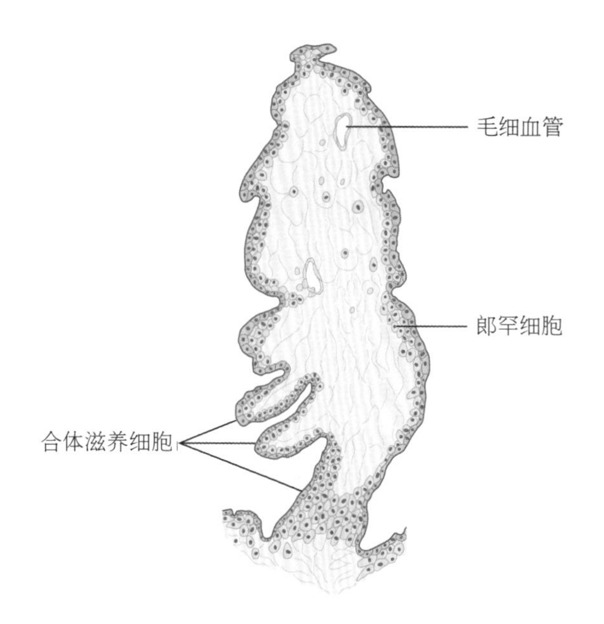

图4-4 绒毛膜绒毛是胎盘的功能单位

绒毛

尽管绒毛长入母体叶，但是胎盘的功能单位依然是绒毛干或胎儿叶。绒毛干的末端功能单位，称为末端或叶状绒毛膜，如图4-4所示。最初大约有200个绒毛干来自叶状绒毛膜。大约150个上述结构与母体叶的终末端挤压后相对失去功能，仅剩余约12个上下的胎盘小叶和40～50个更小的胎盘小叶成为有功能的胎盘单位。

据估计在成熟胎盘的绒毛膜绒毛区域的总表面积大约为11m^2。由于许多微绒毛的存在，胎盘和绒毛的胎儿面的面积会增大很多。绒毛索由充满成纤维细胞和毛细血管的间质构成。间质同时含有吞噬细胞（又叫Hofbauer细胞）。早早孕阶段，绒毛外层被覆合体滋养细胞，内层为细胞滋养细胞。随着妊娠继续，细胞滋养细胞消失，直到仅留下一层薄的合体滋养细胞。合体细胞团的形成被称为合体结节，而细胞滋养细胞在妊娠晚期的再次出现可能是缺氧导致的结果。有证据表明，合体滋养细胞的凋亡速率随着妊娠周数增大而加速，尤其是在胎儿生长发育异常的情况时加速更为明显。

脐带结构

脐带包括了两条动脉和一条静脉（图4-5）。两条脐动脉将乏氧血从胎儿运送到胎盘，富氧血则通过脐静脉被运送到胎儿。约有1/200的胎儿会表现为单脐动脉，这种现象有10%～15%的风险发生心血管异常。脐血管被称为华通胶的亲水性黏多糖所包绕，外层覆盖羊膜上皮层。脐带长度为30～90cm。

脐血管呈螺旋形生长。这种结构能够通过减少血管扭转以维持血管的通畅性，从而避免血管打结和扭转。

少有的原位检测脐血管血压的研究表明：妊娠晚期，脐动脉压力约在70/60mmHg，脉压相对较低，而静脉压较高，可达25mmHg。这个较高的静脉压可以保证静脉血流的连续性，这表明位于绒毛毛细血管中的压力必须高于脐静脉压。

> **! 较高的毛细血管压提示：在交界部位，胎儿血压超过绒毛蜕膜间隙的压力，因此绒毛表面任何的破裂均会导致胎儿血液流入母体循环，只有在极罕见的情况下母体血液才可能流入胎儿血管内。**

脐血管经常会有由动脉折叠形成的假结；很少情况下，脐带真结会威胁脐血流，尽管我们经常可以见到这种真结并未对胎儿造成明显的损害效应。

足月胎儿，脐带血流流速约350ml/min。

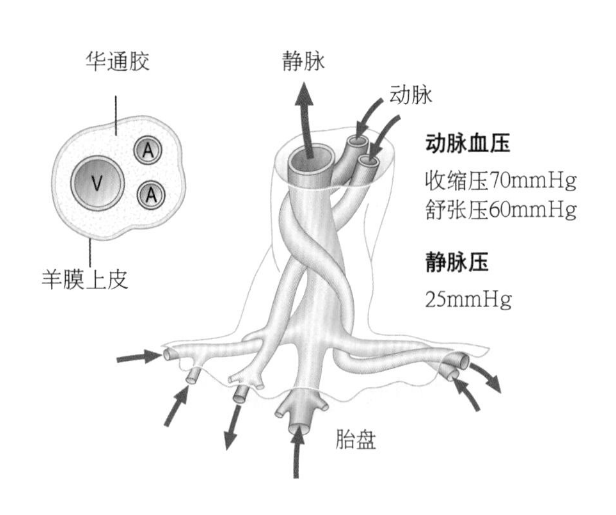

图4–5 脐带的血管结构。静脉携带富氧血，两条动脉携带乏氧血

子宫胎盘血流

滋养细胞在妊娠的最初10周侵入螺旋动脉，破坏血管壁的部分平滑肌从而使血管扩张。在母体心脏收缩期，母体血流进入绒毛间隙，血液从动脉射入胎盘的绒毛板，再回流入位于胎盘床的静脉开口。绒毛间隙内压力低、流速快，估计平均压力为10mmHg。据估计足月妊娠时子宫血流流速为500～750ml/min（图4–6)。

调控胎儿胎盘循环和子宫血流的因素

胎儿胎盘循环受胎儿心脏、大动脉、脐血管和绒毛血管的影响，因此影响上述结构的因素均可能影响胎儿循环。如脐带水肿、胎儿大血管的血栓形成、钙化等因素，或者急性脐带受压、或者脐带梗阻等急性情形可能会造成胎儿发生急性、致命性的后果。然而影响胎儿安危的更常见原因是子宫胎盘循环。对子宫调控机制的深入认识得益于多普勒对上述因素的监测。

子宫血流的调控对胎儿的安危非常重要。子宫胎盘血流包括子宫动脉及其分支、螺旋动脉，绒毛

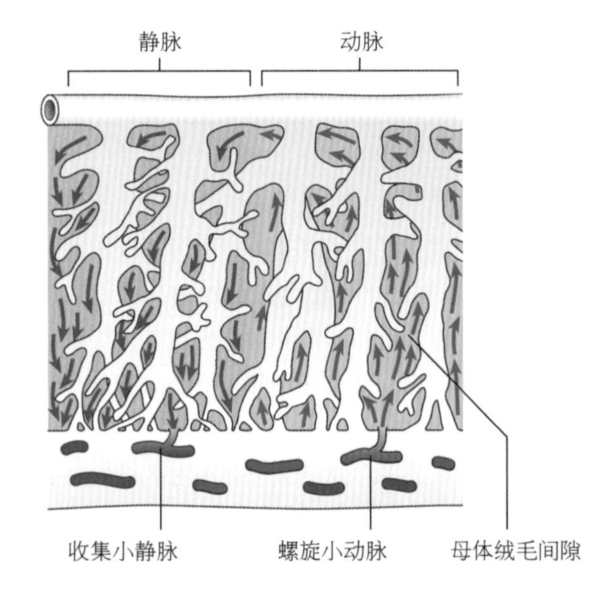

图4–6 血液从螺旋动脉流出进入绒毛板，再汇集入静脉

间隙血流和静脉回流。

子宫血流供应受到影响，会导致胎儿生长发育异常，严重的会导致胎儿死亡。严重影响子宫胎盘血流的因素包括母体出血、剧烈的或长时间的子宫收缩、肾上腺素和去甲肾上腺素。生理水平的血管紧张素II使胎盘释放可使血管扩张的前列腺素，因此能增加子宫血流，但是浓度过高会收缩血管。

最简单的一种情形：孕晚期当孕妇仰卧位时，会压迫下腔静脉、子宫胎盘血流供应会突然减少，进而可能导致胎儿急性缺氧。

另一种情形是慢性病理过程，子宫胎盘血流循环受损的主要原因是滋养细胞侵入不足和严重的动脉粥样硬化影响螺旋小动脉；上述情况导致胎盘缺血，提前老化和胎盘梗死。

胎盘转运

胎盘对于胎儿的生长发育极其重要，同时还能调控母体使其适应妊娠的需要。胎盘是胎儿营养供应、代谢物排泄、呼吸和激素合成的一个器官。

通过胎盘屏障的物质转运受分子大小、溶解性和携带电荷情况的控制。实际中的转运有简单扩散、易化扩散、主动转运和胞饮作用（图4–7）。

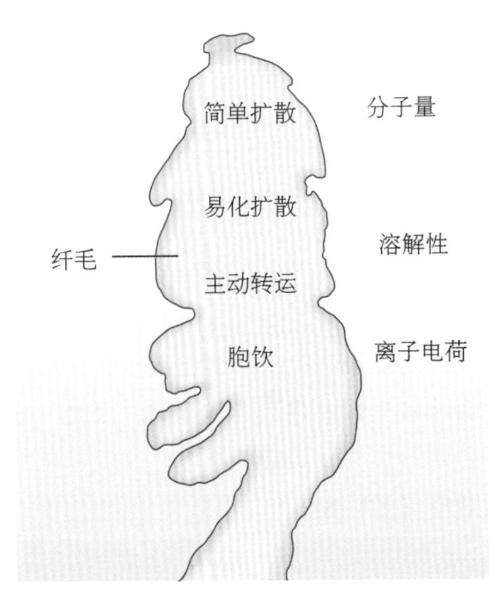

图4–7 影响物质和气体通过胎盘转运的因素

简单扩散

必须注意，母胎血液间物质的转运受到滋养细胞层的调节，在绒毛间隙将母体血液和胎儿血液分隔开的组织层不是简单的半透膜，而是具有代谢活性的细胞层。然而，对一些物质来说，它就是一个简单的半透膜，这些物质能够单纯扩散而通过。

尽管存在一些例外，小分子通常是通过这种方式通过胎盘，分子移动与化学和电化学梯度有关。溶解物的转运数量由下列Fick扩散公式表示：

$$\frac{Q}{t}=\frac{KA(C^1-C^2)}{L}$$

Q/t代表单位时间内转运物质的量，K对固定的物质是一个扩散常数，A代表扩散膜总的表面积，C^1、C^2表示溶解浓度的差异，L代表膜的厚度。

这个方法尤其适用于气体转运，实际上绒毛滋养细胞会吸收氧，使氧浓度梯度变大，尽管如此，气体转运很适合上述方法。

易化扩散

有些物质通过胎盘的转运速度明显高于简单扩散的速度。转运经常发生于梯度存在时，但是转运速度明显增高。这一机制存在于葡萄糖的转运过程中，只能被解释为有活性的酶参与的特殊转运系统。

主动转运

有些物质可以逆着化学梯度转运，这种转运过程中有需要消耗能量的主动转运系统参与。氨基酸和水溶性维生素的转运属于上述类型的转运过程。氨基酸和水溶性维生素在母血中的浓度低于胎儿血中的浓度，它们能够逆浓度转运的事实佐证了上述推测。这种转运机制可以被细胞毒物质抑制并且具有立体特异性。

胞饮作用

理论上认为：大分子物质的分子体积较大，因此不能通过绒毛膜板，然而实际上大分子化合物的转运确实在绒毛膜间隙存在。在这种局部环境下，滋养细胞将微滴吞入胞质，再被吐到胎儿循环中。这一过程发生于球蛋白、磷脂和脂蛋白，并且在免疫活性物质的转运中发挥重要作用。通过主动转运而来的氨基酸主要用于蛋白质的合成，同时提供大约10%的能量供应。

完整的细胞的转运

母体循环中经常可见胎儿红细胞，尤其是在分娩后。胎儿红细胞向母体循环的这种转运发生于绒毛膜板结合部的破损处，因此发生于流产或胎盘剥离之后。尽管在胎儿循环中可见母体细胞，但这种情形非常少见。正如前所述，压力梯度促成了细胞从相对高压的胎儿毛细血管移向压力较低的绒毛间隙。

水和电解质的转运

水能够很容易通过胎盘，水通过单向流动保持相对平衡。促使水流过胎盘的动力包括流体静水压、胶体渗透压和溶解物的渗透压。

钠

胎儿静脉血中的钠离子浓度高于母体静脉血。因此看起来胎盘主动性调控钠离子转运，可能通过了绒毛滋养细胞胎儿面的Na/K、ATP的作用完成钠离子转运。

钾

钾离子的转运也是在细胞膜水平调控，但是机制仍然不清。胎儿血钾水平明显高于母体血钾水平。当胎儿发生缺氧、酸中毒时，即使酸碱平衡是正常的，胎儿血钾水平仍会显著升高，钾离子浓度差进一步加大。有证据证明，在胎盘母体面存在载体介导的转运，胎盘钾离子转运可能亦受到细胞内钙离子的调控。

钙

钙离子可以主动转运通过胎盘，胎儿血浆钙离子浓度高于母体血浆钙离子浓度。

胎盘功能

胎盘具有如下3个主要功能：

- 气体交换
- 胎儿营养供应和代谢废物排出
- 内分泌功能

气体交换

由于气体通过简单扩散方式转运，因此决定气体交换的主要因素是胎儿和母体循环血流的速度，胎盘用于气体交换的表面积和胎盘合体膜的厚度。

氧转运

氧分压为90～100mmHg时，进入绒毛间隙的母血平均氧饱和度为90%～100%，这种富氧血容易转运至胎儿循环。除去胎盘自身使用了一部分氧以外，剩余的氧均进入了胎儿循环。胎儿血红蛋白对氧的亲和力要高于成人的血红蛋白，且胎儿血红蛋白浓度也高于成人。所有这些因素都有利于胎儿迅速摄取氧，即使氧分压低至30～40mmHg。血红蛋白被氧合的程度受氢离子浓度的影响。抵达胎盘的胎儿乏氧血的增多有利于胎盘胎儿床部位母血氧的释放。氢离子浓度增加、二氧化碳分压升高、体温升高会使氧离曲线右移，这是波尔效应决定的（图4-8）。氧主要以氧合血红蛋白的形式转运，因为在血液中几乎没有游离的氧气。

二氧化碳转运

二氧化碳能够容易地溶解于血液中，也能快速通过胎盘。局部压力差约为5mmHg。二氧化碳在血中的转运可以是碳酸氢盐或碳酸。它还能以氨甲酰血红蛋白的形势转运。二氧化碳和血红蛋白的结合受到影响氧气释放的因子的影响。因此，氨甲酰血红蛋白的增加会导致氧的释放。这就是众所周知的波尔效应（图4-8）。

酸碱平衡

影响酸碱平衡的因素，如氢离子、乳酸和碳酸

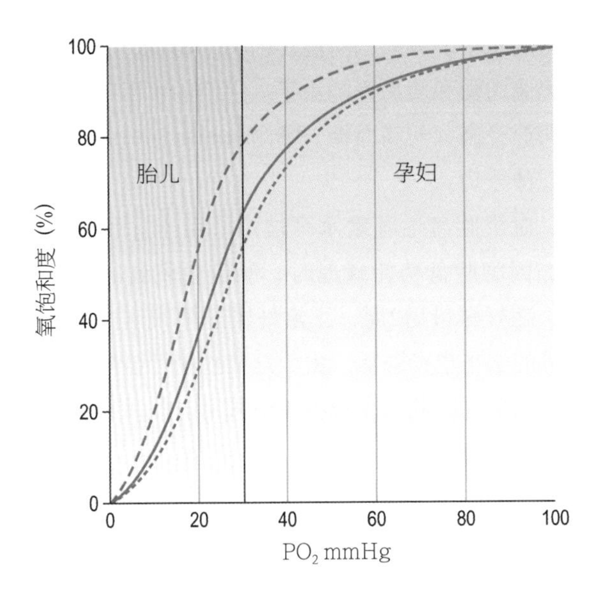

图4–8 波尔效应

盐离子也会通过胎盘。所以孕妇饥饿和脱水引起的酸中毒可能会导致胎儿酸中毒。但是当孕妇酸碱平衡正常时，胎儿也可能因为缺氧发生酸中毒。

胎儿营养供应和代谢废物的排除

糖类的代谢

从母体循环转运入胎儿的葡萄糖是提供胎儿和胎盘氧化代谢的主要物质，它提供了胎儿所需能量的90%。易化扩散促使葡萄糖可以快速转运通过胎盘。妊娠晚期，胎儿每千克体重需10g葡萄糖，任何多余的葡萄糖都会储存为糖原或脂肪。糖原储存在肝脏、肌肉、胎盘和心脏，而脂肪沉寂在心脏周围和肩胛骨的后边。

动物实验研究表明，糖类的转运是选择性的。通常来讲，葡萄糖和单糖类较容易通过胎盘，而像蔗糖、乳糖和麦芽糖等的双糖通透性较差。糖醇类，如山梨醇、甘露醇、三苯乙醇和肌醇这些糖醇类物质也不容易透过胎盘。

健康孕妇空腹状态时，孕妇静脉血循环血糖浓度约为4mmol/L，胎儿脐带静脉血中血糖浓度为3.3mmol/L。向母体循环输注葡萄糖可以导致母体和胎儿血中糖浓度的同时升高，直到胎儿血糖水平达到10.6mmol/L，而之后不管孕妇循环中血糖为多少胎儿血糖水平都不会再增长了。

维持血糖水平稳定的重要激素——胰岛素、胰高血糖素、胎盘生乳素和生长激素——都不能通过胎盘，母体血糖水平是调控胎儿体内血糖代谢的主要因素。胎盘本身利用葡萄糖，能获取运送至胎儿胎盘单位葡萄糖的1/2。

在妊娠中期，约70%葡萄糖被糖酵解代谢，10%通过磷酸戊糖途径代谢，剩余的以糖原和脂类形式储存。足月后，胎盘葡萄糖的利用效率降低30%。

胎儿肝糖原储备在整个妊娠期会稳步增加，到足月时相当于母体肝糖原储备的2倍。在出生后的数小时内，糖原迅速减少到成人水平。

当无氧酵解激活时，胎儿糖原储备对窒息的胎儿的能量获取非常重要。

脂代谢

脂肪无法在水中溶解，因此在血中以游离脂肪酸结合白蛋白或包裹于乳糜微粒中的脂蛋白（这些脂蛋白包括与其他脂类或蛋白结合的三酰甘油）形式转运。

胎儿将脂肪酸用于细胞膜的构建和脂肪组织的沉积。这是新生儿阶段获取能量的重要来源。

有证据表明，游离脂肪酸可以通过胎盘，这个转运不是选择性的。必需脂肪酸也会从母体循环转运向胎儿。胎盘具有转化亚油酸向花生四烯酸的能力。母体饥饿会增加胎儿体内三酰甘油的动员。

蛋白代谢

游离氨基酸逆浓度梯度通过胎盘进入胎儿体内，胎儿利用这些游离氨基酸自身合成胎儿蛋白。胎儿血中游离氨基酸的浓度比母体循环血液中的游离氨基酸浓度高出很多。

胎盘不参与胎儿蛋白的合成，尽管它会合成一些蛋白激素转运进入母体循环，如绒毛膜促性腺激素和胎盘生乳素。足月时，胎儿合成多达500g蛋白。

免疫球蛋白由胎儿淋巴组织合成，IgM最早出现于妊娠20周的胎儿血液中，然后出现IgA，最后出现IgG。

IgG是唯一一个能够通过胎盘转运的γ球蛋白，胎盘转运IgG似乎有选择性。没有证据表明，促生长激素能够通过胎盘转运。

尿素和氨

胎儿体内尿素浓度比母体内高0.5mmol/L，足月时通过胎盘清除尿素的速度是每千克胎儿体重每分钟0.54mg。

氨可以通过胎盘转运，证据表明，母体氨是胎儿氮元素的来源。

胎盘激素合成

胎盘是一个重要的内分泌器官，能够产生蛋白和甾体类激素。胎儿也参与了很多激素的合成过程，从这个角度来讲，胎儿、胎盘是一个功能整体。

蛋白激素

绒毛膜促性腺激素（human chorionic gonadotrophin，hCG）

hCG是滋养细胞产生的，结构与黄体生成素类似。是由α和β亚单位构成的糖蛋白，在妊娠10～12周时在母体血中和尿中含量达到高峰。在妊娠32～36周时有一个小高峰。HCG的β亚单位在受精后7d即可在母体血浆中检测到。

目前唯一明确的激素的功能好像是维持妊娠黄体，从而产生孕激素，维持到胎盘接替黄体产生孕激素时。

这种激素可以通过凝集抑制反应技术（应用包被的红细胞或乳胶颗粒）检测，这是标准的现代妊娠试验的基础（见第18章）。月经结束后2周内，孕妇尿中该激素检测就可呈阳性，而97%的人会将其忽略。家用的妊娠试验试剂盒可以检测25～ 50U/L的β-hCG。

胎盘生乳素

人胎盘生乳素（human placental lactogen，hPL）或称之为绒毛膜催乳激素，是一个多肽类激素，分子量为22 000，与生长激素的化学结构类似。由合体滋养细胞产生，血浆HPL在整个妊娠期均呈高水平。激素的功能目前仍不明确，它能增加游离脂肪酸和胰岛素的水平。它们的水平在妊娠晚期明显升高，与高血糖、糖耐量异常相关，有助于发现糖尿病。

血浆胎盘生乳素水平被广泛用于评价胎盘功能，因为胎盘功能减退时，胎盘生乳素的水平较低。在妊娠最后2周，正常妊娠的孕妇体内胎盘生乳素的水平也会降低。由于这些检测评价胎盘功能效力太低，因此很少被临床中采用。此激素的检测是采用了免疫学方法。

甾体激素

孕激素

妊娠17周之后胎盘成为孕激素合成的主要来源，孕激素的合成主要依赖于母体胆固醇的提供。孕妇血浆中，90%的孕激素与蛋白结合被运往肝和肾代谢。10%～15%以孕二醇的形式被分泌到尿中。足月妊娠时，胎盘每天产生350mg孕激素，血浆孕激素水平整个妊娠期都处于高水平，足月时达到150mg/ml的含量。过去曾经采用检测尿中孕二醇或血浆孕激素的方法用于评价胎盘功能，但是实际中并未被证实很有用，原因是正常足月妊娠时的正常值范围过大。

雌激素

20多种不同的雌激素在孕妇尿中可以检测到，但是最主要的是雌酮、雌二醇、雌三醇。尿中雌激素排泄量大量增高时，主要是雌三醇排泄增加了。当雌酮排泄量升高100倍时，尿中雌三醇升高1000倍。

卵巢产生的激素仅占激素升高的很少一部分，胎盘是妊娠期雌激素产生的主要来源。合成雌三醇的底物主要来自于胎儿肾上腺。胎儿肾上腺皮质合成的脱氢表雄酮（DHEA）被转运到胎儿肝，在胎儿肝进行16位碳的羟基化。这些雌激素的前体与硫酸转移酶（PAPS）相结合，增加了它们的可溶性，并且激活了其在胎盘中的硫酸酯酶活性，最终释放出游离雌三醇。

雌二醇和雌酮是由合体滋养细胞直接合成的。尿和血浆中雌三醇的水平在妊娠38周前逐步升高，此后一定程度的降低。

采用检测雌三醇评估胎盘功能的方法现在已经被大量的由各种形式的超声学评价所替代。

皮质类固醇激素 没有证据证明胎盘会产生皮质类固醇激素。在肾上腺切除或者患有艾迪生疾病的孕妇，其尿中17–羟皮质醇和醛固酮消失。正常孕妇中，会有大量皮质醇产生，部分是由于皮质激素转运蛋白水平的增加所致，因此结合皮质醇的能力大幅度增加。

促肾上腺皮质激素释放激素 在妊娠的中后期，孕妇血浆中CRH的水平逐步升高。由于孕妇血浆中高亲和力CRH结合蛋白的存在，CRH的生物学功能不能发挥。妊娠最后4～5周时，CRH结合蛋白的浓度下降，游离CRH的水平开始增加。

胎儿发育

生长

妊娠10周前，胚胎和胎儿主要是细胞数量的大量增加，但实际体重的增加很小；之后体重快速增加，直到足月胎儿获得约3.5kg的体重。

整个妊娠期，胎儿都在进行蛋白累积。而胎儿脂肪组织的情况却大不一样。游离脂肪酸储存于颈部周围、肩胛骨、胸骨后、肾周围的棕色脂肪中。白色脂肪构成皮下脂肪，覆盖足月胎儿的身体。妊娠24～28周时，储存于胎儿的脂肪仅占胎儿体重的1%，而到妊娠35周时，它们占胎儿体重的15%。

随着接近足月，胎儿生长速度减慢。胎儿大小由很多因素决定，包括胎盘的效率，子宫胎盘血流，内在的遗传性和种族因素。

胎儿出生体重受多个因素影响，如出生时的孕周、种族、母体体重、身高和产次。因此新生儿出生体重由所有这些因素的相互结合来决定（图4–9）。每个胎儿的正常生长曲线都有区别，只能充分考虑每一个孕妇具体情况。根据所有的这些因素，可以计算出生长曲线。图4–9中，体型偏小型孕妇的生长曲线图显示了妊娠41～42周时，5%和95%百分位的宫高在35～39cm，而体型适中型孕妇妊娠41～42周的宫高是37～42cm。因此，同一个

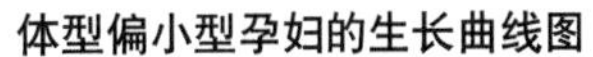

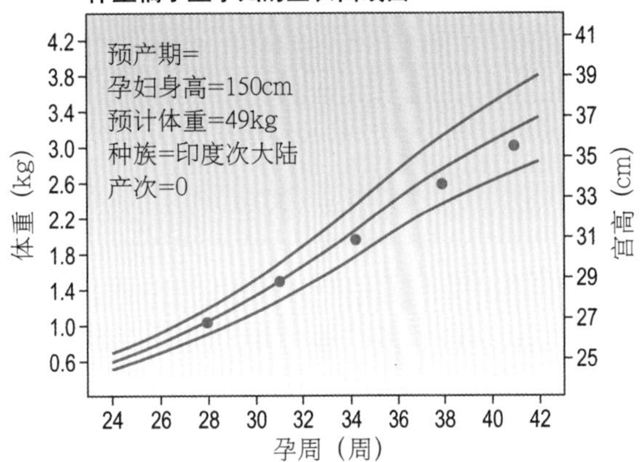

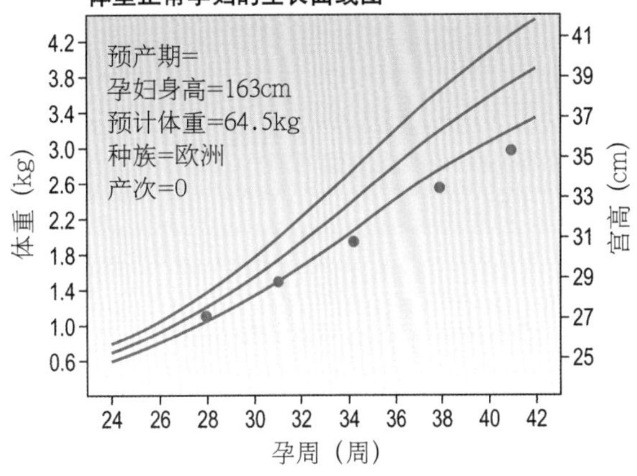

图4–9 基于产次、孕妇身高、体重和种族的胎儿体重与孕周生长曲线图（Courtesy of J.Gardosi.）

胎儿生长发育曲线，在体型偏小型妇女中属于发育正常，最后一个点代表其胎儿体重约为3kg，而该生长曲线放在体型适中型妇女时，则是一个生长受限的胎儿，其生长不能随孕周相应增加。

图4–10中显示的是妊娠12周时胎儿的外表特征。胎儿皮肤是透明的，皮下没有脂肪，因此皮肤中的血管清晰可见，但此时的胎儿对刺激已经开始有所反应。上肢生长足够长，外生殖器可辨认但尚未分化。

妊娠16周时（图4–11），顶臀经长122mm下肢发育达相应长度。此时可区分出外生殖器。

妊娠24周时（图4–12），顶臀径长210mm。眼睑分开，皮肤变得不再透明，由于缺乏皮下脂肪而出现皱褶，胎体覆盖很细的体毛。到妊娠28周，眼睛睁开，头皮长出头发。

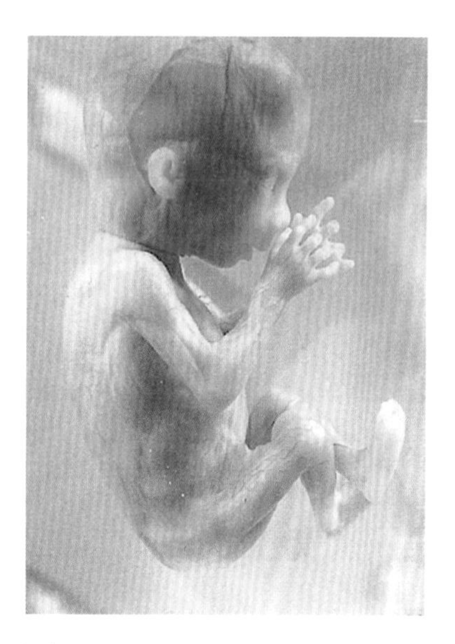

图4–10　妊娠12周，胎儿对刺激有所反应。上肢长到足够长，在外表可辨别出胎儿性别

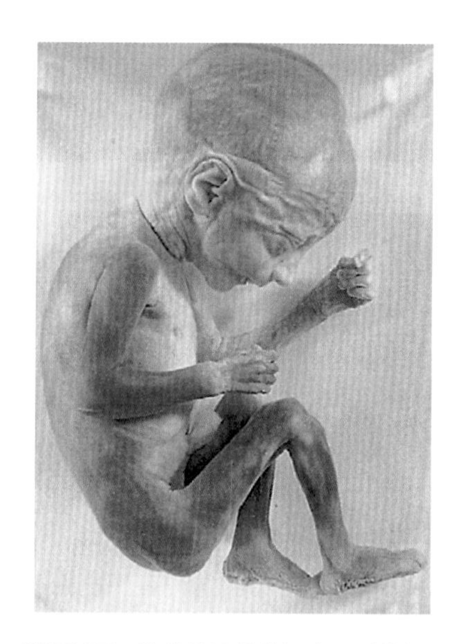

图4–12　妊娠24周，胎儿肺开始分泌表面活性物质。眼睑分开，胎体长出细的体毛

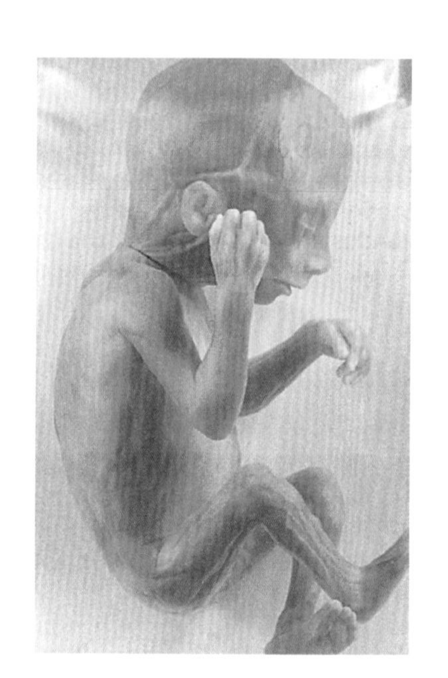

图4–11　妊娠16周，顶臀径122mm，下肢长到足够长，眼睛朝向前方

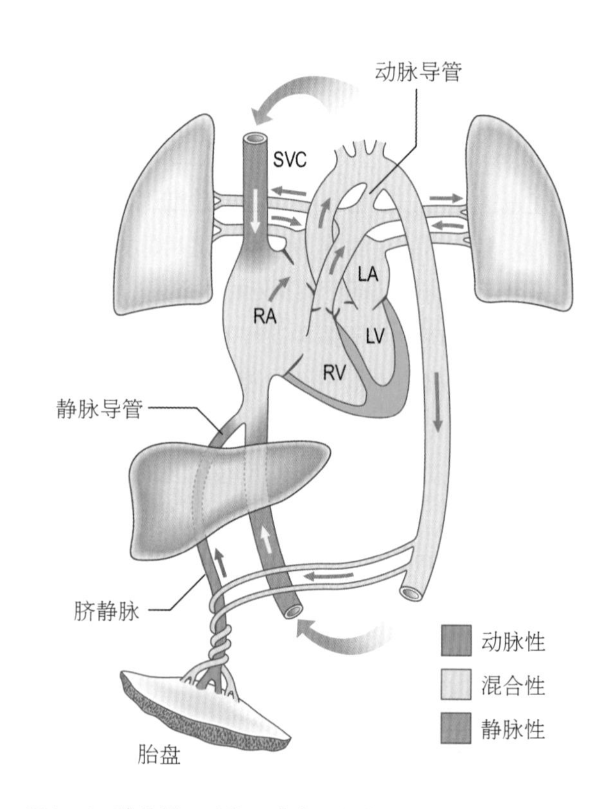

图4–13　胎儿循环系统，动脉、静脉和混合血

SVC.上腔静脉；RA.右心房；LA.左心房；RV.右心室；LV.左心室

心血管系统

心脏最初从一个单一的管道发育而来，妊娠4～5周时，心跳开始，心率为每分钟65次。妊娠11周时形成了明确的胎儿循环系统，胎儿心率增加到约每分钟140次。在成熟的胎儿循环系统，静脉血回流入右心房，其中40%通过卵圆孔直接流入左心房（图4–13）。血从右心房泵入右心室，再被泵入肺动脉，泵入肺动脉的血，一部分通过动脉导管流入主动脉，另一部分进入肺血管。

在成熟胎儿，心输出量约为200ml/min · kg。不像成人的循环系统，胎儿心输出量全部依赖于心率，而与每搏输出量没有关系。胎儿心率的自控性在妊娠晚期成熟，迷走神经的副交感紧张性的作用会降低基础胎心率。

呼吸系统

早在妊娠12周时，即可探测到胎儿呼吸运动；妊娠中期，有规律的呼吸模式建立；妊娠34周时，呼吸频率为每分钟40～60次，其中伴随着呼吸暂停。胎儿呼吸运动属于浅呼吸，伴随着呼吸运动有羊水流入细支气管。偶尔会有较多羊水流入支气管，但这些不会流入肺泡，因为发育中的肺泡中有肺泡液，肺泡液的压力很大。但是这种情况会有例外情形，就是在缺氧窒息存在时，喘息会导致羊水进一步流入肺泡。这些吸入的液体，在有些情况下是胎粪污染的羊水。

就像在餐后一样，高碳酸血症、母体血糖水平升高会刺激胎儿呼吸，而像母体在吸烟时造成的低氧血症会减慢呼吸运动。

接近足月时胎儿呼吸暂停会增加，在正常胎儿，胎儿呼吸运动可能暂停长达120min。

胎儿肺泡由两种肺泡上皮细胞排列构成。气体交换通过Ⅰ型上皮细胞进行，Ⅱ型肺泡细胞分泌一种具有表面活性的磷脂表面活性物质，这些表面活性物质在维持肺泡功能性张开是必需的。这些表面活性物质主要是鞘磷脂和卵磷脂；卵磷脂的产生在妊娠32周达到有效水平，尽管它的分泌开始于妊娠24周。某些情况下，如糖尿病孕妇，这些表面活性物质的产生可能会推迟，而接受糖皮质激素治疗时，其产生过程会加速。

羊水中卵磷脂浓度的检测提供了一种评价胎肺成熟度的方法。

胃肠道

胎儿原肠的发育和肠功能的完善在整个妊娠期都在进行，妊娠16～20周，黏膜腺体出现，宣告着肠功能的最早建立。妊娠26周时，大多数消化酶都已具备，尽管直到新生儿期淀粉酶的活性才会出现。妊娠中期胎儿开始吞咽羊水、肠管开始蠕动活动，对羊水中细胞和蛋白的消化导致胎粪的形成。

胎粪正常情况下一直存留在肠管中，随着胎儿不断成熟或者在胎儿缺氧、窒息的情况下羊水量减少时，胎粪会出现在羊水中。

肾脏

妊娠22周，在肾皮质的近肾小球区出现肾小体，此时滤过功能即已开始。肾结构的完善在妊娠36周完成。随着孕周增加，肾小球数量的增加、胎儿血压的升高，于是肾小球滤过功能逐步增加。

胎儿期，心输出量的2%流入肾，而肾大部分的排泄功能都由胎盘完成。

胎儿肾小管在接受肾小球滤过液之前就具有主动转运功能，因此在肾小球滤过开始之前可能在肾小管内已经产生部分尿液。肾小管重吸收的效率很低，胎儿循环排泄到胎儿尿液中的葡萄糖的浓度低至4.2mmol/L。

胎儿尿液是形成羊水的重要来源。

特殊知觉

妊娠10周起，超声可以看见胎儿外耳。中耳和3个听小骨于妊娠18周时完全形成且骨化。内耳在妊娠24周时完全形成，其中包括耳蜗、膜迷路和骨迷路。胎儿感知的声音必须通过行为反应来评价，通常大家一直认为，最初对声音的反应发生于妊娠24周，尽管有些现象提示这种感知可能早在妊娠16周就已开始。

> **!** **从内耳发育的时间表来看，这似乎是不可能的。有很好的证据表明，胎儿可以听到母亲的声音，实际上，通过内部传递至胎儿的声音比通过母体腹壁传递的声音大很多。通过平面回波功能MRI进行的研究发现，妊娠晚期母亲唱摇篮曲时，胎儿会做出相应的反应，主要表现为即时的耳垂血管变化。或许，母亲在妊娠晚期应该注意她们对胎儿所说的话。**

相比之下，视觉评价起来更加困难，但是妊娠晚期，胎儿似乎具有了对通过母体腹壁的光的感知能力。当然，在妊娠期可以观察到胎儿的眼睛活动，这是胎儿各种活动状态的一部分，这将在第10章中进行讨论。

羊水

形成

羊膜囊在早期妊娠时形成，在人体胚胎第7天就可以被识别。羊膜腔形成的第一个征象出现在囊胚内细胞层中。

妊娠早期，羊水可能是胎儿和母亲细胞外液的透析液，99%都是水，其中罕有细胞和蛋白。证据表明，妊娠24周胎儿皮肤角化开始，在这之前，大量的水通过胎儿皮肤进行转运。在妊娠后半期胎儿肾功能建立之后，胎儿尿液构成了羊水的主要来源。当然，当肾缺失时如肾发育不全，这种情况一定会引起羊水减少，称之为羊水过少。

正常妊娠中，胎儿在调控羊水量时发挥何种作用尚不知晓，但是胎儿吞咽羊水，在肠道中吸收，妊娠晚期，排泄尿液进入羊膜囊（图4–14）。

必须指出，羊水循环处于高度的动态平衡状态，因为每2～3小时羊膜囊中的全部羊水就会全部更换1次。任何影响羊水产生或者羊水去路的因素都可能导致羊水量的快速变化。

影响胎儿吞咽羊水功能的先天异常通常和羊水过多有相关性。

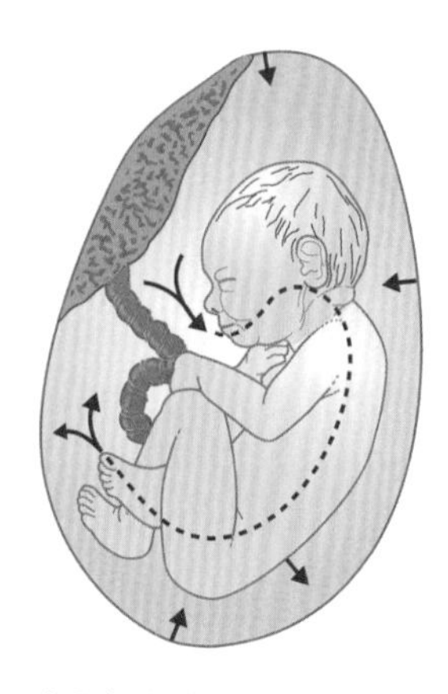

图4–14 分泌入羊膜囊的羊水，可以被胎儿吞咽，在胎儿肠管中吸收，胎儿排泄尿液进入羊膜囊

总的来说，羊水的来源包括通过羊膜和胎儿皮肤的体液分泌和转运，以及排入羊膜囊中的胎儿尿液。羊水循环包括胎儿肠道、皮肤和羊膜对羊水的重吸收。

羊水量

妊娠8周，羊水累积量有5～10ml。之后随着孕周和胎儿长大，羊水量快速增加，直到妊娠38周时羊水量可达1000ml。接着，在妊娠42周前，羊水量逐步减少，有可能减少到300ml。羊水量的估计是超声评价胎儿安危的重要指标之一。

羊水量的临床意义

羊水过少

羊水减少通常与羊水形成异常有关，因此是胎盘功能异常的一个征象，除非过期妊娠。羊水减少也可能与早产胎膜早破的慢性羊水丢失有关。

羊水过少通常与胎儿生长受限有关，因此也是胎儿危险的一个重要信号。

羊水过少也可能与先天异常如肾脏发育不良有关，这种情况胎儿没有尿液产生。

羊水过少与胎儿各种结构性和功能性异常相关。它可能与肺发育不全有关，导致出生时呼吸困难。它也可能导致胎儿身体发育异常，如畸形足、颅骨发育异常、斜颈等。分娩过程中，它与宫缩时的脐带受压有关，因此与胎儿缺氧有关。羊膜腔灌注在一些医院进行，用于避免这些并发症的发生，但是这一做法的有效性依然不明。

羊水过多

羊水过多通常是逐步增加造成的，但有时也会急性增多。

急性羊水过多很少见，通常发生于妊娠中期或晚妊娠早期，往往造成早产的发生。它会造成孕妇很痛苦，会导致呼吸困难和呕吐。子宫急性扩张，有时需要行羊水穿刺减压。但是这只能短时间缓解症状，几乎往往需要重复穿刺放水减压。这种情况经常是存在先天异常所致。一个很少见的原因是先天性糖尿病性尿崩症。另外也可以通过孕妇服用吲哚美辛进行治疗（1～3mg/kg）。吲哚美辛服用时间过长会导致肾动脉和肺动脉收缩，因此只能短时间使用。

慢性羊水过多可能发生于如下情况：胎盘过大、多胎妊娠、胎盘部位绒毛膜血管瘤或者母亲糖尿病。也可能是特发性羊水过多，没有明显的原因，胎儿可能完全正常。然而，30%的病例存在明显的先天异常。这些异常如下（按照发生率的先后排序）：

- 无脑畸形
- 食管闭锁
- 十二指肠闭锁
- 枕骨裂露脑畸形
- **脑积水**
- 膈疝
- 胎盘部位绒毛膜血管瘤

羊水过多本身有一些并发症，包括：

- 不稳定胎位
- 脐带脱垂或肢体脱垂
- 胎盘早剥（如果发生突然胎膜早破羊水外流）
- 产后出血（与子宫过度扩张有关）
- 母体不适和呼吸困难

羊水检测的临床意义

羊水中生化成分和细胞成分可用于多种临床检测。但是很多过去曾经使用的检测方法，现在已经被超声和脐血穿刺、绒毛穿刺活检替代。

羊水包含了两种类型的细胞。一种来自胎儿，另一种来自羊膜。来自胎儿的细胞较大，很可能是无核细胞，而羊膜源的细胞偏小，有一个明显的细胞核位于泡状核内，在妊娠32周前在这些细胞的数量成比例的增加。

妊娠早期，伊红染色的细胞是大多数的，来自于羊膜。妊娠38周以后，这些细胞减少至30%。

嗜碱细胞数随着孕周增加而增加，妊娠38周以后趋于减少。这种细胞的大量存在与女性胎儿有相关性，胎儿阴道可能是这些细胞的来源。

妊娠38周以后，大量的嗜酸细胞出现。这些细胞被尼罗蓝染成黄色，被认为是来自于成熟的脂肪细胞。

这些细胞过去被用于评价孕周，但是现在已经被超声替代，并用于评价胎儿生长发育。

羊膜腔穿刺术

羊膜腔穿刺可以获得羊水。这个操作包括：无菌条件下，局部麻醉，将一根细针穿过孕妇腹前壁。当这一操作用于染色体异常疾病诊断时，多在妊娠14～16周进行，某些特殊情况下可以早至妊娠12周进行。这一操作必须在超声引导下进行，以识别最好的、羊水最多的液池，这样可以避开胎儿和胎盘。最多抽取10ml羊水，在操作前后均测胎心一次（图4–15）。

羊膜腔穿刺术的指征

染色体异常和性染色体连锁疾病

从羊水中获得胎儿细胞进行培养可以明确胎儿核型。这可以用于检测胎儿染色体异常，如唐氏综合征、特纳综合征和各种嵌合体，还可以鉴别胎儿性别，因此可以用于性染色体连锁性异常的鉴别，如地中海贫血、血友病和杜氏肌营养不良。

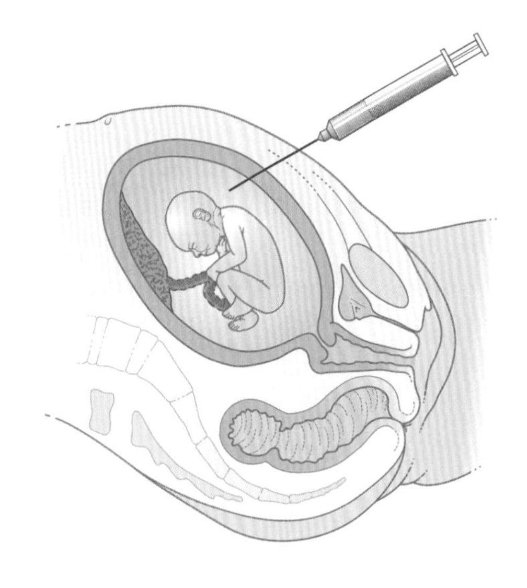

图4–15　羊水穿刺术获得羊水，超声引导下将一根针穿入羊膜囊，避开胎盘

代谢异常

有很多罕见的代谢异常性疾病可以通过羊水中获得的胎儿细胞进行诊断，如泰-萨克斯（Tay-Sachs）病和半乳糖血症。

评估胎肺成熟度

羊水中卵磷脂或卵磷脂/鞘磷脂比值已被用于妊娠28周后或早产患者胎肺成熟度的估计，这些患者往往会有很高的发生新生儿呼吸窘迫综合征的风险。然而，现在对这些孕妇常规给予皮质激素的治疗。这一治疗措施的有效性使上述检测的使用有所减少。其他的以羊水检测为基础的评价胎儿成熟度的方法已经被超声技术取代。

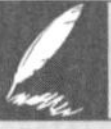

基本信息

早期胎盘发育

- 囊胚种植发生在妊娠第7天
- 胎盘绒毛由郎罕细胞发育而来

胎盘进一步的发育

- 胎盘母面胎盘小叶形成于排卵后6周
- 绒毛干是胎盘的功能单位

脐带结构

- 包括2条动脉和1条静脉，由华通胶和上皮包绕

子宫胎盘血流

- 平均压力10mmHg，流速500～750ml/min
- 出血、子宫收缩、肾上腺素和去甲肾上腺素可以减少子宫胎盘血流
- 子宫胎盘血流减少会导致胎儿生长受限或可能导致窒息

胎盘转运和功能

- 气体交换通过简单扩散
- 氧会被胎儿循环快速吸收，即使在很低的压力下
- 胎儿营养供应/代谢废物排泄

内分泌功能

- hCG-妊娠10～12周达到峰值
- hPL
- 孕激素——足月胎盘每天产生350mg
- 雌激素——胎盘是主要的产生源，20种不同的激素

胎儿发育

- 胎儿发育速度在妊娠10周后增加，近足月时减慢
- 妊娠4～5周心搏开始
- 足月心输出量200ml/min·kg，完全依赖于心率
- ——中期规律呼吸
- 妊娠34周每分钟40～60次活动
- 主要表面活性物质鞘磷脂和卵磷脂
- 妊娠32周卵磷脂产生达到有效水平
- 孕妇糖尿病会延缓表面活性物质产生
- 妊娠26周大部分消化酶产生
- 胎儿肾完全形成于36周，但大多数排泄功能由胎盘完成
- 妊娠16～24周开始对声音有感知

羊水

- 胎儿尿液是主要的来源
- 每2～3小时全部更新1次
- 羊水过少
  - 和胎儿生长受限和先天异常有关，比如肾发育不全
  - 可能导致肺发育不良、畸形足、颅骨发育不良、斜颈和分娩时胎儿窒息
- 羊水过多
  - 可能与多胎、糖尿病和先天异常有关
  - 可能导致胎位不固定、脐带脱垂、胎盘早剥、产后出血

临床检测

- 羊水穿刺可用于检测染色体异常
- 羊水穿刺可检测胎儿性别
- 可以用于评估有早产风险的胎儿肺成熟度

第5章

5

围生儿和孕产妇死亡

原著者 *Boon H.Lim*

翻译 王萌璐 审校 李 奎

学习目标

学习完这个章节后，你应该能够达到以下水平：

知识点

- 围生儿和孕产妇死亡的定义
- 列出围生儿和孕产妇死亡的主要原因
- 描述影响围产儿和孕产妇死亡的社会经济学因素

临床能力

- 能够解读围生儿和孕产妇的资料

专业技能和态度

- 思考在不同国家和文化背景下，直接原因、间接原因以及社会人口因素对围生儿和孕产妇死亡影响的区别

围生儿死亡

简介

围生儿死亡是反映孕妇保健、健康和营养的一项主要指标，也反映了产科和儿科保健的质量。对围生儿死亡统计资料的了解，有助于提出高效的方法来监控死亡原因、帮助保健系统提出防范策略、帮助临床医生和父母了解新生儿死亡原因以便在之后的妊娠过程中加强监测。

定义

世界卫生组织认识到了对世界各国围生儿和新生儿死亡进行对比的重要性，从而汇总了保健统计数据、鼓励成员国依据同样的标准对资料进行比较。然而，在一些国家中对于围生儿死亡的标准仍有细微的差别，这反映了个别国家对于生存能力和资源状况的定义。

相关定义来自于国际疾病分类的第10版（ICD—10），主要的定义如下。

- **活产**：无论孕周大小，从母体完全娩出后能够呼吸或者有任何其他的生命征象，如心跳、脐带搏动、随意肌明确的收缩，不管是否已经断脐或胎盘还在母体上附着。这样的妊娠产物都被认为是活产。
- **死产或死胎**：无论孕周大小，在从母体娩出之前的死亡；表现为母体娩出胎儿后，新生儿没有呼吸或者任何其他生命征象，如心跳、脐带搏动或者明确的随意肌收缩。
- **围产期**：从妊娠满22周（154d）起至产后7d。
- **新生儿期**：从出生开始至出生后28整天。新生儿死亡可以被细分为早期新生儿死亡和晚期新生儿死亡，早期新生儿死亡发生在出生1周内（0～6d），晚期新生儿死亡发生在第7

天到第28天以前（7～27d）。

在英国，这些定义是不同的，反映了存活率和生存力。目前。在英格兰和威尔士的法律规定的定义为：

- **死产**：在23^{+6}周后分娩的没有生命体征的胎儿。
- **新生儿死亡**：出生后28天内死亡的活产新生儿；早期新生儿死亡被定义为出生1周内的新生儿死亡（0～6整天）。
- **围生儿死亡**：围生期内的胎儿或新生儿死亡，围生期指从妊娠24足周开始到产后7整天止。

在澳大利亚和新西兰，死产被定义为20足周以后或者出生体重≥400g的娩出母体前死亡的胎儿。特征是出生后没有呼吸或任何生命体征，如心跳、脐带搏动或明确的随意肌收缩。

死亡率

当前的几个定义如下：

- **围生儿死亡率（PNMR）**：每1000个出生人口（包括存活新生儿和死胎）中死产和早期新生儿死亡（发生在出生后1周内）的数目。
- **死产率**：每1000名出生人口中死胎的数量。
- **新生儿死亡率**：每1000存活新生儿中，发生在出生后28d内的新生儿死亡数量。

发病率

围生儿死亡率在不同国家和同一国家的不同区域中是不同的。虽然很多国家采取了方案来改善孕妇和儿童保健，但是在发展中国家和发达国家之间仍然有很大差别。

WHO基于区域的发展水平和地理位置，提出了对围生儿死亡率的全球评估。为了便于比较，这些区域被分为“较发达、不发达、最不发达地区”（表5–1）。在没有数据收集的国家，基于几家机构的流行病学和健康调查的资料提出了评估死亡率的模型。全世界每年有超过630万围生儿死亡，几乎所有都发生在发展中国家，其中27%发生在最不发达地区，如中非撒哈拉沙漠以南的地区。在发展中国家，围生儿死亡率是发达国家的5倍，在最不发达地区是发达国家的6倍。非洲的围生儿死亡率最高，是62/1000，尤其在中非和西非是76/1000。亚洲的围产儿死亡率是50/1000，南亚最高，是65/1000。

在过去的30年间，发达国家（西欧、北美、日本、澳大利亚和新西兰）的围生儿死亡率有了稳步的下降。在英国，孕妇儿童调查中心（CMACE）发表了每年的围生期报告，展现了围生儿死亡率在统计学上的显著下降，从2000年的8.3/1000产次下降到2008年的7.5/1000产次。这是由于早期新生儿死亡率（从2000年的2.9/1000活产到2008年的2.5/1000活产）和死产率（5.4/1000活产到5.1/1000活产）在统计学上都有显著的下降（图5–1）。

改善的原因包括：

- 产科和新生儿保健质量的提高
- 社会经济条件的改善
- 对常见先天性疾病积极筛查的项目

表5–1 WHO对2000年全球新生儿和围生儿死亡率的比较

地区	围生儿死亡率（每1000新生儿）	死产率（每1000新生儿）	早期新生儿死亡率（每1000活产新生儿）	新生儿死亡率（每1000活产新生儿）
较发达地区	10	6	4	5
不发达地区	50	26	25	33
最不发达地区	61	31	31	42
全球	47	24	23	41

（资料来源：世界卫生组织2006年对国家、地区和全球新生儿、围生儿死亡的估计。世界卫生组织简报，日内瓦）

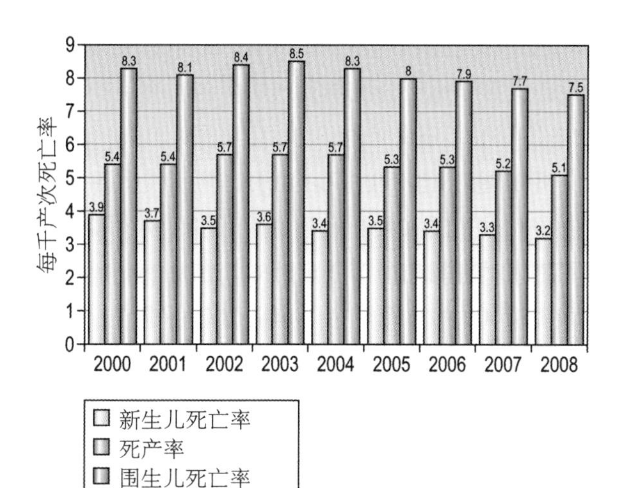

图5-1 2000-2008年英国死产、新生儿和围生儿死亡率

表5-2 **2008年英格兰、威尔士、北爱尔兰和皇家属地各个地区孕妇的社会人口学特征**

	死产率（每1000产次）	**新生儿死亡率（每1000活产新生儿）**
孕妇年龄		
<20	5.6	3.7
20-24	5.2	3.3
25-29	4.4	2.9
30-34	4.6	2.6
35-39	5.3	2.6
40+	7.8	2.9
贫穷程度（英格兰）		
1	3.9	1.9
2	3.9	2.4
3	4.7	2.5
4	5.3	3.1
5（最穷的）	6.5	4.0
种族（英格兰）		
白种人	4.2	2.4
黑种人	9.9	5.7
亚洲	7.4	4.1
中国	4.3	1.4
混血	5.4	3.7
其他	5.9	2.0

（资料来源：英国孕妇儿童调查中心关于2008年英国围产儿死亡的调，（2010年。CMACE，伦敦）

社会人口因素和围生儿死亡率

在英国和澳大利亚，影响围生儿死亡率的已知因素包括孕妇的社会人口特征，如年龄、贫困、种族（表5-2）。吸烟也对出生体重和围生儿死亡率有不良影响。

孕妇年龄

孕妇年龄过大或过小与围生儿死亡率的增长有关。年龄在20岁以下孕妇的死产和新生儿死亡是25～29岁的1.3倍，年龄在40岁以上的是1.8倍。

贫困

在英国，孕妇的社会经济状况对围生儿死亡率也有显著的影响。最贫穷地区的孕妇死产率是富裕地区的1.7倍，新生儿死亡是富裕地区的2.1倍。

种族

对比一般生育人口的死产率和新生儿死亡率，种族的分布在统计学上有显著差异，黑种人和亚洲种族的孕妇风险最高。种族差异也许与职业和贫穷状态有关系。澳大利亚原住民的围生儿死亡率比整体人口的高出30%。

其他孕妇因素

有报道指出，22%有死产史和23%新生儿死亡史的孕妇都在妊娠期吸烟，而英国妇女的总人口中有15%吸烟。肥胖也是一个因素。在2008年，英国总人口中有24.9%是肥胖的（BMI>30）。这个报道指出24%有死产史和23%有新生儿死亡史的孕妇都是肥胖的。对产次、早期干预、出生时状况以及分娩方式进行的比较，结局并没有统计学上的差异。既往妊娠史比如早产、中期流产、复发性流产、先兆子痫是重要的因素。

死产的原因

死产是围生儿死亡的最主要原因。对死产的原因进行分类很重要，有助于了解其具体原因。传统所用的系统比如Wigglesworth和Aberdeen（产科）分类法都指出2/3的死产是无明确原因的。有许多比较新的分类方法被提出，从而使无明确病因的死产数明显下降。ReCoDe系统对死亡的相关状况进行分类，它是由英国伯明翰大学的围生期研究所提出的。通过应用该系统，围生期研究所辨别出引起死产的最常见原因是胎儿生长受限（43%），只有15.2%的原因至今无法明确。被区分出的状况不止一种，这样可以分出首要和次要因素。

为了更好地认识到死产原因的重要性，CMACE在2008年围生儿死亡报告中提出了一项全新的分类方法，这个分类方法在试图找出死亡原因或可干预因素的过程中对胎盘病理学有了更多的关注。这个新分类法的结果中有23%的死产是无明确病因的。在CMACE分类中提出的主要原因有（图5–2）。

- 产前或产时出血
- 宫内生长受限
- 特殊的胎盘状况

分娩期死产

WHO预测分娩期的死产在发达国家是很罕见的，估计在84 000例死产中占约10%（在英国是8.8%），平均分娩期死产率是0.6/1000产次。通过对比，发展中地区分娩期死产病例占所有死产病例的24%～37%，分娩期的平均发生率是9/1000产次。

可以通过配备训练有素的助产士和设备来避免。同时发达国家大部分分娩都是在医院中和合格的卫生人员在场的情况下进行的，在发展中国家仅有稍多于40%的分娩是在医疗机构中完成的。只有稍多于50%的新生儿是在合格卫生人员的帮助下出生的。

新生儿死亡的原因

全球的调查显示：先天性畸形、早产、产伤和感染仍是新生儿死亡的主要原因。早期新生儿死亡主要是因为妊娠期或者分娩期的并发症，早产和畸形；晚期新生儿死亡主要是因为院内或院外所得的新生儿破伤风和感染。

低出生体重，尽管不是新生儿死亡的直接原因，但也与其有重要关联。新生儿中约有15%的出生体重低于2500g，在发达国家中占6%，在贫穷的发展中国家超过了30%。毫无疑问，出生体重象征着母体的健康和营养状况。在缺少卫生保健和脐带护理不到位的地区，新生儿破伤风仍然是新生儿死亡的一个常见原因，因为许多妇女没有接种破伤风疫苗。破伤风引起的新生儿死亡大部分发生在出生

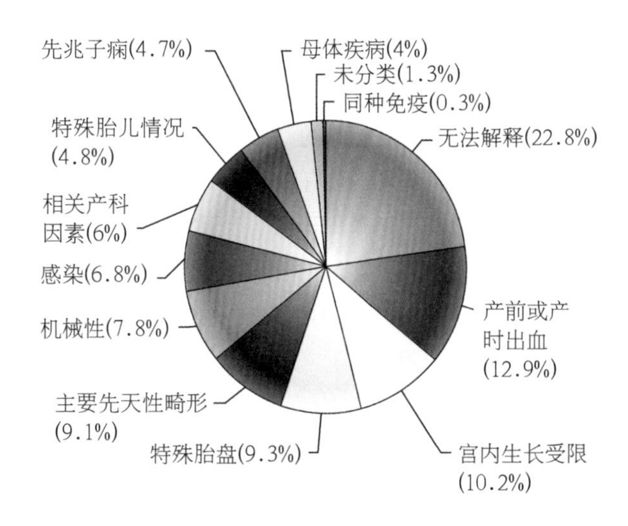

图5–2 根据CMACE新分类对英格兰、威尔士、北爱尔兰和皇家属地2008年死产原因进行分类

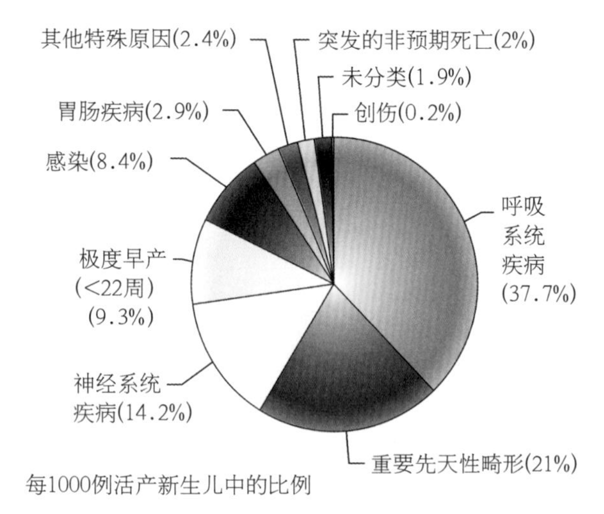

图5–3 根据CMACE新分类对英格兰、威尔士、北爱尔兰和皇家属地2008年新生儿死亡原因进行分类

后7～10d。

在英国，用CMACE进行的新生儿分类着重于新生儿死亡的主要原因和相关因素。过去几乎50%的新生儿死于发育不成熟，但是新分类把极度早产儿严格限制在22周以下，结果只有9.3%的新生儿死亡病例归于这个范畴。2008年的报告中提出新生儿死亡的主要原因如下（图5-3）：

- 呼吸系统疾病
- 重要的先天性畸形
- 神经系统疾病
- 极度早产

孕产妇死亡率

定义

ICD-10把孕产妇死亡定义为“妊娠期或妊娠终止后42d内，因为妊娠相关因素或妊娠引起病情恶化导致的死亡，而非偶然因素引起”。

孕产妇死亡进一步被分为以下几组：

- **直接死亡**：死亡原因是妊娠期特发的情况或并发症，发生在产前、分娩期或产后。
- **间接死亡**：死亡原因是妊娠之前存在的疾病，或者妊娠期合并症，并不是产科原因直接导致的，但是因妊娠期生理的影响而加重病情。
- **后期死亡**：发生在分娩后或流产后42d到1年之间的产妇死亡，包括直接或间接导致产妇死亡的原因。
- **偶然死亡**：发生在妊娠期或产褥期，因不相关因素导致的死亡。

孕产妇死亡率

对于孕产妇死亡率的国际定义是每100 000例活产，直接和间接原因导致的孕产妇死亡的数目。但是，在很多国家都存在很难计算的问题，因为缺乏基本的标准数据。WHO发表的“数字背后：回顾孕产妇死亡和致残，保障妊娠期的安全”报告中，详细解释了在发展中国家预测孕产妇死亡率基线的模型。

在发达国家如英国，可以获取存活新生儿和死产的准确数据，并把孕产妇死亡率定义为每100 000孕妇中直接和间接死亡的数目，这对于预测风险人群更加准确。

孕产妇数目被定义为妊娠的人数，包括在任何孕周活产的数目和24足周以后死产的数目，而且要求从合法途径获得。这能够建立一个更加详细的关于孕产妇死亡率的概况，可以用于比较这些年的趋势。

改善孕产妇健康，是2000年联合国千年峰会时国际社会通过的8个千年发展目标（MDGs）之一。评价改善孕产妇健康（MDG 5）进展的两个目标是在1990～2015年把孕产妇死亡率降低75%及到2015年实现全球的生殖健康。

WHO在2010年发布的报告中（表5-3），联合国儿童基金会（UNICEF），联合国人口基金会（UNFPA）和世界银行报道了题为“孕产妇死亡趋势：1990年——2008年”，它指出了孕产妇死亡的数目已经从1990年预计的546 000下降到2008年的358 000，下降了34%。然而，这个下降的比例对于改善孕产妇的健康仍是不足的，这意味着为了在2015年达到改善孕产妇健康的目标还需要更多的努力和投资。这项报告显示了2008年孕产妇死亡的99%发生在发展中地区，撒哈拉以南的非洲地区和南亚分别占了死亡数的57%、30%。在全球，孕产

表5-3　1990年和2008年联合国区域孕产妇死亡率

地区	1990	2008
发达地区	16	14
独立国家联合体（苏联）	68	40
发展中地区	450	290
非洲	780	590
亚洲	390	190
拉丁美洲和加勒比地区	140	85
大洋洲	290	230
总共	400	260

*每100 000活产新生儿中的比例

（资料来源：世界卫生组织对1990～2008年孕产妇死亡趋势的调查，2010。由世界卫生组织、联合国儿童基金会、联合国人口基金会和世界银行共同调查。世界卫生组织简报，日内瓦）

妇死亡的4个主要原因是：

- 产后大量出血
- 感染
- 高血压疾病
- 不安全堕胎

在英国，自从1952年英格兰和威尔士引入孕产妇死亡秘密调查，它每3年就会出版调查报告。英国范围的调查开始后，第8项报告——2006～2008年英国孕产妇死亡机密调查在2011年发布，是由母婴调查机构发布的，它调查了261名与妊娠直接或间接相关的妇女的死因。在澳大利亚，每3年会有澳大利亚卫生和福利研究所发布相似的孕产妇死亡数据。

英国总孕产妇死亡率已经有明显下降，2006−2008年是11.39/100 000，之前3年为13.95/100 000（图5−4）。根据国际对于孕产妇死亡率的定义，英国2006～2008年孕产妇MMR为11.26/100 000。贫困地区和少数民族的孕产妇死亡率呈下降趋势。澳大利亚也有类似趋势，孕产妇死亡率从1973−1975年的12.7/100 000下降到2003−2005年间的8.4/100 000。本土居民的MMR（21.5/100 000）仍然是外来居民的2.5倍（7.9/100 000)。

英国孕产妇死亡的主要原因

在英国孕产妇死亡的最主要的5个直接原因（2006——2008年）如下：①脓毒血症；②先兆子痫和子痫；③血栓和栓塞；④羊水栓塞；⑤妊娠早期死亡。

尽管孕产妇直接死亡的数目有整体下降，但是生殖道感染引起的脓毒血症所导致的死亡数目却有所上升，很令人担忧，尤其是社区获得性A组链球菌感染，这是英国孕产妇直接死亡的最常见原因。

孕产妇间接死亡的数目在过去3年没有太大变化。引起孕产妇间接死亡的3个最常见原因是心脏病、其他间接原因和精神疾病。很多患有心脏病的女性都有生活相关的危险因素，如肥胖、吸烟和年龄（图5−5）。

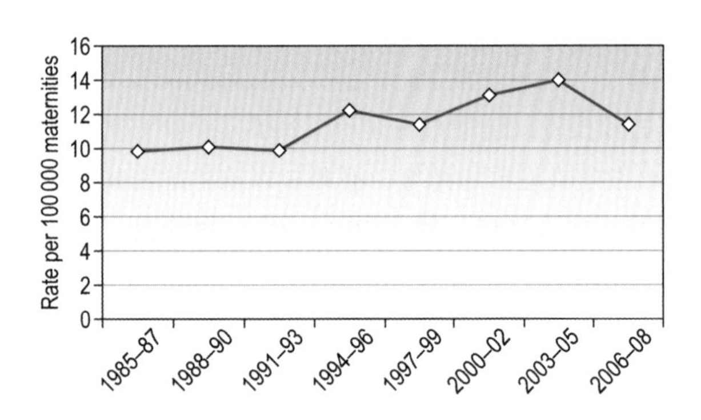

图5−4 英国1985−2008年总孕产妇死亡率（每100 000名孕产妇中）（资料来源：拯救母亲生命的孕妇儿童调查中心（2011年）：回顾2006−2008年孕产妇的死亡，让母亲更安全。英国秘密调查孕产妇死亡的第8项报告。Br J Obstet Gynaecol 118（Suppl.1）：1-203）

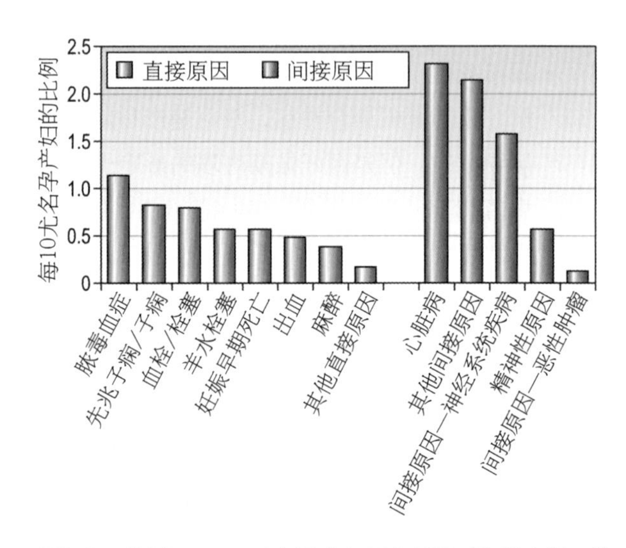

图5−5 英国2006−2008年孕产妇死亡原因（资料来源：英国孕妇儿童调查中心关于2008年英国围生儿死亡的调查，2010年。CMACE，伦敦）

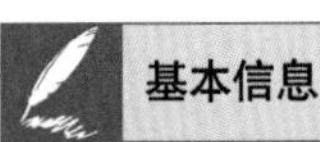

基本信息

围生儿死亡

- 英国2008年死产率 5.1/1000
- 新生儿死亡率 2.5/1000
- 围生儿死亡率 7.5/1000
- 澳大利亚围生儿死亡率 8.4/1000

病因学（CMACE）死产

- 无法解释
  - 产前或产时出血：23%
  - 宫内生长受限：13%
  - 特殊的胎盘状况：10%
  - 新生儿死亡：9%
- 呼吸系统疾病
  - 包括严重的肺不成熟：38%
  - 主要的先天性畸形：21%
  - 神经系统疾病：14%
  - 极度早产（<22周）：9%

孕产妇死亡

- 英国2006—2008年秘密调查
  - 直接死亡：4.67/100 000
  - 间接死亡：6.59/100 000
- 澳大利亚福利研究院2003—2005年
  - 直接死亡：3.8/100 000
  - 间接死亡：4.7/100 000

英国直接死亡最常见原因

- 脓毒血症
- 先兆子痫和子痫
- 血栓和栓塞
- 羊水栓塞
- 妊娠早期死亡

间接死亡最常见原因

- 心脏病
- 其他间接原因
- 精神疾病

第二部分 2

基本产科

第6章 6

产科病史收集及体格检查

原著者 *Edwin Chandraharan*　　翻译 玛丽帕提·马尔旦　审校 陈 倩

学习目标

经过这一章节的学习，应掌握：

知识点

- 阐述妊娠详细病史的相关性
- 讨论分娩史、用药史、妇科疾病及家族史的重要性
- 讲述如何进行详细而全面的产科及骨盆检查
- 讨论孕期症状及体征的病理生理机制

临床技能

- 分别对正常妊娠和患有合并症的本次或前次妊娠采集详细产科病史
- 对正常妊娠者和有母体或胎儿合并症者均进行全面的及产科相关的检查，包括：
  - 妊娠期血压监测
  - 进行尿液检查并做相关说明
  - 对孕20周以上的孕妇进行腹部查体
  - 胎心听诊
- 对病史、检查及调查结果进行整合从而制定管理方案
- 以患者能理解的语言和方式向其解释情况

专业技能和态度

- 以有效的语言和非语言交流联合展现
- 了解患者需求的灵活性，并愿意从新信息中听取建议
- 识别异常产科患者

识别产科的危重症患者，孕期、分娩期和产后管理包括区分妊娠相关的正常生理变化以及病理情况。产科基本技能包括以合理的顺序进行有效的语言及非语言沟通：病史采集，发现体征（全面的、系统的以及产科相关检查），对正常妊娠相关改变以及异常情况加以区分，从而得到一个最初诊断。这样的途径使得在需要时有多学科参与，更能帮助进行有效的管理。同步、准确、详细并清晰的临床笔记是“基本临床技能”的基石。

采集相关及全面的病史

病史采集是医疗实践的基石，它帮助做出诊断。必须明白，在妇产科采集全面的病史涉及私密信息，并且常是非常“私人”的信息。因此，在咨询和获取机密和敏感的信息时，有必要与女性患者建立良好的相互信任关系，以完成病史采集。

产科病史

推荐采集产科病史时，从现病史细节开始，到前次产科病史（包括分娩方式和并发症）和妇科病史。

此次妊娠史

末次月经（LMP）的第1天，对临床医师而言

是一个重要的日期，如它能告之妊娠时间。然而，这种信息通常是不准确的，因为许多女性并不会记录她们的月经周期，除非其周期与一个显著生活事件相关或女方一直积极尝试妊娠。因此，除了末次月经（LMP），第1次或早期孕中期超声波扫描，应用于标记妊娠日期和核对胎龄。

月经史也应包括月经周期的持续时间，排卵发生在月经前第14天。月经和排卵之间的时间间隔（月经周期的增生期）可能差别很大，然而，后排卵期（分泌期）是相当恒定的（12～14d）。

月经周期的长度指的是周期的第1天和随后周期的第1天之间的时间间隔。正常妇女可以从21～35d，但通常为28d。

需要注意的是孕前的避孕方法很重要，如激素避孕可能在停药后延迟第一个周期的排卵。第1次月经的年龄（月经初潮）可能与青少年妊娠及生育能力相关。

预产期（EDD）可以根据末次月经的第1天来计算，在这个日期上“月加9，日加7”。然而，应用这种Naegele法则，末次月经的第1天应该是准确的，孕妇应该有正常的28d的月经周期（图6-1）。人类的妊娠期平均持续时间是从受孕日期开始算共269d。因此，对于一个月经周期为28d的孕妇，从末次月经的第1天算起，即为283d（加上14d月经与受孕之间的时间）。对于28d的月经周期，预产期的计算可以根据末次月经第1天的日期，“月减3，日加7”（或月加9，日加7）。要知道只有40%的孕妇会在预产期的5d内分娩，有2/3的孕妇会在预产期的10d以内分娩。因此，基于末次月经的预产期的计算，只是为了告之孕妇分娩可能发生时期。

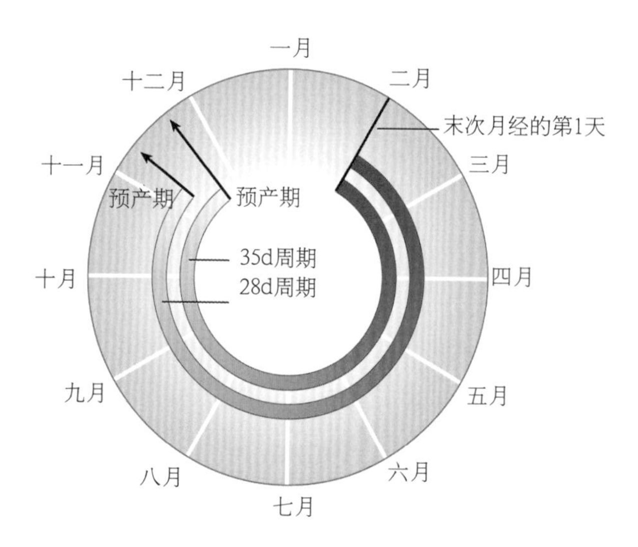

图6-1 计算预产期

如果一个女性的正常月经周期少于28d或大于28d，那么预产期的计算也应相应的减少或增加。例如，如果正常的周期是35d，那么预产期应增加7d。

妊娠症状

继发停经是一个有规律月经周期的女性进行自我诊断妊娠的工具。除了这一点，与妊娠有关的解剖学、生理学、生化、内分泌和代谢的变化，可能会导致以下症状。

恶心和呕吐 通常发生在周期错后的2周内，它与人绒毛膜促性腺激素（hCG）相关。虽然，它被描述为晨吐，但可能出现在一天中的任何时间，而且呕吐往往是由食物的气味或视觉刺激诱发。孕吐通常发生在头3个月，但是，在一些妇女，它可能会持续整个妊娠期。严重和持续呕吐可以导致产妇脱水、酮尿及电解质紊乱被称为妊娠剧吐。这种情况需要及时诊断，并补液以纠正代谢和电解质紊乱。

排尿频率增加 发生在妊娠早期，主要是由于妊娠子宫对膀胱的压力增大。它一般会在妊娠12周后消失，因为妊娠子宫渐渐高于耻骨联合，即到达较宽大的腹腔里。尿频持续并出现相关症状（尿痛、血尿）应及时分析尿液排除尿路感染。妊娠后不久，血浆渗透压下降，排泄水负荷的能力也开始改变。水负荷增加后，孕妇在直立位时会加重利尿反应，这种反应会在妊娠晚期下降。然而，它可能足以引起妊娠早期尿频。

过度疲乏 或嗜睡是妊娠早期常见的症状，通常，在妊娠12周后消失。

乳房胀痛 是许多女人在月经期都经历过的，这在妊娠早期也常见。主要是因为黄体酮升高从而增加了水的潴留。

母体第1次感知胎儿运动，也叫“胎动”，在初产妇通常要到妊娠20周左右，在第二次或之后的妊娠时，约在18周左右。然而，许多孕妇可能在18周前已经感知胎动，也有一些人可能在妊娠20周后仍然没有意识到胎动。

一些女性可能会异常渴望一个特定的食物，这称为异食癖。

假孕

假孕是指一个并未妊娠的女性，表现出许多与妊娠相关的症状及体征。这往往是由于强烈渴望或者恐惧妊娠所导致的下丘脑性闭经。现代产科技术伴随着妊娠早期超声的普遍运用，很少有女性会持续到孕晚期而不被发现，除非她就诊时间过晚。

妊娠试验阴性及超声扫描信息可以确认女性没有妊娠。然而，采取同情的态度和支持是必不可少的，以解决患者导致假妊娠的潜在焦虑。一般当该女子被告知她的病情后，月经即会来潮。

孕产史

术语“孕”是指女人已经妊娠的次数，而不考虑妊娠的结果，如人工流产、自然流产或宫外孕。初产妇是指第1次妊娠，经产妇是指妊娠2次或2次以上。

“孕”这词必须有别于“产”这一术语，后者用来描述孕妇在24周以后分娩或者娩出胎儿体重大于500g的次数，包括活产或死产。因此，初产妇是指孕24周后产下婴儿的孕妇。

经产妇是指已经生1个或1个以上婴儿的女性，而未产妇是指没有在妊娠24周后分娩过的女性。“多产妇”形容一个女人已经生育了5个或5个以上婴儿。

因此，一个孕妇已经有过3次单胎妊娠并成功分娩，还有过两次流产，将被描述为孕5产3：多孕多产的女人。

临产妇是指在经历分娩的孕妇，产妇是指在42d内成功分娩过的妇女。

对既往妊娠，包括流产及每个妊娠周期均应详细记录。特别需要标注的是，既往的产前并发症、引产的细节、分娩持续时间、分娩方式以及婴儿的出生体重和性别。

应该注意每个婴儿出生时的情况并发现需要转入儿科进行特别照顾的婴儿。同样，应该询问分娩时和产褥期并发症的细节，如产后出血、生殖道和泌尿道感染、深静脉血栓形成（deep vein thrombosis，DVT）和会阴外伤。至关重要的是，意识到这些并发症有复发的风险，也可能会影响随后的妊娠期管理，如深静脉血栓形成史需要在产前及产后预防血栓形成。

既往史

对于既往病史对妊娠的影响，以及妊娠所带来的解剖、生化、内分泌、代谢和血流动力学的变化对既往病史的影响，均应予以考虑。

糖尿病、肾病、高血压、心脏疾病、各种内分泌疾病（如甲状腺功能亢进及艾迪生病）、感染性疾病的自然进程（如结核、艾滋病、梅毒和肝炎A或B）可能被妊娠改变。相反，他们可能都不利于产妇和围生期结局（见第9章）。

家族史

大多数女性会知道家族史中明显的常见的遗传性疾病，但没有必要列出所有可能性，因为那可能会增加孕妇的焦虑。普通询问家庭中是否有任何已知的遗传问题就足够了，除非一方（或双方）不了解自己的家族历史。

获得详细的、相关的信息数据（如母亲的年龄、BMI增加），过去的产科史、医疗和手术史（如剖腹手术、剖宫产、肌瘤切除术）及家族史也会帮助进行适当的测试以制订保健计划。

检查

孕期检查涉及一般系统（心血管系统、呼吸系统、腹部和在特定情况下的神经学检查）以及详细的产科（子宫和其附属物）检查。

普通和系统检查

门诊初诊，即预约诊时，应进行全面的体格检查，以发现任何与产前保健相关的身体问题。

身高^2（m^2）在第1次和所有后续产检中，都会记录身高和体重，以帮助计算身体质量指数[BMI=体重（kg）/身高^2（m^2）]。

ABC 妊娠期血压的测量

测量血压时，患者取仰卧位并左侧卧位，以避免妊娠子宫压迫下腔静脉（图6-2）。如果测量血压时取坐位，那么在每次产检时应该在同一位置和相同的手臂进行测量。体位对血压的影响已在第3章提到。下腔静脉受压在妊娠晚期可能导致晕厥和恶心等症状，由直立性低血压引起，这种情况被称为仰卧位低血压综合征。如果这种情况长时间不被识别，会导致子宫胎盘血液循环减少，进而发生胎儿窘迫。

虽然过去舒张压一直被认为是Korotkoff第四音，此时声音开始消退;但现在一致认为，第五个声音，即声音消失那一点，应该代表舒张压。如果声音消失的点不能被识别，那么应该使用第四音。

心和肺

详细的心脏检查应该能够识别各种心脏杂音。良性的流动杂音是由妊娠时高动力循环所导致的，这是常见的，并没有特殊意义。这些一般都是柔和的收缩期杂音，可以在心尖部闻及，偶尔在乳房区，从内乳血管和第2肋间可闻及。如加大听诊器压力，这些声音即会消失（图6–3）。

所有其他杂音的存在均应交由心脏病专家处理，因为早期识别瓣膜的病理改变对妊娠、分娩和产褥期的管理均有重要意义。

呼吸系统的检查涉及呼吸频率和辅助呼吸肌的评价。肺部病变可能影响母体和胎儿预后，因此应在妊娠时尽早识别。

头颈部

许多孕妇会出现褐色色素沉着，即黄褐斑，主要在额头和脸颊，尤其是经常暴露在阳光下的部位（图6–4）。产褥期后，色素沉着会变淡甚至消失。

应注意检查黏膜表面和结膜的颜色是否苍白，因为贫血是妊娠常见的并发症。也应该注意口腔卫生的一般情况，因为妊娠期通常易发生增生性牙龈炎，可能需要牙科转诊。

妊娠期通常会发生不同程度的甲状腺肿大，若无其他甲状腺疾病相关表现，一般可以不予处理。

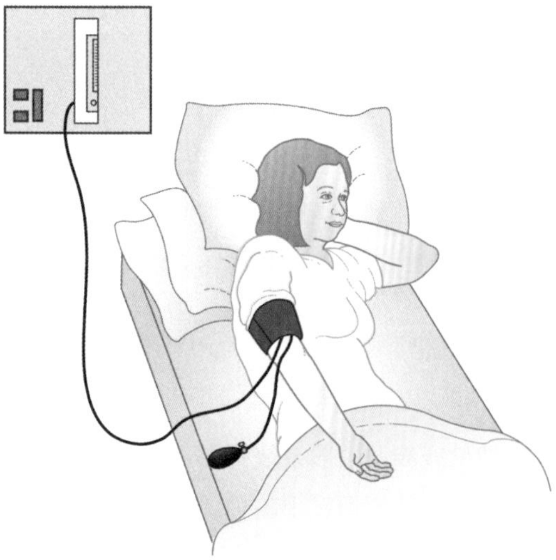

图6–2 左侧卧位标准血压测量

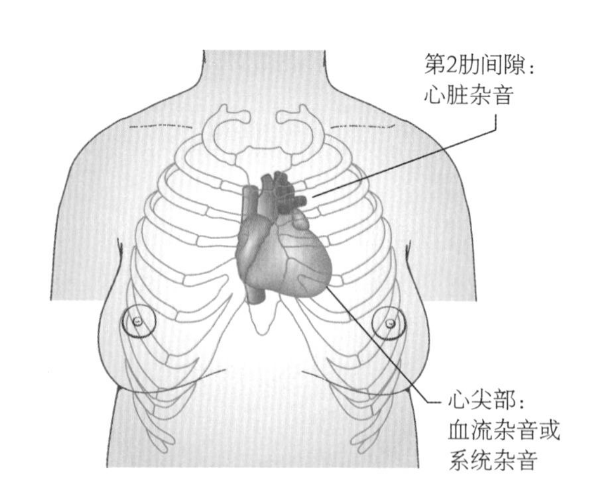

图6–3 正常妊娠时血流杂音

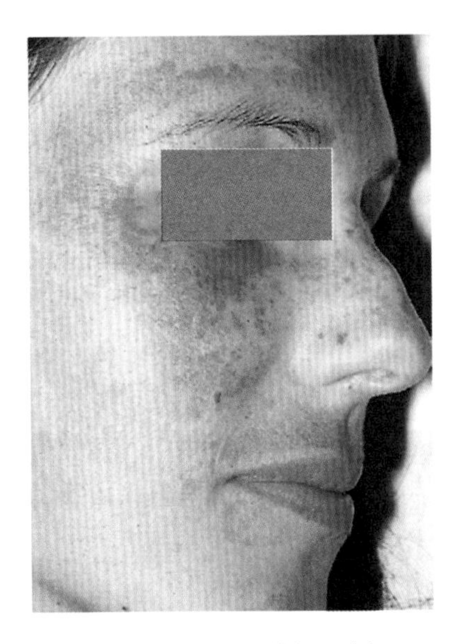

图6-4 黄褐斑：面部色素沉着在前额和脸颊

乳房

妊娠期间乳房的特征性表现包括变大、血管增多、出现蒙哥马利结节和乳晕乳头出现色素沉着（图6–5）。尽管不需要进行常规乳房检查，但应询问乳头是否内陷，因为这会导致哺乳期吸吮困难，对于有主诉乳腺症状的孕妇，应积极查找是否存在病理性改变，如乳腺囊肿或实性结节等。

据报道乳腺癌在怀孕期间会快速进展且预后不良。因此，任何孕妇主诉乳房有“团块”的，均应该及时给予详细的乳房检查。

腹部

腹部检查常显示妊娠纹的存在（图6–6）。妊娠纹初是紫色的，出现在皮肤张力大的地方，进一步也可能扩展到大腿、臀部和胸部。在随后的妊娠期，瘢痕通常是银白色的。白线往往易色素沉着，最后成为“黑线”。这种色素沉着通常在首次分娩后依然存在。

应除外肝脾大及肾肿大。子宫在妊娠12周以前尚未到达腹腔，于腹部不可触及。

四肢和骨骼变化

下肢检查应注意有无水肿和静脉曲张。 由于腹部膨胀可能引起步态改变，还应该检查有无下肢

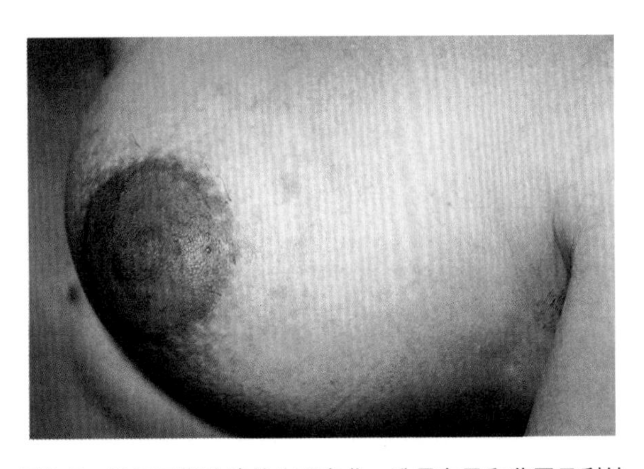

图6–5 妊娠早期乳腺的生理变化：乳晕变黑和蒙哥马利结节发展

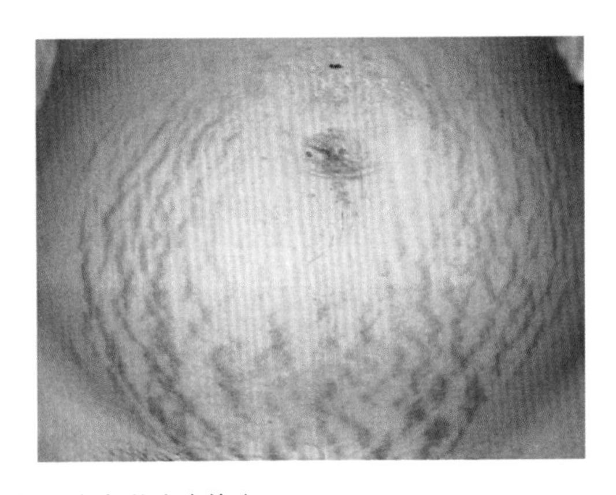

图6–6 妊娠纹在腹前壁

短缩的任何证据。

此外，随着胎儿发育和母体腹部膨胀，姿势也在变化。 一些孕妇会增加腰椎前凸，使躯干上部向后，来承担发育中胎儿的重量（图6–7）。这往往导致背痛，有时甚至引起坐骨神经疼痛。

盆腔检查

常规盆腔检查确认妊娠，预约时设置里并不包括免费的超声波扫描。如果一个常规宫颈刮片预约时已到期，这通常可以推迟到产褥期后，因为妊娠期宫颈细胞学的解释更加困难。在特殊情况下，如既往骨盆骨折史，进行临床评估骨盆的大小和形状是应该的；但常规检查没有必要。因此，一般不再列为常规产前检查项目。

早期妊娠出血应行窥器检查（见第18章）。晚

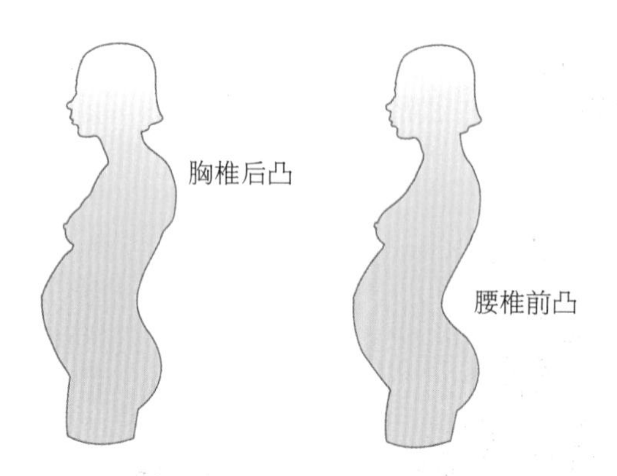

图6-7 妊娠期间体型变化。随着妊娠子宫的增大，有一个增加腰椎的前凸和一定程度的胸椎后凸畸形

孕盆腔检查用于宫颈评估（见第11章），临产诊断及确诊胎膜破裂（见第11章）。妊娠晚期产前出血的患者，除非除外前置胎盘，否则阴道镜检查是禁忌。

阴道检查在正常分娩中的作用将在第12章中讨论。

盆腔检查操作在妊娠早期与未孕女性是一样的，这将在第15章中描述。

应检查外阴以排除任何异常病变并评估会阴是否存在既往妊娠相关的损害。外阴静脉曲张比较常见，在妊娠期间可能会加重。

妊娠期阴道壁皱褶增多，是由于复层鳞状上皮增厚，上皮细胞中的糖原含量增加。

阴道旁组织血流明显增加，使阴道壁成为紫红色。阴道分泌物增多，阴道渗出物增加，上皮细胞脱落增多和宫颈黏液增加。

宫颈变得软化并有血管增多的迹象。子宫颈扩张与结缔组织水肿和细胞的增生及血供增加有关。宫颈内膜腺体增加，从而产生一个黏稠的宫颈黏液栓阻塞宫颈口（图6-8）。

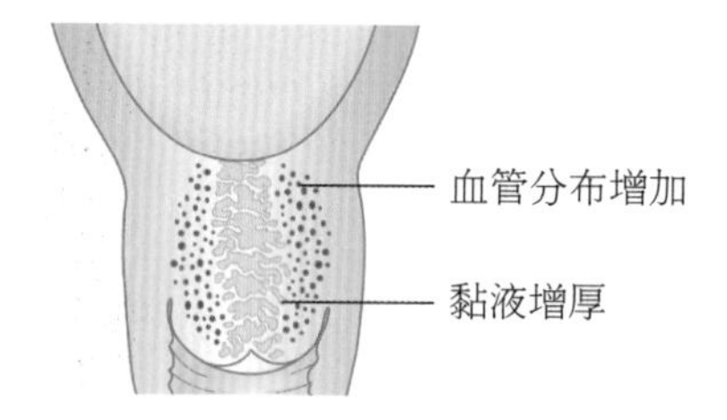

图6-8 宫颈孕期的变化包括腺体数量的增加和黏液增厚

骨盆评估

常规产前临床或X线骨盆测量并未显示出对评估分娩的价值。然而，当产程停滞时，评估骨盆和胎儿间是否存在头盆不称是重要的。对有外伤史或发育异常的骨盆进行临床骨盆测量是有价值的。通过成像可以得到骨盆各径线的精确信息。

骨盆是由骶骨、尾骨和两块髋骨组成。髂耻线以上的骨盆区被称为假骨盆，以下的骨盆区称为真骨盆。后者对生育和分娩起到重要作用。因此，真骨盆后壁为骶骨，侧壁为坐骨、骶坐切迹和韧带，前壁为闭孔窝和膜、坐骨上支和耻骨支（图6-9）。

临床骨盆测量包括骨盆入口平面（骶岬），中骨盆平面（骨盆侧壁包括坐骨棘、棘突间径与骶骨的中空）和骨盆出口平面（耻骨弓角度和坐骨结节间径）。

一个正常的女性骨盆，由于骶骨是均匀弯曲的，为胎头最大径线提供空间的是中骨盆。骶骨应该均匀地弯曲。

如果骶骨平坦，那么骨盆朝出口方面压缩，如同男性骨盆，可能导致胎儿头部在下降通过骨盆时受阻。

骨盆的平面

将骨盆划分为4个平面能够更好的理解真骨盆的形状和尺寸。

骨盆入口或骨盆边缘的平面

后界是骶骨岬，两侧是髂耻线，前界是耻骨联合及耻骨支的上缘。正常女性骨盆的平面是近乎圆形，但横径较前后径稍大。

真骨盆入口的衔接径或前后径是骶骨岬中点到耻骨联合上缘前表面之间的距离（图6-10）。径线一般在11cm。距离最短且最有临床价值的径线是产科衔接径。这个径线是骶骨岬中点到最近的耻骨联合后表面之间的距离。

但是在临床检查中无法真的测量以上任何一个径线，在临床评估中唯一可以测量的骨盆入口的径

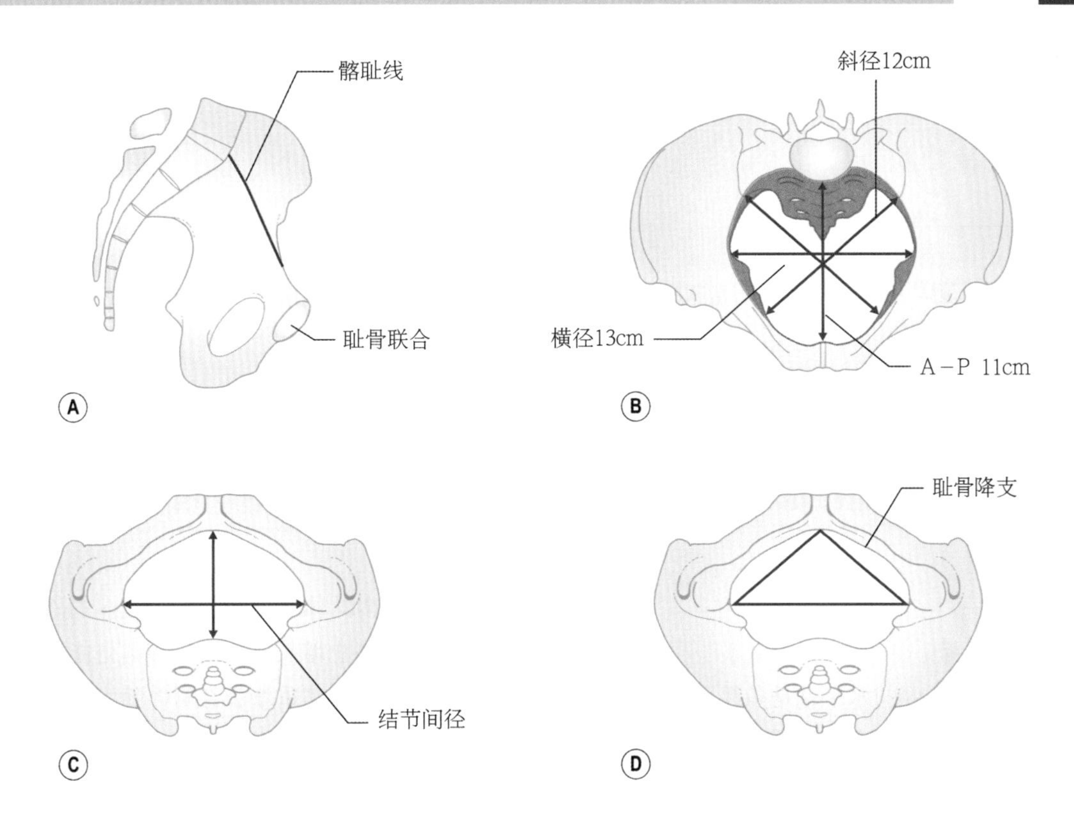

图6–9 A.真骨盆入口由骶骨岬，髂耻线为界，耻骨支和耻骨联合组成；B.真骨盆入口径线；C.骨盆出口以耻骨降支、坐骨结节和骶棘韧带为界；D.耻骨降支应形成90°

线是耻骨联合下缘中点到骶骨岬中点的距离。这个径线就是对角径，比产科径线长约1.5cm。然而在临床检查的实践中发现通常无法达到骶骨岬，能够碰触到的最高点是第2或第3骶骨。如果很容易碰到骶骨岬，那么这个骨盆的入口平面就过小了（图6–11A)。

骨盆最大径线平面

骨盆最大径线平面的临床意义不大，其前后径和横径均约为12.7cm。前后径是耻骨联合后表面中点到第2第3骶骨结合处的距离。横径是穿过两侧髋臼中点的距离。

这个水平骨盆形状的唯一指标就是骶骨弯曲度和骶坐切迹的形状，骶坐切迹应当至少90° 。正常情况下骶棘韧带可容两指，骶棘韧带是起自坐骨棘至第2、3骶椎两侧止。

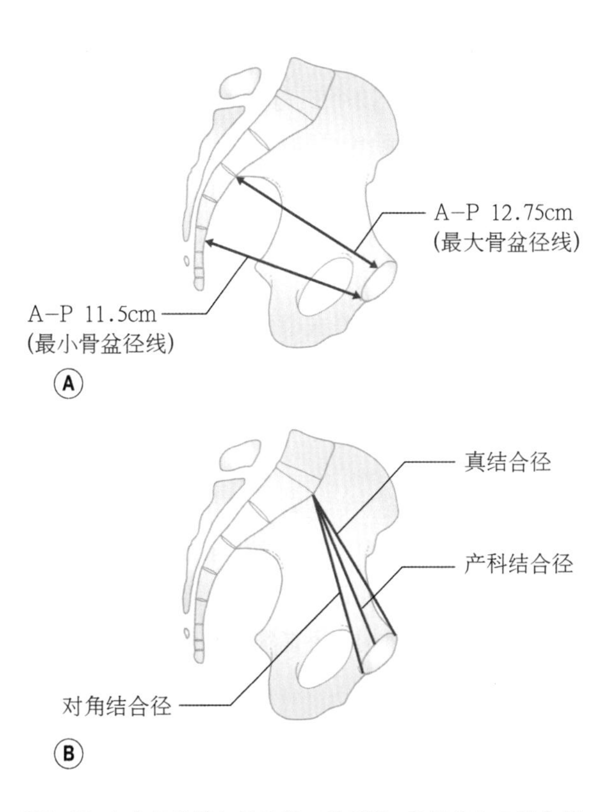

图6–10 A.中骨盆腔与骨盆出口前后径；B.骨盆入口结合径

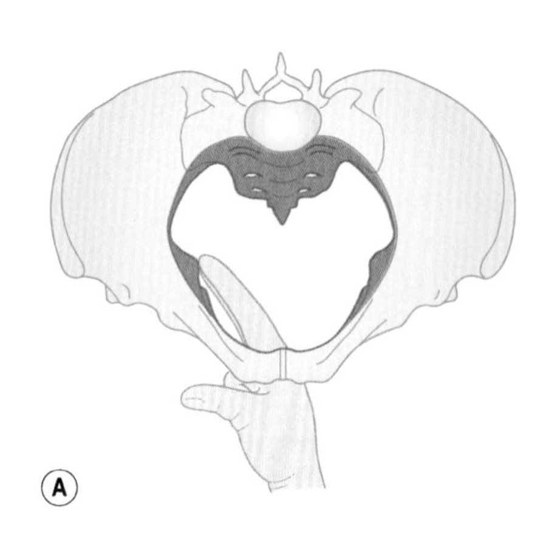

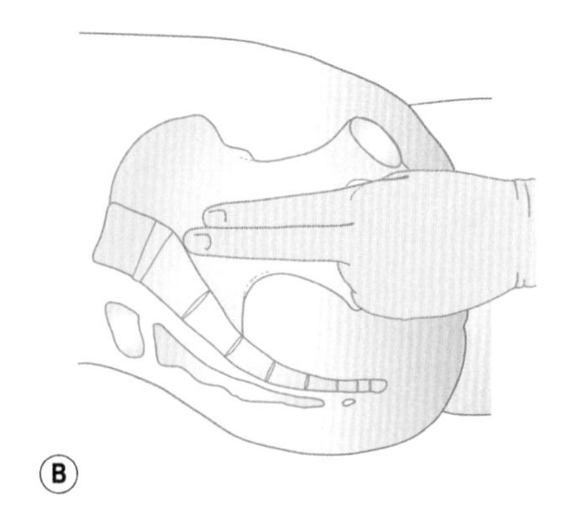

图6-11 A.在骨盆最小尺寸平面的坐骨棘的临床评估；B.骨盆入口的评估

骨盆最小径线平面

骨盆最小径线平面的水平就是多数胎头衔接的位置。前后径是从耻骨联合下缘到两侧坐骨棘连线的中点。横径（棘间径）和前后径都可以通过临床检查评估，棘间径是骨盆最窄的地方（10cm）。通过触诊，可以评价坐骨棘是否突出，也可以测量坐骨棘间径（图6-11B）。

骨盆出口

骨盆出口包括2个三角形的平面。首先，三角形的边界通过耻骨弓描绘，通常为90°。横径是坐骨结节间的距离，如结节间径，通常不少于11cm。后三角的前缘是结节间径，后侧缘是骶骨尖和骶结节韧带。

临床上，攥拳后将关节面置于坐骨结节之间来评价坐骨结节间径。将两手的示指沿耻骨弓下缘放置或在耻骨弓下插入两指来评价耻骨弓角度。

后续随访中的产科检查

在每一次产检中，都应当记录血压情况和尿蛋白检查结果。最好在每次产检时记录母亲的体重，尤其在一些临床机构中不能很方便的使用超声检测来评价胎儿生长的情况时。在妊娠18周后孕妇体重应当每周平均增长约0.5kg。

过快和过多的体重增长往往与过多的液体潴留有关，而体重停止增长或体重下降则可能提示胎儿生长受限。过多的体重增长经常伴随水肿的体征，最易出现在面部、手（并因而无法取下戒指）、前腹壁、小腿和足踝。妊娠期很少出现骶窝处的不可凹性水肿，如果出现，则需要注意排除一些原因如先兆子痫。

腹部触诊

宫底部触诊

对妊娠妇女腹部查体的第一步是评价孕周。有很多方法用来评价胎儿大小。

妊娠12周子宫开始从耻骨联合上方可以触到，妊娠24周子宫达到脐水平。妊娠36周宫底达到剑突下，并保持在这一高度直至分娩，或是胎儿部分下降入盆时宫底高度会轻微下降。

评价孕周的所有方法都是存在主观误差的，尤其在早期评价时与脐部位置有关，另外宫底高度还可能受多胎妊娠、羊水过多、胎儿偏小或羊水过少的影响。

耻骨至宫底高度的测量

直接测量耻骨至宫底高度或腹围可以提供一个更为可靠的评价胎儿生长及孕周的方法。

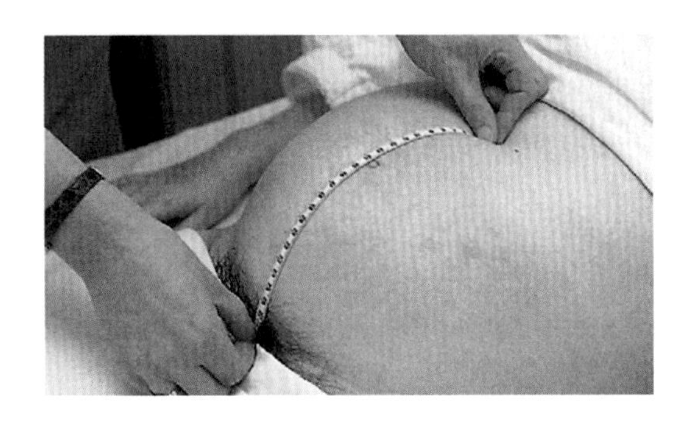

图6–12 测量耻骨联合-宫底高度

ABC 耻骨至宫底高度的测量方法

测量时左手尺侧放在宫底处。测量宫底至耻骨联合上端的距离并以厘米计量。为了将误差最小化，我们使患者仰卧，使用卷尺测量耻骨联合上缘至宫底的距离，以厘米计量。然后将卷尺翻转显示厘米数。在妊娠20周的时候宫高的平均测量值约为20cm，之后每周增加1cm直到36周时宫高约为36cm（图6-12)。

使用平均值的两个标准差可以描述第10到第90百分位。使用这个方法才发现小于孕周儿的敏感性不同的研究中在20%～70%。由同一个人测量并绘制在定制的生长曲线上，这个方法更容易发现胎儿生长受限。在妊娠36周后随机观察的准确率就下降了。这个预测值对于大于胎龄儿的意义也会下降。然而，这个方法简单易行，尤其适用于没有其他检查技术的地方。

腹围的测量

测量腹围是另外一种评价方法。测量腹围是在母亲脐水平进行测量。非妊娠期的腹围平均值为60cm，在妊娠24周前腹围没有显著增加。在那之后，腹围应当每周增加2.5cm，并且在足月时腹围达到100cm。

如果非妊娠期腹围超过或不足60cm，则需做相应的调整。因此，一个腹围65cm的女性在妊娠36周时腹围应为95cm。

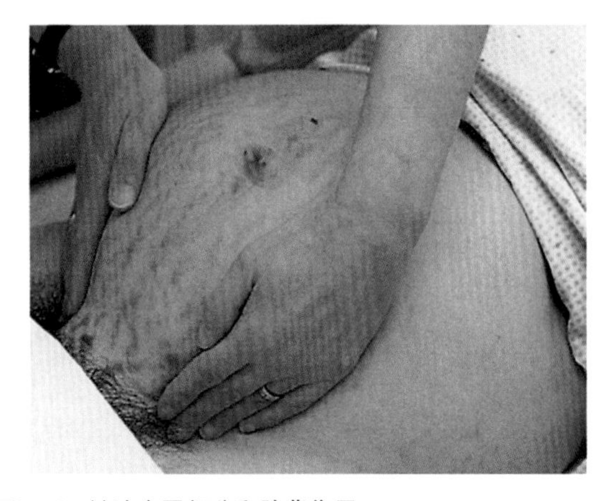

图6–13 触诊先露部分和胎背位置

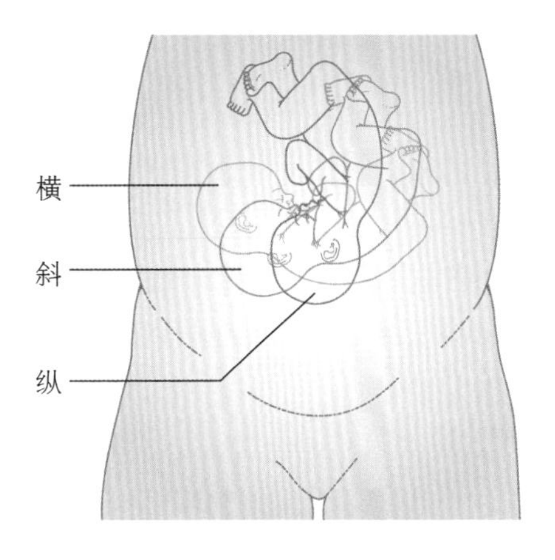

图6–14 胎方位描述胎儿长轴与子宫长轴的关系

针对胎儿触诊

胎儿触诊通常在妊娠24周之后进行。当触诊胎儿时，由于羊水的存在，我们需要弯曲手指的掌指关节做“点按”运动。触诊的目的是了解胎儿与母亲躯干及骨盆的关系（图6–13)。

胎产式

产式是描述胎儿长轴与子宫长轴的关系（图6–14)。面向孕妇的足，检查者左手置于孕妇腹部的左侧，右手位于子宫的右侧。左右手交替地向中线方向全面触诊，可以发现哪边是坚实的胎背、哪边是不规则的胎儿肢体。

如果产式是纵向的，可以在骨盆入口处触及胎头或胎儿臀部。如果产式是斜的，则胎儿长轴与子

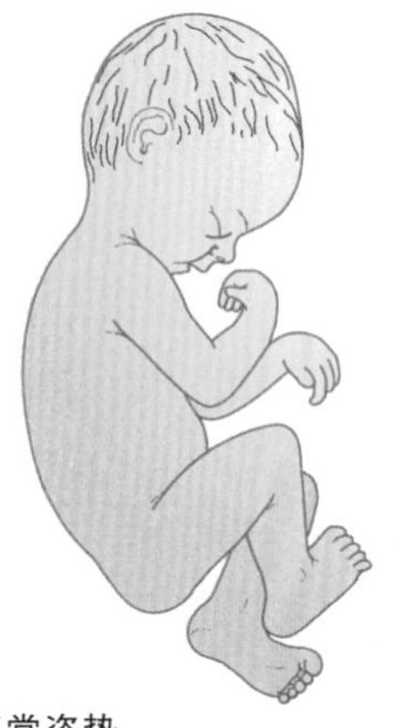

图6–15 胎儿的正常姿势

宫长轴有45° 的夹角，并且可以在髂窝处触及胎先露。在横产式时，胎儿与母亲保持一定角度并且在母亲腹侧部位可以触及胎儿的头和臀。

弄清楚产式和胎背的位置，很重要的是能够通过双手交替按压感受头及臀的硬度区别。头部是坚硬、圆形并且独立的。它可以在检查者两手间来回“弹跳”，被称为“冲击触诊”。而臀部则更柔软、更分散并且臀部不能被冲击触诊。我们应当在下腹部或宫底处寻找胎头。面向母亲的足部，用力按压胎儿先露部。如果先露为胎头，则应注意是很容易触及还是需要用更大力量。

通常胎儿的姿势是屈曲的（图6–15），但偶尔发生，如“飞翔胎儿”，它的姿势呈现伸展状态。

表6–1 先露的径线

先露部位	径线	长度(cm)
头顶	枕下前囟径	9.5
额部	顶颏径	13.5
面部	颏下前囟径	9.5
屈曲不佳的头顶	枕颏径	11.7

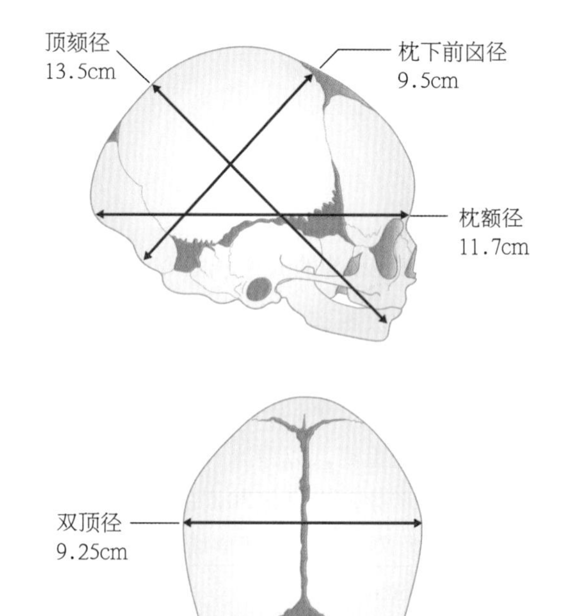

图6–16 成熟胎儿头先露的径线

胎先露

在纵产式中，先露不是头（头顶）就是臀部（足部）。横产式时，先露为肩部。

依照俯屈和仰伸的程度不同，胎头以不同部位进入骨盆入口。如果胎头俯屈得好，则先露为头顶部，如前后囟间的区域。如果胎头完全仰伸，则以面部先露进入骨盆入口（面先露），若为这两种之间则是会出现额先露。额头部位位于鼻根至前囟之间的区域。顶先露的径线是枕下前囟径（表6–1，图6–16）。如果头部仰伸，则先露为枕额径。额先露者，骨盆入口处为顶颏径。当宫口开始扩张，通过阴道检查触诊骨缝和囟门可以准确判断胎先露和胎位情况。这仅适用于进入产程的孕妇。

胎方位

胎方位用来描述胎儿先露指示点与母亲骨盆入口的关系。它进一步描述了胎先露与母亲骨盆的关系尤其是在产程中，但也不要与胎先露的概念混淆。各种先露的指示点描述如下：

胎先露	胎方位
头顶	枕骨
面部	颏骨
臀部	骶骨
肩部	肩峰

因此，在头顶先露中，共有6种不同的胎方位（图6–17）。

从骨盆下方看过来，胎方位有右枕横、左枕

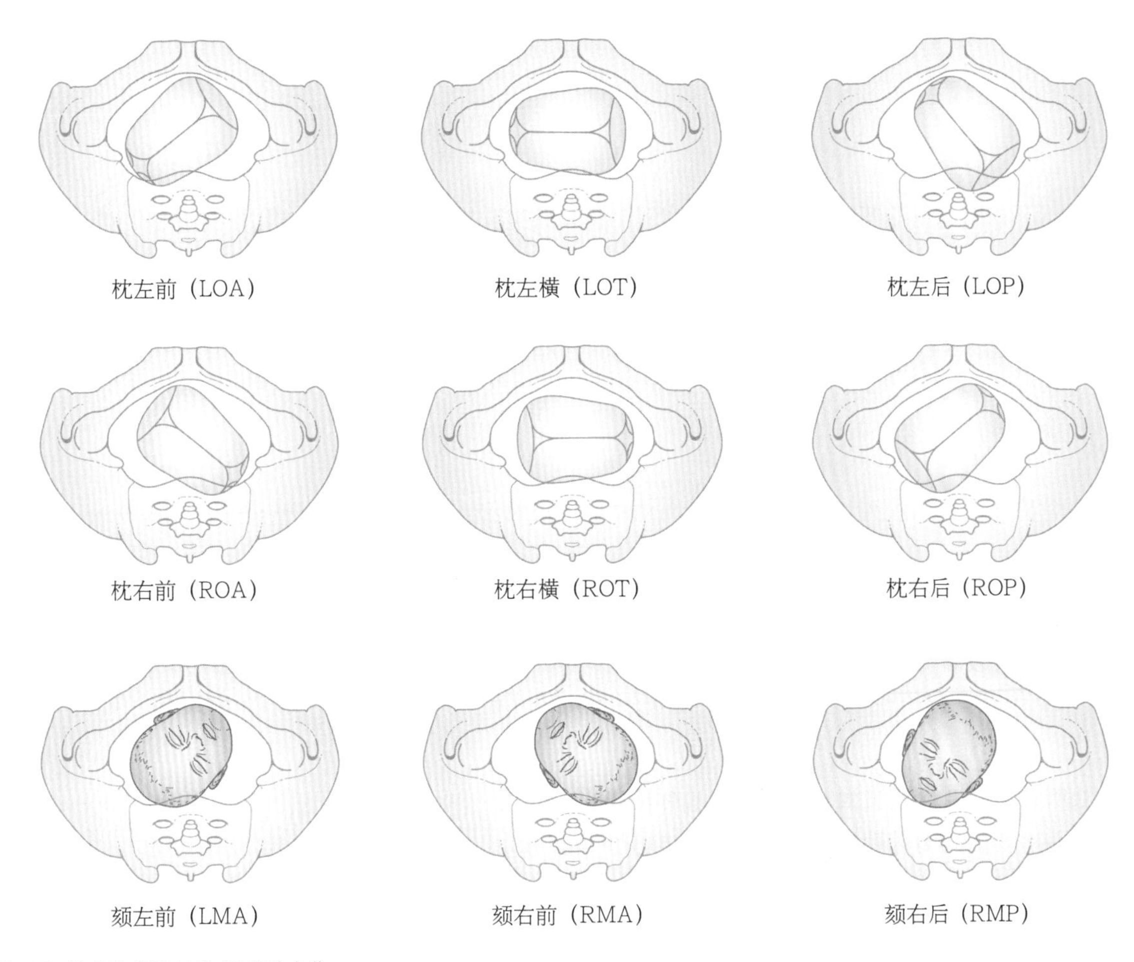

图6–17 头顶先露和面先露的胎方位

横、左枕前、左枕后、右枕前和右枕后位。直到进入第二产程，胎头才会出现正枕前或枕后位。

在面先露中以颏为前缀，臀先露中以骶为前缀。而对于额先露不给予这样的描述，因为在阴道分娩的机转过程中这种先露都会被纠正。

胎方位可以通过腹部触诊触及胎儿前肩来确定。如果胎儿前肩靠近中线且容易触摸，那么胎方位是前位。若不易触及或肢体非常明显，则胎方位可能是后位。

然而，胎先露的方位在进入产程后，通过触诊骨缝和囟门或直接触及臀先露可以更为准确地判断出来。

胎头俯屈的程度也是可以判断的。在腹部触诊时，如果胎头俯屈不好或仰伸状态，往往可以在胎儿枕部及胎背间触及颈沟并且可触及胎头偏大。

入盆和衔接

胎头进入骨盆的过程被描述为5个阶段（图6–18）。当最大横径（双顶径）通过真骨盆入口时为胎头衔接。当胎头衔接后，胎头定，只有2/5可以被触及。经腹感觉是比较困难的。

！如果胎头偏小，那么即使衔接也有可能是可活动的。而胎头较大时即使尚未衔接胎头也可能固定于骨盆边缘。通常情况下，如果胎头很容易经腹部触及则尚未衔接，反之若头先露深入衔接后则很难经腹触及。

如果我们实在很难定位到胎头位置，则要考虑两种情况，胎儿臀位胎头位于母亲的肋弓内，或是无脑儿。

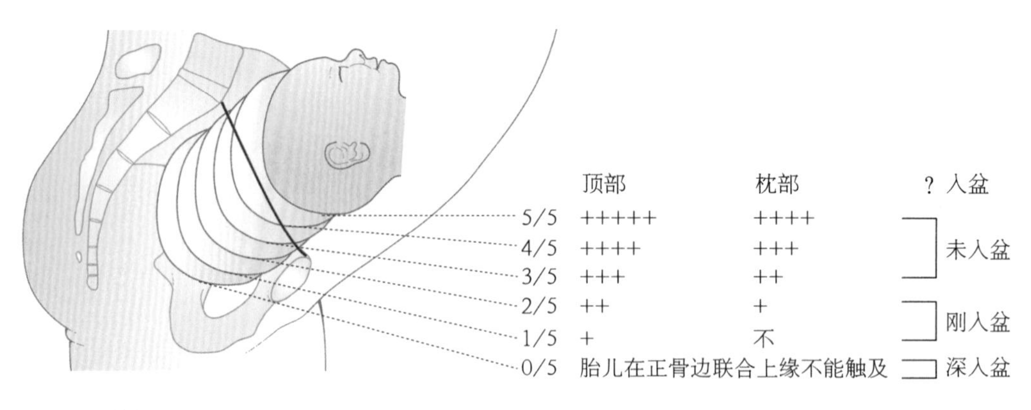

图6-18 胎头入盆

在这种情况下，我们应当进行阴道检查，可以在坐骨棘水平触及胎头衔接的先露部位。

听诊

胎心听诊是产科检查里面的常规项目。标准操作是使用一个手持式多普勒超声，仪器产生电信号进而识别和数出胎心数，以往只能通过比纳胎心听诊器获得胎心信息（图6-19)。胎心听诊的最佳时间为妊娠晚期，最佳部位是脐下胎儿前肩处（大约在耻骨联合至脐的中点附近）或是后位时在中线附近。臀位时胎心的最佳听诊在脐周。应当记录胎心的频率和节律。

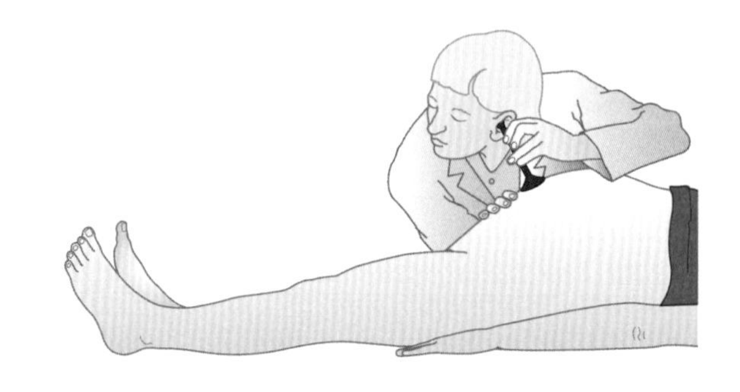

图6-19 胎心听诊

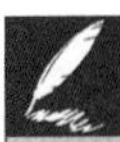

基本信息

孕产妇人群统计数据

- 年龄、身高和体重（身体质量指数）
- 社会经济地位，家庭的支持
- 吸烟、药物滥用和酒精或家庭暴力史
- 抑郁症和自杀未遂史
- 参与社会关怀与服务

产科病史：此次妊娠

- 月经史（末次月经日期、月经周期规律和长度、孕前是否使用避孕药）
- 使用内格莱氏法则计算预产期（EDD）（EDD=LMP减3个月，加7d或加9个月和7d）
- 计算从末次月经起的闭经时间以估计胎龄

询问妊娠相关常见症状

- 恶心和呕吐、尿频、过度倦怠、乳房胀痛
- 发病（加快）和胎动频率

询问与异常妊娠相关的症状

- 双足红肿热痛（深静脉血栓形成）
- 头痛、视力障碍、上腹部的疼痛或排尿减少（子痫前期）
- 阴道出血（产前出血）
- 流液（胎膜早破）

既往孕产史

- 既往妊娠失败史（自然流产、异位妊娠和人工流产）
- 既往成功妊娠史，即分娩
- 死产或新生儿死亡
- 分娩方式（自然阴道产、阴道助产、没有辅助阴道和腹部）
- 胎龄、出生体重和新生儿性别
- 既往产前或产后并发症

既往史

- 糖尿病（妊娠期1型，2型）、心脏疾病、高血压、肾病、传染性疾病如艾滋病毒、乙肝或丙肝
- 深静脉血栓或肺栓塞
- 精神疾病

检查

- 常规检查（面色苍白，发绀，黄疸，牙齿、甲床）和系统检查（CVS、RS、腹部）
- 收缩期血流杂音是常见的，其余则需要心脏病学相关的全面检查
- 如有临床指征则检查乳房和乳头

窥器检查

- 要排除产前出血的常规原因（宫颈息肉、肿瘤）和胎膜早破（基于病史）

阴道检查

- 临床骨盆测量，评估宫颈扩张和先露下降情况（以评估产程进展）

产科触诊

- 视诊（腹部的形状、黑线、妊娠纹、手术瘢痕、胎动）
- 触诊（测量耻骨联合到宫底高度，确定先露、先露位置、是否入盆，估计羊水量及胎儿体重）。
- 听诊胎心

7

第7章

正常妊娠及产前保健

原著者 *Shaylee Iles*　　翻译 玛丽帕提·马尔旦 审校 陈 倩

学习目标

学习本章后应该能够：

知识点

- 描述常规产前保健的目标和模式
- 列出产前保健概念的关键元素
- 讨论滥用妊娠药物的风险
- 对比不断变化的妊娠人群统计数据
- 讨论既往孕产史对于规划产前保健的重要性
- 列出产前保健中使用的包括胎儿畸形筛查在内的常规调查
- 讨论抗-D免疫预防的作用

临床能力

- 进行常规产前就诊计划
- 对于妊娠期间的饮食和锻炼提供产前教育

专业技能和态度

- 考虑妊娠与社会和文化因素之间相互作用的重要性
- 考虑妊娠期间的安全原则

常规产前保健的目标和模式

产前监管能够提高一般健康水平和生殖能力是最近才开始的，并且于1911年在爱丁堡首次引入。在很多社会中，无法实现产前保健，或者说由于社会或宗教原因，就算可供使用但也无法实施。不幸的是，在那些需求很大及那些跟营养不良或营养过甚有关产前功能失常的地区中，产前保健的匮乏往往是最常见的。

产前保健的基本目标：

- 保证产妇在妊娠期和产褥期期间有最理想的健康状况。
- 检查并治疗在妊娠期间出现的与母亲和胎儿相关的疾病，并且能够保证妊娠预后使得母子健康平安。

上述目标的实现依赖于很多措施，如需要依据产妇的既往病史，需要将各筛选检查结果和教育背景、情感支持、对于胎儿发育的监测及妊娠期间的产前保健相结合。

在1912年，一批产前保健机构首次制定了关于产前检查频率的协议。根据协议建议，从妊娠第8周至28周期间，每月进行一次产前检查，在妊娠第

28周至36周期间应每两周进行一次产前检查，随后直至胎儿出生前应每周进行一次。在现代产前保健中，产前检查的时间，尤其是对于孕初28周内的产妇而言，检查时间往往与各项筛查时机相契合。对于正常妊娠者而言，减少产前检查的次数不会影响产妇及围生期预后，然而这会降低产妇的满意度。

产前保健的实现需要结合多个机构，需要全科医生、助产士及产科医师之间以协作医疗模式共同合作才能完成。妊娠具有很高的风险，因此需要产科医师及母婴用药专家的悉心护理。应在早期产前检查时进行风险分级评估并且进行相应的护理计划。例如那些由澳大利亚助产士学院或由国家健康和临床研究所（NICE）提供的会诊及转诊指南将有助于评估风险及选取最合适的护理模式。

孕前保健及维生素的补充

理想情况下，所有女性应在妊娠前接受卫生保健专业人士提供的孕前保健及咨询。这个角色通常由女性的全科医师所扮演。与医师的会面可以有机会进行筛查并且对于妊娠及早期妊娠护理提供专业建议。

孕前保健的基本要素包括评估对于风疹、水痘和百日咳疫苗接种的必要性。如果既往疫苗接种史或感染史不详，则需进行血清学检查。血清学检查结果阴性或疫苗期限已到期，则需进行免疫接种。因为上述疫苗为减毒活疫苗，因此建议女性在接种28d内使用充分的避孕措施延迟受孕。由于在妊娠期间感染流感后的严重相应并发症的发病率持续增长，因此对于那些计划或已经妊娠者建议接种季节性流感疫苗。如有必要，本次就诊检查也是行宫颈细胞学检查的理想机会。

还应给予关于饮食和补充维生素的建议。我们建议所有女性在妊娠前一个月及孕初3个月内补充叶酸（每天400 μg），这能够有效降低神经管发育缺陷的发生率。对于某些高风险人群如服用抗癫痫药物者、肥胖女性、患有糖尿病的女性或有神经管发育缺陷病史的女性则推荐服用高剂量叶酸（每天5mg）。在食用碘缺乏的地区或国家还推荐每天补充150 μg的碘以帮助胎儿大脑发育。有些国家通过使用加碘盐烹调来解决了问题。

还可以对女性的身体状况包括用药情况进行评估和优化。这为讨论妊娠对身体状况的影响及用药情况对妊娠的影响提供了一个机会。应当适当的改变用药或者减少用药剂量。关于优化治疗方案最为合适的是参照专家医师同行的建议。

还应对受孕前健康状况的优化提出建议，如进行营养饮食并且有规律地适当的活动，围绕合法药品和违禁毒品的使用进行探讨。

妊娠期物质滥用的风险

吸烟

吸烟对胎儿的生长和发育有不良影响，因此在妊娠期忌吸烟。这些不良影响的机制如下（图7-1）：

- **一氧化碳对胎儿的影响。**一氧化碳对于血红蛋白的亲和力为氧气的200倍。新鲜空气一氧化碳的含量达0.5ppm，而在香烟中能检测到的一氧化碳高达60 000ppm。一氧化碳会将胎儿和孕妇血红蛋白的氧解离曲线左移。对于孕妇而言一氧化碳饱和度会上升，其中产妇本身升高8%，胎儿中升高7%，所以这会对氧气的交换造成特定的干扰。
- **尼古丁作为血管收缩药对于子宫胎盘血管的影响。**关于输注尼古丁对心输出量影响的动物实验表明高剂量输注时会造成心输出量和子宫胎盘血流量的减少。然而，在吸烟者中检测到的剂量为上述剂量的5倍，但是并未出现可测量的影响，因此尼古丁不太可能因为减少子宫胎盘血流而造成任何不良影响。
- **吸烟对胎盘结构的影响。**可以发现胎盘的形态会发生改变。可以观察到滋养层的基底膜出现不规则增厚以及一些胎盘毛细血管出现管径缩小。但是这些变化并不一致且不显著，并且不与任何胎盘尺寸的减小有关。在被动吸烟的女性中没有发现上述形态学改变。

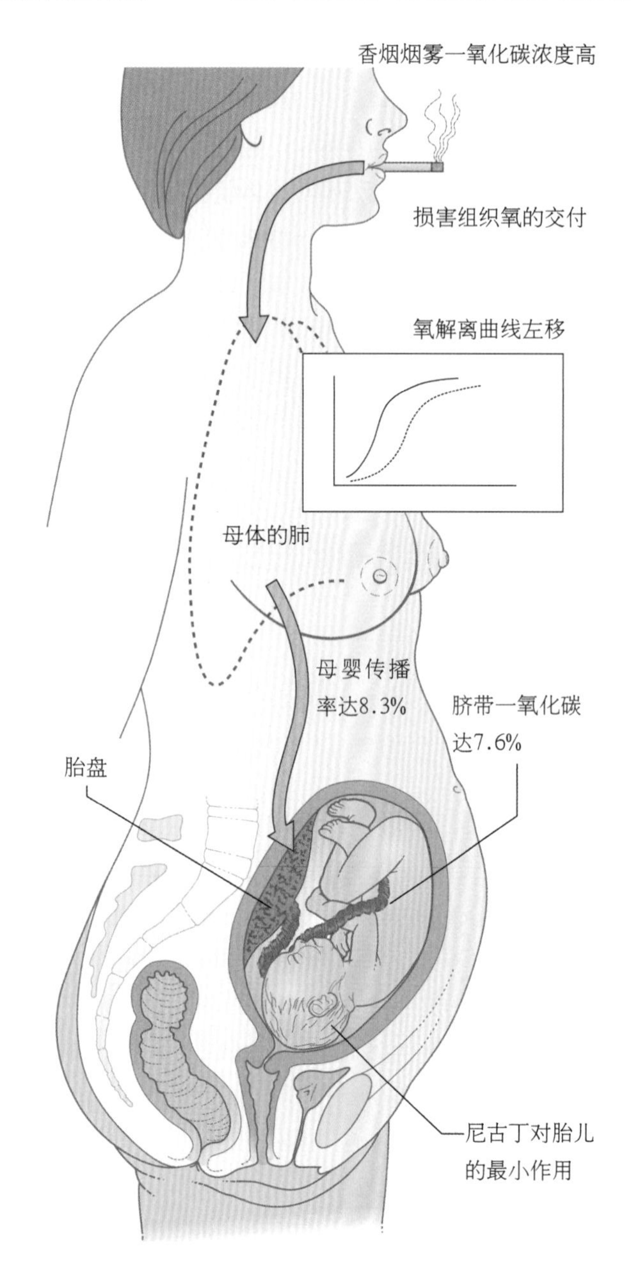

图7-1 吸烟对胎盘胎儿组织的影响

- **对围生期死亡率的影响。** 妊娠期吸烟会减少婴儿的出生体重，并且会减小身长。吸烟会直接造成围生期死亡率的增加，对于日吸烟量达20支的妇女而言，该风险可达20%，对于日吸烟量多余一包的女性而言为35%。因此建议产妇在妊娠期间戒烟。

自相矛盾的是，有很多证据表明在妊娠期吸烟的女性中发生子痫前期的比率显著降低。然而，如果这部分产妇发展为子痫前期，她们发生流产的风险显著增加。

饮酒

过度饮酒（每日超过8标准杯）与一种称为胎儿酒精综合征的特殊综合征相关。这种婴儿的特征包括生长迟缓、复合结构缺陷，尤其为面部缺陷、多处关节异常及心脏缺陷。然而，这些问题出现在那些日饮酒量达80g酒精的女性中，并且这些女性中几乎多不可避免的伴有膳食摄入量不足。这相当于每日摄入8U量酒精，1单位量相当于一杯葡萄酒（200ml）或半品脱啤酒或窖藏啤酒。随着对胎儿酒精谱系障碍认识的日益加深，认为这是由于在妊娠期饮用依赖剂量的酒精导致的一系列胎儿神经发育及行为异常。目前的研究还不清楚在妊娠期饮用酒精的安全量为多少，因此最安全的选择就是放弃各种酒类的饮用。而事实上，责任在于女性总是可以找到理由去饮用酒精。没有证据表明，女性偶尔出于社交需求少量饮酒会产生不利影响。

违禁毒品的使用

妊娠期间常见的毒品滥用通常为海洛因、安非他命、可卡因和大麻。所有这些毒品都会对产妇和胎儿造成不良影响，但是多数不良影响与生活方式与营养不良有关。

海洛因成瘾与胎儿宫内发育迟缓、新生儿死亡、早产发生率的日益增长有关。此外，约有50%的暴露于海洛因的胎儿会出现出生后戒断症状。产妇应该筛查HIV、梅毒、衣原体及淋病，并且应提及毒品成瘾以进行海洛因的戒断以及使用美沙酮或丁丙诺啡进行替代治疗。

安非他明的使用在过去的10年中已经成为一个日益突出的问题。妊娠期使用安非他明与流产、早产及生长发育迟缓的风险增加有关。参照有关毒品成瘾服务的建议，建议尽早戒毒。

使用可卡因会导致产妇心律失常及中枢神经系统损害，并且还会导致胎盘早剥、胎儿生长受限及早产。对于可卡因成瘾的管理方法为针对性的戒毒。

尽管已经有动物实验表明，9-四氢大麻酚的活性成分具有致畸作用，但是大麻对妊娠没有明显不良反应。大麻的使用通常伴有大量的烟草吸入，其严重不良影响见于前述。

不断变化的妊娠人群统计数据

产妇的年龄是决定产科保健预后的一个重要因素，产妇年龄的两级分化与风险的增加有关。近年来，在发达国家产妇年龄的中位数持续增长，目前其值为30岁。造成该现象的原因较为复杂，与社会、经济和教育等多因素有关。在35岁以上年龄组妊娠率持续上升（目前为总出生人数的23%），40岁以上年龄组也是如此（总出生人数的4%），然而，在45岁以上年龄组产妇中该比例持续较低。

辅助生育技术（ART）的使用增加了对产妇的年龄中位数与后续影响。在澳大利亚和英国，约有3.2%的新生儿得益于辅助生育技术。除此之外，多胎妊娠的比率也持续增长，目前大约为所有产妇中的1.6%。这主要是因为辅助生育技术使用的增加和产妇年龄的增长。辅助生育技术妊娠中多胎妊娠的比率约为成功妊娠数的10%。

未成年妊娠的比率持续降低，目前为所有分娩数的4%。

每位女性分娩的婴儿绝对数仍然较低，约75%的产妇生有他们的第1或第2个婴儿。产妇第1次成为母亲的中位年龄仍持续上升，目前为28岁。

女性积极参与产前保健，其中超过98%的女性至少有一次产前保健就诊及有92%有5次或更多次就诊。约7.5%的产妇出现早产，其大多数发生在妊娠32周后。

约有75%的产妇在分娩时使用镇痛药，通常为一氧化二氮，随后为阿片类药物，随后为区域性的麻醉技巧（主要为硬膜外麻醉，约为30%）。产妇在第1次分娩时使用镇痛药的比率约为85%。随着产妇年龄的增长，剖宫产的比例也逐渐升高。

预约就诊

关于产前既往病史和常规临床检查的讨论见于第6章。然而，某些观察应该强调在第1次就诊时进行，并且最好这些观察应在妊娠的前10周完成。产妇的身高和体重的测量很重要，该数值对妊娠预后的预测有重要价值。如果孕妇的身高体重指数[BMI<20，其估算方法为体重（kg）除以身高的平方（m^2）]偏低，则会导致胎儿生长受限和新生儿死亡风险增加。对于BMI指数较高的女性，越来越多的人认为其会增加产前及分娩时的风险，当BMI高于30时风险开始增加。

应尽快开始初始血压的测量，因为有证据表明，如果产妇有高血压，很可能其妊娠之前就有。

产妇既往孕产史，包括分娩方式

记录中应包括所有既往孕产史，包括流产和终止妊娠史，以及每次妊娠持续时间。尤其重要的是需要注意以往孕期出现的并发症、分娩细节、分娩的持续时间、分娩的方法和当时的情况介绍及各新生儿出生体重和性别。分娩方式会影响当次分娩（自然分娩、协助分娩或剖宫产），因此需要进一步探讨。如果对于本次妊娠的适当咨询有帮助则应寻找既往手术史。

还应注意每个婴儿在出生时的状况及是否需要收入婴儿特殊护理病房。

产褥期的并发症如产后出血、严重会阴裂伤或伤口破裂、生殖道感染、深静脉血栓或母乳喂养困难可能都与当次妊娠有关。

推荐的常规筛查

从第1次就诊开始，就推荐了很多筛查项目。一些项目会在随后的妊娠过程中重复检查。现在这些检查项目的遗漏会成为医疗实践不规范的证据，因此这些检查具有如同临床相关性一样具有法医学重要性。

血液学检查

贫血是一种在妊娠期常见的疾病，并且在多数地区是因为铁元素缺乏，还跟铁储备的消耗或铁的摄入减少有关。超过90%的妊娠期病理性贫血与铁缺乏有关。然而，其也可以是巨细胞性，与叶酸或维生素B_{12}的缺乏有关或与寄生虫疾病相关。

应在首次就诊时测定血红蛋白浓度和全细胞计数，并且在第28和第34周时再次测定。对于铁摄入缺乏的女性应在妊娠初期开始给予口服铁补充剂。对于那些族群性异常情况者如地中海贫血或镰状细胞病常见族群应常规筛查血红细胞病。

血型和抗体

所有产妇应该明确其血型并且在妊娠初期检查红细胞抗体。对于Rh抗原阴性的女性，应在其首次就诊（最好为妊娠早期）时检查Rh抗体并且在随后妊娠第28周时再次复查。A、B、O血型抗体也可能会给胎儿和新生儿带来问题，但是目前没有逆转该问题的方法。

抗D–免疫球蛋白的应用

约15%的白种人女性为Rh阴性，她们容易在妊娠之后或妊娠期间出现抗D抗体。抗D抗体的出现会对产妇健康构成危险，甚至会因为预先形成的抗体穿过胎盘屏障后攻击Rh阳性胎儿的红细胞从而危及胎儿后续的存活。其对胎儿及新生儿的影响可能是很大的，具体包括贫血、水肿、新生儿贫血、黄疸、核黄疸或胎儿宫内死亡。有项可以最早追溯到20世纪60年代的强有力证据，在产后使用药物抗D免疫球蛋白（anti–D Ig）控制可以大大降低这种并发症的发病率。

在过去的几年中，抗D免疫球蛋白只用于那些出现在妊娠期致敏或分娩过Rh阳性婴儿的产妇。在出生后72h内使用，该剂量能够降低约1.5%的Rh抗原同族免疫作用风险。应在第1次使用前通过流式细胞术（若有条件使用）或胎儿血红蛋白酸洗脱试验方法对母婴出血水平及后续治疗所需剂量进行定量。

致敏作用包括正常分娩、流产、妊娠终止、异位妊娠、有创产前诊断、腹部创伤、产前出血或体外胎头倒转术。

由于现在抗D免疫球蛋白可随时购买，因此在妊娠28周和34周预防性使用抗D免疫球蛋白成为常规标准（图7–2）。这可以预防除0.2%Rh阴性产妇以外的所有产妇因Rh阳性胎儿产生免疫，因为在那些小比例女性中来自胎儿灌输的红细胞会压制使用的抗体剂量。这是上述适应证以外的情况。

感染的筛查

风疹

所有女性都在其11～14岁接种过风疹疫苗，一般是以学校为基础的疫苗接种计划内完成。直至她们准备第1次受孕时，仍发现有22%的未生育女性为无免疫状态，也有1.2%的经产妇为无免疫状态。约50%无免疫状态的妇女先前接种过风疹疫苗。所有血清反应阴性的妇女应该在产后立即接种疫苗。虽然没有直接证据提示产后在接种疫苗前后

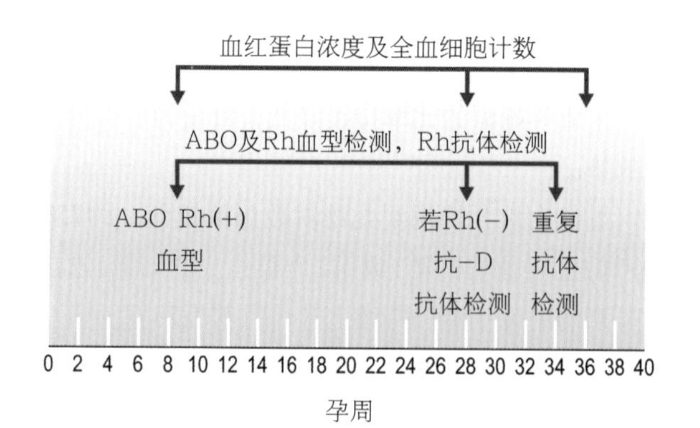

图7–2 常规检测和估算血红蛋白及检测和使用Rh抗体的日程安排

与胎儿异常率增加显著相关，通常建议在接种疫苗1个月后避免受孕。无免疫力的女性建议应该避免接触感染者。任何临床疑似感染应行血清配对检测，最好是使用在预定检查时的原始样本。

梅毒

对于梅毒推荐常规筛查。尽管现在较为少见，并且该病现在可治愈，如果不治疗会造成新生儿后遗症。目前有很多种检查可供选择。

非特异性检查　乏色曼反应是一项补体结合试验，是第一个成功用于临床实践的描述性血清学试验。该试验依赖于血清中存在的梅毒螺旋体抗体，该抗体会与类脂胶态悬浮体结合从而形成明显的絮状沉淀。一项类似的被广泛使用的絮状沉淀检查为性病研究实验室试验（VDRL），其用的是心磷脂抗原。常用的是快速血浆反应素试验，因为该实验较为廉价，主要用于梅毒筛查以及用于梅毒治疗反应的随访检查。这些试验面临的问题是它们可能会提供一个假阳性结果，这与疟疾感染、病毒性肺炎或与自身免疫性疾病如红斑狼疮、溶血性贫血、桥本甲状腺炎或类风湿关节炎有关。性病研究实验室试验结果会在接受治疗6个月内转为阴性，因此在对于治疗效果的检测上有重要作用。

特异性检查　当对于诊断结果有疑问时，应该使用特异性检查。梅毒螺旋体固定（TPI）试验是目前可用的最具有特异性的检查，该试验是基于梅毒患者由于补体作用在其血清中又结合了毒性梅毒螺旋体的抗体。也可在患有雅司病及其他梅毒螺旋体疾病中出现阳性结果。其他特异性检查包括荧光梅毒螺旋体抗体（FTA）试验和梅毒螺旋体血凝（TPHA）试验。

肝炎（详见第9章）

妊娠期一般筛查都会检测乙型肝炎和丙型肝炎。对于处于感染风险的婴儿建议乙型肝炎的被动及主动免疫接种，对于其他所有婴儿则建议被动免疫。在90%的情况下完整的疫苗接种能保护婴儿免于乙型肝炎感染。

人类免疫缺陷病毒

关于人类免疫缺陷病毒（human immunodeficiency virus,HIV）的检测都是基于检测血清中的HIV抗体。该病毒可以复制和生长，但这是一个比较困难的过程。这种病毒偏好辅助型T淋巴细胞，会改变辅助型T细胞/抑制型T细胞比率。然而，即使存在病毒感染，所有这些检查的结果也有可能为正常。其中最重要的混杂因素是HIV病毒抗体在病毒潜伏期无法测出。

由于抗体经胎盘的传播，血清阳性的母亲会产下血清阳性的婴儿，但这可能并不表明该婴儿有活动性感染。然而，如果不采用积极的治疗方案会有高达45%的婴儿感染HIV。现在治疗方案可以有效地降低传染率，可降低到2%以下，所以强烈建议对有孕妇进行筛查，并且对阳性采取相应的措施，避免母乳喂养产生性对新生儿进行抗病毒治疗药（详见第9章）。

B族链球菌

B族链球菌（GBS）是革兰阳性菌，是常见的胃肠道共生菌。可以在多达25%的产妇的阴道中培养出该细菌，这可能是导致尿路感染的原因之一。在阴道分娩的时候就会有传染给婴儿的风险。在早产和羊水破裂时间延迟的情况该风险会增加。新生儿感染的发生率为每1000新生儿中有1～2名，这会导致与较高的发病率和死亡率相关的严重败血症。目前90%的感染发生在婴儿出生第1天，但有时也会较晚地出现在出生3个月后。

可以通过阴道和直肠拭子检测到这些细菌，通过在分娩阶段静脉注射抗生素可以降低母婴垂直传播的发生率。很多国家推荐在妊娠34～36孕周时用阴道下段拭子筛查GBS，但是这种方法目前还没有普遍适用。

尿路感染

筛查无症状的菌尿证明是有用的。致病菌超过10 000个/ml表明有严重菌尿症。在妊娠期，包括急性肾盂肾炎在上尿路感染的发生率会升高，这会与流产、早产及产妇的发病率有关，对于无症状性菌尿症进行早期治疗可以降低上述感染的发生率并能因此改善产妇的健康。

妊娠期糖尿病

妊娠期糖尿病会增加胎儿胎死宫内、死产以及新生儿并发症的发病率。筛查程序遵循以下两个路径：

- 通过病史筛选：①既往妊娠时患有妊娠期糖尿病或糖耐量减低；②患有糖尿病的直系亲属；③无法解释的死胎史；④先前有过体重超过4kg的巨大婴儿；⑤产妇体重>100kg或BMI>35；⑥反复发作的糖尿；⑦产妇年龄>30岁。

在这种情况下，应该使用75g或100g负荷剂量葡萄糖进行完整的糖耐量测试（GTT）。这种测试可以在预约就诊时进行，如果对诊断有疑问，可以在妊娠第28周再次测量。

- 一般筛查：相比于只是筛查风险因素，对于所有在26～28孕周的女性进行筛查可以发现更多患有糖耐量减低或糖尿病的产妇。改良GTT使用50g负荷剂量并在服用后1h测定血糖（葡萄糖筛查试验，GCT），如果血糖浓度超过7.7mmol/L则结果为阳性。该检查一般在正式的GTT后进行。

出于其实际执行困难和对于整个人群筛查的费用考虑，绝大多数机构更倾向于筛查高危人群，尤其是在那些大型妇产科医院。

胎儿畸形的筛查

胎儿结构异常占所有新生儿死亡原因的20%～25%以及约占婴儿1年内死亡数的15%。因此有强有力的理由建议进行早期检查，并且在情况允许时终止妊娠。主要的身体结构异常的发生率见于表7-1。先天畸形是社会经济损失的标志之一。

这些异常通常是通过超声扫描来发现，将在第10章进一步讨论。

表7-1 身体结构异常

异常类型	发生率（每1000人）
心血管	6
颅脑脊柱	3～7
肾脏	1
胃肠	1

颈部透明带和生化筛查

关于21三体综合征（唐氏综合征）筛查已成为绝大多数产前保健的常规检查内容，但也不是在所有国家都进行。进行这种有创检查符合逻辑的后果就是，当有证据表明存在染色体异倍性则终止妊娠。尽管当终止妊娠不作为选项时该检查的价值会降低，但是阳性结果可以帮助父母去做好准备迎接不正常婴儿的出生。通过使用生化和超声检查进行筛查。很重要的一点是做检查的女性应该明白这些检查只是一种筛查，具有其局限性。医师不可能检测出每一个异常婴儿，而且高风险的结果也并不一定就说明该胎儿会受影响。尽管在年龄超过35岁的产妇中出现唐氏综合征的比例增高，如果只根据产妇年龄而进行筛查，则不能尽可能地筛查出所有受影响婴儿，因此建议所有年龄段的产妇进行筛查。唐氏综合征的筛查主要是通过超声检查测定颈部透明带，该检查时为了测定婴儿后颈部的皮下积水厚度（详见第10章，图10-6）。该结果结合了产妇年龄和各生化检查结果来提供关于胎儿出现21、13和18三体染色体异常的风险（详见第10章）。

常规产检保健的时间安排

随访

尽管产前保健的模式随着环境及妊娠的正常或其他变化而改变，产前保健就诊的一般模式是围绕各检查的进程及产妇的生育史和既往病史来进行。在每次就诊时都会测量血压，并且会记录耻骨联合至子宫底的高度，甚至需要产妇知情同意这种观察项目有一定局限性，可能并不能发现胎儿功能发育受限的问题。如果在每次就诊时完成一系列超声检

表7-2 产前保健就诊安排

第8～12周	初次就诊，确认妊娠，寻找孕妇既往病史的危险因素。对建议者行子宫涂片检查，对一般健康状况、吸烟和饮食提供建议。测量产妇体重并建议补充叶酸和碘。预约B超检查并扫描多胎妊娠
第11～14周	如果要求则筛查染色体三体±颈部透明带，并进行血液检查。确认预约安排。如果有贫血的证据则提供关于膳食中补充铁的建议
第16周	确定所有血液学检查结果。提供常规的超声异常扫描
第20周	确认超声检查结果以及血压、子宫高度
第24周	测量血压、子宫高度、胎儿活动情况
第28周	测量血压、子宫高度、胎儿活动性，全血细胞计数和抗体筛查。如果为Rh抗原阴性则使用抗D免疫球蛋白，糖耐量测试
第32周	血压、子宫高度、胎儿活动性、当怀疑胎儿生长情况或低位胎盘时检查胎儿生长情况
第34周	常规检查，为Rh抗原阴性妇女使用第二剂抗D免疫球蛋白，B族链球菌的阴道和直肠拭子检查，全血细胞计数
第36周	血压，子宫高度，胎儿活动性，确定情况
第38周	常规检查，胎儿活动性，产妇健康情况
第40周	常规检查，胎儿活动性，产妇健康情况
第41周	常规检查，通过骨盆检查评估宫颈有利程度，胎心监护，羊水指数，关于引产术进行个性化保健并进行不间断的评估

（改编自Kean L，2001，常规产前管理，Curr Obstet Gynaecol 11：63-69）

查则会有较高的检出率，但是这对于低风险的产妇来说是不必要的，并且可行性不高。在表7-2中列出了建议的产前就诊检查规划。

一般来说，如果产妇能够通过早期超声准确的确定日期那么孕周就可以确定，在41孕周后进行引产术可以降低羊水粪染、巨大胎儿的发生率及胎儿和新生儿死亡的风险。虽然有Meta分析表明，引产后，剖宫产率和器械助产有所减少，但是在对照组中并没有使用前列腺传统方法引产，前列腺素方法促宫颈成熟和引产。

产前教育

产前保健的一个重要而且主要的组成部分就是对孕妇和伴侣进行关于妊娠、分娩及如何照料婴儿的教育培训。该进程应该在妊娠前作为部分学校教育内容开始，然后在整个妊娠期和产褥期继续培训。可以实现上述目标的方法有很多，但是通常妊娠期的产前培训班就能满足孕产妇的要求。最好那些参与通常的产前教育和引产培训的员工是为产妇进行引产的团队成员，以便让该培训进程和产前保健可以视为一个整体。

饮食建议

妊娠期间饮食的重要性是毫无疑问的。严重营养不良会导致宫内生长迟缓、贫血、早产和胎儿畸形。较小程度的营养不良也可能会增加胎儿畸形的发生率，尤其是神经管缺陷，因此提供关于饮食的建议很重要，并且需要在整个妊娠期和产褥期都能保证一定质量和数量的合理饮食。

显然，由于种族群体和体型的不同则饮食的性质也会有很大差异，但是总的一般原则建议是需要满足产妇和日益生长的胎儿的需求。

应该在妊娠早期提供关于罹患李斯特菌风险的建议，并且建议避免高风险食物如软干酪、肉类熟食、色拉条及软冰激凌。

能量摄入

妊娠中晚期期间因孕妇和胎儿新陈代谢所需的能量摄入总量为2000～2500kcal/d。对于处于产褥期的哺乳产妇该需求量会增加值3000kcal。

蛋白质

在大多数国家优质蛋白都较为昂贵，在阿根廷和澳大利亚等国家例外，在欠发达国家可能会出现缺乏。然而在那些选择拒绝肉及肉制品摄入的人中也可能会出现蛋白质的缺乏。动物蛋白获得来自肉类、家禽、鱼、鸡蛋和奶酪；植物蛋白主要来自于坚果、扁豆、豆类。平均每天摄入60～80g是较为合理的。那些仅通过蔬菜来源满足蛋白质摄入的女性则可能需要补充维生素B_{12}。

脂肪

脂肪是均衡饮食的重要组成部分。必需脂肪酸在细胞生长和预防妊娠期高血压的发展方面有重要作用。脂肪也是一种重要的能量来源，并且是脂溶性维生素包括维生素A、维生素D和维生素K的来源。

动物脂肪可见于肉类、鸡蛋以及乳制品，其内包含较高比例的饱和脂肪酸。另一方面，植物脂肪也很重要，因为植物脂肪中含有不饱和脂肪酸，如亚油酸等。

糖类

糖类是母亲和胎儿主要的能量来源，饮食是在妊娠期间饮食的重要组成部分。然而，糖类的过量摄入会导致体重超标和脂肪堆积，所以一个合理摄入糖类的平衡膳食是必不可少的。特别需要牢记的是母体和胎儿血液葡萄糖水平是紧密相关的，而血液中的葡萄糖又是胎儿能量的主要来源。

矿物质和维生素

除了叶酸和碘剂（某些情况），没有必要在妊娠期常规补充铁和维生素。然而有证据表明，在饮食摄入不足或多胎妊娠的情况下，应从妊娠早期补充铁剂和维生素。

在妊娠期对于铁、钙、碘和多种微量元素如镁、磷的要求会增加。这些微量元素存在于瘦肉、各种核果、豆类、乳制品以及海产品中。

维生素A和维生素B存在于肾、肝和深绿色蔬菜中。维生素B_2存在于全谷类食物中、维生素B_5则存在于鱼类、瘦肉、家禽和坚果中。

抗坏血酸对胎儿的生长和产妇的健康至关重要，它存在于柑橘类水果、球芽甘蓝和西兰花中。维生素D和叶酸也很重要。在妊娠期的维生素D缺乏正变得越来越普遍。那些由于宗教原因用衣服裹住全身以及因担心皮肤癌减少日光照射的女性就会有维生素D缺乏的风险。建议妊娠初期就检测并补充。叶酸缺乏仍然较为常见，其与妊娠期巨幼红细胞性贫血的进展有关。绿色蔬菜、坚果和酵母都是叶酸的丰富来源，这些东西都较为廉价，而且可以在超市里买到，因此不该出现缺乏趋势的增长。

然而确实存在缺乏趋势的增长，这一般与挑食有关，而不是由于经济压力。这种情况可以通过补充叶酸来克服。在一些城市郊区，叶酸缺乏正趋于成为营养不良模式的一部分，因此需要妊娠早期就预料到相关情况以便可以补充铁和叶酸。

在表7–3中列出了关于饮食的通用建议。

表7–3 关于妊娠期食物推荐的一般建议（每天的数量，除非另有说明）

	食物	数 量
乳制品	牛奶	600～1000ml
	奶油	150g
	奶酪	1份
肉类	鸡肉、猪肉或牛肉	1周或更长时间1次
	肝脏	2份
	鱼类	每周1次或2次
蔬菜	土豆	1～2份
	其他	1～2份
	沙拉	自由
水果	柑橘类	1份
	其他	2～3份
谷类	小麦、玉米、大米、意大利面	4份

1份=半杯

妊娠期的运动锻炼

应该鼓励孕妇在妊娠期间进行适宜的运动。随着妊娠的进展，由于腹围的改变导致的身体的限制和产妇平衡性的变化，因此运动也将逐渐受到限制，但是在妊娠早期没有必要限制体育活动超过通常觉得运动过量和疲劳的限度。但是也有因此出现妊娠失败的个案。游泳是一项很有用的运动形式，尤其对于妊娠晚期，水可以托起产妇增大的腹部。

妊娠期性生活

除了腹部增大造成的身体上的困难，在正常妊娠的任何阶段并没有关于性生活的禁忌。然而，对于有证据表明，有流产危险或先前有频发流产者，避免性生活是较为明智的选择。因为有引起感染的风险，因此当有证据表明早产胎膜破裂及有产前出血病史者，避免性生活也是明智的选择。已经明确有胎盘前置的产妇也建议避免性交。

乳腺护理

除非存在对胎儿或产妇预后造成不良影响的紧急，则应该鼓励所有女性进行母乳喂养。既往的胸部损伤或明显的乳头内翻会导致母乳喂养困难。存在于母乳中的药物可能会对婴儿有害，因此这些情况也是母乳喂养的禁忌。对于那些存在感染的产妇如HIV感染，母乳喂养也是禁忌。然而这些情况都是不常见的，多数情况下建议进行母乳喂养，这对产妇及婴儿都有好处。

应该鼓励在产前保持良好的个人卫生包括乳房的护理。初乳有可能会从乳头漏出，尤其是在妊娠晚期，特别常见于经产妇。应该使用合适的产妇乳罩来托起乳房。在产前对于那些有哺乳喂养困难潜在危险因素如乳腺手术的产妇推荐哺乳顾问提供建议。

社会和文化意识

对于前来产前保健的女性而言，妊娠和分娩构成了她人生的特殊阶段。充分的讨论可以让医疗保健医师得到产妇的理解，以及她个人生活的其他方面，包括社会和文化因素，可能会对妊娠预后产生深远影响。不同的文化信仰和预期、社会经济地位和家庭支持、相互竞争生命优先权和教育水平都能强烈影响妊娠预后。承认和尊重文化的多样性将帮助我们医师对所有女性提供合适和及时的产前及围生期保健。

妊娠期的安全规定

使用处方药和非处方药及补充和替代药物是很常见的。有些女性因为既往的疾病情况需要维持治疗，如癫痫和哮喘。在某些情况下需要在妊娠期需要治疗，如妊娠期糖尿病和血栓栓塞。简单的镇痛药、退热药、抗组胺药、止吐药是通常使用的。关于个别药物的风险和收益的讨论超出了本文的范畴。有关在妊娠期和哺乳期使用药物安全性的大量信息可见于药物的药品说明。著名的网络资源如www.motherisk.org可以随时登陆浏览并且经常会很有用。在妊娠期使用处方药最安全的做法就是总是去检查说明书。很多药物已经明确说明在妊娠期及哺乳期使用没有不良影响。

总的来说，简单镇痛药最好建议使用对乙酰氨基酚痛，这是妊娠期相对较为安全的药物。非甾体类抗炎药由于其对胎儿的影响禁止使用。甲氧氯普胺是在妊娠期包括胎儿形成的妊娠早期可以安全使用的一线止吐药。

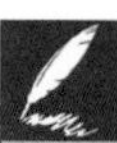

基本信息

产前保健的基本目标

- 保证最佳的产妇保健
- 发现和治疗异常来确保母亲和婴儿的健康

孕前保健

- 如前述，对风疹、水痘、百日咳以及流感进行免疫接种
- 叶酸和碘的补充
- 优化产妇保健

妊娠期间有毒物质的使用

- 吸烟
- 酒精
- 毒品

不断变化的妊娠人口统计资料

- 日益增长的产妇年龄
- 日益增多的辅助生育技术

常规筛查

- 行血液学检查来发现贫血以及易感人群的异常血红蛋白疾病
- 血型和抗体；预防溶血性疾病

感染筛查

- 风疹、水痘、梅毒、乙型和丙型肝炎，HIV，B族链球菌

筛查产妇异常

- 糖尿病
- 尿路感染

胎儿畸形的检查

- 颈部透明带
- 妊娠中期超声检查
- 有创诊断性检查

产前培训

- 饮食建议
- 运动
- 性生活

第 8 章

8

产科疾病

原著者 *Henry G. Murray*　　　　翻译 赫英东 审校 陈 倩

学习目标

学习这一章之后，你应该能够：

知识点

- 描述主要产前妊娠并发症的病理生理、病因和临床表现
  - 妊娠期高血压
  - 产前出血
  - 多胎妊娠、臀先露
  - 胎位异常或不稳定胎位和过期妊娠

临床能力

- 制订对上述产科疾病进行初步调查和处理的计划
- 解释相应辅助检查的临床意义，包括血液和尿液试验的检查结果
- 向母亲和其配偶解释产科疾病的后果

专业技能和态度

- 和产妇及其家属交代，产科疾病可能导致的不良结果

妊娠期高血压疾病

高血压疾病仍然是发达国家中最常见的妊娠并发症，而且始终是导致孕妇死亡的三大元凶之一。发病率在不同国家存在显著差异，而且受到许多因素的影响，包括社会地位、种族群体和膳食摄入。在英国，这种疾病的发病率为所有妊娠的10%～15%，4%～13%的人口都会发生子痫前期，即高血压和蛋白尿。虽然大多数高血压病都与妊娠明确相关，而且在妊娠结束后消失，但是一些存在其他形式高血压症状的女性（如原发性高血压，或者由于肾病导致的高血压）也能受孕。这些疾病可能影响妊娠的结局，疾病本身的进展也可能受到妊娠的影响。

在晚期妊娠单独出现的最轻型高血压对母亲或胎儿的风险极小。

以最重型出现时，该病与胎盘早剥、子痫、蛋白尿、严重高血压和水肿相关联，且可能导致脑出血、肾和肝衰竭，以及弥散性血管内凝血。这可能会导致死胎和孕产妇死亡。

古希腊和古埃及著作中就描述了抽搐和妊娠之间的关联。于1897年首次对出现抽搐、高血压和蛋白尿为主要表现的子痫进行了描述。

定义

妊娠期高血压　被定义为在2次或2次以上测量结果显示收缩压≥140mmHg或舒张压≥90mmHg。舒张压读取柯氏第五音。在妊娠期间，有时没有第五音；在这些情况下就必须用第四音读数。

有些妊娠期高血压的定义还包括收缩压升高至少30mmHg或舒张压至少升高15mmHg。然而没有证据表明这些孕妇有不良结局。

蛋白尿 被定义为24h收集尿样尿蛋白浓度大于0.3g/L，或两次以上随机采集尿样（每次采样间隔时间至少6h）的浓度大于1g/L。

水肿 被定义为形成凹陷性水肿或1周内体重增加超过2.3kg。水肿发生在四肢，特别是在足、足踝和手指，或在腹壁和面部（图8–1）。水肿在其他无并发症的妊娠中很常见，它是高血压病诊断中作用最小的体征。因此，它已经在很多诊断方法中去除。

分类

各种类型的高血压分类如下：

- 妊娠期高血压 的特点是在妊娠20周后或产后24h内新发生的高血压而无任何子痫前期特征。虽然按照定义，血压应在产后12周内恢复正常，它通常在分娩后10d内就恢复正常值。
- 子痫前期 是妊娠20周后形成高血压伴蛋白尿。是首次妊娠妇女的常见疾病。
- 子痫 被定义为在孕妇中出现的继发于子痫前期的抽搐。
- 慢性高血压病 是在怀孕之前由于各种病理原因就一直存在的高血压。
- 并发的子痫前期 或子痫是在患有慢性高血压疾病或肾脏疾病孕妇中发生的子痫前期。
- 未分类的高血压 包括在妊娠期间随机出现高血压的那些病例，这些病例没有足够的信息用来分类。

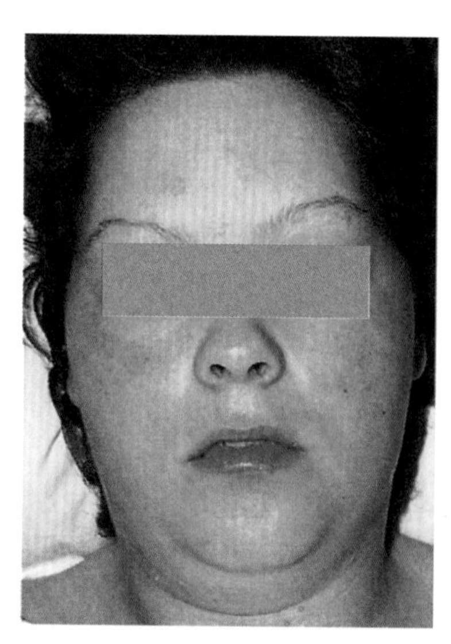

图8–1 重度子痫前期中的面部水肿

! 决定孕妇和胎儿预后的关键因素是蛋白尿的形成。那些单纯患有高血压的孕妇常有正常的胎儿生长状态且新生儿的预后良好，而那些形成蛋白尿的孕妇通常存在胎盘异常，这些变化与胎儿生长受限、胎儿预后差有关联。从治疗的角度来看，只有在分娩后才能进行确诊，所以我们须做出假设，认为任何出现高血压的孕妇都是高危人群。

子痫前期和子痫的发病机制和病理

子痫前期发病的确切病因尚不确定。子痫前期发病到一定程度，会累及孕妇所有主要的脏器系统。因此，被研究的每个系统似乎都发生了变化，但除了继发效应外似乎并未发现其他效应。

如图8–2所述，该病有如下病理生理学特征：

- 小动脉血管收缩，特别是在子宫、胎盘和肾脏的血管床。
- 弥散性血管内凝血。

血压决定于心输出量（每搏输出量×心率）和外周血管阻力。正常妊娠期心输出量有大幅增加，但血压实际上在妊娠中期会下降。因此最重要的调节因素是妊娠期发生的外周阻力下降。如果没有这种效应，所有孕妇都会患高血压！

由于交感神经系统兴奋程度在妊娠期无明显改变，外周阻力决定于体液中的血管扩张药和血管收缩剂之间的平衡。妊娠期间，外周血管对血管紧张素的敏感性下降，这与局部存在有活性的血管扩张性前列腺素相关。因此，增加肾素–血管紧张素系统活性或降低组织前列腺素活性的因素将导致血压升高。

有证据表明，患有子痫前期的孕妇对灌注血管

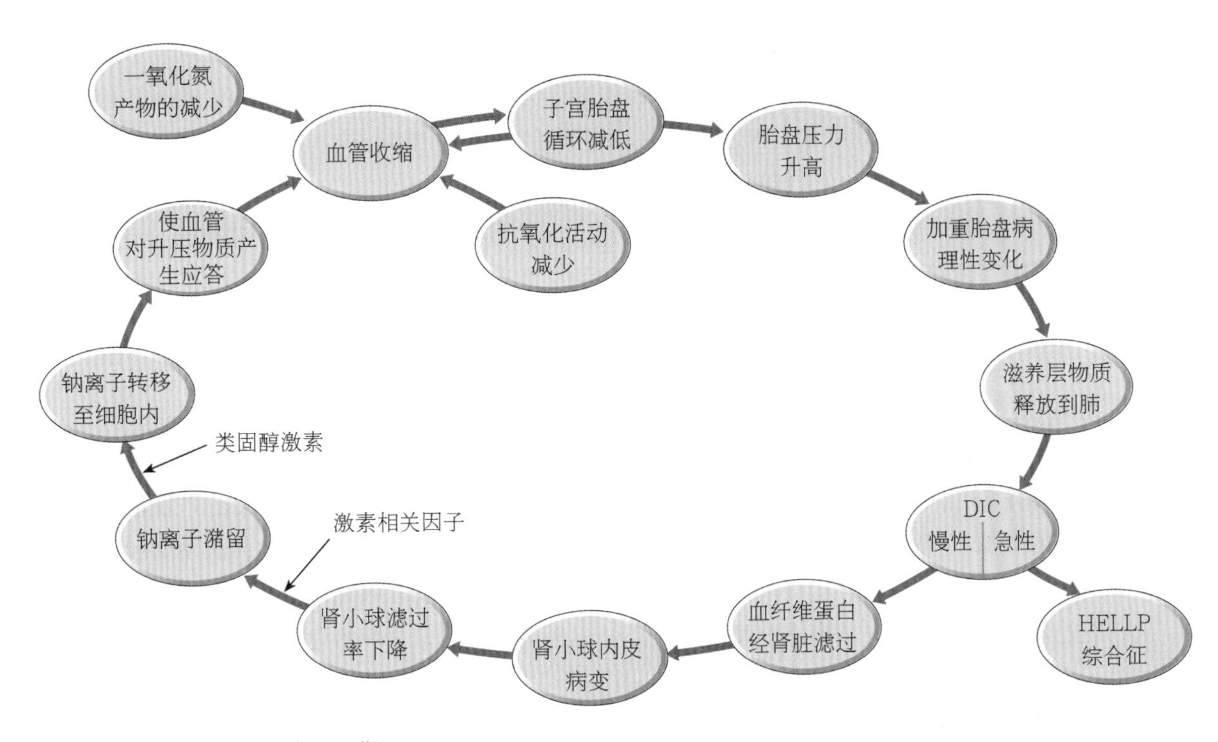

图8–2 子痫前期发病机制的循环周期

DIC.弥散性血管内凝血；HELLP.溶血、肝酶升高和低血小板计数综合征

紧张素的敏感性降低，这与血管和血小板的血管紧张素受体下调相关；此外，还有血小板受体增加的证据。

目前的证据也表明，子痫前期是一种血管内皮功能障碍性疾病。一氧化氮或内皮源性舒张因子是强力的血管扩张药。在子痫前期患者，可能通过抑制合成酶活性减少合成。

要考虑的另一个领域是脂质过氧化物对血管内皮的损伤效应。通常情况下，抗氧化剂的产生会限制这些效应；但在子痫前期患者，抗氧化剂活性被降低且整个机体发生血管内皮损伤，这造成了血管内腔体液损失。所有这些变化发生在妊娠中期，距可测到孕妇血压升高还有较长时间。

一旦胎盘床上发生血管收缩，会导致胎盘损伤和滋养层物质释放到外周循环。这种滋养层物质含有丰富的促凝血酶原激酶，会诱发不同程度的弥散性血管内凝血。这一过程引起最明显的病变在肾、肝和胎盘床。肾病变导致水钠潴留，这些液体大部分堆积于细胞外间隙。事实上，在重度子痫前期，血管内腔会随血浆量减少而缩小。同时，钠潴留的增加导致血管对血管收缩药作用的敏感性增加，并因此进一步促进血管收缩和组织损伤而形成一种恶性循环事件，这可能最终会导致带有管状坏死或皮质坏死的急性肾衰竭、带有门静脉周围坏死的肝衰竭、急性心力衰竭和肺水肿，甚至在血压变得不可控时出现脑出血。

随着病情的发展，胎盘出现严重血管梗死，这会导致宫内生长受限并增加胎盘早剥甚至胎儿死亡的风险。

为什么有些孕妇患子痫前期而其他孕妇不患此病？一些孕妇有遗传倾向吗？这个问题的答案几乎是肯定的。在美国、冰岛和苏格兰的纵向研究表明，曾经患有子痫前期或子痫的妇女的女儿有四分之一的概率患此疾病，此风险比这些妇女的儿媳高2.5倍。数据显示，某个隐性遗传母源基因与子痫前期相关联。然而，这些数据可能还为一种有部分外显率的显性遗传的假设模型提供了依据。虽然已有多个基因位点被提出，正在进一步开展长期研究，以试图找出正确的候选基因。实际上，子痫前期不大可能是单基因病；很可能是多种基因之间相互作用的结果，并且有外部环境因素增强这种倾向性。这些因素包括自身免疫状态、增加静脉和动脉血栓栓塞性疾病风险的疾病（血栓形成倾向）和存在潜在慢性肾疾病或原发性高血压。膳食摄入量也可能是一个因素。

肾病变

肾病变在组织学上是子痫前期最具特异性的特征（图8–3)。其特点是：

- 内皮细胞肿胀和增生以至于毛细血管被阻塞。
- 毛细管间细胞或肾小球系膜细胞增生、肥大。
- 纤维物质（纤维蛋白原）在基底膜上和内皮细胞间或内皮细胞内沉积。

因此，其特征性表现为毛细管细胞增加或血管形成减少。并发子痫前期的初孕妇女中有71%发现该病变，而经产妇女仅有29%发现该病变。经产妇女慢性肾脏疾病发病率要高很多。

肾小球病变往往与蛋白尿和导致血清肌酐升高的肾小球滤过率减少相关。肾血流量的减少和近端肾小管的变化引起尿酸分泌障碍，最终导致高尿酸血症。

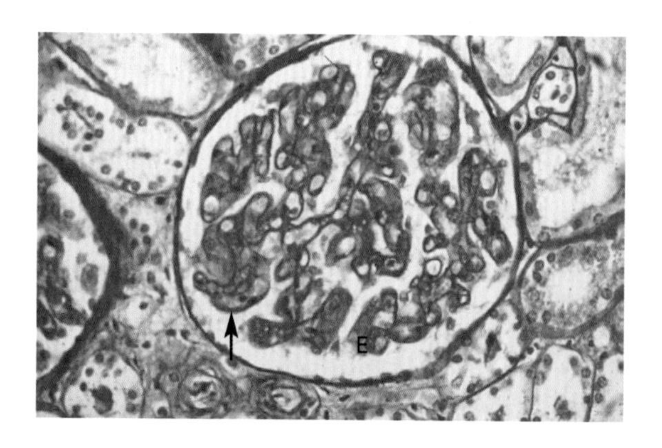

图8–3 子痫前期中肾脏变化，包括内皮细胞肿胀（E)、肾小球明显的血管生成减少和纤维蛋白沉积于基底膜（箭头）

胎盘病理

胎盘梗死可发生在正常妊娠，但在子痫前期患者更为广泛。图8–4中所示，胎盘的特征性变化包括：

- 合胞体结节或合胞体芽增加。
- 合胞体缺失增加。
- 细胞滋养层增生。
- 滋养层基底膜增厚。
- 绒毛组织坏死。

在子宫胎盘床上，沿孕妇螺旋小动脉管腔表面的绒毛外细胞滋养层的正常入侵不会超出子宫蜕膜–子宫肌层连接，而且在放射状动脉和蜕膜部分之间的血管有明显收缩（图8–5)。这些变化导致子宫胎盘血流量减少和胎盘缺氧。

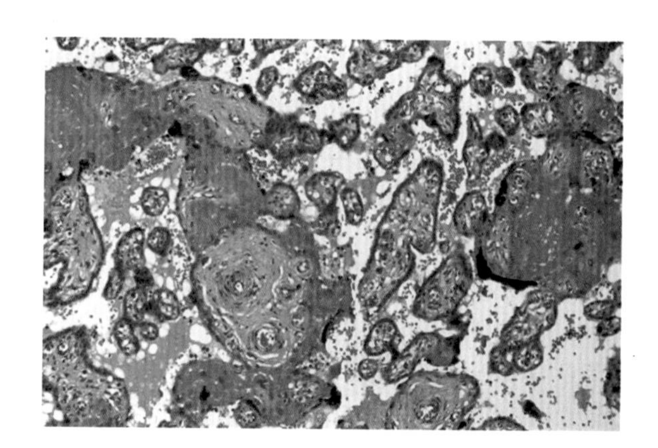

图8–4 子痫前期中胎盘变化，包括滋养细胞增生、滋养细胞基底膜增厚

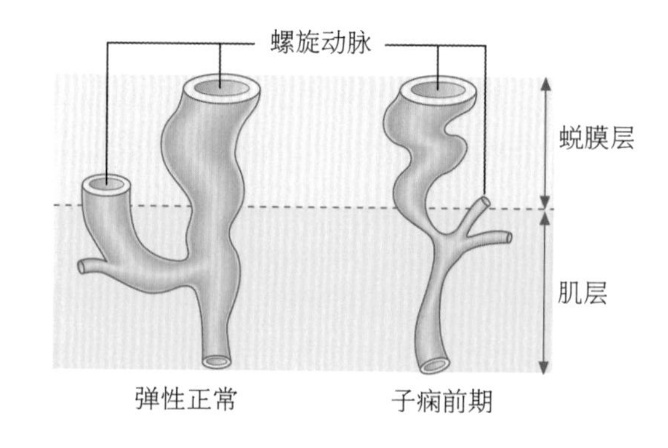

图8–5 滋养细胞浸润螺旋小动脉导致这些血管扩张。这一过程在子痫前期患者中发生不良

弥散性血管内凝血（DIC）

在重度子痫前期和子痫，血栓形成可以见于许多器官毛细血管床。脑组织中可以看到多个血小板和纤维蛋白血栓。在肝外周带和脾脏及肾上腺皮质也看到类似的变化。在某些病例可能会出现血小板减少症，但仅10%患有子痫的孕妇血小板计数会低于100 000ml。由于纤维蛋白产生增加和纤维蛋白溶解障碍，会发生纤维蛋白沉积增加和循环纤维蛋白降解产物增加。毫无疑问的是，虽然这些变化不是子痫前期的病因，它们在该疾病的病理过程中发挥着重要作用。

妊娠期高血压的其他关联

有假设认为，子痫前期可能由母胎宿主反应异常引起。近亲结婚妇女的子痫前期发病率较低，第2次结婚第1次妊娠妇女的高血压发病率较高。子痫前期孕妇的人类白细胞抗原（HLA）水平有改变。

已有研究表明，重度子痫前期患者中细胞介导的免疫应答指标也有改变。然而，还有许多独立于任何潜在的免疫因素发挥作用的其他因素，如种族、气候条件、遗传或家族性因素。这其中包括在子痫前期中发现游离脂肪酸升高，它们会导致糖尿病和肥胖症妇女子痫前期发病率的增加。

HELLP综合征

子痫前期的严重临床表现可以多种多样，通常称为HELLP综合征。这种综合征表现为包括溶血、肝酶水平升高和血小板计数低的三联征。这种临床表现是导致的溶血和血小板减少及肝血管内皮功能障碍/缺氧导致的肝转氨酶尤其是谷丙转氨酶（ALT）释放的延伸。

血小板减少症常常进展迅速，如果病情变重可能会导致大脑和肝出血。对于该综合征，一旦任何急性临床表现如高血压得到控制，就要进行干预治疗并终止妊娠。

妊娠期高血压和子痫前期的处理

临床处理的目的是防止发生子痫，并降低该疾病对母亲和胎儿的风险。这些目标的实现取决于对母亲和胎儿情况的密切观察，并在继续妊娠的风险超过干预治疗的风险时及时采取措施终止妊娠。

血压测量

血压升高是产前检查要注意到的首要体征。每次检查的血压要在恒定体位测量并记录在案，因为血压具有体位依赖性。最舒适的体位是坐姿，利用水银血压计和适当尺寸的袖带测量右上臂血压。用自动血压计测量妊娠期血压可能不可靠。

如果血压升高，应在短时间休息后重复测量。如果血压仍然升高，继续密切观察至关重要。如果怀疑有明显的子痫前期，可以入院观察；意义不确定的高血压可以到日间病房就诊；或者在家里由来访助产士或医师仔细观察以排除白大衣高血压的可能性。应该建议孕妇尽量多休息。然而，虽然卧床休息会改善肾血流量和子宫胎盘血流，并通常导致尿量增多和改善血压，没有证据表明这可以改善母亲或胎儿的整体结局。

蛋白尿超过1+或尿微量白蛋白/肌酐比值超过30mg/mmol是入院治疗的绝对适应证，因为这种变化是母亲与胎儿的较小风险和重大风险之间的分界线。

如果高血压依然存在或恶化，而孕妇已到达或接近足月，应该进行分娩。如果认为继续妊娠对胎儿的益处更大，且无产妇禁忌证，应考虑使用降压药物治疗。必须记住的是，子痫前期患者延长孕周纯粹是为了胎儿获益。

抗高血压药物治疗

在存在急性高血压危象时，控制血压是必不可少的，但就轻度妊娠高血压和中度子痫前期而言，它们的作用尚有争议。然而，有令人信服的证据显示，对妊娠期轻度或中度慢性高血压进行治疗可减少严重高血压的患病风险和入院治疗的需求。

并发妊娠期高血压的孕妇，抗高血压药物治疗应仅限于那些对非手术治疗（包括条件允许时停止工作）无响应的孕妇。早期治疗可能降低发展成子痫前期的风险。治疗应遵循产妇和胎儿发病率和死亡率最小化原则。收缩期血压高于170mmHg或舒张期血压高于110mmHg时必须被视为急症治疗以降低颅内出血和子痫的风险。直到最近，仍然认为如果血压保持在160/100mmHg以上，抗高血压药物治疗是必不可少的，因为产妇有发生脑出血的风险。2011年英国产妇死亡查询得到的数据清楚地表明，血压在150/100mmHg以上就应当治疗。

最常用的药物有：

- 甲基多巴（口服）。
- 肼屈嗪（口服或静脉注射）。
- 和受体联合阻滞药如拉贝洛尔（口服或静脉注射）。
- 受体阻滞药如哌唑嗪（口服）。
- 钙离子通道阻滞药如硝苯地平（口服）。

注意：血管紧张素转化酶制剂药（ACE）妊娠期被禁止使用。

在需要进行急性控制时，可用5mg肼屈嗪或20mg拉贝洛尔静脉推注给药。口服药物控制血压所需要的时间各不相同。

类固醇　在孕妇孕周少于34周，但其高血压病严重到足以考虑提前分娩时，应该以11.4mg的倍他米松肌内注射，两次间隔12～24h，以尽量减少早产对新生儿损害，如呼吸窘迫综合征、脑室出血和坏死性小肠结肠炎等。

孕妇调查

监测孕妇中最重要的调查包括：

- 每4小时测量1次血压，直到血压恢复正常水平。
- 定期尿检，检查蛋白尿。最初，用试纸或尿微量白蛋白/肌酐比值进行筛查，但一旦确定有蛋白尿，应收集24h尿液样本。24h尿蛋白值超过0.3g/L为异常结果。
- 孕妇血清筛查子痫前期。

实验室检查

- 全血细胞计数，特别是血小板计数。
- 肾功能和肝功能试验。
- 尿酸测量：是该疾病进展的有用指标。
- 在有重度子痫前期时进行凝血检查。

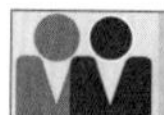

案例研究

太太经历长时间的不孕后怀上了她的第一个孩子。妊娠前她曾入院行腹腔镜下输卵管染料通液术进行输卵管评估，但在当时和随后妊娠期间的任何时间都未显示出高血压的任何证据。在妊娠32周，她因急性头痛和重度高血压（血压读数220/140mmHg）于晚上10时入院。无蛋白尿、无反射亢进。无胎儿生长受限的证据。尽管最初尝试用肼屈嗪和拉贝洛尔控制其血压，其高血压仍然严重且不可控制，患者出现高输出量性心力衰竭，于次日早7时死亡。验尸报告显示右肾上腺有巨大嗜铬细胞瘤。

这是妊娠高血压的一种罕见形式。其预后非常可怕，除非被早期发现。该病例的就诊时间太晚。所有其他产前血压记录均为正常。虽然在该病例中可能不会有帮助，产前出现严重高血压时，尿液儿茶酚胺检测总是有价值的。

- 在出现严重高血压特别是在没有蛋白尿时，检测儿茶酚胺以排除嗜铬细胞瘤。

胎儿胎盘功能检查

子痫前期是胎儿生长受限和围生儿死亡的重要原因，因此必须使用以下方法监测胎儿的健康状况：

- 系列超声检查：
  - 每隔2周测量胎儿生长发育情况。测量参数有胎儿双顶径、头围、腹围和股骨长度。
  - 每周2次以上的羊水量测量。
- 每周至少2次的多普勒血流监测。使用系列多普勒波形测量胎儿脐动脉及孕妇子宫动脉可以评估血管阻力增加及其造成的子宫胎盘血流缺失，这些是子痫前期的典型特征。妊娠中期的子宫动脉波形出现舒张期血流缺失提示，在妊娠晚期发生子痫前期和胎儿生长受限的风险增加。在妊娠晚期，因舒张期血流的进行性减少而出现的胎儿脐动脉收缩期/舒张期血流量比值增加预示着恶化的胎盘

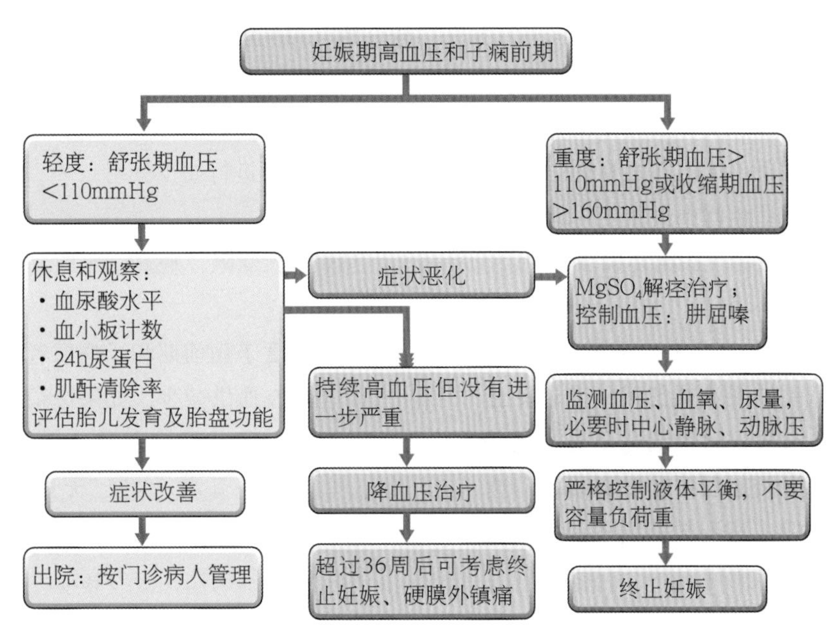

图8-6 妊娠期高血压和子痫前期处置的流程图

即血压；CVP，中心、静脉压；PCWP，肺毛细血管楔压

血管疾病。舒张期血流缺失或反向流动提示严重血管疾病，如果胎心监护显示异常，必须考虑到可能的胎儿危害和分娩的可能性。

• 产前：与多普勒评估结合使用时，测量与子宫活动相关的胎儿心率提供了胎儿健康状况的有用但并非绝对可靠的指征。出现胎心减速发作和基线变异性缺失可能表明胎儿宫内缺氧。

不同处理策略的概述如图8–6所示。此流程图显示疾病进展的各种途径及相应处理措施。初期表现为轻度高血压经非手术治疗可能好转，或者它可能迅速发展成严重子痫前期并最终发生子痫。

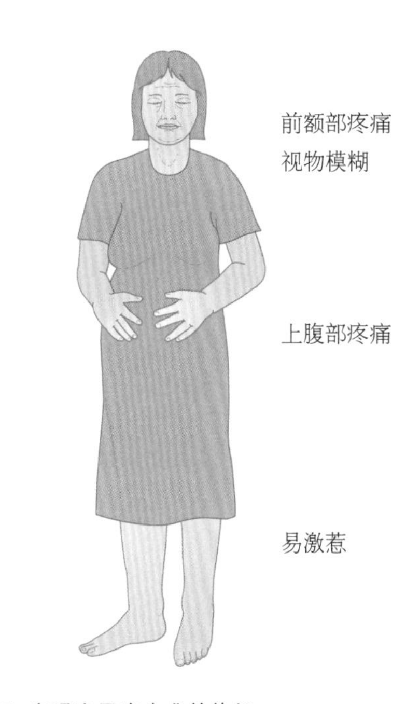

图8–7 表现出子痫先兆的体征

预防子痫前期

毫无疑问的是，细心治疗和预测很大程度上可以防止发生子痫，但预防子痫前期要困难得多。

有一些证据表明，钙补充剂可减少风险，但只在膳食供给不足的人群有效。低剂量阿司匹林可用作环氧合酶活性、血栓素合成和血小板聚集的抑制药。临床试验表明，低剂量阿司匹林（60～100mg/d）用于预防子痫前期及其后果有一定效果，尤其是在那些有严重早发型子痫前期病史的孕妇。在这些妇女中，应进行血栓形成倾向筛查，因为她们中有部分患者存在潜在血栓形成倾向，这部分患者可能也会受益于低分子量肝素治疗。

子痫前期和子痫的表现

子痫前期通常是无症状的。然而，也有不可忽视的症状，它们包括前额头痛、视物模糊、突发性呕吐和右上腹疼痛。这些症状中最重要的就是妊娠期间或即刻的产褥期发生的上腹部疼痛（图8−7）。

> **!** **作为重度子痫前期和即将发生子痫的一个特征，上腹部疼痛通常被误诊或忽视。它通常出现在中期妊娠末，常被误诊为消化不良，胃灼热或胆结石，除非记录血压并检查尿蛋白，疼痛的意义容易被忽视，直到孕妇因子痫发作而就诊。**

引产

因为以下孕妇或胎儿/胎盘原因，合并高血压病的妊娠应被终止：

- 孕妇
  - ◆ 孕周>37周。
  - ◆ 血压无法控制。
  - ◆ 综合征
    - – 肝功能异常。
    - – 血小板下降。
    - – 血红蛋白因溶血而降低。
  - ◆ 肾功能恶化（肌酐>90 μmol/L）。
  - ◆ 子痫。
  - ◆ 急性肺水肿。
- 胎儿/胎盘
  - ◆ 经检测的胎儿危害。
  - ◆ 脐动脉舒张末期血流缺失或反流。
  - ◆ 超过2周以上无胎儿生长。
  - ◆ 胎盘早剥。

如果决定终止妊娠，就要选择合适的分娩方式：引产或剖宫产。孕周小于34周时，产前应给予类固醇激素以尽量减少新生儿发病率。

如果子宫颈条件不适合引产手术（评分低于7），常可以通过向阴道后穹窿置入一种前列腺素制剂或用机械球囊导管机械性扩张宫颈。

如果宫颈成熟，通过人工破膜及缩宫素注射诱导分娩（参见第11章）。

并发症

并发症可进行如下分组：

- 胎儿
  - ◆ 生长受限、缺氧、死亡。
- 孕妇
  - ◆ 重度子痫前期和子痫患者，很多重要脏器存在血供减少。如果母亲未经适当处理或胎儿不被及时分娩，并发症包括肾衰竭（肌酐升高/少尿/无尿）、肝衰竭、肝内出血、抽搐发作、成人呼吸窘迫综合征、脑梗死、心力衰竭。
- 胎盘
  - ◆ 梗死，早剥。

子痫

子痫前期基础上的抽搐发作即为子痫发作。子痫是一种可预防的疾病，其发生往往因为未能认识到子痫前期的早期恶化征象。虽然它更常见于初孕妇女，它可以发生在任何妊娠的产前、产时和产后期。该病可导致胎儿宫内死亡和产妇死于脑溢血和肾肝功能衰竭等严重不良结局。

> **案例研究**
>
> 并不是所有因妊娠期抽搐入院治疗的妇女都是子痫。一位单身母亲，她被两个朋友带进急诊科，其朋友陈述她曾有两次发作。她在同一家医院预约过分娩，其产前记录表明她的妊娠目前为止并无并发症。她妊娠34周，入院时的血压是140/90mmHg，有微量尿蛋白。她在一个周六的晚上被带到医院，她的朋友们说，因为她出现剧烈发作，他们曾把车停在去医院的路上，将平放在路边人行道上。
>
> 经过仔细的评估和常规生化测试，决定继续观察。患者24h内有没有再次发作。在进一步讨论中，透露她曾经服用违禁药物包括安非他明一类的混合物；这一病史由一名医学生发现并诊断。

所有病例必须住院治疗，最好选择具备适当监护设施的医院。对任何因怀孕过程中出现抽搐而入院治疗的孕妇或那些昏迷伴高血压的入院患者，应考虑子痫，直到有证据证明是由其他原因导致。

子痫的治疗

治疗子痫的3个基本准则：

- 控制发作。
- 控制血压。
- 分娩胎儿。

控制发作

过去有多种药物被用来控制发作：

- 子痫发作通常具有自限性。急性期的治疗是确保患者安全和保护气道。
- 硫酸镁是控制子痫发作的首选药物，该药能有效地抑制惊厥和抑制肌肉活动。它也可以减少血小板聚集，从而弱化弥散性血管内凝血的影响。治疗开始时，将4g硫酸镁溶解于20ml液体形成20%溶液，在20min内静脉推注完毕。此后，给予1g/h硫酸镁维持血镁水平，即将5g硫酸镁溶于500ml液体，按每小时100ml给药。只有当出现显著的肾衰竭或再发抽搐时，才对血镁水平进行监测。治疗范围是2～4mmol/L。血镁水平超过5mmol/L会导致膝反射缺失，而超过6mmol/L会引起呼吸抑制。硫酸镁可以经肌内注射，但注射往往引起疼痛且有时会导致脓肿形成。首选的给药途径是通过静脉给药。

> ! 某些条件下并不能很好的监测血镁水平，因此，重要的是要避免血镁浓度达到中毒水平，因为该水平可能会导致完全的呼吸骤停。子痫与反射亢进相关，有时还与阵挛相关，所以血镁水平的指示可以通过定期检查膝反射来获得。如果膝反射缺失，应该停止使用硫酸镁。发生呼吸抑制时，其作用可通过将10ml的10%葡萄糖酸钙在2–3分钟内静脉注射来逆转。

尤为重要的是，应确保有效预防再次子痫发作、严密控制血压、密切监控体液平衡，且尿量保持在0.5～1.0ml/(kg · h)。为此，这种患者的治疗应有重症监护病房工作人员的共同参与。由经常处理有气道问题患者的医护人员进行长期护理服务至关重要。作为一般原则，总输液量应限至在100ml/h。如果尿量低于30ml/h，应考虑测量中心静脉压。这些孕妇的液体超负荷可能导致肺水肿和有致命后果的急性呼吸窘迫综合征。

控制血压

严格控制血压，可以降低孕妇脑出血的风险。肼屈嗪是一种有效的急性降压治疗药物，可在5min间隔内静脉推注给药5mg，如果血压未得到控制，15min后可再重复1次。如果母亲继续妊娠，尤为重要的是不要让舒张压低于90mmHg，以免造成子宫胎盘血流灌注不足。

替代方法是使用拉贝洛尔静脉给药，开始用20mg静脉推注，随后进一步剂量为40mg和80mg，总剂量可达到200mg。

随后的血压控制可用持续注射5～40mg/h肼屈嗪或20～160mg/h拉贝洛尔来维持。

硬膜外镇痛可减轻分娩疼痛，同时还会通过引起下肢血管舒张来帮助控制血压。它还通过减轻分娩的疼痛减少子痫发作倾向。然而，在插入硬膜外导管之前必须进行凝血功能检查，因为如果有凝血功能障碍，有造成硬膜外间隙出血的风险。

分娩胎儿

重度子痫前期/子痫诊断的确立意味着继续妊娠对孕妇和胎儿的风险会超过分娩的风险。在妊娠不足28周时，早产本身会导致严重的新生儿疾病，且会增加经典剖宫产的风险，这些患者在决定终止妊娠时，应咨询新生儿及母胎医学专家。

在实施任何促进分娩的程序前，至关重要的是确定合理控制血压的措施，因为临床干预本身可能会诱发高血压危象。

如果宫颈条件良好，可以进行人工破膜，通过前羊水囊破裂和缩宫素诱导分娩。如果不可能完成该措施，最好是进行剖宫产分娩，而这需要提前邀请麻醉科医师会诊。

分娩后治疗

子痫的风险不会随分娩而消失，对子痫前期和子痫的治疗要持续到分娩后7d；如果在产后48h后出现第1次发作，必须考虑到其他导致抽搐的疾病，如癫痫或脑皮质静脉血栓形成等颅内疾病。高达45%的子痫发作在分娩后发生，其中有12%在分娩后48h后发生。

治疗过程应注意以下几点：

- 让患者处在一个安静的环境中并持续观察。
- 维持适当水平的镇静状态。如果她已接受硫酸镁治疗，在最后一次发作后继续用药24h。
- 继续抗高血压治疗，直到血压恢复正常水平。这通常包括转为口服药物治疗，虽然血压情况通常会在分娩后1周后有显著改善，但高血压在随后的6周中可能会持续存在。

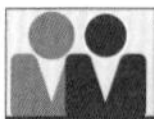

案例研究

某女性是一位28岁初孕妇，且是一名初级医务人员的妻子。她妊娠前期未出现异常，直到37孕周时出现高血压并被送入医院卧床休息。患者血压保持在140/90mmHg左右，且有微量尿蛋白。在妊娠38周，孕妇接受诱导分娩正常分娩一个健康男婴。次日，她可以完全下床活动，但她向助产士主诉前额头痛和消化不良伴上腹部不适。她服用阿司匹林和抗酸药，但症状持续存在。她的高血压也持续存在，并在随后一天发生子痫。不幸的是，她从床边跌下导致颧骨骨折。虽然她在分娩前不曾发作，要切记子痫前期孕妇在分娩后出现的这种症状与分娩前同样重要。

- 应严格记录并保留液体平衡图表，每小时观察血压和尿量。生化和血液学指标应每日监测，直到检测值趋于稳定或开始恢复正常。

虽然大多数患子痫前期和子痫的母亲将完全恢复并返回正常状态，但必须在分娩后第6周对所有这些孕妇进行复查。如果高血压或蛋白尿在这一阶段持续存在，应该除外其他可能病因，如潜在的肾脏疾病。还应除外孕妇自身免疫性、血栓形成倾向或抗磷脂等疾病的可能性。

产前出血

产前出血的定义各个国家都不尽相同。世界卫生组织的定义是指妊娠24周后的阴道出血，该定义被包括英国在内的许多国家接受。在其他国家，包括澳大利亚，妊娠期限被界定为20周，然而有少数几个国家使用28周。导致产前出血的因素可能会在妊娠20周前出现，但先兆流产和产前出血之间的区分要基于是否认为胎儿有可能存活。产前出血仍然是围产期孕产妇发病和死亡的重要原因。

阴道出血原因可能为：

- 胎盘部位和子宫出血：前置胎盘、胎盘早剥、子宫破裂。
- 下生殖道病变：大量见红/分娩发作（子宫颈上皮出血）、宫颈外翻/宫颈癌、宫颈炎、子宫息肉、外阴静脉曲张、创伤、感染。
- 胎儿血管：包括前置血管出血。

有吸烟习惯或较低社会经济阶层的孕妇发生产前出血率的风险增加。因此，产前出血率随着研究人群的不同在2%～5%变化。对任何因出血而住院的孕妇，病因往往不会即刻明确。在任何大型的产科单位，入院后的诊断约是：

- 未分类/未确定病因 50%。
- 胎盘前置 30%。
- 胎盘早剥 20%。
- 前置血管（罕见）。

前置胎盘

当全部或部分胎盘种植于子宫下段，因而位于先露部旁边或前面时，该胎盘被称为是前置状态（图8–8）。

发病率

约1%的妊娠有并发前置胎盘的临床证据。不

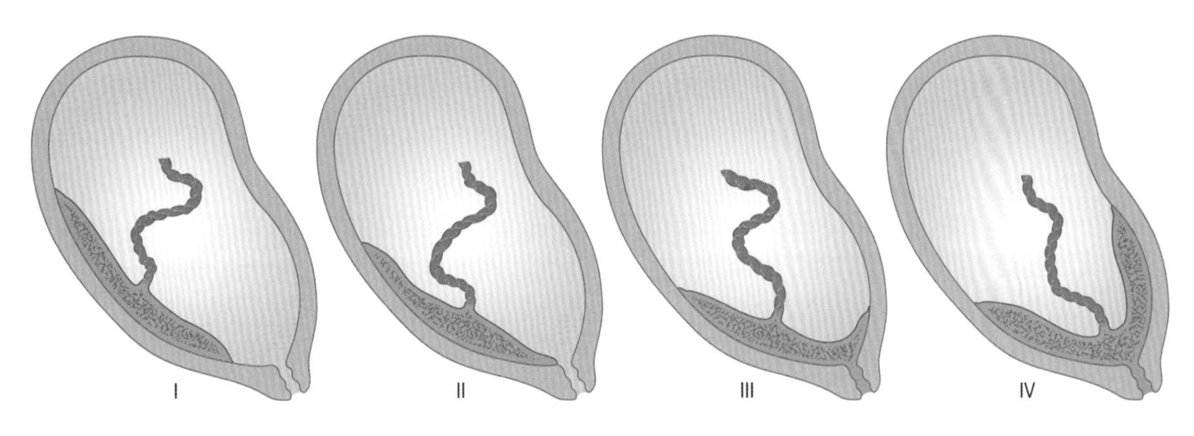

图8–8　前置胎盘的胎盘定位。分别是Ⅰ、Ⅱ、Ⅲ和Ⅳ级

像胎盘早剥的发病率随社会和营养因素而变化，前置胎盘的发生率明显比较恒定。

前置胎盘在经产妇女、多胎妊娠孕妇和以前接受过剖宫产手术的孕妇更为常见。

病因学

前置胎盘源于胚泡延迟着床，因而种植在子宫的下半部分。

分类

前置胎盘用超声检查诊断。鉴于子宫下段在妊娠26～28周形成，该孕周之前不能做出前置胎盘的诊断。如果妊娠26周前检测到胎盘距宫颈内口小于2，被称为“胎盘低置”，随着妊娠进展及子宫下段的形成，有95%这种胎盘能够避开宫颈。

前置胎盘有多种分类法。提供最佳解剖学描述和临床信息的是基于等级的分类。Ⅰ级被定义为胎盘附着于子宫下段，但不覆盖宫颈内口；Ⅱ级是胎盘达到宫颈内口；Ⅲ级是指胎盘覆盖宫颈内口，但一些胎盘组织仍然在子宫上段；Ⅳ级是所有胎盘组织都在子宫下段，胎盘中部接近宫颈内口（图8–8）。子宫前壁上出现Ⅰ级或Ⅱ级胎盘前置的孕妇通常能够正常阴道分娩，不会有过多失血。子宫后壁Ⅱ级胎盘前置中，产妇骶骨前的胎盘组织会阻碍胎头下降进入骨盆，与Ⅲ级和Ⅳ级前置胎盘一样，需要经剖宫产分娩。如果足月前发生阵痛或明显出血应紧急手术，否则期待至足月行剖宫产分娩。

胎盘前置的出血由子宫下段形成时发生的胎盘分离以及宫颈变薄引起。这种失血发生于下段子宫壁上的静脉窦。极少数情况下，如果发生胎盘剥离，产妇出血时可能发生胎儿失血。这将导致异常的胎儿图形，所以任何情况的产前出血应对胎儿进行严密监测。

症状和体征

前置胎盘的主要症状是无痛性阴道出血。有时可能有下腹部不适，此时通常伴有轻度胎盘分离（胎盘早剥）。

前置胎盘的体征：

- 阴道出血
- 胎儿先露异常
- 子宫张力正常。

出血是不可预知的，出血量可能会从与初始出血相同的轻微出血到大出血甚至致命性出血不等。

案例研究

在初次妊娠第28孕周时因无痛性阴道出血100ml被送至医院。先露部位置较高，但其子宫张力低。经超声检查确诊为Ⅲ级前壁胎盘前置，胎儿未显示明显异常。鉴于胎盘的位置和存在进一步和更大量出血的风险，被建议留院观察直至分娩。出血得到控制，在妊娠32周，她要求回家同其未婚夫结婚。这样她需要1h的飞行，该行为被极力劝阻。所以，其未婚夫乘飞机来这里，婚礼被安排在医院附近的一座教堂举行。在婚礼上，在走过婚礼通道时，进一步大量出血，被紧急送回医院。入院时出血被控制，胎儿未受损害。考虑到妊娠不到35周，处理措施是观察并尝试延长孕周以改善新生儿结局。在35孕周时，在病房出现大出血，以至于血液浸透她的床上用品并流至床边。住院医务人员建立2条静脉通路并将其紧急送往手术室。她出现休克和低血压，极难维持其血压。胎心监护显示出缺氧性减速且最终出现与胎盘灌注不足相关的心动过缓。接受了急诊剖宫产，确诊为Ⅲ级前置胎盘。分娩出一个健康男婴。被输入超过10U的血液和血液制品后成功复苏。如果待在家里，很可能她和她的孩子都不会幸存下来。

诊断

临床所见

无痛性出血突然发生且往往会复发。如果阵痛开始且子宫颈扩张，可能会发生大量出血。对于Ⅰ级前壁或侧壁胎盘前置，胎膜破裂可能有助于胎头下降而减缓失血。

腹部检查

- 先露部位置异常：在发现伴有中央先露部高浮的无痛性阴道出血时，横位或斜位胎儿强烈提示前置胎盘的可能性。虽然这些病例可由一名熟练的产科医师实施窥器检查来探查有出血点，但在完成超声检查之前，不得实施阴道指诊。一次指诊检查可能破坏胎盘并引起出血过多。
- 子宫张力正常。不同于胎盘早剥，子宫肌肉张力通常是正常的，胎儿部分很容易就可触诊。

诊断程序

- 超声扫描：提示有前置胎盘时，用经腹超声扫描或经阴道超声扫描（后壁胎盘时）定位胎盘。胎盘位于子宫前壁时，膀胱为子宫下段提供了一个重要的标志，诊断更为精确。当胎盘位于子宫后壁时，用骶骨岬来确定子宫下段，但如果这不能通过经腹扫描看到，可用经阴道检查用来确定从宫颈口到胎盘下缘的距离。早期妊娠的胎盘定位可能会导致不精确诊断，因为在30周时子宫下段的发育将导致胎盘明显向上移位。
- 磁共振成像：当胎盘植入在子宫下段原剖宫产瘢痕上时，应进行该检查。它可帮助确定胎盘组织是否已迁移穿过瘢痕（穿透性胎盘）或甚至进入膀胱组织。

处理

发生任何类型的产前出血时，应推测前置胎盘的诊断并建议患者入院。应建立静脉通道，并在采集孕妇血样进行全血细胞计数和交叉配血后，对孕妇进行必要的复苏。应实施监测以确定胎儿的状态。出血原因可通过超声检查明确，但高达50%的病例将找不到明确病因。在急症情况下，阴道检查只能在剖宫产术前准备就绪的手术室中且在完成交叉配血后进行。如果孕妇是RH阴性血型，需要给予抗-免疫球蛋白，而且需要采集孕妇血样开展-试验以确定胎母输血的程度来确定给药剂量。实施阴道检查只有一个适应证：

- 当超声设备不足但高度怀疑该诊断，且阵痛似乎已经开始时。第1次检查必须经过阴道穹窿，由此确定先露部是否能被轻易感觉到。如果触诊有困难或触及松软潮湿组织块，可能是胎盘。如果通过穹窿能够感觉到先露部，可以经宫颈仔细指诊以使胎膜破裂。如果出现汹涌性出血，手术室应该准备输血，麻醉师和手术室工作人员应准备剖宫产。

事实上，在胎盘在侧壁时，往往很难通过阴道检查确定胎盘前置诊断，而且如果胎盘处于中央，有诱发大出血的严重风险。如果胎盘在侧壁的，有可能发生胎膜破裂；如果胎头已入骨盆，可以尝试阴道分娩。

> **!** **植入性胎盘前置是产科最致命的情况之一。这常常发生于胎盘植入在剖宫产瘢痕上时。滋养层细胞长进瘢痕组织，这可能导致胎盘从子宫壁难以分离，最终引起大出血。能控制这种出血的唯一方法是子宫切除术。如果没有预测和事先准备，这种情况可能有很高的死亡率。重要的治疗事项是做好准备。与穿过既往剖宫产术瘢痕植入前壁的前置胎盘相关的剖宫产最好由经验丰富的产科医生在血管外科医生和妇科肿瘤学家的协助下完成，如果发生过度失血，要借助介入放射学阻断髂内动脉的血流。应该有足够的血液和血液制品供应备用。**

在妊娠不足月而出血并不威胁生命的情况下，应始终考虑前置胎盘的非手术治疗。这包括让孕妇留院观察并进行交叉配血，直到胎儿足够成熟后经剖腹产分娩胎儿。失血应该经口服铁剂治疗或在必要时输血治疗，以保持足够的血红蛋白浓度。

产后出血也是低置胎盘的一种危害，因为宫颈下段收缩不如上段收缩有效。

当胎盘植入发生在以前的子宫瘢痕上时，形成侵入性/植入性/穿透性胎盘的风险增加。

胎盘早剥

胎盘早剥或意外出血被定义为胎盘早期剥离引起的出血。“意外”一词意味着分离是创伤的结果，但大多数病例不涉及创伤而自然发生。

病因学

胎盘早剥发病率随着研究人群的不同在0.6%～7.0%变化。它在社会贫困阶层的发生率更高，这与膳食不足特别是叶酸缺乏和吸烟有关。它也与高血压病、孕妇血栓形成倾向、胎儿生长受限和男性胎儿相关。虽然晚期妊娠期间的机动车事故、跌落、严重的家庭暴力和孕妇腹部受打击通常与胎盘分离相关，创伤是胎盘早剥相对少见的原因。在大多数病例很难确定某次发作的特定倾向性因素。其再发风险在本次妊娠和后来的妊娠中都很高。

对胎儿主要的影响是围生儿死亡率很高。在美国完成的一项包括750万例妊娠的研究中，记载的胎盘早剥的发生率为6.5例/1000次分娩，而相关病例的围产期死亡率为119例/1000次分娩。吸烟产妇胎儿的预后更差。

无论何种因素造成的胎盘早剥，在胎盘早剥发生之前都能被确定。

> **案例研究**
>
> 一位23岁的初产妇，妊娠35周时因主诉严重腹部疼痛随后大量的阴道出血而入院。在查体中，孕妇烦躁不安并有明显疼痛。患者血压为150/90mmHg，子宫质地硬而敏感。患者每分钟脉率为100/次，看上去脸色苍白并紧张不安。子宫底可在剑突水平触及。胎位为纵向，头先露。未检测到胎儿心跳。作为急症处置，建立静脉通道并行交叉配血试验。给服用缓解疼痛的药物，并检查其血象和凝血功能。阴道检查显示子宫颈变短并被扩张3cm，胎膜突入宫颈内口。刺破前羊水囊，流出血染羊水。随后出现阵痛，3h后产出一死产男婴。大量血块与胎盘一同娩出，胎盘约50%从子宫壁剥离。

临床分型与表现

尽管胎盘早剥分为3种类型，即显性、隐性或混合性（图8-9），这种分类对临床实践并无帮助。通常在分娩后发现隐藏的血凝块后方可做出分类。

与前置胎盘不同，胎盘早剥表现为疼痛、不同程度的阴道出血和子宫活动度增加。

出血

胎盘早剥包括胎盘从子宫壁分离和随后的出血。临床表现的出血量取决于胎盘早剥的位置。胎盘下缘的出血将比胎盘上缘的出血更容易通过宫颈口。子宫内的血液导致静息张力增加，并有可能引起宫缩发作。张力增加和血凝块可能使胎儿触诊和胎儿心

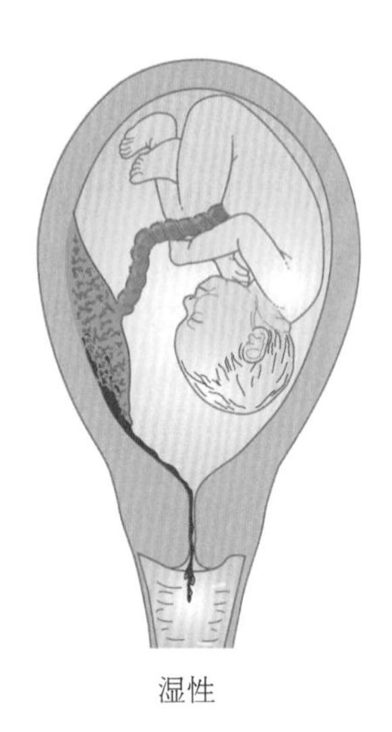
湿性

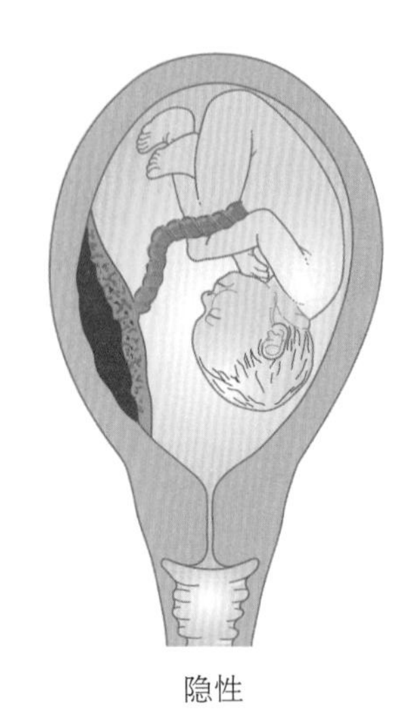
隐性

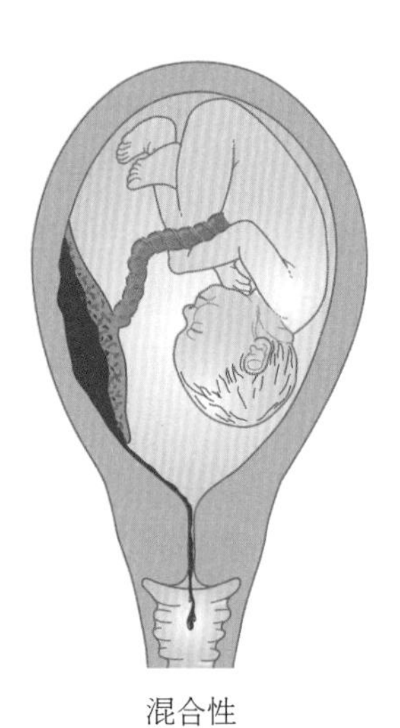
混合性

图8-9 胎盘早剥的类型

脏听诊变得困难。残留血凝块也可能导致孕妇凝血因子的非正常消耗，从而诱发大出血。

> **！尤为重要的是，应认识到在妊娠20周后出现突发性腹痛和（或）子宫收缩（有或无明显出血）的任何孕妇可能已发生胎盘早剥。必须紧急评估孕妇血压、脉搏和氧合状态，因为孕妇可能有大量的隐性出血。如果其脉率高于收缩压测量值，如每分钟脉率110/次而收缩压是80mmHg，孕妇可能已经失血1L或更多。如果进一步失血，患者会出现休克并出现明显心动过速、低血压和少尿。此时患者需要静脉输液、全血细胞计数和交叉配血，应通过胎儿监测和（或）超声检查评估胎儿及胎盘的状态，并尽可能显示子宫内的出血。然而，胎盘早剥的处置行为应基于临床表现。超声检查不应延迟临床处置，它可能不会显示任何有诊断意义的特征。**

在某些严重病例，出血会穿过子宫壁并出现子宫血肿，这种情况被称为子宫胎盘卒中。临床检查中会发现子宫张力很高，子宫底可能会高于该胎龄的正常水平。发生这种严重形式胎盘早剥时，孕妇往往会出现阵痛，约30%的病例将出现胎儿心音缺失和胎死宫内。

任何胎盘早剥的胎儿预后取决于胎盘分离程度，且与胎盘早剥发病和分娩的时间间隔成反比。这意味着对胎儿窘迫病例的早期评估和及时分娩尤为重要。

临床评估/鉴别诊断

要根据阴道出血、腹痛、子宫张力增加的病史，且通常为纵向胎位时做出胎盘早剥的诊断。孕妇的病情可能比显性出血提示的要严重。必须将其与前置胎盘区分，后者是无痛性出血，胎位不稳定而子宫张力正常，失血量与孕妇病情相关。然而，在低置胎盘中，偶尔可能会出现一些胎盘早剥的临床表现。换言之，在有胎盘低位附着时也会出现胎盘早剥，在这种情况下，只有通过超声检查方能明确诊断。

诊断还应与其他急症如急性羊水过多区分，后者有子宫增大、敏感和紧张，却没有出血。其他急腹症如溃疡穿孔、肠扭转和绞窄性腹股沟斜疝可能会掩盖胎盘早剥症状，这些情况在妊娠期间极为罕见。

处置

患者必须入院治疗，并根据病史、检查结果（图8-10）和超声检查结果做出诊断。在足月前

病史及体格检查

↓

24周后出现阴道出血

↓

胎盘早剥	前置胎盘
疼痛 出血 子宫张力大 纵产式	无痛性阴道出血 子宫软 异常先露的比例高
↓	↓
血红蛋白/血细胞比容 开放静脉	测血红素、血细胞比容 血红蛋白低则输血 放置导尿管
如需要输注凝血物质 留置导尿管	↓
↓	判断胎儿情况 通常状况良好
检查胎儿情况 一般情况较差或 胎死宫内	↓
↓	如果有可能则保守治疗 避免严重或持续性出血 通常孕38周前剖宫产
如果胎儿阴道引产 监测产后出血	↓ 监测产后出血

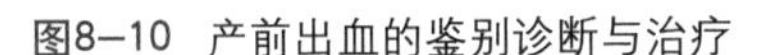

图8-10　产前出血的鉴别诊断与治疗

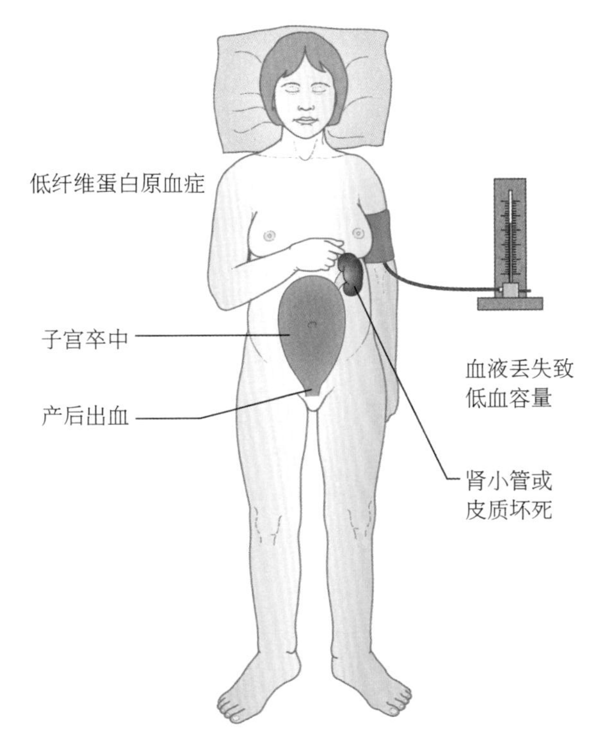

图8-11　胎盘早剥的并发症，产后出血

妊娠中，轻症病例（孕妇稳定并且胎儿正常）可以进行期待治疗。可以用超声检查评估胎儿生长发育和健康状况，并定位胎盘以明确诊断。如果胎儿处于足月前妊娠而孕妇和胎儿状况允许，治疗目的是延长孕周。与胎盘早剥相关的病症如高血压疾病应得到适当治疗。如果出血严重，孕妇的复苏是先决条件，之后才可以顾及胎儿状况。

往往很难准确地评估失血量，开始可经静脉注入生理盐水、哈特曼溶液或血液替代品，完成交叉配血后可以开始输血。有必要放置导尿管以监测尿量。

如果胎儿存活、已接近足月且没有胎儿窘迫的临床表现，或者如果胎儿已胎死宫内，应尽快实施手术引产，必要时注射缩宫素刺激子宫活动度。应监测胎儿心率，如果出现胎儿窘迫应该即刻实施剖宫产。如果因为宫颈闭合而不能引产，持续出血导致孕妇血流动力学状态不稳定，或孕妇出现凝血功能障碍，应在有资深产科医师和麻醉科医师在场的条件下行剖宫术分娩。可通过使用阿片制剂缓解疼痛。在获得凝血筛查试验结果之前，不应使用硬膜外麻醉。

如果胎儿未足月，孕妇和胎儿情况稳定，孕妇应入院监测，直到所有的出血和疼痛特征消失。由于再次发生胎盘早剥的风险增加，大多数单位随后会在37～38周诱导分娩。

并发症

胎盘早剥的并发症，如图8-11概述。

纤维蛋白原降低

当严重胎盘早剥的血凝块将促凝血酶原激酶释放入母体循环时，会出现纤维蛋白原减低，这反过来可能导致弥散性血管内凝血和凝血因子包括血小板消耗，并形成低纤维蛋白原和子宫内去纤维蛋白原状态。这种情况可以在分娩胎儿后输入新鲜冰冻血浆、血小板和纤维蛋白原进行治疗。这可能会导致手术分娩时的异常出血或不可控制的产后出血，除非凝血缺陷已得到纠正。替代产品的应用可能会使结果变得更糟，因为它们会被迅速消耗，结果增加降解产物并加重凝血功能障碍。

肾小管或皮质坏死

这是低容量血症和弥散性血管内凝血处理不当造成的并发症。必须对尿量进行仔细评估。孕妇无尿必须得到紧急和积极处置。如果得不到妥善解决，可能偶尔需要血液透析或腹膜透析，但这种情况变得越来越罕见。

产前出血的其他原因

其概述，如图8–12所示。

前置血管

前置血管是非常罕见的，此时胎儿脐带血管的某一分支位于胎膜中并穿过宫颈口。当脐带插入胎膜且血管通过胎膜到达胎盘，或如果有副叶胎盘且胎膜中血管连接胎盘主体和副叶胎盘时，会发生这种情况。穿过宫颈口的胎膜破裂可能引起血管撕裂，从而导致胎儿快速失血。前置血管可以用彩色多普勒超声在胎儿扫描中诊断。

不明原因的产前出血

妊娠期间出现阴道出血的患者，有50%不能被明确诊断为前置胎盘或胎盘早剥。

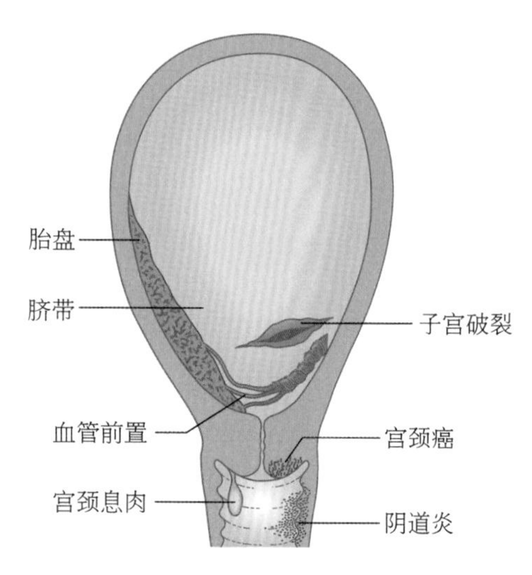

图8–12 产前出血的非胎盘原因

当出血确定来自子宫腔时，提示其原因可能是胎盘边缘出血。无论源于何种原因，围生期死亡率会显著增加，因此在接下来的妊娠中密切监测胎盘功能和胎儿发育状况尤为重要。如果妊娠已足月，应终止妊娠。

阴道感染

阴道念珠菌病或毛滴虫病可能导致血性分泌物，一旦明确诊断，应予以适当治疗。

宫颈病变

宫颈息肉等宫颈良性病变要经息肉切除治疗。宫颈糜烂最好不给予处理。

妊娠期间会偶尔发现宫颈癌。如果在妊娠早期发现，应终止妊娠，随后进行癌症分期手术和确定性治疗。如果在妊娠后期做出诊断，应该通过活检确定诊断，在胎儿成熟时进行分娩，并根据癌症分期治疗病变，包括剖宫产和针对早期癌症的根治性子宫切除术。

多胎妊娠

不像许多其他物种母体有双角子宫，孕育2个或更多的子代是常态，多胎妊娠对单腔子宫的人类来说属于非常态。由于孕妇和胎儿的发病率和死亡率风险增加，双胞胎、三胞胎或更多胚胎的妊娠被认为是高危妊娠。

发生率

多胎妊娠的发生率随种族和辅助生殖技术的使用而变化。自然双胎的发生率在中非最高，达到30对双胞胎儿（60个双胞胎儿）/每1000活产儿，在拉丁美洲和东南亚地区最低，只有6～10对双胞胎/每1000活产儿。北美和欧洲的发生率居中，为5～13对双胞胎/每1000活产儿。1985–2005年，由于生殖技术的应用，双胎发生率增加1倍以上。其原因为排卵诱导和胚胎移植时植入多个受精胚胎。鉴于多胎妊娠的风险，种植多个胚胎提高受胎率的技术已被弃用，这造成了双胞胎发生率的下降。

自然三胞胎妊娠率似乎在过去的30年里有所增加。1985年在英国发生率为10.2/10万，但在2002–2006年，已接近25/10万。上升原因尚不清楚。更高的多胎出生如四胞胎和五胞胎通常与生育药物的使用相关，但如果排除这一原因，英格兰和威尔士的数字显示为1.7/100万产妇。

目前为止有记录的最多的自然多胎妊娠是九胞胎。

双胎类型和绒毛膜性测定

任何多胎妊娠均可能是排卵时排出一个或多个卵子的结果。

单卵多胎妊娠

如果单卵导致多胎妊娠，该胚胎称为单合子多胞胎，或称为单卵生和同卵生多胞胎。单卵生双胞胎概率约是1/280次妊娠，不受种族影响。随生殖技术应用而增加，但原因不明。受精卵在受孕后的某一时间分裂（图8–13）。如果分裂出现在受孕后的：

第0～4天，将有双胚胎、双羊膜、双绒毛膜（和异卵双胞胎一样）：25%～30%。

第4～8天，将有双胚胎、双羊膜、单绒毛膜：65%～70%。

第9～12天，将有双胚胎、单羊膜、单绒毛膜：1%～2%。

第13天后，将有连体双胎、单羊膜、单绒毛膜：<1%。

鉴于胚胎分裂受一些未知因素影响，单卵多胎妊娠被认为是非常态繁殖。偶尔，胚胎分裂成3个，从而形成同卵三胞胎。在三胞胎中，胚胎分裂可能发生在同一时间或部分在之后发生，从而形成一个绒毛膜内独立单腔合并联体双胎。单卵双胎的检测最好在14周由早期超声检查完成。受精卵在受孕4d后分裂会出现单个薄膜（单绒毛膜双羊膜）或无膜（单绒毛膜单羊膜）将两个胚胎和单个胎盘块

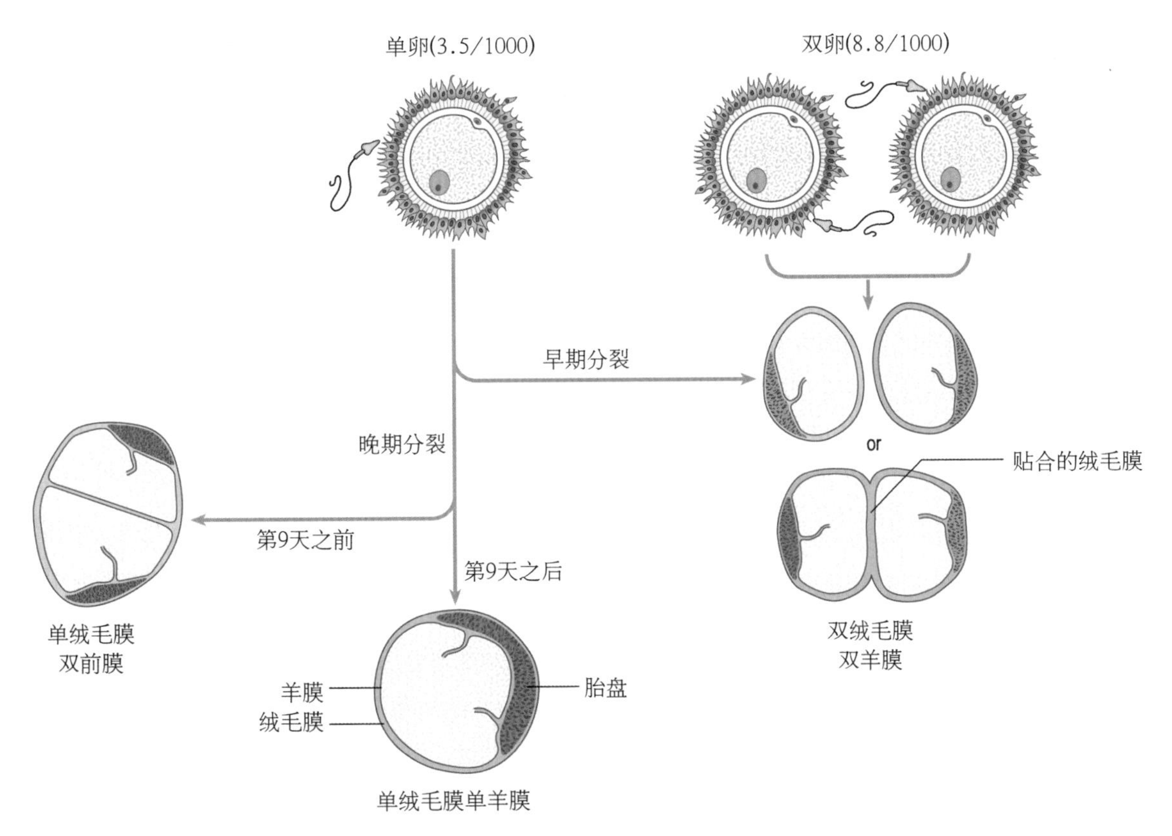

图8–13 双胞胎的类型，根据胎膜和胎盘类型分类，不同性别的双胞胎都是双合子的，那些单绒毛膜性的往往是单合子的。同性别双绒毛膜双胞胎可以是单合子的或双合子的

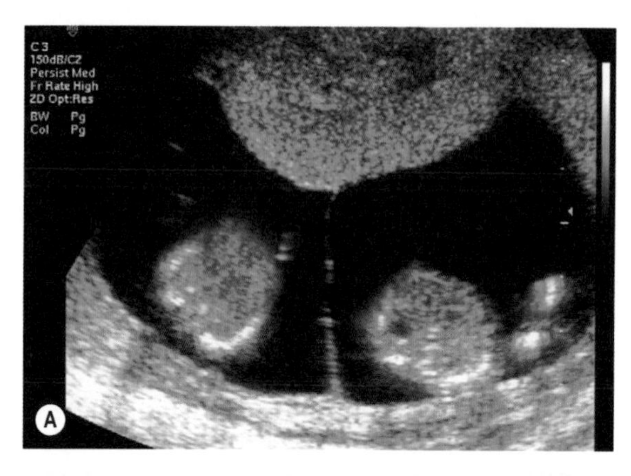

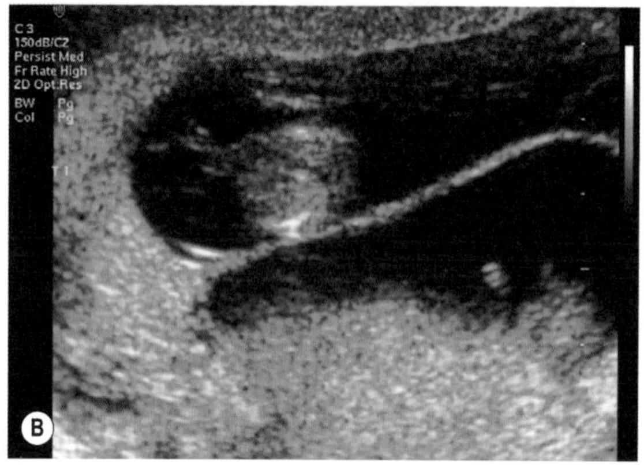

图8–14 超声图显示（A）T征和（B）入征

隔离。如果胚胎分裂在前4d完成，可能产生两个单独的胎盘块或单个带膜的胚胎块，更容易用超声检查发现，超声图上膜和胎盘的相交处会形成一个孪生峰。这种表现与带有单一胎盘块的双羊膜双绒毛膜双胞胎相同。受精卵的早期测定对妊娠管理计划很重要。羊水、绒毛膜绒毛样本或出生后脐带血的遗传评估可以用于确认双生子卵性。因为有了现代超声技术，这些技术很少被使用。

双合子双胞胎

这些胚胎来自单独卵子与不同精子的分别受精。50%的这种妊娠中，胎儿是一男一女，分别有25%是双男和双女。超声检查都会发现两个独立胎盘或单个带有厚膜的胎盘，超声表现为“孪生峰”。妊娠期头3个月期间在胎盘间膜插入点出现的中间膜中存在绒毛膜或中间膜中无绒毛膜征对确定它们是否为单绒毛膜双羊膜囊或双绒毛膜双羊膜囊双胞胎有重要意义（图8–14）。单绒毛膜双羊膜囊双胞胎可能有胎盘血管融合现象，并可能引起双胎输血综合征和相应的后遗症。

异卵双胞胎发生率随如下因素变化：

- 家族性因素：异卵孪生有明显的家族性倾向，但似乎是只在母方有。盐湖城的一项研究记录显示，那些自己是异卵双胞胎的妇女分娩双胎的概率为为17.1/1000产妇，而一般人群为11.6/1000产妇；但那些男性本身是异卵双胞胎的分娩双胎的概率只有7.9/1000产妇。
- 产次和产妇年龄：在进行的研究表明，双胎妊娠率从初孕妇组的10.4/1000增加至第4次以上妊娠孕妇组的15.3/1000。年长母亲的双胎妊娠率也略有增加。
- 诱导排卵：多胎妊娠常见于药物诱导排卵后。需要重点注意的是，使用促性腺激素疗法可能导致双胞胎、三胞胎或甚至多胎妊娠。如果发现过多卵泡形成，在某种程度上可以通过监测卵泡发育和停止注射人绒毛膜促性腺激素来避免多胎妊娠。生育药物的使用占所有多胎妊娠的10%～ 15%，因此极大地改变了多胎妊娠的发生率。

如前所述，试管婴儿造成的多胎妊娠的风险已随植入胚胎数目的限制而降低。

双胎妊娠的并发症

多胎妊娠中孕妇的生理负荷处于过载状态。体重总增长程度平均比单胎妊娠多3.5kg。红细胞计数也有所增加。然而，增加幅度与血浆量的增加不相匹配，足月时血浆量比单胎妊娠多17%，因而形成相对贫血。与单胎妊娠相比，孕妇每搏输出量增加了15%，心率增加3.5%，而心输出量增高20%。

因此，可以预料孕育多个胎儿系统增加的负担将导致更高的并发症发病率（表8–1）。

表8–1 双胎妊娠相关的风险

产科并发症*	风险*
贫血	×2
子痫前期	×3
子痫	×4
产前出血	×2
产后出血	×2
胎儿生长受限	×3
足月前分娩	×6
剖宫产	×2

* 与单胎妊娠相比较

与双胎无关的并发症

恶心和呕吐

超声确认前，早期发作的恶心和随后的呕吐通常是提示双胎妊娠的体征。双胞胎呕吐的发生率明显比单胞胎高。

贫血

双胞胎与母亲额外代谢需求相关。作为最低要求，所有孕妇都应该考虑妊娠全程服用铁和叶酸补充剂。

流产

有15%以上双胎妊娠在6～10周会发生胎儿吸收，这被称为双胎消失综合征。先兆流产和实际流产的发生率在双胞胎中较高。阿伯丁大学（Akerdeen）证据表明，先兆流产在双胎妊娠和单胎妊娠的发生率分别是26%和20%，双胎妊娠10～14孕周的稽留流产是单胎妊娠的2倍。

产前出血

由胎盘早剥和胎盘前置引起的产前出血的发生率在双胎妊娠增加了1倍。

子痫前期

双胎妊娠中，妊娠高血压、子痫前期和子痫的发病率增加。在初产妇，双胎妊娠的这些疾病发病率是单胎妊娠的5倍，而在经产妇是10倍。

表8–2 各胎儿数的早产率

胎儿数	<28周
单胞胎	0.7%
双胞胎	4.4%
三胞胎	21.8%

宫内发育迟缓（IUGR）

20%的双胞胎一个胎儿明显小于（定义为腹围差异超过20%）另外一个。鉴于这种差异不可进行临床检测，应强制性定期超声筛查双胎妊娠胎儿生长和健康状况。

早产

早产是双胎妊娠最重要的并发症（表8–2）。40%以上的双胎妊娠在妊娠37周之前有分娩发动。这种现象似乎与多个胎儿引起的子宫过度膨胀相关，而随着羊膜腔体积增加，子宫膨胀度将进一步增加，从而更易发生分娩发动。

与双胎本身相关的并发症

单卵双胎的围产期死亡率高于异卵双胞胎。这是由于单卵双胎的先天性异常、早产、双胎输血综合征发病率较高。

双胎输血综合征（TTTS）

这种综合征在10%～15%的单绒毛膜双羊膜双胎妊娠中出现。在这种疾病中，一个胎儿（供血者）通过胎盘组织中的互连血管通道为另一胎儿（受血者）输送血液。临床表现在妊娠中期出现。供体胎儿因羊水过少而少尿且生长受限，受体胎儿表现出羊水过多并有心脏扩大和胎儿水肿的危险。

如果不治疗，围生儿死亡率超过80%。治疗方案包括用系列羊膜腔穿刺术进行潜水减量、选择性减胎术或经胎儿镜用激光消融交联血管。激光治疗有49%～67%的胎儿存活率。如果双胞胎中的一个在激光治疗前胎死腹中，另一个胎儿也常常因急性血流动力学变化而死亡。

单羊膜囊和连体双胎

单绒毛膜双胎中，单羊膜囊双胎的发生率为1%。妊娠22周时脐带缠绕是常见的并发症，因此其存活率仅为50%。

连体双胎发生率为1.3/10万次分娩，两胎体可在不同部位发生融合。连体胎儿的分离和出生后正常生活的预后取决于融合部位，在妊娠第18～20周用详细的超声检查测定。如果有主要的心血管连接或存在一个共享器官时，几乎可以肯定至少一个双胞胎会在分离时发生围生期死亡。

产前诊断

结构异常如无脑畸形和先天性心脏缺陷的风险在多胎妊娠特别是单卵双生胎儿中增加。绒毛膜性检测、产前诊断和评估可疑的双胎输血综合征显得尤为重要。因为需要区分两个胚胎，所以畸形筛查的困难较高，这种筛查应全部在三级保健中心完成。

双胎妊娠的处置

多胎妊娠患者每一种妊娠并发症的发病率都高于单胎妊娠。因此，早期诊断至关重要，这更体现了妊娠早期常规超声检查的必要性（图8–15）。

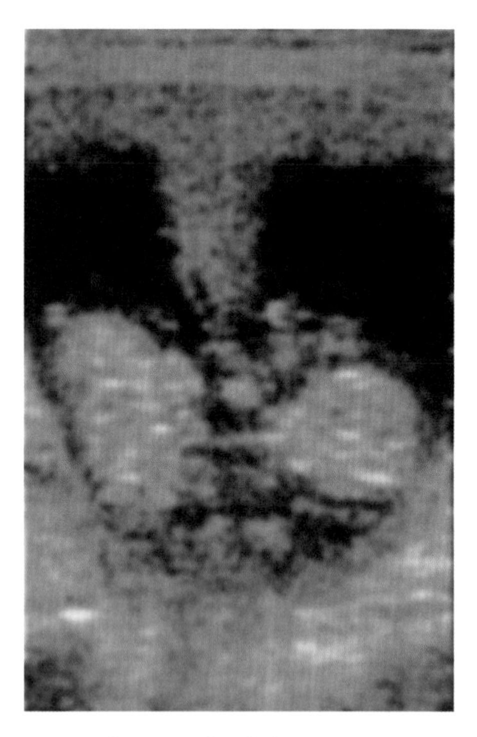

图8–15 妊娠早期超声扫描双胞胎

> **!** 双胞胎和其他多胎妊娠的漏诊在现代超声筛查技术出现之前比较常见，而且仍然会发生在不能常规地获得这些设备的地方。虽然以前对双胞胎的初步临床诊断总是基于子宫的异常增大，但众所周知的是这种评估不准确。未确诊双胞胎的真正危险是，在第一个双胞胎分娩后使用催产药会导致第二个双胞胎受压。即使用宫缩抑制药物也不能扭转这种局面，结果往往会损伤第二个胎儿甚至造成死亡。如果怀疑有未确诊的双胞胎而不能进行超声检查时，不得给予催产药物；在分娩第一胎儿后立即触诊孕妇的腹部。

双胎妊娠最常见的临床体征是子宫体积较大，这一体征容易在妊娠相对早期而不是妊娠晚期检测。当然，子宫异常增大也会有其他原因，比如羊水过多、子宫肌瘤等。

任何产前并发症的治疗均与单胎妊娠相同，但应注意双胎妊娠的并发症特别是早产的发病更早、更严重。过去一直主张从妊娠28周常规入院卧床休息，但临床试验未能证明其疗效。然而，用来检测胎儿生长发育异常或仔细产前监测和超声检查应每周进行2～4次。重要的是，应该让多胞胎妊娠妇女在能进行良好并发症处置的医院预约分娩。

宫内生长受限较常见，如果发现胎儿生长受限，应考虑早期发动分娩。一个或两个胎儿宫内生长受限的总发生率为29%，其中包括42%的单绒毛膜双胞胎和25%的双绒毛膜双胞胎。

分娩期处理

因为临床表现的多样性和复杂性，双胎妊娠的分娩会带来很多困难，而且因胎盘分离和脐带脱垂造成窒息的风险在第二个双胞胎明显更高。

分娩时的先露

在双胎妊娠分娩时，有多种先露排列方式，它们部分地受到第二个胎儿临床处置的影响。这些先露方式的整体描述如图8–16所示。

到目前为止最常见的先露是头/头（50%），其次是头/臀位（25%）、臀/头（10%）和臀/臀（10%）。剩余的5%由头/横、横/头、臀位/横、横/臀位和横/横组成。

分娩方式

最好在分娩发动前做出分娩方式的决定。

剖宫产

单胎妊娠剖宫产的手术指征同样适用于双胎妊娠。然而，对双胎妊娠的临床干预明显更为积极。如果存在其他的并发症（如既往剖宫产瘢痕、长期低生育力、重度子痫前期或糖尿病）时，大多数产科医生会选择择期剖宫产。在妊娠28～34周分娩发动是剖宫产分娩的适应证，第一个胎儿先露异常同样是手术指征。此外，先露情况在决定最佳分娩方式时的确发挥重要作用。在英国，双胎妊娠的剖宫产率从1980–1985年的28%升高到1995–1996年的42%；一般情况下，为了避免双胎交锁，现在很少有产科医师建议双臀先露或第一胎臀先露患者尝试阴道分娩。

阴道分娩

如果产程进展顺利，宜在早期阶段建立静脉通道。产程持续时间与通常单胞胎妊娠分娩相同。

第一胎儿可以用头皮电极或腹部超声监测，重要的是要监测两个胎儿。第一胎儿分娩时，必须立

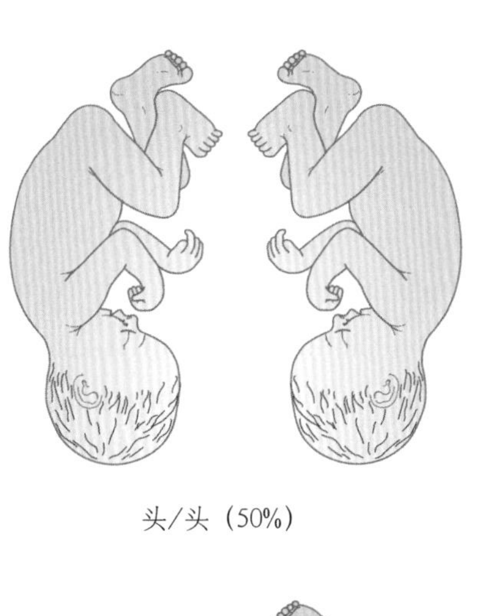

头/头（50%）

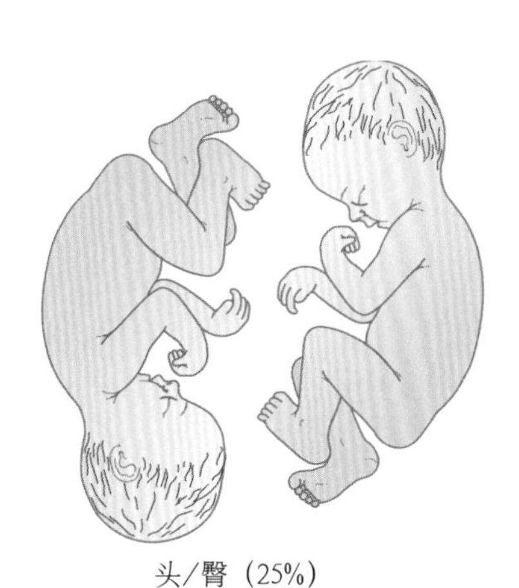

头/臀（25%）

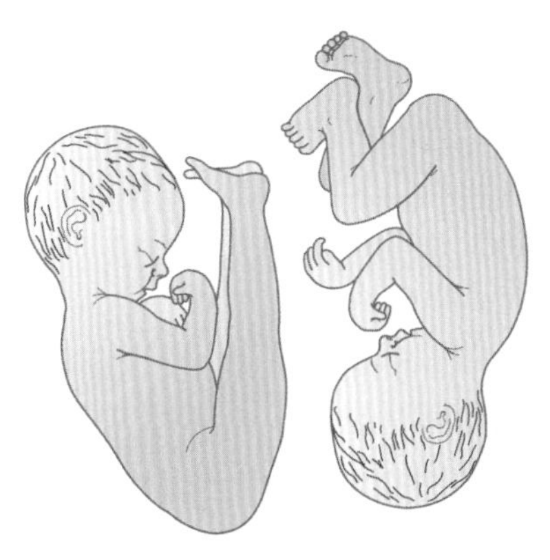

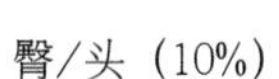

臀/头（10%）

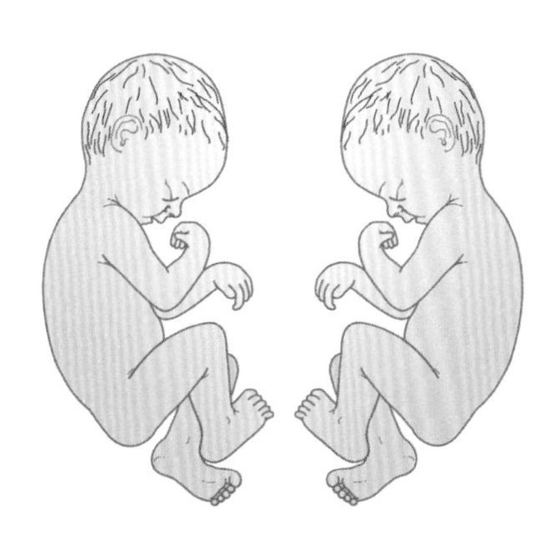

臀/臀（10%）

图8–16　双胎妊娠的四种主要先露。5%的其他少见类型未列在这些主要分组中

即检查第二胎儿的胎位和先露方式并记录胎儿心率。

在第二个胎儿分娩中，应保持羊膜的完整性直到先露部入盆良好并排除脐带脱垂。如果在几分钟内没有子宫收缩，应该开始注射缩宫素。如果胎心率发生异常，应用产钳分娩或臀位牵引术加快分娩。在非常特殊的情况下，可能需要经剖宫产分娩第二个胎儿。重要的是，在分娩第二个胎儿时要使用缩宫素，因为产后出血的风险较高。

并不是所有产科医师都主张在第一胎儿出生后立即刺激子宫。如果胎心率正常，合理的做法是等待进一步宫缩的自然发作，而无须进一步干预。然而，由于第二胎儿胎盘早剥与宫内窒息的风险始终存在，两个胎儿分娩间隔时间上限为30min被公认是合理的。经过一个长的出生时间间隔后分娩窒息的第二个胎儿往往会引出一个问题，那就是为什么不在较早阶段采取干预措施。

三胎及以上的妊娠均应经剖宫产分娩。在这些情况下，分娩发动往往在足月前，胎儿出生体重低且先露不确定。

分娩并发症

分娩有多种并发症，其中一些与先露异常有关。婴儿可能被阻挡，特别在横向胎位先露时，这事实上是一个剖宫产分娩的适应证。如果在阻塞性横向胎位下实施剖宫产，有时候在下段和上段施行垂直切口比横向切口更为可取，因为下段切开可能延伸进入子宫血管和阔韧带，从而导致无法控制的出血。

一旦第一胎儿娩出，助产士应通过腹部触诊稳定第二个胎儿的胎位，确保其为纵向胎位。然后可能需要注射缩宫素以发动子宫收缩，促进胎儿先露部下降进入骨盆。在整个过程中应持续胎心监护，以确保胎儿状况良好。如果胎儿是顶先露，一旦胎头入盆就会出现羊膜破裂。如果胎儿是臀先露，在没有自发下降时，助产士可能需要将手放入子宫后抓住胎儿的足，行人工破膜并将足和臀引入骨盆以便于娩出（如果可能，可以抓住胎儿的足而保持羊膜完整以避免脐带脱垂）。由于可能造成产妇不适，如果产妇同意，很多助产士更喜欢在双胎妊娠分娩中放置硬膜外导管，如果分娩第二阶段变得更复杂时，可通过该导管适当给予镇痛药。极少数情况下，在第一个胎儿分娩后，胎盘剥离并试图在第二个胎儿前娩出。在这种情况下或第二个胎儿不能轻易分娩的情况下，必须紧急实施剖宫产。

案例研究

一名22岁首次妊娠双胞胎的孕妇，妊娠37周分娩发动入院。两个婴儿的先露部都是头部。放置硬膜外导管用于镇痛，分娩进展顺利。第一胎儿自然分娩，第二个胎儿的先露被确认为头先露纵向胎位。由于先露部仍高于盆腔边缘，开始输入缩宫素促进子宫收缩，保持羊膜完整等待先露部下降。不久之后，外部胎心监测显示心跳过缓（每分钟60次）。为了加快第二个胎儿分娩，将手伸入宫腔保持羊膜完整并定位胎足，将胎儿转为臀先露（内转胎位术），随后破膜并采用臀位牵引术分娩。

双胎交锁

这是很少见的并发症，其中第一胎儿是臀位，第二个胎儿为头位。临床上，第一个胎儿在分娩过程中下降，这时双胞胎的颏-颏交锁。这种情况通常只有在第一胎儿发生部分分娩后才被发现，如果不进行紧急剖宫产，胎儿不可能生存。双胞胎经超声检查显示第一胎儿臀先露而第二胎儿头先露时，通常经择期剖宫产分娩。

连体双胞胎

连体双胞胎是由胚胎形成后的不完全分离造成的。连体可能发生在任何部位，但通常是头-头连体或胸-胸连体。在妊娠20周前三级超声检查对双胞胎进行产前评估可判定胎儿预后并评价是否可能在产后尝试手术分离。

如果在分娩发动前用超声检查发现连体双胎，应对双胞胎实施剖宫产分娩。如果在分娩发动前未发现异常，通常会发生梗阻性难产。

围生期死亡率

约10%围生期死亡率与多胎妊娠相关。与单胎妊娠相比，围生期死亡率随胎儿数的增加而上升：双胞胎×4，（单绒毛膜×8，经产双胎相较初产双胎×1.5）；三胞胎×8。

造成双胞胎两个胎儿都死亡的最常见原因是早产。超过50%的双胞胎和90%的三胞胎在37孕周前分娩。双胞胎第二个出生的胎儿更有可能死于产时窒息，其原因包括：第一胎儿分娩后的胎盘早剥，发生与先露异常相关的脐带脱垂，或羊膜破裂时先露部高浮。

总体而言，双胞胎、三胞胎及三胎以上妊娠围生期死亡率分别是27例/1000例出生数、52例/1000例出生数和231例/1000例出生数。与同胎龄单胎出生相比，双胞胎出现低出生体重儿（小于2.5kg）的相对风险是4.3。

也许更令人关注的是，双胞胎和三胞胎产生脑性瘫痪患儿的风险分别是单胎妊娠的8倍和47倍。

过期妊娠

术语“延期妊娠”“推迟妊娠”和“足月后妊娠”都是指对月经周期为28d的女性，从末次月经第一天算起超过294d的妊娠。

术语“胎儿过熟”指的是胎儿的一种状况，具有特征性表象（框8–1）。这些都是宫内营养不良的指征，在有胎盘功能不全时可能发生在妊娠的任一阶段。胎儿过熟通常会使羊水过少、羊水胎粪污染的发生率增加，并且增加胎儿肺部在宫内吸入粪染羊水的风险。孕41周的产妇约2%合并羊水粪染，至孕42周其发生率增加至5%。过期妊娠的孕妇如果意外发生胎死宫内将是一个巨大的悲剧，孕妇及其看护者会深刻认识到，如果早些采取行动分娩胎儿，胎儿肯定会幸存。

过期妊娠的准确诊断随胎龄测算方法而变化。根据末次月经的日期计算，其发生率为10%左右；但如果在孕早期使用准确的超声测算胎龄，这一比率可以降至1%。这同样告诉我们在妊娠早期常规进行超声检查十分必要。

框8–1 过熟综合征

临床特征

- 干燥、脱皮、皮肤龟裂，特别是手和足
- 胎儿皮脂和胎毛（汗毛）缺失
- 皮下脂肪的缺失
- 皮肤粪染

并发症

- 围产期死亡率增加
- 产时胎儿窘迫
- 手术分娩率增加
- 胎粪吸入

病因学

过期妊娠可被视为正常妊娠范畴的一个末端。不过，该病情可能是家族性的，而且有时与无脑畸形的胎儿垂体–肾上腺轴异常相关。

处理

在许多大型研究中的证据提示39孕周后围生期死亡率增加，这说明必须密切评价每个足月妊娠孕妇，以确保超过40周的继续妊娠对胎儿无害。对此，许多单位提供过期妊娠服务，妊娠40～41周的孕妇就诊需接受胎心监护和羊水指数（AFI）评估。低（低于5cm）胎儿患过熟综合征和胎儿缺氧性疾病的风险增加。他们在咨询后接受引产。对于那些羊水量和胎心监护正常的胎儿，大型研究表明在41～42周接受引产或选择自然分娩的孕妇的剖宫产率相同。因此，许多单位的处理方法是对所有41^{+5}周孕妇进行引产。那些拒绝引产的妇女需要接受频繁的胎心监护监测和羊水量评估，直到分娩。据报道，这种处理形式可将胎儿发病率降至接近于零。

分娩处理

如果做出引产的决定，其本身可能是比较困难的。因为宫颈评分通常小于3分。在这些情况下，应尝试用前列腺素或机械方法进行促宫颈成熟。如果该方法失败而胎儿较大，有时候经择期剖宫产分娩可能更可取。

这些分娩过程属于高危情况，产程中应密切观察。

臀先露

臀先露的发生率取决于分娩发动时的孕周。在32周，其发生率是16%，36周时降至7%而足月妊娠降至3%～5%。因此很明显，胎儿通常会自己纠正先露部，37周前通常不需要尝试纠正胎位。

臀先露的类型

臀位可能会以三种方式出现（图8–17）：

- 单臀先露：胎儿腿沿胎儿躯干伸展，髋关节屈曲、膝关节伸展。臀部先露于骨盆入口。该先露也被称为腿直臀位。
- 混合臀先露：胎儿腿于臀部屈曲，同时双膝关节屈曲，胎儿坐于腿上，双足先露于骨盆入口。
- 膝关节或足位先露：胎儿一侧或两侧下肢屈曲，胎儿臀部在产妇骨盆之上，胎儿下肢的一部分（通常是足）通过子宫颈降入阴道。

臀位的位置以胎儿骶骨作为参照物。在分娩发动时，胎臀以转子间径（少于10cm）进入真骨盆边缘。对足月胎儿而言，转子间径略小于双顶径。臀先露的类型对阴道臀位分娩的风险有显著影响。先露部越不规则，脐带脱垂或肢体脱出的风险越大。从宫颈挤入阴道的胎足可能会在子宫颈充分扩张之前刺激产妇用力收缩腹肌，并因此导致胎头嵌顿（图8–17）。

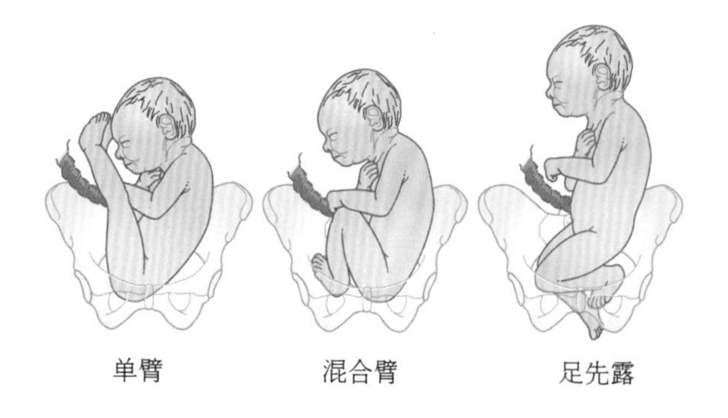

图8–17 臀先露的类型

臀先露的原因与危害

臀先露在妊娠37周前较为常见，但大多数婴儿都会在足月妊娠前自发翻转（如上所述）。然而，臀先露可能与多胎妊娠、产妇子宫先天性畸形、胎儿畸形、继发于药物使用的胎儿肌张力低和异常胎盘位置（前置胎盘或胎盘宫角植入）等因素相关。

还有证据表明，持续的臀先露可能与胎儿无法通过踢腿让自己从臀位旋转为头位相关，因此其下肢可能有一些神经功能缺损（框8–2）。

> **! 虽然总体风险还不到1%，臀位新生儿神经功能损伤的发病率高于头位新生儿，即使经剖宫产分娩也是如此。**

与正常头先露相比，臀位分娩会给新生儿带来一些特异性的危害，尤其是早产儿和出生体重超过4kg的婴儿。

- 由于先露部的不规则性，脐带压迫和脐带脱垂的风险增加。在腿部屈曲或足先露的病例，情况尤其如此。
- 后出现困难是早产儿的特定风险，因为臀部转子间径明显小于胎头双顶径。这意味着胎儿躯干可能会在宫口未开全时娩出，进而导致较大的胎头出现梗阻。如果分娩被明显延迟，胎儿可能会窒息，导致死亡或脑损伤。
- 胎儿头骨在分娩过程中没有时间塑形，因此，早产儿和足月儿均存在明显的颅内出血

框8–2 臀先露的原因

- 胎龄
- 胎盘位置
- 子宫异常
- 多胎妊娠
- 胎儿四肢的神经功能损伤

的风险。

- 脏器创伤可能会出现在分娩过程中，如果产科医生抓到胎儿腹部，可能导致脾破裂或肠道损伤。

处理

产前处理

因为胎儿臀位分娩的以上风险，最好的选择是通过准确的诊断和实施外倒转术来避免阴道臀位分娩。

外倒转术

适应证

妊娠36周后持续臀先露。

禁忌证

有产前出血史、前置胎盘、胎心监护异常、既往剖宫产分娩或多胎妊娠的孕妇不应尝试外倒转术。因其他适应证需择期剖宫产分娩婴儿时，外倒转术毫无意义。

技术

孕妇取仰卧位，上身略微倾斜。通过超声检查证实先露和胎盘位置。最好用一小段胎心监护来检查胎儿心率。给予宫缩抑制药（口服硝苯地平或肌内注射特布他林）放松子宫，因为这样可以提高成功率（图8−18）。

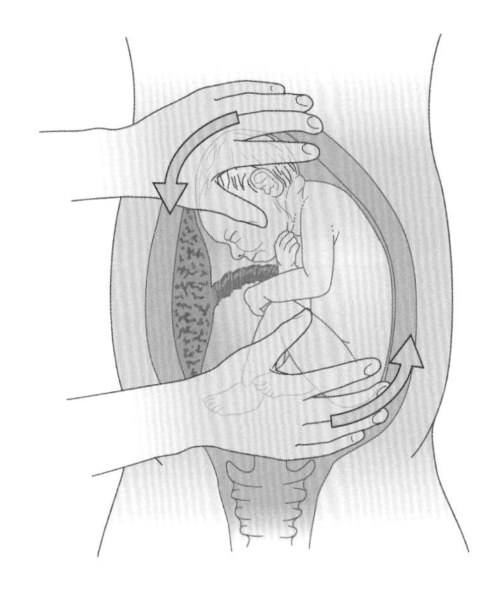

图8−18　外倒转术：向相反方向给胎儿两极施加压力

将胎臀从盆腔边缘拔出并转入下腹部，轻轻地旋转胎儿，保持头部屈曲。在此过程中，应检查胎儿心率。

至关重要的是，不要用力过度，如果有证据表明胎儿心动过缓，而倒转未超过中线，应该将胎儿复位到原来的臀先露，并进行持续的胎心监护。

并发症

该过程的风险是脐带缠绕、胎盘早剥及胎膜破裂。持续胎儿心动过缓发生率约为1%，这可能需要紧急剖宫产分娩。还有一些证据表明，即使外倒转术已成功完成，由于难产和胎儿损害，剖宫产率会高于正常头位妊娠者。由最有经验的操作者实施的成功率可达50%。

然而，不是每个患者都适合进行外倒转术；在进行外倒转术前，应充分评估胎儿大小和产妇的骨盆大小及形状。

虽然产妇骨盆形状与大小可以由盆腔检查或者正式使用磁共振成像测定，没有任何技术已被证明能准确地测定臀位分娩的成功率。

胎儿大小很难评估，但如果胎儿胎龄超过28周但小于32周，出生体重会小于2kg，剖宫产是首选的方法。如果胎儿的体重经临床评估和超声计算超过4kg，应首选剖宫产分娩，但必须牢记的是这种评估可能不可靠。

分娩方式

发布于1999年的足月妊娠臀位分娩研究建议，臀先露胎儿分娩的最安全途径是剖宫产。因此许多机构现在不再实施臀位阴道分娩。从那时起，大量文献表明，该项试验有方法学问题，得出的结论可能不合理。因此，一些单位正在将臀位阴道分娩作为一种安全分娩方式在一些选定的病例中重新采用，对这些患者，分娩过程中会有相关专家协助产妇分娩。

臀位阴道分娩

分娩的第一产程与头先露妊娠没有区别。硬膜外镇痛是缓解疼痛首选的方法，但不是必需的。只要宫缩开始或膜破裂，应该建议孕妇尽快到医院，入院时实施阴道检查排除脐带先露或脱垂。臀先露存在羊水粪染与头先露者有完全相同的意义，除非是在第二产程，此时胎臀位置较低往往会导致胎粪排出。

技术

当子宫颈充分扩张时，先露部充分入盆，可鼓励孕妇随着宫缩用力收缩腹肌，直到能看见胎儿臀部和肛门（图8-19)。为了使软组织阻力最小化，应考虑在局部或硬膜外麻醉下行会阴切开术，除非盆底已经松弛而无明显阻力。然后通过屈曲胎儿髋关节和膝关节，将胎儿腿提出阴道。然后由产妇将胎儿推出，产科医师只接触大腿上部并且随后确保胎儿背部朝前。一旦躯干已娩出到肩胛骨，手臂通常很容易分娩，将手指滑过肩膀并向下掠过胎头，依次将手臂娩出。如果手臂过度伸展并对分娩构成困难，应握持胎儿的骨盆将胎儿身体旋转，直到后臂位于耻骨联合下。然后，可以弯曲肘关节和肩关

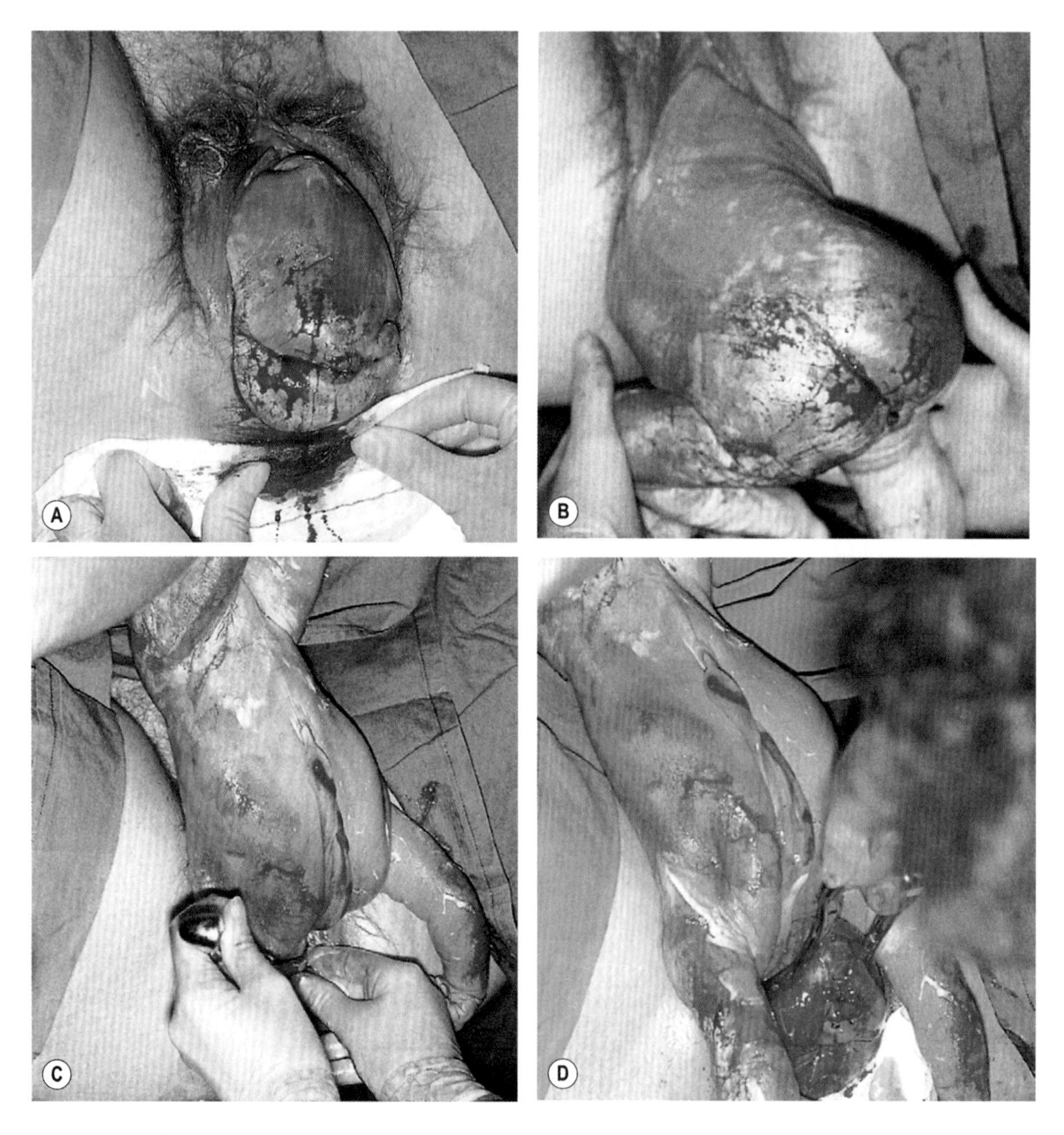

图8-19 臀先露

A.娩出臀部；B.娩出躯干；C和D.后出胎头使用的产钳

节娩出手臂。重复该过程，旋转身体娩出另一只手臂（操作）。然后让躯干继续悬空约30s，让胎头进入骨盆后抓住两腿向上摆动一个180° 弧度，直到婴儿的嘴进入视野。这时婴儿可能会自然分娩，不过有很多的技术包括使用产钳可以用来确保胎头安全娩出。

然后夹住并剪断脐带，这时第三产程可按常规方式完成。

成功臀位分娩的要点：操作应连贯，应最小力度用手抓胎儿且尽可能的轻柔。

操作技术差或者在子宫颈充分扩张前让产妇用力收缩腹部可能会导致并发症。

剖宫产

剖宫产分娩适应证：估算出生体重<1.5kg或>4kg；足先露或超声显示胎头仰伸；妇产科医师没有臀位阴道分娩专业技能；有其他并发症如重度子痫前期、胎盘早剥、前置胎盘、既往剖宫产史。如果估算出生体重<700g，不管用何种方法分娩，就死亡率和发病率而言的围生期结局都很差。

虽然尚未开展对极低出生体重儿分娩方式选择的大型随机试验，一些超大型系列的描述性研究显示，以剖宫产娩出的这类胎儿，围生期结局有所改进。剖宫产目前是极低出生体重儿臀位分娩首选的方法。

通常情况下，剖宫产为子宫下段剖宫产。然而，如果胎儿为早产儿，子宫下段可能还未形成，在这种情况下首选的方法是在形成下段子宫的部位切开一正中线切口；有时候可以选择切开一个经典切口。对于极低出生体重婴儿，其臀部和躯干远远窄于胎头，胎儿在子宫切口娩出时可能发生胎头卡压，除非之前切开的切口大小适当。

不稳定胎位、横位和肩先露

不稳定胎位是一种不断变化的胎位。它通常与孕妇腹壁松弛（如经产妇）、低置胎盘和子宫畸形如双角子宫、子宫肌瘤和羊水过多等相关。

并发症

如果导致胎儿横位的不稳定胎位持续到分娩发动，它可能会导致脐带脱垂或肩先露和上肢脱垂，或出现一个上肢和一个下肢同时先露的复合先露（图8–20）。

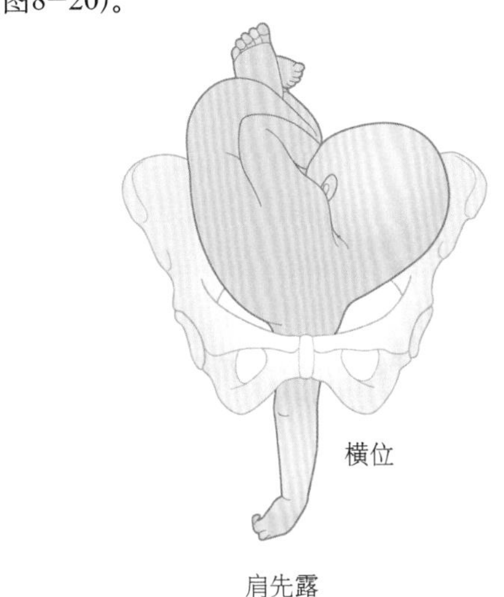

肩先露

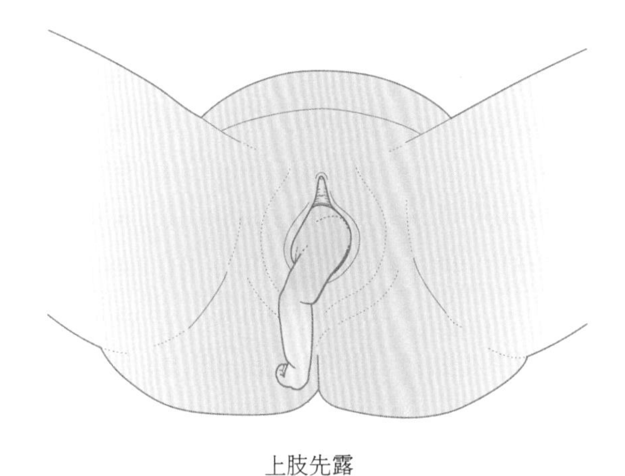
上肢先露

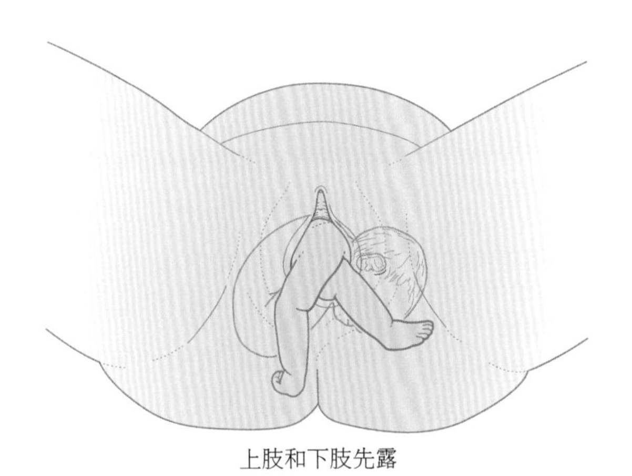
上肢和下肢先露

图8–20 上肢脱垂进入阴道，有时造成肩先露

处理

在妊娠37周之前，没有必要对不稳定胎位采取任何措施，除非分娩自行发动。重要的是，要通过超声检查为胎盘定位，除外任何盆腔肿瘤的存在和胎儿异常以寻找胎儿胎位不稳定的原因。然而，在大多数情况下并未发现明显的原因。

37周后，未发现导致胎儿胎位不稳定的原因，应该尽量尝试用外倒转术纠正胎位。妊娠39周后如果不稳定胎位仍然存在，最可取的是让孕妇到医院治疗，防止发生自发性胎膜破裂伴脐带脱垂。入院后具备行紧急剖宫产分娩的条件。

假如没有发现有特定因素如低置胎盘，可采取以下3个处置方式之一：

- 让产妇在医院等待自发性胎位矫正，或在分娩自然发动时自发矫正胎位。
- 固定后引产：首先将胎位纠正为头先露，当胎头到达骨盆边缘时，从耻骨上轻压辅助胎头下降并人工破膜，随后使用缩宫素。
- 足月妊娠行剖宫产分娩。

如果有其他复杂因素，有时候经预先计划的择期剖宫产分娩可能更可取（框8–3）。

如果产妇抵达医院时已经出现阵痛，胎儿为肩先露或伴有上肢脱垂，不要尝试纠正胎位并尝试阴道分娩；分娩应该通过剖宫产完成。有时，如果手臂被挤进骨盆，通过经典切口或中线上段切口分娩可能比下段切口更为安全，因为在这些病例，可能只有少量患者子宫下段已经形成。

框8–3 不稳定胎位的处理

- 排除固定的原因
- 37孕周时住院治疗
- 足月妊娠时稳定引产
- 准备处置脐带脱垂

基本信息

妊娠期高血压

- 最发达国家最常见的妊娠并发症
- 妊娠期高血压：既往血压正常孕妇在20孕周后或分娩24h内出现单纯性高血压
- 子痫前期：20孕周后高血压伴蛋白尿
- 子痫：子痫前期伴抽搐，直到分娩后48h
- 子痫前期的发病机制不确定：血管紧张素受体增加、血管内皮功能障碍、抗氧化剂降低都起了作用
- 子痫前期的处置
  - 卧床休息
  - 抗高血压药物治疗
- 子痫的治疗
  - 控制发作
  - 控制血压
  - 引产或剖宫产分娩

产前出血

- 24周后的阴道出血。

胎盘前置

- 胎盘附着于子宫下段
- 发病率1%
- 分类：边缘、中央和部分
- 诊断：无痛性失血、不稳定胎位、子宫柔软
- 超声或确定诊断
- 治疗：非手术治疗直到37周
- 主要并发症都需要入院治疗
- 留取血样：交叉配血试验
- 剖宫产除非是边缘性的
- 胎儿预后：好

胎盘早剥

- 发病率 0.6%~7%
- 诊断：子宫迟缓不佳
- 胎位正常
- 常与孕妇妊娠期高血压相关
- 治疗：输血
  - 相关检查
  - 如果胎盘早剥严重，迅速娩出胎儿
  - 胎儿预后–差
- 孕妇并发症
  - 子去纤维蛋白原

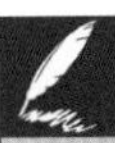

– 肾小管坏死

其他原因

• 宫颈和阴道病变
• 前置血管

多胎妊娠发生率

• 单卵双胎发生率恒定
• 双卵双胎发生率增加

过期妊娠

• 与围生期死亡率增加相关
• 与围生期羊水粪染发生率增加相关
• 治疗方案
  – 41周后的常规引产
  – 加强监测

臀先露

• 足月妊娠中发生率约3%
• 与如下异常有关
  – 足月前分娩
  – 多胎妊娠
  – 胎儿异常
  – 胎盘前置
  – 子宫异常
• 妊娠38周行外倒转术
• 择期剖宫产
• 阴道分娩的标准
  – 胎儿体重超过1.5kg，小于4kg
  – 混合或单臀先露
  – 屈曲头位

不稳定胎位

• 与如下情况有关
  – 多产次
  – 羊水过多
  – 子宫异常
  – 低置胎盘

9

第9章

母体医学

原著者 *Suzanne V.F.Watlace, Hemy G Murray and David James*

翻译 陈 施 审校 陈 倩

学习目标

在学习这章应该掌握相关知识点

知识点

- 介绍以下疾病的病因、危险因素、危害及治疗方法，包括：
  - 妊娠期贫血
  - 妊娠期糖尿病
  - 妊娠期感染疾病
  - 妊娠期血栓栓塞性疾病
  - 肝脏疾病
- 对比孕前已有的疾病在妊娠期的临床表现及治疗方法，包括：
  - 糖尿病
  - 肥胖
  - 易栓症
  - 癫痫
  - 甲状腺疾病
  - 心脏疾病
  - 呼吸系统疾病
  - 肾病
  - 血红蛋白疾病
- 讨论对妊娠前已患有上述疾病的女性进行妊娠前咨询的重要性，告知其妊娠的相关危险及妊娠期需要调整用药方案。

临床表现

- 向孕妇解释产生妊娠不适的原因和减轻症状的方法，不适症状包括：
  - 腹痛
  - 胃灼热
  - 便秘
  - 腰背痛
  - 晕厥
  - 静脉曲张
  - 腕管综合征

简介

母体医学涵盖孕妇在妊娠期出现的所有疾病。一部分是在妊娠前出现，一部分在妊娠期出现。目前在英国，随着产前保健的提高，多数的孕产妇死亡是由于疾病本身所导致的。在最近版孕产妇死亡调查（2006–2008年）中，静脉血栓栓塞疾病导致孕产妇死亡率为0.791/10万，而心脏疾病致死率为2.31/10万。

目前妊娠期合并相关疾病的孕妇数量在增加。过去由于母体患有疾病而自愿或被迫不孕的女性（如囊性纤维病），现在越来越多的选择妊娠。此外，越来越多的高龄产妇妊娠，合并后天获得性疾病，如肥胖和高血压增加。

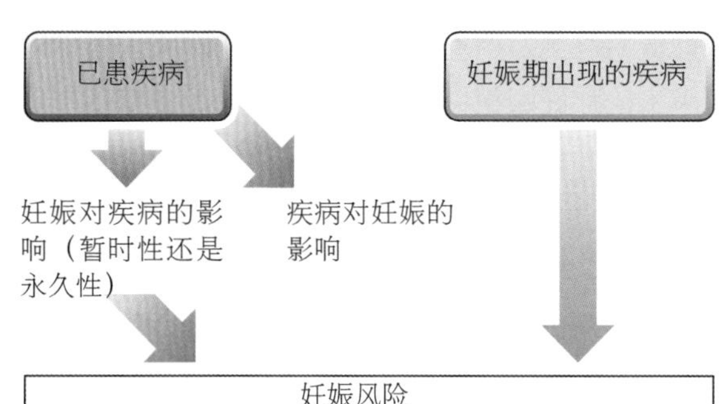

妊娠风险		
	母体风险/并发症	胎儿/新生儿风险/并发症
妊娠早期		
妊娠中期		
妊娠晚期		
产程		
分娩		
产后		
药物应用		

图9—1 妊娠期疾病知识

成功管理妊娠妇孕前已合并或妊娠期出现的相关疾病的关键是确保疾病的各方面都考虑到了。制订妊娠计划时应考虑合并的疾病是常见还是罕见的（图9−1）。多学科和多专家共同合作是这类孕妇保健的重要基础。

轻微妊娠不适

轻微妊娠不适，不会导致妊娠相关疾病，然而轻微妊娠不适通常没有小到可被孕妇接受的程度，被认为会影响孕妇的生活质量。此外，轻微妊娠不适的许多症状和病理性疾病的表现很相似，需要鉴别。除外病理性疾病，轻微妊娠不适的临床症状通常代表了正常妊娠机体的生理变化。

腹痛

腹痛或腹部不适在孕期很常见，通常是暂时的。生理性原因如下：

- 腹壁韧带和肌肉的拉伸。
- 妊娠子宫对腹腔内容物的压力。
- 便秘。

要注意区分以严重的，不典型的和反复腹痛为表现的病理性腹痛，导致其发病原因包括：

- 妊娠早期疾病，例如异位妊娠和流产
- 妇科疾病，例如卵巢扭转
- 泌尿系统感染
- 外科疾病，例如阑尾炎和胰腺炎
- 妊娠晚期疾病，例如胎盘早剥和分娩

当除外病理性因素后，如果孕妇出现反复腹痛，应考虑是否有社会因素，或是药物滥用的可能。

一旦除外病理性原因往往可以成功治疗，极少需要镇痛药物。

胃灼热

由于胃排空延迟，食管括约肌压力降低及胃内压力升高，妊娠期往往合并胃食管反流。80%的孕妇受此影响。尤其是在妊娠晚期。鉴别诊断如下：

- 其他导致胸痛的原因，例如心绞痛，心肌梗死和肌肉痛。
- 导致上腹痛，例如子痫前期，妊娠期急性脂肪肝和胆囊结石。

保守治疗包括饮食建议、避免辛辣食物、避免饭后立即卧床休息。睡眠时改为半卧位体位有助于缓解症状。如果保守治疗不满意，抗胃酸治疗在妊娠期应用也是安全的，可以在妊娠的任何时期应用。如组胺受体拮抗药，例如雷尼替丁。如果单独应用抗酸药物不足够改善症状，也可以应用质子泵抑制药，在妊娠期应用目前有很好的安全性研究。

便秘

便秘是公认的妊娠期常见症状，是由黄体酮水平升高减慢了结肠的动力及子宫对直肠的压力共同导致。特别常见于妊娠早期，并由于妊娠期常需要补充口服铁剂而加重。

应建议孕妇增加液体及膳食纤维的摄入。大多数的泻药对于妊娠期是安全的。如果保守治疗无效可以考虑使用。极少数情况，严重的便秘可通过阻挡胎儿先露下降至盆腔，导致妊娠晚期胎位异常。

背痛

背痛是妊娠期常见主诉，尤其随着妊娠的进展加剧。常见原因由于妊娠子宫的压力及激素在支撑软组织上的作用，导致腰椎前突。鉴别诊断包括泌尿系统感染、肾盂肾炎和分娩早期。

物理治疗是有效的，包括改变姿势和适当的拉伸及锻炼。如需要简单的镇痛药物，对乙酰氨基酚和可待因的合成物在妊娠期是安全的，应避免使用阿司匹林和非甾体消炎药。可待因的一大缺点是导致便秘。

晕厥

孕激素作用于血管平滑肌致使生理性血管扩张可引起直立性低血压，从而导致晕厥。而在妊娠晚期随着子宫增大（妊娠20周以后），下腔静脉受压使回心血量减少，也会出现低血压。通常妊娠期发生的晕厥为良性疾病。但如果反复发作，需除外贫血、低血糖、脱水、心律失常。

当孕妇从卧位站起来时建议先坐一会，并避免长时间站立。妊娠晚期避免仰卧减少下腔静脉受压及仰卧位综合征发生。避免脱水。

静脉曲张

下肢静脉曲张出现或加重，是由于妊娠子宫增加盆腔静脉压力及孕激素舒张血管平滑肌作用，从而减少下肢静脉回流。根据临床表现通常就可以诊断，但如果合并疼痛一定要除外血栓性静脉炎和深静脉血栓。

坐位或卧位抬高下肢有利于改善症状。应用弹力袜在改善症状的同时，可以降低下肢血栓的风险。如果出现严重的静脉曲张和其他静脉血栓形成的危险因素，应考虑应用肝素治疗。

腕管综合征

由于毛细血管渗透性增加导致妊娠期液体潴留，致使腕管内正中神经受压从而导致或加重腕管综合征。

腕关节固定可以减少腕关节过伸，适用于大多数妊娠期病例。严重病例可应用激素封闭。很少应用手术治疗妊娠相关腕管综合征，手术多用于产后相关的腕管综合征。

耻骨联合分离

妊娠期关节活动性增加以适应分娩。然而部分孕妇过于松弛以致于出现耻骨联合、髋骨及其他骨盆关节不适，并会随孕周增加症状加重。孕妇经常主诉为走路或是站立时骨盆环疼痛。前盆壁疼痛需要除外泌尿系感染。

物理治疗为通过运动以增加稳定性，通过日常活动及分娩时的姿势可以减少症状。应用骨盆带支撑可以改善症状。如同后背痛一样，也可以应用简单的镇痛药物。通常妊娠结束后症状缓解。

妊娠期会加重的疾病

贫血

贫血通常会在妊娠期出现。在很多发达国家，通常表现较轻微且很容易纠正。但在少数地区，可以由于严重贫血而导致母体死亡。

病因

妊娠期血液系统会发生许多变化，包括血浆和红细胞均会增加；但是前者的增加往往要大于后者，故会出现生理性贫血。随红细胞合成增加及胎儿需要的增加，妊娠期铁及叶酸的需要量是增加的，但这在孕妇的食谱中却经常是缺乏的。因此缺铁性贫血在妊娠期是很常见的合并症，尤其是在妊娠晚期。表9-1显示了妊娠期正常血红蛋白及红细胞参数的范围。

危险因素

孕前合并慢性贫血的相关危险因素：

- 继发于营养不良导致的铁缺乏
- 月经过多
- 两次妊娠期间隔较短
- 贫血相关疾病，如镰状细胞贫血、珠蛋白生成障碍性贫血（地中海贫血）、溶血性贫血

表9-1 血红蛋白和红细胞指数（均值，第2.5和第97.5百分位参考范围）

红细胞指数	孕周			
	18周	32周	39周	产后8周
血红蛋白（Hb）g/dl	11.9（10.6～13.3）	11.9（10.4～13.5）	12.5（10.9～14.2）	13.3（11.9～14.8）
红细胞计数×10^{12}/L	3.93（3.43～4.49）	3.86（3.38～4.43）	4.05（3.54～4.64）	4.44（3.93～5.00）
平均红细胞体积（MCV）fl	89（83～96）	91（85～97）	91（84～98）	88（82～94）
平均红细胞血红蛋白含量（MCH）pg	30（27～33）	30（28～33）	30（28～33）	30（27～32）
平均红细胞血红蛋白浓度（MCH）g/dl	34（33～36）	34（33～36）	34（33～36）	34（33～36）
血细胞比容	0.35（0.31～0.39）	0.35（0.31～0.40）	0.37（0.32～0.42）	0.39（0.35～0.44）

(Reproduced with permission from Shepard MJ, Richards VA, Berkowitz RL, et al (1982) An evaluation of two equations for predicting fetal weight by ultrasound. Am J Obstet Gynecol 142:47–54.©1982 Elsevier.)

妊娠相关的因素如多胎妊娠妊娠期铁的需要量增加。

临床表现和诊断

通常在常规血细胞计数检查时即可诊断贫血。一些孕妇可以有气短及乏力表现。不同妊娠期血红蛋白的正常范围值会有不同，会随着妊娠的进展而下降。在妊娠早期血红蛋白<11g/dl，在妊娠中晚期<10.5g/dl诊断为贫血。

妊娠期影响

缺铁性贫血主要影响母亲。轻度贫血，尽管母体的携氧能力下降但胎儿不受影响。但由于胎儿在宫内的铁储备不足，胎儿容易在出生后1年内铁缺乏。而严重贫血时，早产和低出生体重的风险增加。

母体在妊娠任一期均有发展成有症状的贫血的风险，症状包括乏力、工作能力下降和易感染的风险增加。如果贫血持续至分娩，当合并明显的失血，将缺乏储备。重度贫血和母体死亡率有很强的相关性。围生期输血的需要也会增加。

治疗

快速识别和治疗妊娠期贫血提升血红蛋白水平，减少分娩时贫血。

尽管多数妊娠期贫血是继发于缺铁。但还应考虑是否贫血有潜在其他原因或是否合并叶酸缺乏。如果临床怀疑缺铁不是贫血的原因，或是孕妇在补充铁治疗后贫血没有纠正。应该测量铁蛋白、锌原卟啉、叶酸水平及血红蛋白电泳除外血红蛋白病。口服补铁为一线治疗。补铁时推荐同时摄入酸性食物（如橙汁）利于铁吸收，而要避免和茶及咖啡一起食用。应该给予食谱建议。补铁的不良反应有便秘及肠胃刺激作用。如果铁剂不耐受或是铁治疗后血红蛋白改善不明显，可以考虑静脉输铁治疗。

产后继续治疗，可以减少再次妊娠贫血的风险。

预防

妊娠期常规补铁治疗，可以减少铁缺乏的风险。但在英国由于缺乏其可以改善预后的证据，并未作为常规推荐。在一些其他缺铁较常见的国家，这是一个标准的治疗。

观点：在限有人群使用IAOPSG标准比WHO标准会检出更多的妊娠期糖尿病患者。

妊娠期糖尿病

妊娠糖尿病是一个常见的产前并发症，发生率为2%～9%。

病因

妊娠会诱导糖尿病发生。由于胎盘分泌的抗胰岛激素（人胎盘泌乳素、生糖素和皮质醇激素）会致使胰岛素抵抗作用显著增加。妊娠期母体糖皮质激素及甲状腺激素的合成增加也会参与其中。母体胰岛必须合成更多的胰岛素与之抗衡。在一些孕妇中如果分泌的胰岛素没有达到，则导致糖尿病发生。

危险因素

危险因素与2型糖尿病相类似，见框9-1。源自NICE临床指南“妊娠期糖尿病”（2008)。指南仅推荐部分危险因素可用于糖尿病的筛查。出现一个或多个危险因素，应行75g糖耐量试验（OGTT)。然而，临床医师认为一旦出现任何危险因素，都应该行OGTT。

框9-1　妊娠期糖耐量受损的高危因素

- 巨大儿分娩史（体重超过4.5kg，或同孕周第95百分位数）*
- 有妊娠期糖尿病病史*
- 一级直系亲属患有糖尿病*
- 肥胖（BMI超过30kg/m^2）*或体重超过100kg
- 特殊的种族背景：
  - 南亚（特别是来源于印度、巴基斯坦或孟加拉的妇女）
  - 加勒比黑种人
  - 中东（特别是来自沙特阿拉伯、阿拉伯联合酋长国、伊拉克、约旦、叙利亚、阿曼、卡塔尔、科威特、黎巴嫩、埃及的妇女）
- 本次妊娠为巨大儿（不定研究中参考值不同。如超声测量胎儿腹围>第90百分位数，或依据超声测量估算胎儿体重为巨大儿）
- 尿糖不止一次≥1+，或偶尔尿糖≥2+
- 前次不明原因的围生儿死亡
- 多囊卵巢综合征病史
- 羊水过多
- 空腹血糖>6.0mmol/L或随机血糖>7.0mmol/L

* 所标注的危险因素，NICE临床指南建议其需在妊娠期接受75g糖耐量试验

(National Institutes for Health and Clinical Excellence (2008) Diabetes in pregnancy: Management of diabetes and its complications from pre-conception to the postnatal period. NICE Publication Guideline 63, p 1-38.)

临床表现和诊断

妊娠期糖尿病可以无症状。妊娠期糖尿病在不同地区可以是全部或是选择性的筛查。多数医疗单位出于实践和经济的原因喜欢选择性的筛查。给有危险因素的孕妇（框9-1）提供筛查。筛查方法是在妊娠28周行75g OGTT，或是如果患者合并高危因素在妊娠中期的早期行OGTT，如果正常，在妊娠28周再次复查。OGTT中，首先检测空腹血糖水平，给予75g糖负荷，然后检测服糖2h后的血糖水平。妊娠期糖尿病的诊断标准现在仍有争议。表9-2列出两个常用的诊断标准。

妊娠期影响

妊娠期糖尿病只要在妊娠晚期，有时在妊娠中期致病（表9-3)。对于母体，妊娠期糖尿病增加反复感染及子痫前期的风险。对于胎儿，它可以增加羊水过多和巨大儿的概率。巨大儿与血糖控制水平有相关性。可增加死产风险。考虑到其对母胎两

表9-2　妊娠期75g糖耐量试验的诊断标准

诊断标准	正常空腹血糖（静脉血浆血糖值）	正常餐后2h血糖（静脉血浆血糖值）
WHO 1999[a] 一项或以上异常	<7.0mmol/L	<7.8mmol/L
IADPSG[b] 一项或以上异常	<5.1mmol/L	<8.5mmol/L

观点：在现有人数使用IAOPSG标准比WHO标准会检出更多的妊娠期糖尿病患者

[a]World Health Organization: Definition, Diagnosis and Classification of Diabetes Mellitus and its Complications: Report of a WHO Consultation. Part 1: Diagnosis and Classification of Diabetes Mellitus. Geneva, World Health Organization, 1999.

[b]Metzger, B.E., Gabbe, S.G., Persson, B., et al. International association of diabetes and pregnancy study groups recommendations on the diagnosis and classification of hyperglycemia in pregnancy. Diabetes Care 2010;33:676-682.

表9-3 妊娠期糖尿病的影响

	母体合并症	胎儿或新生儿合并症
妊娠早期	–	–
妊娠中期	子痫前期	巨大儿
妊娠晚期	反复感染	羊水过多
		死胎
产程	引产	
	产程进展欠佳	
分娩	助产	肩难产
	产伤	
	剖宫产	
产后		新生儿低血糖
		新生儿转儿科
		呼吸窘迫综合征
		黄疸
远期	以后发展为2型糖尿病	肥胖，童年或以后发展为糖尿病

方面影响，合并妊娠期糖尿病的孕妇更可能引产。如果阴道分娩、肩难产、器械助产及会阴裂伤较常见。孕妇合并糖尿病则更可能剖宫产终止妊娠。新生儿则因宫内胎儿胰岛过度分泌而致出生后新生儿低血糖的风险增多，而需要转入儿科。而如果母体血糖在妊娠期很好控制，这会明显减少。母体血糖可以通过胎盘，母体高血糖导致胎儿血糖水平升高，而胰岛素不过胎盘，因此胎儿完全依靠自己分泌的胰岛素调节其血糖水平。

绝大多数妊娠期糖尿病患者分娩后可以转归，但部分患者可以增加患2型糖尿病的风险，故需要注意，不仅妊娠有患晚期糖尿病的风险，故需要随访，不仅既往有妊娠期糖尿病的女性有远期2型糖尿病风险，由于表现遗传学效应，其子代在儿童期也有肥胖和患糖尿病的风险。

! 大部分的妊娠期糖尿病产后会缓解。在部分可诊断为2型糖尿病的孕妇产后需要继续治疗。合并妊娠期糖尿病的孕妇在以后有很高的风险发展成2型糖尿病。对于胎儿会增加其儿童期肥胖和糖尿病的风险。

治疗

由产科医师、内分泌医师、糖尿病专业护士、助产士及营养专家组成的多学科治疗团队。

产前管理的目标是合理控制血糖降低并发症的发生。初期是饮食控制避免血糖大的波动：增加升糖指数低的糖类和无脂肪蛋白的摄入，避免摄入升糖指数高的糖类食物。如果饮食控制不能成功达到目标，则需要药物治疗。妊娠期应用二甲双胍和格列本脲的增加，可以降低对应用胰岛素的需要。一些合并妊娠期糖尿病的孕妇需要应用胰岛素治疗。餐前或是空腹血糖应该在4.0～6.0mmol/L。餐后2h应该在6.0mmol/L和8.0mmol/L。随机对照研究显示治疗妊娠期糖尿病患者使其达到正常血糖水平有利于改善预后。妊娠期应该序列监测胎儿的生长警惕巨大儿发生。

推荐足月后终止妊娠，可以降低死产的危险。当合并巨大儿或其他合并症，如子痫前期可能需要提前终止妊娠。分娩时，需要监测血糖水平，并治疗高血糖以降低新生儿低血糖的发生。胎儿应该持续监测。胎盘娩出后可以停止糖尿病的治疗。新生儿需要测血糖了解是否存在低血糖，并尽早喂食以帮助其维持血糖水平。

产后，所有妊娠期糖尿病患者应该停止治疗，继续监测血糖。大部分患者的血糖正常，也说明了其是真正的妊娠期糖尿病，如果产后血糖仍持续升高，则要怀疑其是2型糖尿病。需咨询内分泌科专家。合并妊娠期糖尿病的女性建议长期常规筛查。如每年行OGTT检查。并应建议减少其他可与糖尿病相关的生活方式。

妊娠期感染性疾病

妊娠期与非妊娠期一样可以合并感染。然而由于妊娠期免疫抑制，会影响机体对感染的反应。

危险因素

同时有较小孩子的孕妇，或是工作对象是儿童的孕妇有交叉感染的风险。

妊娠期感染的影响和治疗

根据感染的疾病不同，妊娠期的影响和治疗也不同。需要同时考虑到对母体和胎儿两方面的影响。在不同的孕周情况下，相同的感染对胎儿的作用也会发生变化。

水痘

水痘在儿童期具有高度传染性，由感染水痘带状疱疹病毒所致。对母体及胎儿均有影响。孕妇感染并发展为肺炎会有很高的母胎死亡率。如果在妊娠早期感染，胎儿有1%～2%的概率患原发性水痘综合征（眼睛缺陷、肢体发育不全和神经系统异常）。如果近足月感染，则新生儿水痘风险及新生儿死亡的风险明显增加。

如果未曾感染过的孕妇接触水痘后，可以应用水痘免疫球蛋白以减少感染的风险。如果已经感染，可给予阿昔洛韦降低母体并发症。超声检查可用于筛查原发性水痘综合征。如果足月后感染，应该适当的延迟分娩，给被动免疫产生的抗体转运至胎儿这一过程一定的时间。应该避免与其他未曾免疫的孕妇接触。

细小病毒B19

感染细小病毒B19即是常见的传染性红斑，或是“拍打脸颊综合征”。一种常见的儿科疾病。母体的症状包括发热、皮疹和关节炎，但通常症状轻微。相反，对胎儿影响较大。细小病毒B19快速分裂，在妊娠早期可导致流产。在妊娠晚期可导致胎儿贫血及心力衰竭（胎儿水肿）。

治疗包括根据孕妇症状应用镇痛药和解热药，并避免接触其他的孕妇。如果20周之后感染，系列监测胎儿大脑中动脉血流可以检测胎儿贫血（血流会增加）。如果合并胎儿贫血则需要宫内输血治疗。

流感H1N1病毒

流感H1N1病毒在2009年至2010年全球传播。是一个季节性传播疾病。孕妇会出现与非孕妇相似的发热或咳嗽症状。但孕妇是合并严重并发症的高危人群，会出现呼吸衰竭和继发细菌感染，较非孕妇相比死亡率明显增高。此外，并发症还包括早产、死胎及新生儿死亡。

治疗包括抗病毒治疗，包括奥司他韦或扎那米韦，必要时呼吸支持。所有孕妇都建议预防免疫H1N1。

人类免疫缺陷病毒（HIV）感染

HIV病毒可以削弱免疫系统，久而久之发展为AIDS（获得性免疫缺陷综合征）。HIV也会增加其他感染及肿瘤进展的危险。然而，感染HIV的患者，在许多年可以是没有任何症状的。HIV携带者的数量在全球范围增加，有相当比例的患者是处于生育年龄。随着疾病研究的进展，高活性抗反转录病毒疗法——鸡尾酒疗法（HAART）被证明可以减少感染患者的发病率和死亡率。

妊娠对疾病的影响

妊娠并不加速HIV感染的病程或增加发展成为AIDS的概率。

疾病对妊娠的影响

妊娠期最担心的是病毒从母体到胎儿在没有药物干预下的垂直传播（高达45%）。传播方式：产前可以经胎盘传播、经阴道分娩及产后哺乳传播。在疾病进展期由于病毒载量较高，这个概率最高。患者不予母乳喂养，传播率可下降至25%。在多种抗反转录药物治疗的干预下，有可能将垂直传播的概率降低至不到2%。

此外，进展期HIV感染还会增加流产，胎儿生长受限、早产和死胎的风险。

一些患者在妊娠前已经接受过HAART治疗，妊娠期应该再次应用相对安全的药物治疗。许多患者是未曾经过治疗的。

患者接受HAART治疗，病毒载量降低至400 copies/ml之下，可以经阴道分娩，垂直传播的风险较低。然而没有经过治疗和（或）是病毒载量≥400 copies/ml应该建议剖宫产终止妊娠，以避免垂直传播。

筛查

尽管许多感染HIV的患者在妊娠前已知病情，但由于疾病无症状的潜伏期较长，一些患者并没有意识到感染HIV。由于垂直传播的概率高及有效的干预措施，许多国家都建议常规筛查HIV。在妊娠早期筛查，如果有高危因素的孕妇在妊娠晚期再次复查。如果诊断为HIV感染，应该充分告知患者筛查的原因及预后的改善作用。

治疗　HIV患者妊娠后应该由产科专家及传染科专家共同治疗，并在产前加入儿科医师以讨论新生儿的筛查及治疗。

患者应该规律产检并监测病毒载量及CD4细胞数量。

初步治疗包括抗病毒药物治疗、剖宫产终止妊娠及避免母乳喂养。抗病毒药物的应用可有效降低垂直传播的概率。为自身健康需要孕前已经接受过HAART治疗的患者，应该继续治疗。在未接受过治疗的孕妇，抗HIV药物应该在妊娠中期使用并持续应用至分娩。治疗方案包括齐多夫定单药治疗和HAART疗法（相对安全的核苷酸类似物和蛋白酶抑制药，非核苷反转录酶抑制药应避免应用）。推荐应用HAART疗法。建议在疾病未经控制下行剖宫产终止妊娠。当病毒载量<400copies/ml并接受HAART治疗的孕妇可以选择阴道分娩并不增加传播概率。

妊娠期及分娩时侵袭性操作应该尽量避免，如羊膜腔穿刺、胎儿头皮电极及头皮血检测。新生儿出生后应该筛查HIV直至12周。新生儿围生期需要接受抗病毒治疗作为暴露后的预防治疗。强烈不建议母乳喂养。

注意保密对感染艾滋病毒患者很重要，她的家人可能不知道她的病情。保密可以使患者放心，并增加医疗干预。

急性病毒性肝炎

已知7种病毒性肝炎，最常见的是甲、乙、丙三种肝炎病毒。所有的临床表现都很相似，有全身不适、恶心、呕吐、发热和肝脏功能障碍；而其中乙型和丙型肝炎有很大的比例没有临床症状（丙型肝炎可高达80%）。甲型肝炎是通过粪口途径传播，而乙型和丙型肝炎则是通过血源性传播。可以通过血清学检查区分。在感染后甲型肝炎通常可以清除。乙型肝炎可以清除，也可持续携带状态或是导致慢性感染。丙型肝炎通常为慢性长期感染，是肝硬化及肝功能衰竭的危险因素。

妊娠期肝炎的发病率有地理差异。在英国1%～4%的女性会感染乙型及丙型肝炎。

妊娠通常不改变急性肝炎的病程。一小部分的慢性乙型肝炎携带者在妊娠期会再次活动。一些证据表明合并丙型肝炎的女性，妊娠会加剧疾病的进程。

肝炎本身并不影响妊娠。在妊娠期合并急重性感染，会增加早产的发生率。妊娠期感染主要担心传染给新生儿。在分娩前几周急性感染甲型肝炎及乙型和丙型肝炎病毒的慢性感染，可以在围生期传染给新生儿。丙型慢性肝炎的垂直传播率为1/20。

妊娠期治疗包括预防、诊断和减少垂直传播的风险。卫生管理及疫区免疫接种可以降低甲型肝炎的感染率。有感染乙肝和丙肝危险行为（特别是静脉注射毒品）的孕妇应该进行咨询。孕前可以接种乙肝疫苗。目前对于丙型肝炎无有效的接种免疫。

孕妇可以在妊娠期进行乙肝和丙肝的筛查。可以是全部筛查或是针对其病史进行选择性筛查。产前诊断对于降低垂直传播是很重要的。对于感染丙型肝炎的患者，应除外是否合并感染HIV。

剖宫产分娩及避免母乳喂养并不会降低乙型和丙型肝炎病毒的垂直传播，因此鼓励经阴道分娩（除非有其他产科需行剖宫产终止妊娠的指征）。但是应该避免可增加血液接触的干预措施，如胎儿头皮电极及头皮血检测。乙肝病毒感染母亲产下的新生儿给予乙肝免疫球蛋白及早期乙肝免疫接种，可将传染率降至5%～10%。降低丙型感染病毒传染的办法很有限。但是早期诊断被感染的新生儿，密切随访可以降低患慢性肝炎的风险。

结核

结核病仍然是世界性卫生问题，每年至少有800万例新发病例和高达200万例死亡。在发达国家感染率较低，但在来自流行地区的难民和到这些地方旅游的人中有较高的感染率。对于胎儿的风险是某些抗结核药物的使用，对于母体的风险是持续缺氧为表现的严重呼吸道疾病。结核分枝杆菌很少通过胎盘。孕妇接受结核治疗的风险等同于没有妊娠的患者。怀疑患有结核时应行结核菌素试验。如果试验为阳性，则应行胸部X线片和痰培养。如果确诊为结核，则同没有妊娠的患者一样接受联合治疗。链霉素由于会增加胎儿耳毒性的风险，是妊娠期唯一禁忌的药物。

疟疾

疟疾每年的发病人数超过2亿人，每年死亡人数为100万人。在流行地区，它是一种常见的妊娠合并症。生活在流行地区的女性患严重类型疟疾的患病率增加。疾病的严重程度与相关的疟疾原虫的种类、疟原虫的数量和个人的免疫状态相关。恶性疟原虫是最致命物种，攻击所有类型红细胞。它可以在胎盘内生长，胎盘疟疾发生率为15%～60%。先天性疟疾的发生极为罕见。胎儿可以从母体获得可经胎盘的免疫球蛋白G的保护。

急性疟疾感染对母体的危害是严重的贫血及其相应后果。对于胎儿，急性疟疾感染可增加胎儿宫内生长受限、流产、早产、先天感染和围生期死亡。

孕妇前往疫区应采取预防措施，或者妊娠时最好不要去这些地区。建议遮盖皮肤并使用杀虫剂使被蚊子叮咬的风险降到最低。

急性感染的药物治疗取决于感染的性质。预防性治疗是每周给予磷酸氯喹300mg。疗程为开始旅行前1周至离开疫区后4周。存在氯喹耐药时，则联合使用氯喹、乙嘧啶和磺胺多辛，或使用氯胍和甲氟喹。服用这些药物时需要补充叶酸。虽然高剂量氯喹对于母体及胎儿均可造成视网膜和耳蜗前庭的损害。但在预防应用时尚未被证明会增加出生缺陷发生率。

急性肾盂肾炎和尿路感染

在性生活活跃的女性中无症状菌尿发生率为2%～10%。这些女性在妊娠时有12%～30%的可能会发展为肾盂肾炎。这是由于妊娠期泌尿系统的结构和免疫的变化致使感染上行所致。应用抗生素治疗菌尿，可以降低急性上尿路感染的风险。所有孕妇中约有1%并发急性肾盂肾炎。常见的致病菌为大肠埃希菌，应该依据已知敏感药物积极给予抗生素治疗。大多数社区获得性感染通常对阿莫西林和头孢呋辛是敏感的。其他治疗包括大量饮水、缓解疼痛和卧床休息也是可以获益的。妊娠期肾盂肾炎不可低估。约15%的孕妇可进展为菌血症，其中一小部分患者可发展为感染中毒性休克和（或）发生早产。

血栓栓塞性疾病

静脉血栓栓塞（VTE）是发达国家孕产妇死亡率的主要原因。妊娠期静脉血栓栓塞发生率为非妊娠期的10倍。

病因

妊娠期是一个高凝状态。凝血因子合成增加，内源性抗凝物质减少，纤维蛋白溶解受抑制。这些变化开始于妊娠早期并持续至分娩后几周。此外由于盆腔血管压力增加致使下肢静脉血液淤积进一步加剧了这一问题。

危险因素

危险因素，它们可以先于妊娠前有在与妊娠相关，或潜在存在。包括：

- 已存在的风险因素：存在静脉血栓栓塞的个人史或家族史；有血栓形成倾向肥胖、吸烟、一些疾病（如镰状细胞病）、静脉曲张和高龄。
- 暂时危险因素：制动和脱水；卵巢过度刺激；手术。
- 产科危险因素：多胎妊娠；子痫前期；手术分娩。

临床特点和诊断

在非妊娠期静脉血栓栓塞表现为：深静脉血栓形成（DVT）伴随患侧下肢肿胀和压痛，肺栓塞（PE）伴随呼吸系统症状（呼吸急促和胸痛）或晕厥。在妊娠期，深静脉血栓形成多发生在左下肢（90%）。由于左侧髂总静脉更易受压。大部分的深静脉血栓形成在怀孕期间发生在髂股静脉，因而下肢症状可能不是那么明显。

在妊娠期D-Dimer测量的帮助很有限。尽管阴性预测价值高，但是阳性结果并不能帮助诊断。因为妊娠期会发生生理性的凝血功能增加。

在非妊娠期可以应用造影诊断。下肢静脉多普勒超声或盆腔静脉MRI可以用于评估的深静脉血栓形成。螺旋CT动脉或静脉灌注扫描可用来诊断PE。妊娠期进行造影检查应该尽量谨慎。因为对胎儿有辐射风险。除非诊断必须要做该检查。

对妊娠的影响

产前如果对静脉血栓栓塞进行充分治疗对母胎的影响较小。妊娠期主要影响与治疗的药物相关（见下文）。产后风险仍然很高，需要再持续治疗几周。

治疗

所有孕妇都应在妊娠期进行静脉血栓栓塞的风险评估。根据风险评分，应制订可减少血栓形成的预防方案。低危孕妇不需要额外措施，一些孕妇需要产后预防，有高危因素的孕妇产前推荐应用弹力袜和低分子量肝素（LMWH）。在最后这种情况中，血栓预防应该尽早开始。

如果妊娠期出现急性静脉血栓栓塞，快速治疗是至关重要的。在明确诊断过程中，推荐经验性应用肝素治疗。如果通过一系列检查（见上文）已除外深静脉血栓形成或肺栓塞的诊断。则可停止应用肝素。

低分子肝素在妊娠期已被广泛应用，因为它不通过胎盘，并有很好的安全性。相比之下，华法林可过胎盘，在妊娠早期与胚胎疾病相关，在妊娠晚期可致胎儿颅内出血。因而在妊娠期多应用低分子肝素治疗，华法林极少需要应用。大多数情况下在分娩时为了减少产后出血的风险及区域性麻醉的需要（低分子肝素使用与硬膜外血肿相关），肝素治疗暂时停止。一些简单的措施，如避免脱水和使用弹力袜也应该采用。

产后，继续应用肝素预防或治疗6周。如果本次妊娠发生急性静脉血栓栓塞事件再次妊娠也需要应用肝素预防治疗，并建议避免应用含雌激素成分的避孕措施。

肝病

妊娠期胆汁淤积综合征

病因学

妊娠期胆汁淤积综合征的确切病因目前还不清楚，遗传因素导致的对雌二醇的敏感性增加似乎与发病相关，而雌二醇可以引起肝脏功能异常。

危险因素

种族（南美人、南亚人）和妊娠期胆汁淤积综合征的既往史是主要的危险因素。

临床特征和诊断

妊娠中晚期严重的皮肤瘙痒是胆汁淤积综合征的症状之一，尤以手掌和足底瘙痒明显。因为皮肤瘙痒，常可见到抓痕，但一般没有皮疹。有时会有大便灰白、尿色加深和黄疸的症状。在除外了其他病因（如自身免疫病、胆囊结石和病毒感染等）后，胆汁酸或转氨酶升高可确诊胆汁淤积综合征。

一些服用复合口服避孕药的女性，或者月经周期的后半期也会有上诉类似的症状。

对妊娠的影响

皮肤瘙痒会影响休息，尤其是夜间，从而使孕妇变得虚弱。对肝功能的影响会导致凝血时间延长。胆汁淤积综合征会小幅增加胎死宫内的概率。由于早期引产，会导致早产的风险更高。妊娠期胆汁淤积综合征对分娩的影响很小，但早产儿更易发生胎粪吸入。

有妊娠期胆汁游积症病史者，在今后妊娠时有较高的复发率（约90%）。

治疗

胆汁淤积综合征所致瘙痒的治疗很困难。局部应用润滑剂治疗对妊娠很安全，但缓解症状不明显。抗组胺药有时用于镇静，但对瘙痒本身几乎没有影响。熊去氧胆酸已被证明改善肝功能和瘙痒，但缺乏长期的安全数据。尽管如此它仍是一种主要治疗。凝血异常的潜在风险，可以使用口服补充水溶性维生素K，特别是对于那些凝血试验异常的女性。

产前监测胎儿的最好方法尚未确立。一些方法如连续增长超声波扫描和分娩监护仪（CTG）可以检测高危胎儿胎盘功能不预测的问题。因此通畅建议胎儿一成熟就分娩，以减少死胎的风险。

通常建议孕妇产后避免服用含雌二醇的避孕药，否认会导致更多的症状。

妊娠期急性脂肪肝

病因学

妊娠急性脂肪肝（AFLP）是一种罕见但严重的妊娠情况。病因学是不确定的，但它与严重先兆子痫和HELLP综合征有着许多相同的特点（溶血、肝酶升高和低血小板计数），被认为是子痫前期的变种。

危险因素

头胎、多胎和肥胖。

临床特征和诊断

AFLP往往在妊娠晚期引起恶心、呕吐、腹痛和全身不适。可能也会有黄疸，孕妇可能肝衰竭迅速恶化、肾损伤、凝血障碍。肝和肾功能异常，可能会有低血糖。

对妊娠的影响

孕产妇和胎儿死亡率高。孕产妇死亡继发于肝性脑病、出血和弥散性血管内凝血。

治疗

必须多学科保健专业人员的支持和纠正异常的初始管理支持。一旦孕妇情况稳定，应该尽快分娩。产后透析可能是必要的，很少需要肝移植。

关于复发率的资料很少，但有提示复发的概率增加。

现有的医疗条件和妊娠

现在越来越多的女性妊娠前合并预先存在的疾病。理想情况下应该为这些女性提供咨询，让妊娠的影响与他们特定的医疗条件讨论和计划落实到位。这可能涉及推迟妊娠，直到疾病管理的具体目标。然而，往往并没有这种机会。

妊娠期肾病

妊娠合并慢性肾病是罕见的（0.15%），但它们是孕产妇和胎儿预后不良的重要风险。在大多数情况下，风险和治疗与肾损害的程度相关，而与肾脏病的病因关系不大。

妊娠对肾病的影响

女性患有慢性肾病，妊娠会导致肾功能的恶化。大部分产后会恢复，但对一些女性来说这将导致永久性肾功能受损，更快进展为终末期肾病。肾功能恶化的可能性取决于肌酐基线水平，见表9–4。

表9–4 妊娠期慢性肾病的母体肾功能变化

	血清肌酐值（mmol/L）	妊娠期肾功能下降>25%的比例（%）	产后肾功能恶化比例（%）
轻度肾功能不全	<125	2	0
中度肾功能不全	124～168	40	20
重度肾功能不全	>177	70	50

（Data from Williams D，Davidson J. Chronic kidney disease in pregnancy. Br Med J 2008;336:211–215.）

肾病对妊娠的影响

肾病增加子痫前期、生长受限、早产和剖宫产的风险。不良结局的风险与肾损伤程度、高血压和蛋白尿相关。大多数轻度肾功能损害的女性会有良好的结果。

治疗

患有慢性肾脏疾病的女性，妊娠前应该咨询讨论妊娠潜在的影响，这样可以做出明智的决定。对于一些女性，进展为终末期肾病且需要透析支持的风险很高。

罹患慢性肾病的孕妇应该得到多学科的保健，包括产科医师和肾科医师。初步评估应包括基线肾功能、血压、蛋白尿。从妊娠12周开始应服用低剂量阿司匹林（75mg）直到分娩，以减少子痫前期的风险。已经服用降压药的孕妇可能需要评估所用药物以确保他们适合妊娠。必须仔细监测血压、肾功能和是否合并尿路感染。应该在妊娠后期安排超声扫描评估胎儿生长。对于有蛋白尿的女性，可能需要预防性应用肝素以降低静脉血栓栓塞的风险。所有女性均有尿路感染的风险，有慢性肾病和不止一个证据存在尿路感染的女性可能受益于预防性抗生素的使用。

特殊情况

除了一般的考虑，某些肾病需要额外的计划。如多囊肾病是一种常染色体显性遗传病，合并这种情况的妇女应该向其告知孩子遗传的风险。

肾移植的女性一般对妊娠影响不大。应该避免移植后立即受孕，此时期排异的风险最高，抗排斥药物正在逐渐稳定下来。许多免疫抑制药物对妊娠期是安全的，但是妊娠前的咨询是非常重要的，好让有致畸风险的病人提前更换药物。

肾结石

妊娠期间症状性肾结石疾病发病风险与非妊娠期相似。然而，女性肾结石会增加尿路感染等感染的概率，而且一旦感染，治疗时间要长于没有肾结石的单纯女性尿路感染。水化碱化尿液和缓解疼痛等非手术治疗应该作为一线治疗方法，因为这些可以防止尿酸和胱氨酸结石沉积。因为缺乏安全性的全面数据，妊娠期应避免进行碎石术。

表9–5 孕前合并糖尿病的风险

	母体并发症	胎儿及新生儿并发症
妊娠早期	胰岛素用量增加	流产 胎儿畸形
妊娠中期	子痫前期 反复感染	巨大儿 羊水过多
妊娠晚期	如合并视网膜血管病变孕期病变恶化	死胎 胎儿生长受限
产程	引产 产程进展欠佳	早产
分娩	助产 产伤 剖宫产	肩难产
产后	分娩后几小时回到孕前糖尿病控制水平	新生儿低血糖 新生儿转儿科 呼吸窘迫综合征 黄疸
远期	–	童年期糖尿病（如母亲为1型糖尿病发病率为2%～3%，如母亲为2型糖尿病发病率为10%～15%）

糖尿病

糖尿病是妊娠期妇女最常见的慢性合并疾病之一，约0.4%的孕妇妊娠前合并糖尿病。其中大多数为1型糖尿病，然而随着人口结构的变化，2型糖尿病所占比重越来越大。与合并1型糖尿病的妇女相比，合并2型糖尿病的患者往往年龄更大，更肥胖，意外妊娠比例更高。两组妇女中妊娠并发症发生率是接近的。

妊娠对糖尿病的影响

- 胎盘激素的抗胰岛素作用（见妊娠糖尿病）会导致妊娠期更多的胰岛素需要量，胰岛素需要量可增加3倍之多。这些变化在分娩后数小时内恢复到孕前的状态。

- 早孕期呕吐会引起饮食与用药的平衡变得复杂。
- 妊娠期低血糖的“警告症状”变得不明显。
- 对于有糖尿病合并症的妇女，如糖尿病视网膜病变和糖尿病肾病，妊娠会加速合并症的进展。

糖尿病对妊娠期的影响（表9–5）

许多妊娠期糖尿病的并发症也见于妊娠前合并糖尿病的妇女。然而，由于妊娠前和妊娠早期的血糖代谢异常，妊娠前合并糖尿病的妇女会有更多的并发症，同时也会合并长期潜在血管疾病引起的并发症。

妊娠前合并糖尿病的患者，胎儿畸形的风险增加，尤其是神经管缺陷和先天性心脏病；畸形发生的可能性与妊娠前和妊娠早期的血糖控制情况相关。糖化血红蛋白大于10%的女性，胎儿发育异常的比例高达25%。整个妊娠期流产的风险也增加，这与血糖控制情况相关。

虽然糖尿病患者中胎儿巨大症是最常见的胎儿生长类型，已存在的血管疾病的女性和那些合并早期先兆子痫，胎儿生长受限也可能存在。

合并高血压和糖尿病肾病的妇女有较高风险发生子痫前期（约30%）。

治疗

产前咨询能使糖尿病妇女了解妊娠和糖尿病的相关信息，好让她们决定尝试妊娠的最佳时间。因为很多糖尿病并发症与血糖控制水平相关，妊娠前糖化血红蛋白目标值低于6.1%，如果达到此目标值，糖尿病孕妇的并发症发生率并不会明显高于正常。药物治疗即可达标，传统和新剂型的胰岛素已被证明对于妊娠期是安全的。妊娠后二甲双胍通常可及继续服用，其他口服降血糖药通常需要停用，因此许多合并2型糖尿病的孕妇在妊娠期需要使用胰岛素。然而，一些用于治疗糖尿病并发症的药物并不安全，如用于治疗糖尿病肾病的血管紧张素转化酶（ACE）抑制药在妊娠期要停药。糖尿病患者应该服用更高（5mg，而不是正常的400μg）剂量的叶酸以降低神经管缺陷的风险。

多学科的团队合作是管理女性糖尿病患者的关键。产科糖尿病诊所往往包含产科医师、内分泌学家、糖尿病专科护士、营养师和专业助产士，合并糖尿病的妇女在妊娠期间应该在此团队处规律随诊。

妊娠期的代谢目标是维持血糖尽可能接近正常范围，同时避免严重的低血糖。这需要比平时更多的指尖血糖监测和更严格的血糖控制。目标水平与妊娠期糖尿病一致（上一部分）。因为严格的血糖控制，可能会出现令人不悦的低血糖，出现低血糖后，可以采取多种措施（口服葡萄糖制剂和（或）肌注胰高血糖素）。

胎儿畸形的评估可以联合妊娠早期的染色体检查（如果母亲希望）和妊娠20周的常规解超声筛查。对于先天性心脏病发病风险高的患者，有时推荐进行额外的扫描以了解心脏解剖结构。常规的连续生长参数测量可以检测巨大胎儿和胎儿生长受限。

对母体而言，从妊娠中期开始服用低剂量阿司匹林可以降低子痫前期的风险。合并血管疾病的孕妇，应该特别注意监测和控制血压，以减少疾病恶化的风险。妊娠前合并糖尿病的妇女应该每3个月去眼科评估糖尿病视网膜病变的进展情况。

合并糖尿病的患者应该在有新生儿救治设施的医院分娩。分娩计划取决于糖尿病的控制情况、孕妇和胎儿的健康状态。通常建议于38～39周分娩。分娩方式通常计划为阴道分娩，但这类孕妇中剖宫产率很高。胎儿出生后应连续监护，有新生儿低血糖的风险。分娩过程中严格的血糖控制可以降低这种风险，为了实现良好的血糖控制，通常需要输注葡萄糖–胰岛素。

分娩后，合并糖尿病的妇女就可以恢复妊娠前的饮食和治疗方案。

妊娠期甲状腺疾病

妊娠期甲状腺疾病的发生率为1%～1.5%。正常妊娠期雌激素水平增加会导致甲状腺结合球蛋白增加，为了维持游离T_4和T_3水平，甲状腺激素的合成也相应增加。并由于肾过滤增加，母体血浆中碘的水平降低，导致甲状腺增大10%～20%。在妊娠前半期由于人绒毛膜促性腺激素的类促甲状腺激素的作用，促甲状腺激素（TSH）水平会下降。

甲状腺功能减低

甲状腺功能减低是妊娠期常见的甲状腺疾病，发生率为1%。多数情况是在自身免疫性疾病基础上发病的。桥本甲状腺炎是与自身抗体如甲状腺过氧化物酶，导致甲状腺腺体被破坏及纤维化相关。甲状腺功能减低也可由于甲状腺切除，碘放射性治疗及抗甲状腺药物的过量治疗等医源性原因所致。

妊娠对疾病的影响

妊娠对甲状腺功能减低的影响极小。因甲状腺功能减低对胎儿的影响较母体更为严重，故妊娠期通常需要甲状腺激素替代治疗。

疾病对妊娠的影响

合并甲状腺功能减退对母胎结局都有不良影响。它会增加自然流产、子痫前期、妊娠期高血压、产后出血及低出生体重的风险。婴儿智商会有轻微的减低，但并不增加先天性畸形的风险。合并亚临床甲状腺功能减退的孕妇（应用甲状腺素替代治疗）尽管有证据表明其对智商的影响依然存在，但其相对预后更好。应用足够的替代治疗，该疾病的妊娠结局是很好的。

治疗

应该在妊娠的每个期都进行甲状腺功能检查。因为妊娠期母体细胞外液体的增加，T_4的水平会降低，替代治疗应该根据T_4值进行调整。治疗不充分或甲状腺功能减低的诊断应该根据TSH升高来做出。

在甲状腺功能亢进治疗后所继发的甲状腺功能减低中，新生儿甲状腺功能障碍则是继发于通过胎盘的甲状腺抗体所导致。

碘缺乏症在许多国家流行。如果未经治疗，会导致胎儿预后不良，包括流产、死胎、新生儿死亡和先天性畸形如呆小症。所有孕妇在妊娠期都应该鼓励并确保碘摄入充足。如果补充足够的碘治疗，婴儿的预后是正常的。

甲状腺功能亢进

甲状腺功能亢进妊娠期的发病率为0.2%，95%是由于Graves病所致。依据T_4和T_3升高及TSH降低可诊断甲状腺功能亢进。

妊娠对疾病的影响

妊娠对甲状腺激素的需求增加。妊娠前接受甲状腺功能亢进治疗的患者，在妊娠期通常需要减量。然而通常产后会有点火效应。妊娠期未经治疗的甲状腺毒症会导致甲状腺危象及心力衰竭。

疾病对妊娠的影响

未经治疗的甲状腺功能亢进合并子痫前期、胎儿生长受限、早产、胎死宫内、胎儿甲状腺毒症的概率大大增加。

新生儿甲状腺毒症的发生率为1%。这一过程是暂时性的，它是由于拮抗TSH受体的抗体通过胎盘所致。

治疗

每4～6周应该进行甲状腺功能检查，并依此调整用药。多数抗甲状腺药物在妊娠期应用都是安全的，但是一定要咨询内分泌专家的意见。

建议定期检测胎儿的生长，并规律评价胎儿心率（了解是否并发胎儿甲状腺功能异常）。

产后需要延长住院时间以评估新生儿是否有甲状腺毒症征象。

肥胖

妊娠期肥胖的影响越来越显著。妊娠期肥胖的发病率取决于调查的人群，2009年在英国一项全国性调查发现，每10万名孕妇中有9.3人的BMI超过50（英国肥胖监测系统）。肥胖的女性常自惭形秽，然而妊娠期肥胖与严重的医疗问题相关，必须加以解决。肥胖妇女常合并其他疾病，如高血压、

表9–6 肥胖在妊娠期的危害

	母体并发症	胎儿及新生儿并发症
妊娠早期	静脉血栓栓塞	流产 胎儿畸形
妊娠中期	子痫前期 妊娠期糖尿病	巨大儿 死胎
妊娠晚期	静脉血栓栓塞	胎儿评估困难
产程	引产	–
分娩	产程异常 助产 剖宫产产伤 麻醉并发症（椎内或硬膜外穿刺困难）	肩难产
产后	产后出血 静脉血栓栓塞	新生儿转儿科 新生儿死亡
远期	–	童年期肥胖 幼年型糖尿病

睡眠呼吸暂停症、糖尿病和心血管疾病等，这些可进一步增加妊娠期的风险。

妊娠对肥胖的影响

妊娠期最理想的体重增加量目前还不清楚，对于肥胖的女性而言，产前应尽量使体重增加最小化。

肥胖对妊娠的影响（表9–6）

在产前，肥胖与多种母体和胎儿并发症相关。妊娠早期流产和先天畸形的风险增加（尤其是神经管缺陷），原因还未确定。肥胖使整个妊娠期间静脉血栓栓塞的风险增加。妊娠后期，肥胖的妇女更容易患子痫前期、妊娠期糖尿病。此外，体重指数升高的孕妇更容易发生一些较小的并发症如胃食管反流和腰带功能障碍等。

肥胖是与胎儿巨大儿相关；然而，母体的肥胖会对准确评估胎儿的大小产生重大影响，无论通过临床还是超声评估。死胎和新生儿死亡的风险也增加。从长远来看，肥胖母亲的孩子更容易患儿童肥胖症和青少年糖尿病。

肥胖的孕妇需要引产的可能性更大，产程进展不好，需要剖宫产的概率也更大。剖腹产率较高的原因，与胎儿巨大儿、孕妇合并其他疾病、分娩时脂肪组织的激素效应有关。

对于体重指数大的孕妇，剖宫产手术和麻醉的风险更高。如果经阴道分娩，肩难产和会阴撕裂的风险更大，产后出血的风险也更高。

治疗

理想情况下，产前咨询会建议肥胖的女性推迟妊娠，直到达到接近正常的身体质量指数，但这很少发生。

因为妊娠期和分娩时的风险，肥胖的女性应该有相关的医院治疗。需要一个营养师的支持，目的是实现更健康的饮食，而不仅仅是减重。12周前都要服用叶酸。有些专家推荐高剂量（5mg）叶酸，因为神经管缺陷的风险更高，但目前仍缺乏证据。应该全面评估孕妇发生子痫前期和静脉血栓栓塞风险，基于此决定是否加用阿司匹林以降低先兆子痫的风险，预防静脉血栓栓塞。在妊娠中期应该进行妊娠期糖尿病的葡萄糖耐量试验筛查。

因为成像不良，肥胖孕妇常规的超声筛查有效性降低。此外，因为母体体型的影响，通过临床评估胎儿的生长情况价值有限，但也没有证据表明此种情况下超声评估更准确，同样是因为显影不良。

针对潜在的分娩和出生并发症，肥胖的孕妇应该转运至医院。如果没有其他禁忌，还是要考虑经阴道分娩。

易栓症

易栓症可以是遗传性或后天获得性。遗传性易栓症在高加索人中的发病率为15%，V因子Leiden变异是最常见的疾病。获得性易栓症最常见的是抗磷脂抗体综合征，它与妊娠期许多不良预后相关。妊娠期20%～50%的静脉血栓栓塞发生是由于易栓症所致。

妊娠对疾病的影响

妊娠是高凝状态，因此合并易栓症的女性在妊娠期间发生静脉血栓栓塞的风险增加。不同易栓症发生血栓形成的风险级别不同，因而治疗也应该个体化。

疾病对妊娠的影响

易栓症（包括遗传性和获得性）会增加除静脉血栓外其他产科合并症的风险。例如，有报道合并V因子Leiden变异的孕妇可合并胎儿丢失、子痫前期、胎盘早剥、胎儿宫内生长受限。严重妊娠合并症包括习惯性流产，胎死宫内和早产，这是继发于抗心磷脂综合征所致的胎盘疾病。

筛查

当有静脉血栓性疾病家族史或有不良产史如习惯性流产、胎死宫内或早发型子痫前期及胎盘早剥病史，应筛查是否合并易栓症。然而妊娠期进行筛查往往很难分析，因为妊娠期血液系统发生变化。理想的情况下应该是在不良事件发生后（允许的情况下应该妊娠的变化结束后）或是在咨询前进行筛查。

治疗

理想情况下，合并易栓症的患者应该是有产科和血液科共同管理。血液科依据患者血栓形成及妊娠相关并发症的的不同风险来制订治疗方案。全面评估包括易栓症以外的所有静脉血栓栓塞的风险利于做出适当的预防措施：包括产前和（或）产后应用低分子肝素，避免脱水和应用弹力袜。

正如前文所介绍的，低分子肝素在妊娠期使用是安全的，但在分娩前应该小心的使用，以降低产后出血的风险并确保产妇可以选择分娩镇痛。患有抗心磷脂综合征患者，有证据表明应用阿司匹林（也可能至肝素）治疗，可以降低妊娠合并症的发生，而除了抗磷脂综合征以外的易栓症，暂不清楚应用阿司匹林或肝素是否可以改善妊娠预后。

癫痫

癫痫患者约占产科病人的1%。

疾病对妊娠的影响

妊娠对癫痫的影响是多样的。通常癫痫发作频率不变，但少数的患者频率会增加，被认为是由于药物应用不合适和睡眠不足所至，而不是妊娠本身的影响。

妊娠期癫痫患者原因不明的猝死风险会增加。然而这也可能是由于应用药物不合适，而不是妊娠的影响。

妊娠对疾病的影响

女性癫痫患者合并胎儿先天性畸形的风险增高（达3%，正常人群为1%～2%），而服用抗癫痫药物的患者其畸形率进一步增加（4%～9%）。围生期胎儿丢失率较高。强直–痉挛性癫痫发作，特别是癫痫持续状态与胎儿丢失相关。

如果父母之一有癫痫，分娩的儿童患有癫痫的概率增加4%～5%。而如果父母均患有癫痫，则儿童患病概率增加到20%。

抗癫痫药物

不同的抗癫痫药物对胎儿的影响不同。其中丙戊酸钠风险最大，育龄期妇女应该尽量避免应用。应用抗癫痫药物治疗的风险包括先天性胎儿畸形（主要是神经管缺陷和先天性心脏畸形）、胎儿宫内生长受限及长期神经发育的影响。服用不止一种抗癫痫药物时，其对胎儿的影响会增加。卡马西平和拉莫三嗪被认为是妊娠期最安全的抗癫痫药物。

通常的抗癫痫药物浓度在妊娠期下降，产褥期上升。所以药物剂量可能需要调整以维持控制癫痫的发作。

一些抗癫痫药物会诱导维生素K缺乏，从而导致新生儿出血性疾病的风险增加。

总体药物治疗目标是在最少的药物以最低的剂量的情况下控制癫痫发作。

治疗

理想的情况下，患有癫痫的女性患者应该在产前评估所用药物，并咨询妊娠的风险。可能会需要更换药物，甚至有时需建议其推迟妊娠计划，直到建立更安全的药物治疗方案。患者需被告知不要因为担心胎儿而突然停止药物治疗，并向其强调未得到控制的癫痫要比所用的药物风险更高。由于胎儿神经管畸形的风险增加，推荐患者在妊娠前至妊娠前3个月摄入多于5mg剂量的叶酸。

应该由多学科组成的医疗团队共同对患者的妊娠期进行管理，以达到避免孕期癫痫发作的目的。常规进行染色体疾病筛查和畸形的排查。需要系列监测胎儿的生长，特别是当患者服用不止一种药物治疗时。如果患者服用的抗癫痫药物会导致维生素K摄入缺乏，可以在妊娠的最后几周补充维生素K，或宝宝出生后肌内注射维生素K以降低新生儿出血性疾病的风险。

尽管患者会担心由于疲劳及压力，会在分娩过程中发作癫痫。其实这种情况是较为罕见的。但在医院分娩是有必要的。

癫痫患者应给予关于产前和产后照顾新生儿相关的安全操作建议。如不要单独给孩子洗澡，或是应该在地板上给新生儿换尿布而不是在高高的桌子上。

大多数的抗癫痫药物对于母乳喂养是安全的。

偏头痛

头痛是常见的妊娠症状。最常见的是偏头痛和紧张性头痛。头痛的初始症状，是相关的精神症状，智力下降及影响睡眠的疼痛需要专家来评估。

如果患者妊娠前就遭受偏头痛困扰，妊娠期发生的频率会下降到50%～80%，但会在产褥期再次增加。如果出现偏头痛，初始治疗包括应用镇痛药物、避免光线、卧床休息和各种应对机制。如果这些简单措施不起作用，仍持续偏头痛，可应用更有效的镇痛药，β－阻滞药和（或）三环类抗抑郁药。麦角衍生物由于其血管收缩作用在妊娠期应用是禁忌。

心脏疾病

近年来心脏疾病发病大量增加。虽然一部分是由于患有先天性心脏病的女性现在可以妊娠，但大部分是获得性心脏病。心脏疾病目前是英国孕产妇间接死亡的主要原因。许多心脏疾病可以在妊娠期出现，包括瓣膜病变、先天性心脏病、心肌病、心律失常和缺血性心脏病。

妊娠对疾病的影响

妊娠给孕妇的心血管系统带来很大压力。心输出量的必然增加会导致一些疾病恶化，如主动脉瓣狭窄，对于这些患者的心输出量是固定的。而对于某些疾病，如回流的病变，孕妇可以很好的耐受。

许多心脏疾病的症状往往和妊娠的症状相似，例如，呼吸困难、心悸和晕厥；心血管体征也会出现在妊娠中（收缩期杂音）。因此妊娠期很难诊断新发心脏病或已知心脏病恶化。

根据潜在的心脏情况，孕妇在下列条件下妊娠风险较高：

- 充血性心力衰竭。
- 严重缺氧表现。
- 心律失常和猝死。
- 细菌性心内膜炎。
- 静脉血栓栓塞。
- 心绞痛和心肌梗死。
- 夹层主动脉瘤。

疾病对妊娠的影响

心脏疾病对妊娠的影响取决于心脏疾病的类型。但会增加包括先兆子痫、宫内生长受限、早产和胎儿损失等的风险。服用血管紧张素转化酶抑制药（ACEI）和华法林可致畸。这类药物应该被评估是否可以被其他药物取代。先天性心脏病孕妇其子代患有先天性心脏病的风险增加5%。

治疗

由产科医师、心脏病专家和产科麻醉师组成的多学科团队在妊娠前应该开始管理。对于心功能状况较差的患者妊娠可能是不明智的。在这些情况下

框9-2 纽约心功能分级

Ⅰ级：日常活动量不受限制
Ⅱ级：体力活动轻度受限制
Ⅲ级：体力活动明显受限制
Ⅳ级：静息状态下也出现喘憋，不能从事任何体力活动

孕产妇死亡的风险非常高，如患有艾森门格综合征孕产妇死亡率达40%～50%。

虽然纽约心功能分级可以提供一些可能的预后信息（框9-2）。但应该个体化治疗。产前，应该尽量减少贫血和感染这些会增加心脏负担的情况。患者的治疗药物可能需要更改。胎儿监测包括序列的生长状况评估和多普勒超声对心脏缺陷的筛查。孕妇监测包括规律的超声心动检查。

分娩是疾病可能加重的时刻。应该尽量减少疼痛和确保液体平衡。产后血流动力学会发生立刻的变化，意味着这是合并心脏病患者最危险的时刻，严密监测和产科、心内科及麻醉科联合管理是至关重要的。

呼吸系统疾病

呼吸道疾病，尤其是哮喘，在妊娠者中很常见。与心脏疾病相似，将病理情况与正常生理变化相区分出来，会有一定的困难。孕妇从妊娠初期到妊娠30周达高峰会经历呼吸困难症状。

哮喘

哮喘是一种越来越普遍的疾病，孕妇的发病率为5%～10%。

妊娠对疾病的影响

妊娠对哮喘的影响无法预测，约1/3的患者症状会改善，1/3会加重，1/3会保持不变。近10%的患者在妊娠期会有哮喘急性加重。

疾病对妊娠的影响

哮喘控制良好的患者会有较好的妊娠结局，对妊娠不会造成不利的影响。相比之下，哮喘控制不佳或妊娠期加重的患者会增加胎儿生长受限，早产和先兆子痫的风险。

治疗

在妊娠早期测量基础最大峰流量。应该鼓励患者继续应用治疗哮喘的药物。有很多患者由于担心药物对胎儿的影响而自行停药，导致哮喘发作。虽然对于现有较新的治疗研究较少，但大多数哮喘药物在妊娠期是安全的（包括类固醇类药物）。妊娠期哮喘急性发作的治疗与非妊娠期相同。

囊性纤维化

虽然囊性纤维化（CF）最终会发展为致命的疾病，但在过去的30年里由于早期诊断和治疗的改善，患者的预期寿命明显增加。CF在高加索人群中的发病率为出生人口的0.05%～0.1%，5%的成年人携带隐性基因。预期寿命的增加使患有CF的女性患者有机会妊娠。因此，在英国和美国有0.4%～0.8%的孕妇患有CF，其活产率高达80%。

妊娠对疾病的影响

虽然患者可以耐受妊娠过程，但妊娠对肺功能的影响是不可预知的，并且维持足够的营养供应是个难题。妊娠的风险取决于肺功能的程度。肺功能较差的患者，妊娠期肺功能可能会大幅下降，并有可能不可逆转。

疾病对妊娠的影响

该病为常染色体隐性遗传，胎儿有罹患疾病风险，应该进行产前诊断。由于胰腺纤维化其合并妊娠糖尿病的风险增加。约1/3患者发生早产；由于患者营养状态差可合并胎儿生长受限。

治疗

理想情况下预先制订妊娠计划，并孕前咨询，包括遗传咨询，肺部及胃肠道功能的治疗，评估肺动脉高压。肺动脉压升高与孕产妇的高死亡率相关，应避免妊娠。孕前补充高剂量叶酸（5mg/d）以减少胎儿畸形的风险。

包括产科医师、呼吸内科医师和产科麻醉师在内的团队治疗是至关重要的。妊娠早期进行呼吸功能试验，并根据症状在妊娠期重复检查。营养支持是必须的，并由专业的营养师建议需补充的必要营养。胸部感染应及时治疗。

孕妇应通过糖耐量试验来筛查是否有妊娠期糖尿病。

自身免疫性疾病

女性自身免疫性疾病的发病率是男性的5倍。系统性红斑狼疮（SLE）、硬皮病、抗心磷脂综合征和甲状腺疾病（上文所述）都可以影响胎盘功能，并导致流产、胎儿生长受限、早发性子痫前期、血栓性疾病及胎儿死亡。一些免疫性疾病，如风湿性关节炎、克罗恩病会在妊娠的激素环境中得以改善，但会在产褥期发生严重复发的风险。

系统性红斑狼疮

系统性红斑狼疮是一种多系统受累、以发作期和缓解期为特征的疾病。系统性红斑狼疮的诊断依赖于抗核抗体（ANA）的血清指标和11条包括临床和实验室诊断标准在内的至少4标准阳性。该诊断标准是由美国风湿病协会发布。指标包括皮疹、肾损伤、关节炎和血小板减少。

妊娠对疾病的影响

有证据表明，妊娠期复发会更频繁，产后会骤然增加。狼疮性肾炎的孕妇肾功能有恶化风险并不可逆（见慢性肾病章节）。

疾病对妊娠的影响

患有SLE的孕妇流产、死胎、早发型子痫前期、宫内生长受限和早产的风险增加。如果合并肾脏受累，或是合并抗心磷脂综合征上述风险也可能会增加。

合并抗心磷脂综合征与系统性红斑狼疮的患者，其静脉血栓栓塞的风险增加。

新生儿有新生儿狼疮和先天性心脏传导阻滞的风险。

治疗

应由多学科团队共同管理该类患者，并进行妊娠前咨询。发作期后至少6个月内应该避免妊娠，可以减少不良预后。

患者应该服用低剂量阿司匹林以降低子痫前期的风险，当同时合并抗心磷脂综合征应使用低分子肝素治疗。

通过监测症状及定期评估疾病指标来监测疾病的变化。患有严重系统性红斑狼疮的患者可以继续应用免疫抑制药，但需要更换为不致畸的药物。

在妊娠37～38周引产，以避免妊娠晚期血栓性并发症。

血红蛋白病

镰状细胞综合征

这是由于血红蛋白s异常导致血红蛋白合成异常的一组遗传疾病。临床症状可以表现为由于患者为杂合基因具有镰状细胞特征但临床无症状，到基因为纯合基因所致镰状细胞贫血。虽然该疾病有很强的种族特异性，尤其是来自撒哈拉以南非洲和中东地区的人，但目前镰状细胞综合征可以在全球都能看到。

妊娠对疾病的影响

频繁的恶心和呕吐，合并贫血和感染都能增加镰状细胞危象发生的风险。所以妊娠可能会导致镰状细胞危象发生的概率增加。

疾病对妊娠的影响

镰状细胞综合征的基因影响取决于伴侣的基因型。所以推荐尽早对其伴侣的基因型进行测定。根据检测结果，由遗传学家决定是否需要进行产前诊断。

有镰状细胞特征无症状的患者一般可耐受妊娠。尽管贫血和感染可能会带来问题。相比之下，镰状细胞贫血往往合并严重产科并发症，包括流产、早产、宫内生长受限和围生儿死亡率的风险增加；孕妇静脉血栓栓塞和子痫前期的风险也会增加。

治疗

如果患者伴侣也携带镰刀细胞基因，则需要提供产前诊断。所有患有镰状细胞综合征的孕妇由于合并溶血性贫血会增加叶酸缺乏的风险，因而建议补充高剂量（5mg）叶酸降低神经管缺陷的风险。对于镰状细胞贫血的孕妇，应考虑应用低剂量的阿司匹林以减少子痫前期的风险。并预防性应用抗生素以减少感染的风险。动态监测胎儿生长状况以发现是否有生长问题。妊娠期贫血会加重，输血可以维持足够的血红蛋白水平。如果出现危象，应该接受及时的治疗，以减少胎儿的风险。

在妊娠期及分娩时应避免脱水，并评估及预防静脉血栓栓塞。

球蛋白生成障碍性贫血

该病与血红蛋白的球蛋白α－和β－链合成减少相关。α型球蛋白生成障碍性贫血症，其疾病的程度取决于α基因缺失的数量，有一个基因缺失所导致的临床症状很小。如四个基因缺失，则不适宜生存。大多数α型球蛋白生成障碍性贫血的孕妇有一或两个α基因缺失，产生轻微贫血。β型球蛋白生成障碍性贫血可以是纯合或杂合基因型，产生的临床症状不同。纯合β型球蛋白生成障碍性贫血的患者极少妊娠；而杂合的β型球蛋白生成障碍性贫血妊娠的临床症状较小，可以妊娠。

妊娠对疾病的影响

对于许多合并球蛋白生成障碍性贫血的孕妇来说，妊娠会加重原有的轻度贫血。

疾病对妊娠的影响和治疗

球蛋白生成障碍性贫血患者妊娠的危险是球蛋白生成障碍性贫血基因会有遗传的风险。通过伴侣基因型检测分析如子代有携带纯合基因型的风险则需行产前诊断。病理性贫血妊娠期可能需要输血治疗。补铁治疗必须谨慎使用，因患者有可能铁负荷过量。

结论

以下为妊娠期疾病的知识框架。理解并合理应用可以扭转孕产妇死亡增多的趋势。

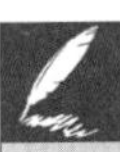

基本信息

妊娠期不适

- 这些症状通常是妊娠期正常的生理变化，但必须确保没有病理性原因所致。

贫血

- 在英国，贫血的定义血红蛋白<11g/dl（一些地区应用Hb<10.5g/dl为标准），尤其是在妊娠晚期。
- 通常引起贫血的原因
  - 膳食铁的摄入不足
  - 铁的吸收受损（胃酸缺乏症、营养不良、慢性腹泻、钩虫病）
- 检查——平均红细胞体积（MCV）、平均红细胞血红蛋白浓度（HCHC）、血清铁、铁蛋白、叶酸和维生素B；如果原因仍不清楚所需其他相关检查
- 治疗通常为补充口服铁剂及叶酸

糖尿病

- 分为1型糖尿病、2型糖尿病或妊娠期糖尿病
- 需要严格的管理，以达到末梢血糖在非糖尿病范围内的目的
- 1型糖尿病，通过饮食和胰岛素治疗；2型糖尿病，通过饮食，口服降血糖药物±胰岛素治疗；妊娠期糖尿病，饮食±口服降血糖药物±胰岛素治疗

妊娠期感染性疾病

- 一些妊娠期感染性疾病可以严重影响母亲和胎儿。HIV病毒严重的垂直传播可以通过抗反转录病毒治疗而将其危害降到最低限度。妊娠晚期如果检测到病毒推荐剖宫产终止妊娠
- 对于合并甲、乙、丙型病毒性肝炎的孕妇，主要治疗措施是为了防止垂直传播，而选择性剖宫产在这点上并没有帮助
- 肺结核的主要风险是影响孕妇的健康。经胎盘传播十分罕见。链霉素是孕期唯一禁忌的抗结核药物
- 无症状和有症状菌尿是妊娠期常见的感染疾病，及时识别和治疗可以防止病情进展为肾盂肾炎
- 一些感染性疾病可以通过预防接种来预防，一些则在妊娠期可以得到有效治疗

血栓栓塞性疾病

- 这是孕产妇死亡的主要原因之一
- 有既往病史和有增加凝血危险的遗传病史可以增加患病

的风险

- 每个孕妇在产前、产时和产后均应进行风险评估并采取预防措施（特别是使用低分子量肝素）
- 如果临床上怀疑合并深静脉血栓或肺栓塞应考虑给予充分抗凝治疗，直到获得有效的检查结果，如果证实没有合并血栓栓塞性疾病则停止治疗

肝病

- 产科胆汁淤积症的病因不明。
- 症状为孕妇手掌和脚掌的强烈瘙痒感
- 该病会增加胎儿死亡的风险，在37～38周选择性终止妊娠可以减少该风险

肾病

- 中-重度慢性肾病在妊娠期通常会恶化，且分娩后得不到改善
- 肾脏疾病会增加宫内生长受限、早产和围生儿死亡的风险
- 多学科共同管理对母胎结局是有利的

甲状腺疾病

- 甲状腺功能减退是最常见的疾病，病因由自身免疫性疾病或医源性（甲状腺切除术后）所致。碘缺乏所致并不常见。诊断指标为TSH增高，应通过监测TSH值来评估补充甲状腺素治疗的有效性
- 妊娠期甲状腺功能亢进通常是Graves病所致。可导致低出生体重、早产的发生。应用抗甲状腺药物治疗

肥胖

- 理想情况下肥胖的妇女应该推迟妊娠计划，直到他们达到理想的BMI
- 肥胖女性因各方面危险增加应该接受医院治疗
- 应该针对妊娠糖尿病及胎儿过度生长进行相关筛查
- 特殊剖宫产手术是必要的准备（如大的手术台）

癫痫

- 少数患者在妊娠期间会增加发作频率
- 所有的抗癫痫药物都有致畸的报道，其中丙戊酸钠危险最大。然而，癫痫本身的危害要超过药物治疗带来的风险
- 妊娠期癫痫治疗的主要任务是用最少的药物及最少的剂量来防止癫痫发作

心脏疾病

- 随心脏病类型不同，对母胎所带来的风险不同
- 纽约心功能分级（NYHA）可以用来表示心脏疾病的严重程度，而一些心脏疾病临床症状与正常妊娠生理上的不适是相一致的
- 应该由多学科组成的团队个体化监测和治疗患者

呼吸系统疾病

- 哮喘
  - 这是妊娠期常见疾病，并在妊娠期通常不会加剧
  - 其某些症状与正常的妊娠不适相类似
  - 妊娠初期应该进行基础最大峰流量的测定
  - 妊娠期无论是急性发作还是维护治疗与非妊娠期治疗相同，并被认为是安全的
- 囊性纤维化
  - 为罕见的疾病，但会增加母胎的风险
  - 应该由多学科组成的团队个体化监测和治疗患者

第10章 10

先天性畸形和胎儿宫内情况的评估

原著者 *David James and Suzanne V.F. Wallace* 翻译 朱毓纯 审校 陈 倩

学习目标

学完这章后，你应该能够：

知识点

- 能够描述由于发育异常所导致的常见结构畸形
- 列出常见胎儿畸形的危险因素
- 比较胎儿畸形的诊断性检查
- 描述妊娠期超声扫查的作用
- 描述Rh同种免疫的病因、危险因素和处理

临床能力

- 理解胎儿宫内情况检查结果
- 对于小于胎龄儿安排合适的检查和处理

专业技能和态度

- 体现在一个胎儿畸形的诊断对于家庭的影响方面

先天性畸形

胎儿畸形通常见于：

- 超过妊娠的50%。
- 约占自然流产的70%。
- 15%在妊娠20周至出生后1年内死亡。
- 占新生儿的1%～2%，包括严重畸形和轻微畸形（严重畸形是指引起死亡或引起严重残疾的畸形）。
- 在登记的需要特殊照顾和残疾的儿童中占8%在过去30年内英国的发生率有所下降，这是由于在妊娠期启用了筛查措施以及在妊娠期成功的诊断和发现严重的畸形后家长选择终止妊娠。

最常见的四类畸形包括神经管畸形（3－～7/1000）、先天性心脏缺陷（6/1000）、唐氏综合征（1.5/1000）和唇腭裂（1.5/1000）（表10–1）。

神经管畸形

神经管畸形是最常见的重大的先天性畸形，包括无脑儿、小头畸形、脊柱裂伴或不伴脊髓脊膜膨出、脑膨出、全前脑和脑积水（图10–1）。其发生率为1/200，如果有前次神经管畸形的病史，则再发风险为1/20。无脑儿和小头畸形通常不能存活，多数在产程中死亡，其余的在出生后1周内死亡。有开放性神经管畸形的患儿通常可以存活，尤其是在有外科皮肤修补条件的情况下。但是，这个畸形会导致截瘫和大小便失禁。患儿通常智力正常，并了解给家长带来的问题。如果裂口闭合，则通常不会引起问题，并可能直到出生后才被发现。

有足够的证据表明孕前和围孕期补充叶酸（400 μg/d）可以降低神经管畸形的发生率。女性一旦妊娠，最重要的是要做相关的筛查检查，以便

表10-1 主要的先天畸形

畸形	大概发生率（每1000例分娩）
神经管畸形	3～7
先天性心脏病	6
严重智力落后	4
唐氏综合征	1.5
唇/腭裂	1.5
畸形足	1～2
肢体异常	1～2
耳聋	0.8
盲	0.2
其他，包括泌尿系统畸形	2
总计	15～30

发现畸形，并且在发现致死性畸形后终止妊娠。

有过神经管畸形妊娠史的妇女有指征在妊娠前和妊娠期注意食物叶酸补充。

先天性心脏畸形

有些心脏畸形的患儿合并有宫内生长受限和羊水过少，但是对于大多数病例，在出生后才能发现并诊断。随着实时超声显像技术的发展，很多心脏畸形都得以被发现。但是，如果需要采取什么措施的话，需要早期发现畸形。图10-2显示了胎儿四腔心切面。

最常见的畸形是房间隔缺损和室间隔缺损、肺动脉和主动脉狭窄、共干畸形和大动脉转位，包括法洛四联症。目前这些畸形可以通过妊娠18周详细扫查的四腔心平面发现。

腹壁缺损

超声也可以发现腹壁缺损，包括腹裂畸形和脐膨出（图10-3）。这两个疾病都可以有肠管膨出，但是两者的区别在于腹裂畸形裂口是与脐带附着处无关的（前者通常在脐带下方2～3cm和脐带右旁），通常没有腹膜覆盖，且常是独立发生的。与此不同，脐膨出是一个大的脐带的疝，有腹膜覆盖，并且潜在的染色体畸形的风险是增加的。

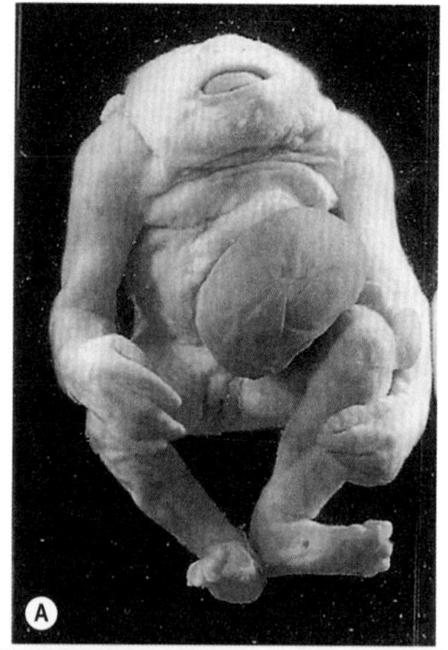

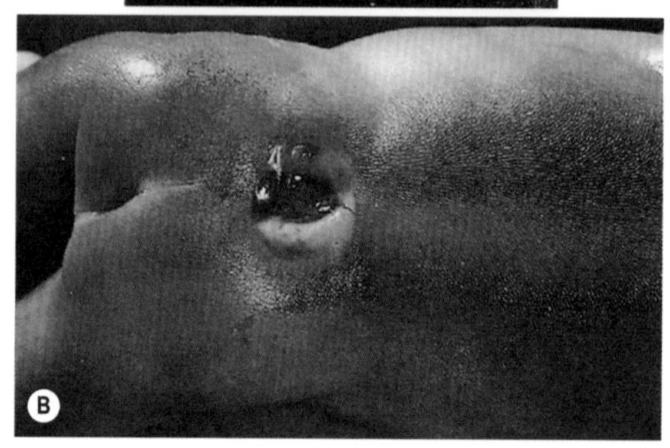

图10-1 两种常见的中枢神经系统畸形
A.无脑儿；B.脊柱裂伴开放性神经管畸形

染色体异常

有相当数量的染色体异常是通过羊水或绒毛板的胎儿/胎盘细胞培养进行核型分析所发现的。染色体异常包括核型结构和数量的异常。最常见的异常是和21-三体相关的唐氏综合征。

唐氏综合征

唐氏综合征有特征性的异常面容（图10-4）、不同严重程度的智力低下和先天性心脏病。染色体核型为21号染色体多一条（21-三体；图10-5）。总的发生率占分娩数的1.5/1000。21-三体发生的风险随母亲年龄的增长而增加（见下文）。其潜在的原因为减数分裂时不分离的概率随年龄升高。

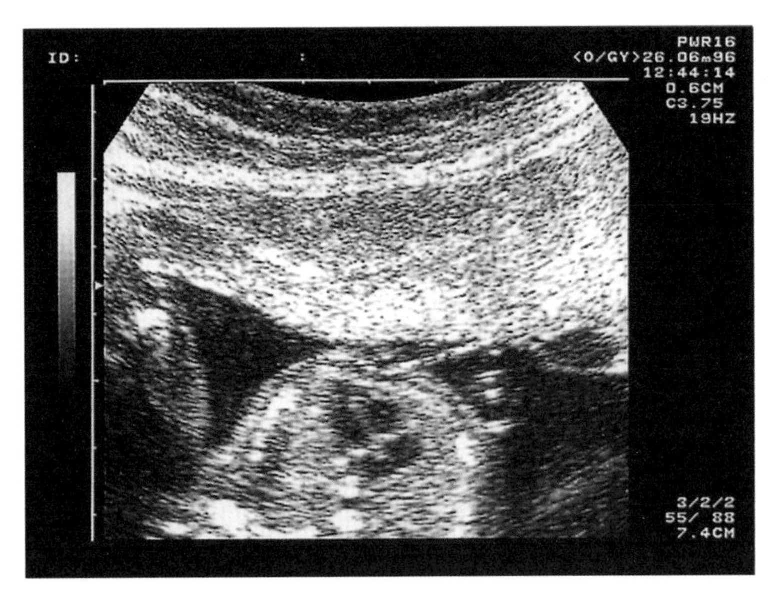

图10–2 胎儿心脏的超声四腔心平面

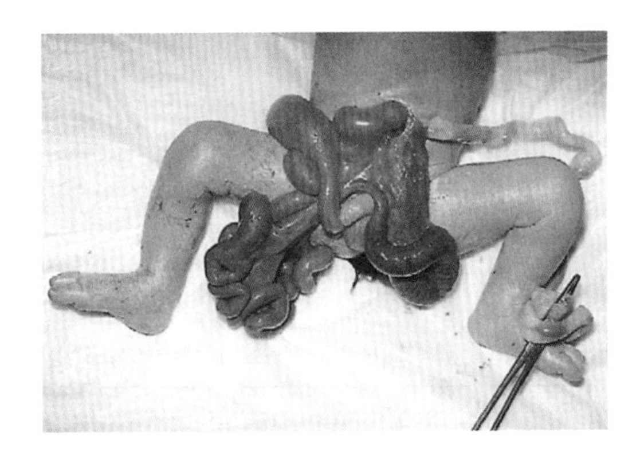

图10–3 脐膨出导致的肠管疝出

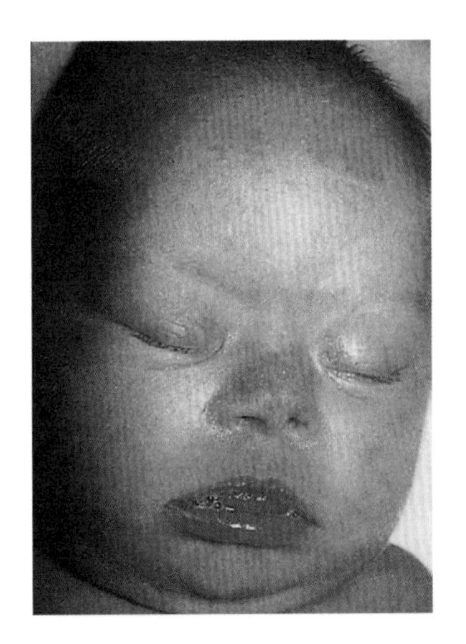

图10–4 唐氏综合征婴儿的面容

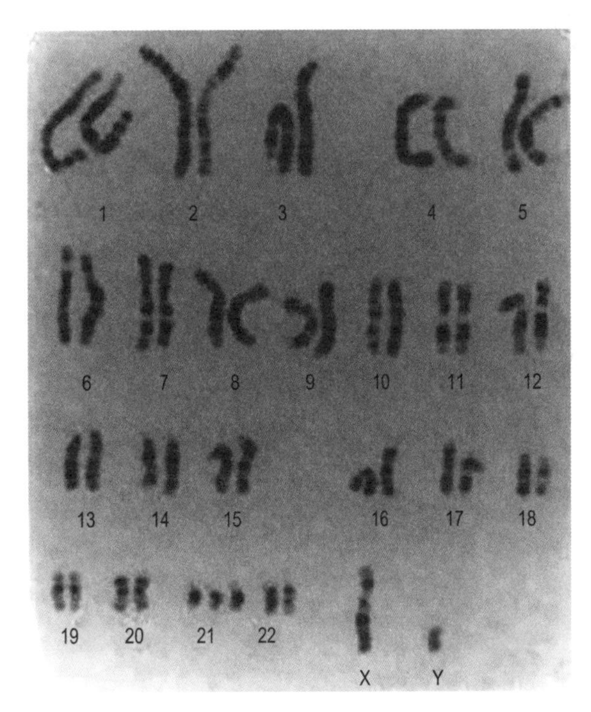

图10–5 21-三体核型

6%～8%的患儿是由于染色体异位和另一条染色体携带了多余的21号染色体，通常发生于13～15号染色体。其父亲或母亲通常是平衡异位的携带者。

评估胎儿畸形

筛查

本文中所说的筛查是指在普通人群中发现胎儿畸形风险较高的人群。筛查包括临床危险因素、超声和母体血清的生化检测。危险因素在整个妊娠期都可以评估，而处理根据孕周的不同而不同。超声和生化检测在妊娠的前半期进行。理想状态下，在妊娠早期末应该进行联合的唐氏综合征筛查（超声和生化检测），在妊娠20周时应进行详细的超声检查。妊娠早期的筛查也可以确定孕周。如果在妊娠早期未来得及做唐氏综合征筛查，则需要在妊娠16周左右做生化筛查。

临床危险因素：妊娠早期

包括：

- 母亲年龄和非整倍体（尤其是唐氏综合征）的风险（表10–2和表10–3）。
- 母体用药：①抗惊厥药物（如苯妥英、卡马西平和丙戊酸钠）可以导致中枢神经系统的缺陷，尤其是神经管缺陷。②治疗癌症或用于器官移植术后免疫抑制的细胞毒性药物与增加胎儿生长受限的风险相关。③早孕期应用华法林可以致畸，孕周更大时应用会导致胎儿出血性疾病。
- 既往胎儿畸形病史
  - ◆ 比如说，如果某妇女曾经怀过唐氏综合征的孩子，其再发的风险就会高于其相应年龄带来的风险。
- 但是，并不是所有的胎儿畸形在下次妊娠时再发风险都升高。
- 母体疾病（见第9章）包括：①糖尿病，报道的胎儿畸形率在3%～8%。如果妊娠前和妊娠早期糖尿病控制良好则畸形率明显下降。②先天性心脏病，有先天性心脏病的妇女其胎儿患心脏畸形的风险为1%～2%。

表10–2 依据母体分娩年龄的唐氏综合征的风险

分娩时的母体年龄（岁）	唐氏综合征的风险
15	1：1578
20	1：1528
25	1：1351
30	1：909
31	1：796
32	1：683
33	1：574
34	1：474
35	1：384
36	1：307
37	1：242
38	1：189
39	1：146
40	1：112
41	1：85
42	1：65
43	1：49
44	1：37
45	1：28
46	1：21
47	1：15
48	1：11
49	1：8
50	1：6

Reproduced with permission from James D, Steer, P, Weiner, C, Gonik et al., eds. High Risk Pregnancy: Management Options, 4th edn. WB Saunders, © 2010 Elsevier.

临床危险因素：妊娠晚期

以下危险因素和胎儿畸形风险增高有关：

- 持续性臀位或异常胎位。
- 阴道出血，虽然大部分有阴道出血的孕妇并没有胎儿畸形。
- 胎动异常，包括胎动过多和过少，虽然有此感觉的妇女通常和前次妊娠相比区别不大。
- 羊水量异常：包括羊水过多（通常和消化道异常尤其是梗阻相关）和羊水过少（通常和尿路异常相关比如尿道瓣膜和肾发育不良）。

表10-3 妊娠16周羊膜腔穿刺时母体年龄相关的染色体畸形

母体年龄	21-三体	18-三体	13-三体	XXY	所有的染色体畸形
35	3.9	0.5	0.2	0.5	8.7
36	5.0	0.7	0.3	0.6	10.1
37	6.4	1.0	0.4	0.8	12.2
38	8.1	1.4	0.5	1.1	14.8
39	10.4	2.0	0.8	1.4	18.4
40	13.3	2.8	1.1	1.8	23.0
41	16.9	3.9	1.5	2.4	29.0
42	21.6	5.5	2.1	3.1	37.0
43	27.4	7.6		4.1	45.0
44	34.8			5.4	50.0
45	44.2			7.0	62.0
46	55.9			9.1	77.0
47	70.4			11.9	96.0

- 胎儿生长受限，虽然大部分生长受限的胎儿没有畸形。

超声

在英国，大部分孕妇会在妊娠早期初次就诊。这意味着他们有机会做2次早期超声检查。理想的第1次检查在妊娠11^{+0}～13^{+6}周，可以检查胎儿是否存活和确认胎儿数目，通过头臀长（crown-rump length，CRL）核对孕周（见第4章），如果孕妇希望进行唐氏综合征筛查，可以做胎儿颈后透明层（nuchal translucency，NT）的测量（图10-6）。

第2次超声检查在妊娠20周左右做，检查记录的内容包括：

- 确认胎儿是否存活
- 测量胎儿头围、腹围、双顶径和股骨长
- 羊水量
- 检查解剖结构确认以下器官结构是否正常。在妊娠20周左右检查这些系统的结构畸形的检出率是不同的，2000年报道的超声检出率大致如下：①心脏（25%）；②中枢神经系统（60%～90%，取决于畸形的种类）；③骨骼系统（90%）；④消化道（60%～90%，取决于畸形的种类）；⑤泌尿系统（85%）；⑥肺（60%）。

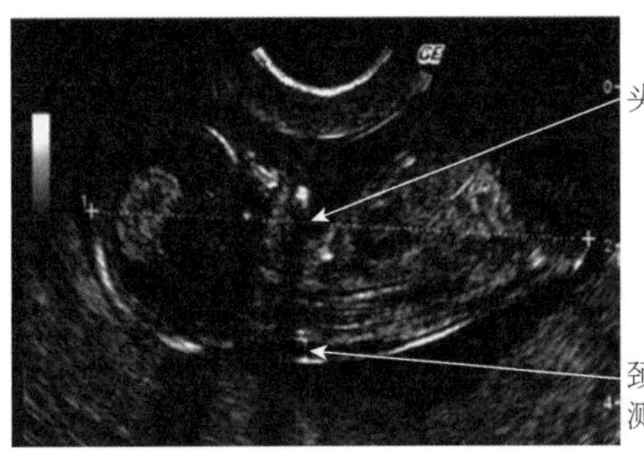

图10-6 颈后透明层的测量（当CRL=45～84mm时测量）。NT测量：严格矢状位测量CRL，适当放大（>70%图像），胎儿远离羊膜，胎头呈自然状态，测量3～5次取最大值

生化

NT和生化指标的联合筛查大幅度提高了唐氏综合征筛查的检出率。“联合筛查”应应用于所有的孕妇，包括NT、βhCG和PAPPA。应在CRL为45～85mm时进行筛查（妊娠11^{+0}～13^{+6}周）。针对这三项指标中的每个指标，根据超过200 000例已知胎儿DS情况的妊娠的数据库，可以推算出孕妇年龄带来的背景风险，从而算出DS胎儿的似然比。融合这3个指标可以针对每个孕妇算出单一的风险值。

当患者在妊娠中期就诊时，可以在妊娠14^{+2}～20^{+0}周给予四联筛查，包括hCG、甲胎蛋白

（AFP）、游离雌三醇（uE3）和抑制素A。同样也可以针对每个指标（根据孕妇年龄得出背景风险）算出个体的似然比，并且综合得出一个风险估计。

英国国家筛查委员会的建议是DS风险大于1：150提示“高”危，需要和孕妇及其伴侣讨论在妊娠早期行绒毛活检或妊娠中期行羊膜腔穿刺进一步评估。在实践中，很多人倾向于将预估风险值告知孕妇并让其自己做决定。举例来说，一个40岁的妇女在妊娠16周行四联筛查得出DS的风险为1∶130，和她的相应孕周和背景年龄带来的风险1∶75（表10–2）相比，可以认为这个风险是能够接受的，尤其是考虑到羊膜腔穿刺还有1∶100的妊娠丢失的风险（见下文）。相反，一个20岁的女性其分娩唐氏儿的背景风险为1∶1500（表10–2），如果其早孕期估计风险值为1∶180，则认为其风险太高，可能需要侵入性检查（如CVS，见下文）。

做超声和生化检查前的咨询

在做有关胎儿畸形的任何检查前，必须要进行适当的咨询，包括以下方面：

- 强调大部分新生儿是正常的，只有一小部分有畸形。
- 确保能够理解筛查项目可能发现的异常情况。
- 理解：①筛查项目的局限性，包括畸形漏诊率；②“正常”或“阴性”筛查结果的意义；③“异常”或“阳性”筛查结果的意义；④如果筛查结果“异常”或“阳性”，可以有哪些处理选择。

检查结果“异常”或“阳性”的处理选择

进一步咨询

当筛查异常/阳性时，有专业经验和经过培训的保健专家需要尽快对孕妇（及其丈夫）进行进一步咨询和处理。这个人可以是在胎儿异常方面有专长的产科医师，也可以是胎儿医学亚专科的医师。首要的是要给孕妇和其家属不带有倾向性的咨询，包括：

- 他们已经知道了哪些。
- 他们对于异常/阳性检查的意义的理解。
- 异常/阳性检查的真实意义。
- 处理措施有哪些。

进一步评估

夫妇双方可以考虑适当的进一步评估包括：

- 对于染色体异常高危的患者，应该在妊娠早期行绒毛活检（图10–7）或在妊娠中期行羊膜腔穿刺（图10–8）。在进行操作前，应告知孕妇是无菌操作，会提供染色体数目和结构的信息，但是有一定的流产风险（约为1%）。
- 对于怀疑胎儿结构畸形的孕妇，需要进一步影像学检查以明确诊断，建议在1～2周后进一步行超声检查（以便于胎儿生长和获得更好的胎儿解剖图像）和MRI扫描（对中枢神经系统异常尤其有意义）。如果解剖学外观提示胎儿有染色体异常，可以做CVS（这个孕周称为胎盘活检更为合适）或羊膜腔穿刺。

妊娠的选择

如果已经诊断的胎儿畸形有很高的死亡率或严重致残率，在咨询之后，孕妇及其家人可能会不愿意继续妊娠，而选择终止。但是，有些孕妇及其家人可能会选择继续妊娠。做决定的只能是孕妇及其

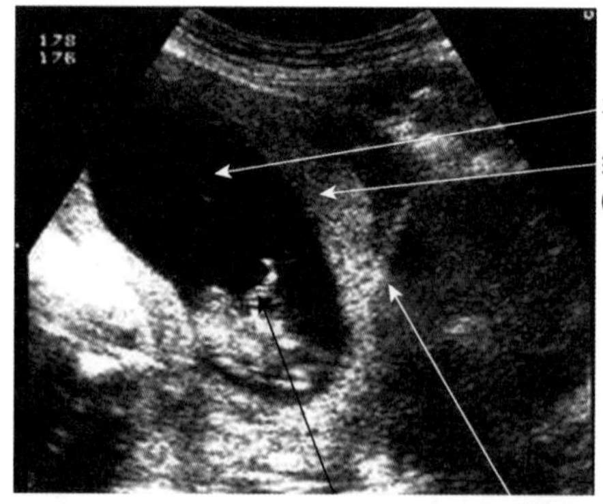

图10–7 绒毛活检（必须在超声监测下，操作的方式和羊膜腔穿刺类似，见图10-8A）

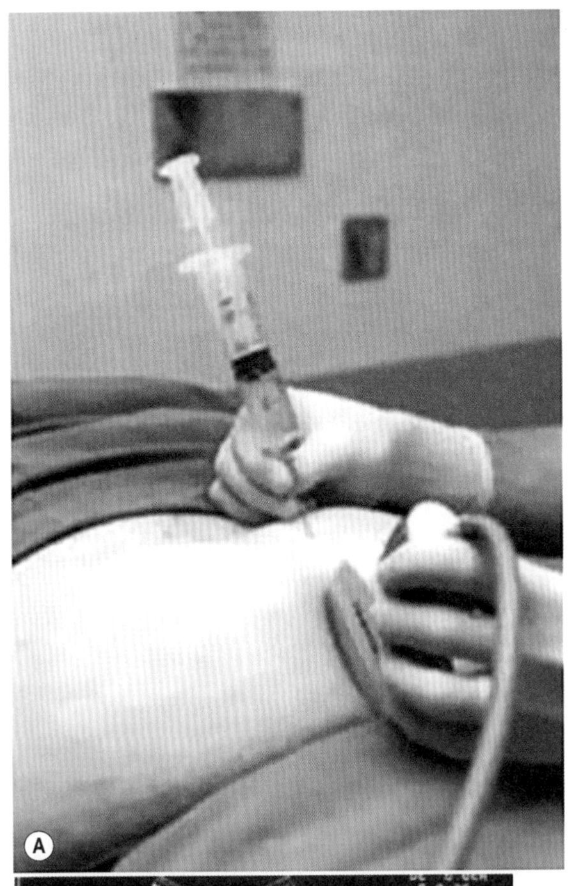

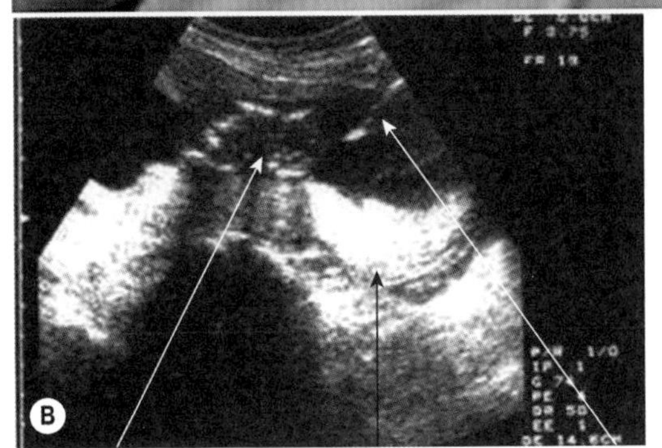

图10–8 羊膜腔穿刺
A.实时超声监测；B.超声显示穿刺针（箭头）

家人，而不能是别人，因此需要“不带倾向性”的咨询。

可能的干预

对于某些胎儿畸形，可以给家长提供改善或缓解胎儿情况的干预措施，如包括：

- 母体应用抗心律失常药物以治疗胎儿心脏心律失常。
- 对于尿道瓣膜的患儿，在胎儿膀胱内放置膀胱羊膜腔分流管，以缓解尿道梗阻，预防肾反向受压和肾损伤。

妊娠期监测

所有有胎儿畸形而决定继续妊娠的患者都需要由知晓病情的少数保健专家定期随访，给予支持和咨询。对于某些特殊的病例，需要定期进行超声检查，以评估胎儿畸形是否出现了并发症并实施干预（见上文）。

分娩相关问题

分娩相关问题可能包括：

- 在分娩之前，应根据新生儿可能需要的治疗决定分娩的地点，如新生儿监护病房或外科手术，并安排相应的新生儿专家和家长见面。
- 如果在工作日分娩有助于利用全面的新生儿诊治资源，从而使新生儿受益，那么应该安排择期分娩。
- 对于某些胎儿畸形，应避免阴道分娩，如在有胎儿水肿的情况下阴道分娩会增加胎儿创伤的风险。

外观正常的胎儿的健康评估

胎儿健康的筛查

和妊娠期筛查胎儿畸形风险的检查相比，筛查胎儿是否健康的检查很有限。这主要依赖于一些和胎儿不良状况相关的临床危险因素。不具有胎儿不良状况危险因素（“低危”）的妇女通常需要监测：

- 在后半妊娠期母体都能感知到胎动。
- 每次产检测量宫高。测量包括从耻骨联合到宫底的距离（图6–12），皮尺的无刻度面应朝上测量，然后再翻转读数（以cm为单位）。妊娠16～36周的正常范围为孕周数±3cm。因此32周的正常值范围为32±3cm。

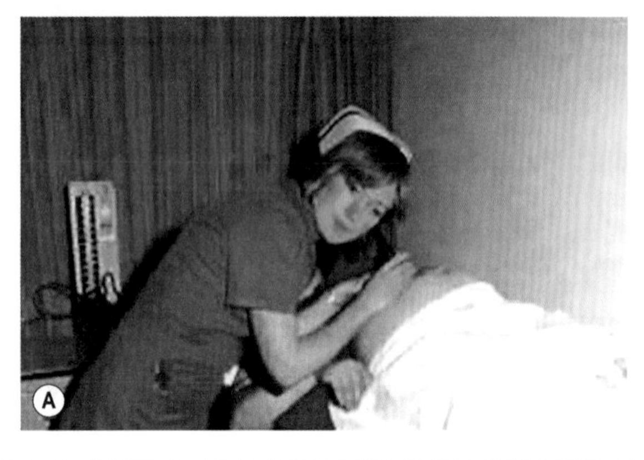

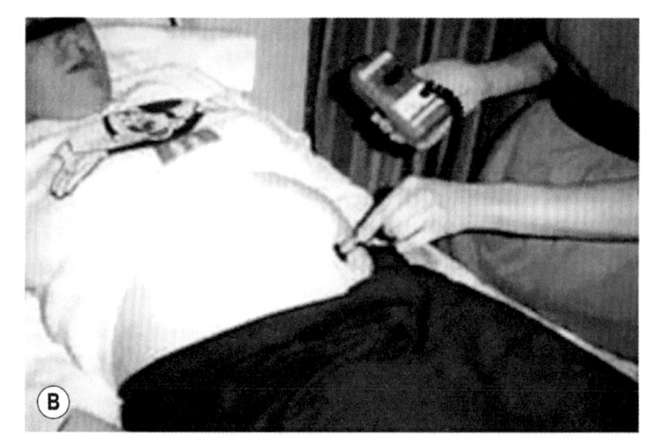

图10-9 听诊胎心（目的是尽量将听诊器/探头放置接近胎心）。如果胎背朝前，最合适的位置是胎儿左侧肩胛骨。如果胎背朝后，最佳位置在孕妇脐周
A.听诊器；B.手持超声多普勒仪器

- 每次产检听诊胎心。可以使用听诊器（图10-9A），也可以使用手持超声多普勒仪器（图10-9B）。临床常规不需要计数胎心率，只需要了解有无胎心。因此，胎心率基线的异常有可能被忽略。

有危险因素（“高危”）的患者应根据其潜在的病生理过程实施定期监测。比较常见的例子见表10-4。

高危妊娠的胎儿健康监测

根据临床风险评估筛查（见上文），对“高危”孕妇应制订个体化的胎儿监测。最常见的方法如下。

脐动脉（umbilical artery，UA）多普勒血流

这项检查可以显著改善高危妊娠的胎儿预后。图10-10A显示的是正常的图形。

图10-10B显示的是“舒张末期血流消失”（absent end-diastolic flow，AEDV）。最常用的解释是胎盘血管阻力增加（测量点的“下游”），典型代表是脐带胎盘血管疾病（umbilical placental vascular disease，UPVD）。如果AEDV合并有胎儿生长受限，则预后更差，更容易出现缺氧和死亡。但是危险通常不会马上发生，处理选择包括严密监护，如行生物物理检查，直至胎儿到能够存活的孕周或生物物理评分异常。如果在妊娠34周及以上出现这一异常，则大部分人会倾向于择期分娩，而不是冒着胎死宫内的可能继续妊娠。

图10-10C显示的是“舒张期反流”的例子。这是一个更不好的现象，短期内胎死宫内的风险也明显升高。处理应根据孕周而定。如果是妊娠26周及以上，可以和家长讨论选择性分娩（有早产带来的风险）和继续妊娠（胎死宫内风险高）的比较。

胎儿生长

妊娠期评价胎儿生长最好的方法是定期超声测量头围和腹围。

胎儿过小

胎儿生长欠佳分为三类。如果腹围小于或等于最低百分位，则称为“小于胎龄儿”。

图10-11A显示的是真正的胎儿过小，通常由遗传因素引起。典型例子是母亲比较矮，或是亚洲人种。如果是经产妇，她之前的孩子也是比较小的。在这种情况下，和病理性胎儿过小（见下文）相比，胎儿风险并没有那么大，当然和生长正常的胎儿相比风险是升高的。

图10-11B和C显示的是病理性原因所致的胎儿生长类型。它们代表了胎儿生长受限的不同方面。不对称型更多见于妊娠晚期，通常和妊娠晚期UPVD等情况相关，而对称型的提示源自妊娠早期的病理性原因，比如胎儿畸形、严重的早发型子痫

表10-4 胎儿情况不良的危险因素

危险类型	危险因素/问题	潜在的病生理	监 测
特异	母体血管疾病，如高血压、抗磷脂或狼疮抗体	子宫胎盘血管疾病（UPVD），即供给胎盘或胎盘内的血流异常，导致气体和养分输送减少	母体感知胎动 脐动脉多普勒血流 超声监测胎儿生长 如果任何一项异常则行生物物理评分
	母体糖尿病	胎儿危险的病生理机制不确定	和UPVD监测的内容相同，但是预测胎死宫内的效力更低
	双胎	主要的风险： • 对于所有的双胎：UPVD导致的胎儿生长受限 • 对于单绒毛膜双胎：双胎输血综合征（TTTS），即共用胎盘循环，风险是一个胎儿“供血”，一个胎儿“受血”	对于胎儿生长受限： • 胎儿监护同UPVD（见上文） 对于TTTS，监测单绒毛膜双胎TTTS的征象 • 一胎羊水过多（受血儿），一胎羊水过少（供血儿） • 一胎膀胱不显示 • 任一胎儿出现脐动脉舒张期血流异常
	Rh抗体导致的同种免疫	母体抗体（抗D或Kelly或Duffy）通过胎盘导致严重的胎儿贫血	胎儿贫血伴随有胎儿大脑中动脉血流增加，可通过胎儿血检测（fetal blood sampling，FBS）证实
非特异	胎死宫内病史 胎儿宫内生长受限病史 母体感觉胎动减少 阴道出血 腹痛	各种病生理会导致胎儿死亡、胎儿生长受限、胎动减少、阴道出血和腹痛，除非知道明确的原因，否则都应假设为UPVD。	同有UPVD风险的妇女一样行胎儿监护（见上文） 胎动减少的患者，只有胎动不恢复时才需要持续监护 有阴道出血或腹痛的患者，只有症状持续的时候才需要持续监护
	子宫大小和（或）生长异常（过大或过小）	临床上很多怀疑胎儿生长异常的病例行超声结果都不支持。如果超声结果证实生长异常，则病因可以多种多样。除非已知病因，否则按UPVD处理	如果超声证实胎儿生长异常，则按照UPVD进行胎儿评估（见上文）

前期。两者均和胎儿死亡、缺氧、早产和胎盘源性出血风险增高相关。

胎儿过大

和胎儿过小类似，大胎儿有以下可能：

- 天生大（“大于胎龄儿”），头围和腹围生长曲线接近最高百分位曲线。典型例子是母亲身材高大和（或）加勒比黑人种族。
- 病理性大（“巨大儿”），头围生长曲线在正常范围内，但是腹围生长曲线显示生长超过相应百分位。这种生长类型最常见于糖尿病母儿。

羊水量

估计羊水量（amniotic fluid volume，AFV）最准确的方法是超声。有两种测量方法：

- 单一最大深度（正常范围为2～8cm）。
- 羊水指数（amniotic fluid index，AFI），是羊膜腔四个象限（左上右上和左下右下）的羊水池深度的总和。图10-12显示了妊娠期AFI的正常范围。

羊水过多和过少的原因见第4章。

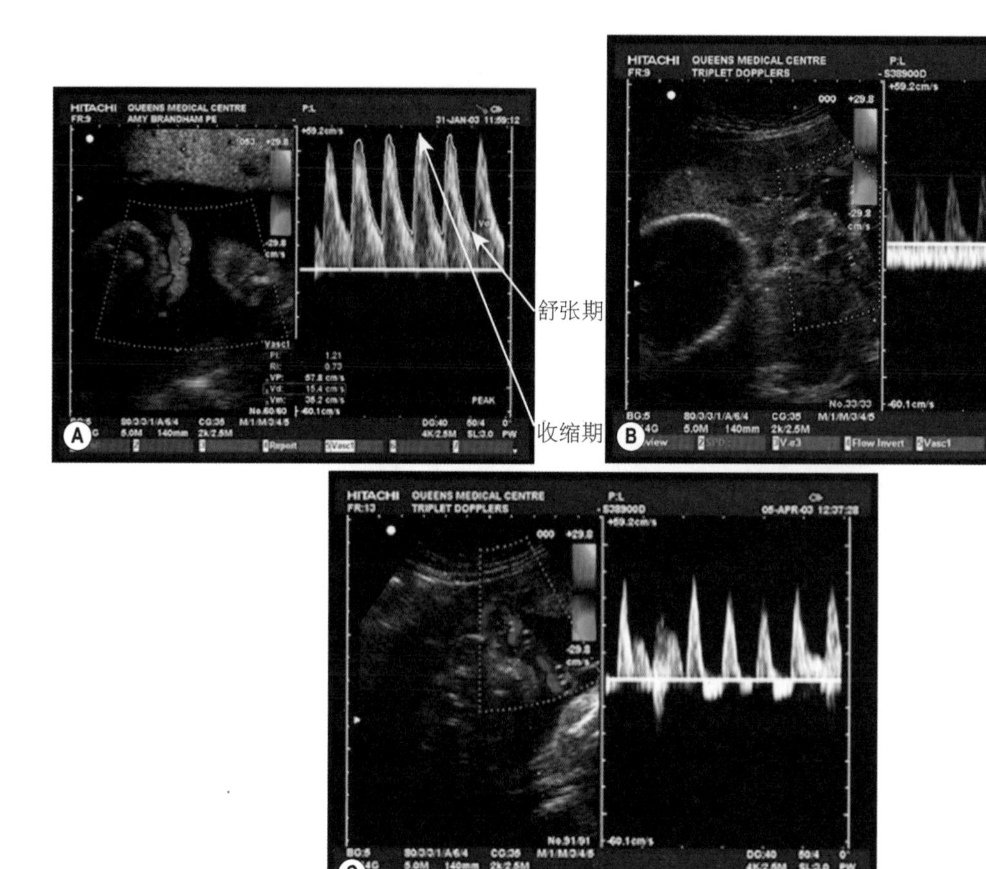

图10–10 超声多普勒记录脐动脉血流

A.正常。左侧的超声图像显示有红色和蓝色的脐动脉提示血流，右侧的超声图像是脐动脉的多普勒频谱测量。波峰代表胎儿心动周期的收缩期峰，而波谷代表舒张期。因为胎盘循环的阻力低，即使心脏没有处在收缩期，正常的胎儿胎盘循环是持续的正向的血流。B.异常：舒张末期血流消失，在大多数心动周期中舒张期没有前向血流。C.异常：舒张期反流，脐动脉收缩期有前向血流，但是舒张期血流反向

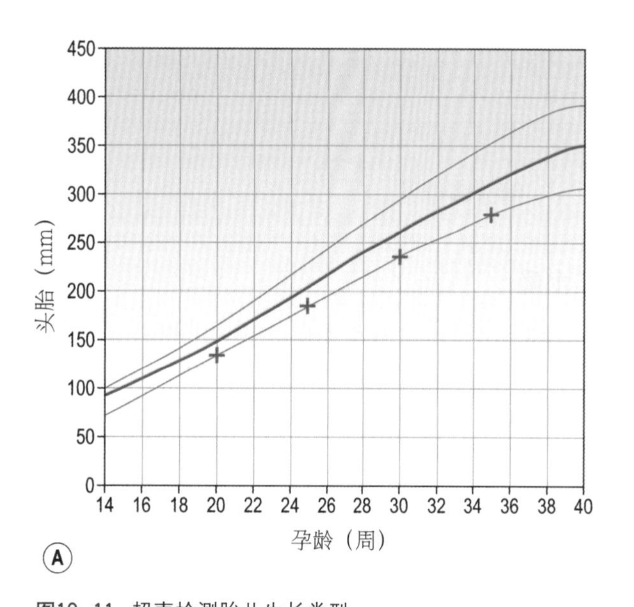

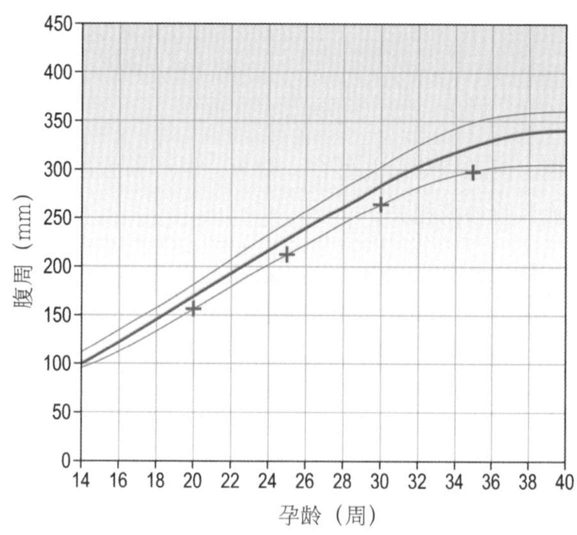

图10–11 超声检测胎儿生长类型

A.真正的胎儿过小：头围和腹围都在最低生长曲线以下

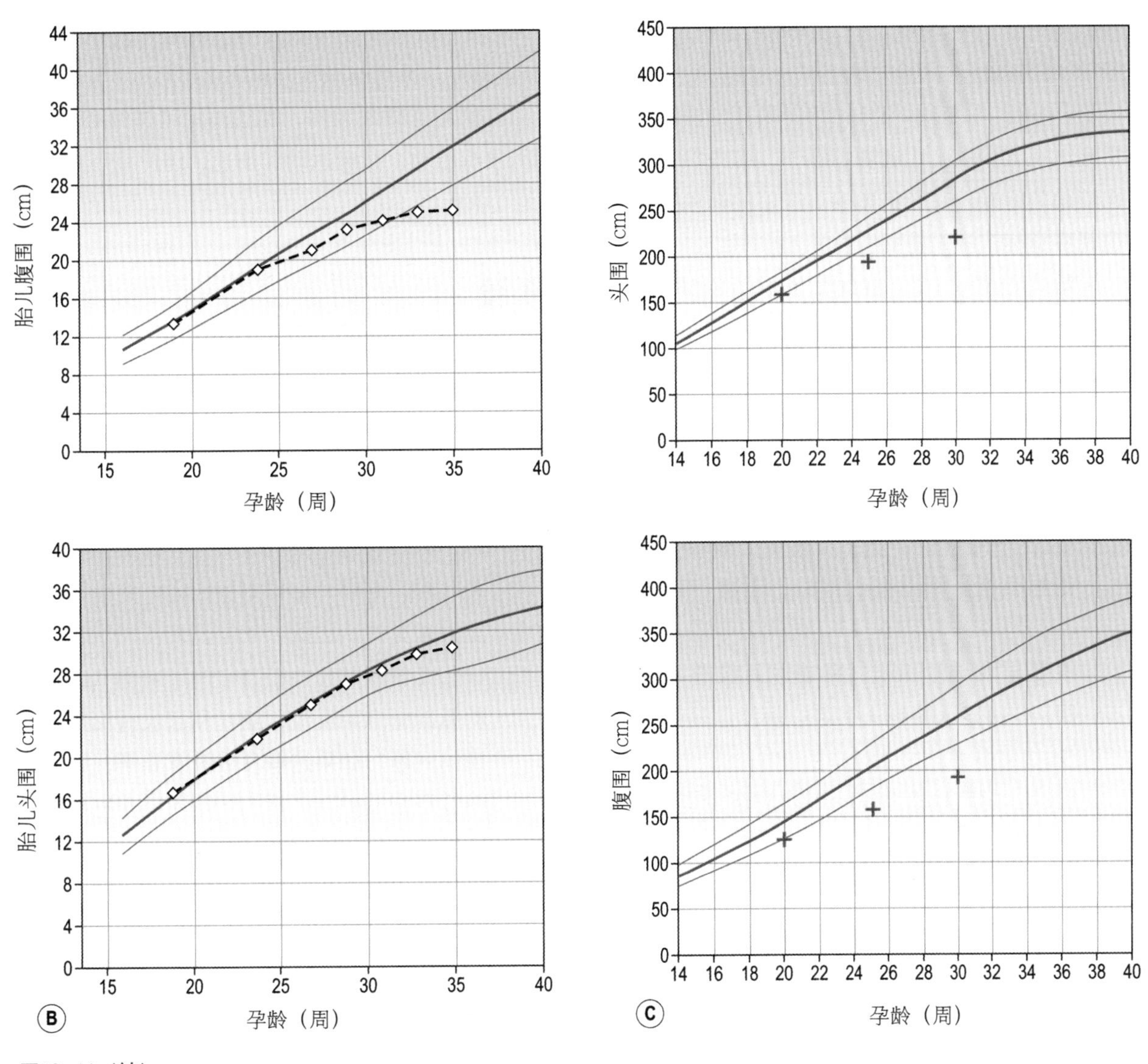

图10–11（续）

B.不对称性胎儿过小：头围在正常曲线范围内，而腹围跨越了曲线并最终在正常值以下；C.对称性胎儿过小：头围和复位都偏离正常生长曲线，这样的儿头生长落后很有可能会导致儿童期的发育迟滞

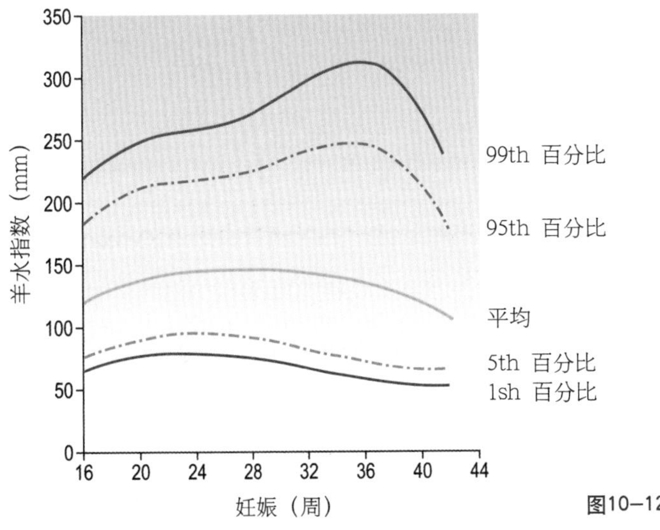

图10–12 羊水指数

生物物理测量

胎儿的行为是显示他（她）即刻宫内情况的有效指标。在大多数胎儿病理过程中，这些参数通常在比较晚的时候才会受到影响。这项检查包括以下五项观察指标：

- 胎儿心率（fetal heart rate，FHR）：用胎心监护（cardiotocograghy，CTG）来记录（同产程中一样）。最长的记录时间为40min，在这段时间内应至少有2次胎心加速，大于15/min，持续大于15s。胎心率变化的类型和产程中描述的类似（见第11章），不同点在于关注点侧重于胎心率基线变异类型，而不在于宫缩。正常产前胎心监护的举例见图10-13。此图显示胎心率基线变异大于5/min，有加速而没有减速。图10-14显示的是正常胎心基线但是变异减少。
- 胎动：超声检查的40min内应至少有3次间断的/轻微的胎动。
- 胎儿肌张力：胎动中应至少有一次完全90°的屈-伸-屈的周期运动。
- 胎儿呼吸运动：在观察的40min内应有持续30s的规律胎儿呼吸运动。
- 羊水量：至少有一个垂直羊水池深度为2～8cm。

综合所有五项参数的检查称为“生物物理测量”或“评分”（BPP或BPS）。正常反应是指在40min内（有可能在很短时间内就能见到）至少符合4项指标。原有的BPS为30min，这没有考虑到可能出现的胎儿睡眠周期，睡眠周期可持续40min，期间没有胎动、呼吸运动和加速，因此将观察时间调整为40min。

干预

非特异性风险

如果理论上的胎儿风险得到了胎儿监护的证实，唯一有用的两项干预措施为：

- 择期分娩：如果在妊娠34周及以上发现问题，则没有理由继续妊娠。在妊娠34周前发现问题，则要评估即刻胎儿死亡的风险来决定处理方式。因此，如果出现了BPS或CTG（胎儿健康的急性检查）的异常和（或）脐动脉舒张末期反流，需要和家长讨论紧急分娩的问题。如果这些参数没有异常，则可以继续严密监护以“延长”孕周，并完成糖皮质激素促胎儿肺成熟。
- 母体应用激素：如果高危妊娠有可能选择性早产，但是只有一些胎儿健康的慢性指标是异常的，如胎儿生长欠佳和脐动脉舒张期血流消失，那么应该建议给予一个疗程的倍他米松。

特殊风险

以下风险相对较少见：

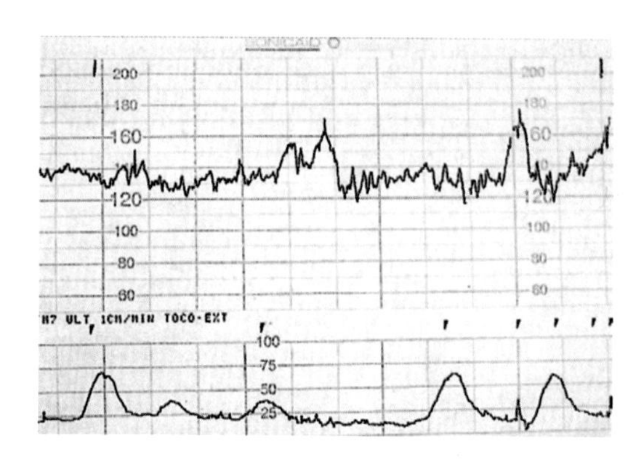

图10-13 正常产前胎心监护

记录显示基线变异>5次/分，并且有加速

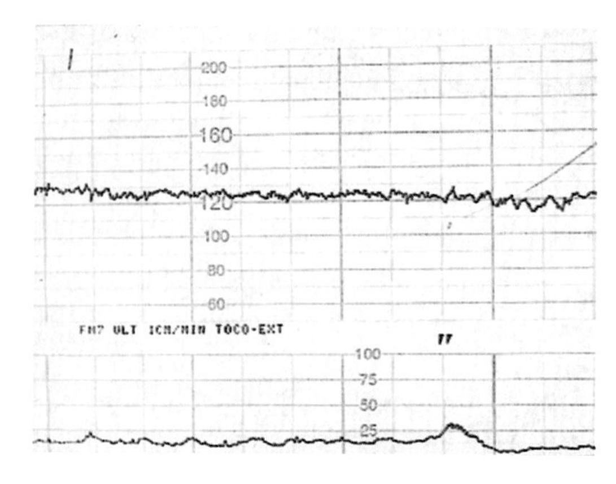

图10-14 产前胎心监护显示正常的胎心率但是基线变异减少

- 母体用药治疗胎儿心律失常。
- 严重Rh同种免疫溶血，行胎儿宫内输血。
- 双胎输血综合征行胎盘吻合血管激光消融。

结论

- 虽然不是所有的结构或染色体异常的胎儿都能通过现有的妊娠期筛查检查出来，但是可以检出大部分。
- 对于结构正常的胎儿，一旦发现有危险，不管是特异的还是非特异的，目前的监护措施和母体应用激素以及择期分娩可以有效保证大部分有“危险”的胎儿不会胎死宫内。
- 对于结构正常而且没有高危因素的胎儿，目前的常规妊娠期监测手段（母体感知胎动、宫高测量和胎心听诊）有限，并不能发现所有真正有危险的胎儿。

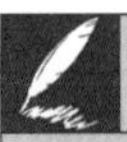

基本信息

先天性畸形

- 胎儿畸形的发生占：
  - 超过50%的妊娠
  - 大约70%的流产
  - 妊娠20周至出生后1年内死亡的15%
  - 出生数的1%～2%，包括大的和小的畸形
  - 8%需要特殊注册/残疾儿童
- 在过去30年里英国总的发生率已经下降，是由于
  - 在妊娠期引入筛查项目
  - 妊娠期更为成功的诊断，以及
  - 家长选择终止妊娠
- 最常见的4组畸形是
  - 神经管缺陷（3～7/1000出生人数）
  - 先天性心脏病（6/1000出生人数）
  - 唐氏综合征（1.5/1000出生人数）
  - 唇腭裂（1.5/1000出生人数）
- 胎儿畸形筛查可以有以下方面
  - 临床妊娠早期筛查（包括母亲年龄、某些药物、异常胎儿病史、糖尿病）
  - 临床妊娠晚期筛查（包括异常子宫大小、异常胎动和异常胎产式）
  - 超声筛查（包括在妊娠早期末进行颈后透明层的测量和20周的结构筛查）
  - 生化（检测生化标记物和颈后透明层联合估计染色体异常的风险）
  - 超声和生化筛查前的咨询很重要
- 筛查结果异常/阳性时，提供不带有倾向性的咨询，包括
  - 进一步评估（比如间隔一定时间复查超声，羊膜腔穿刺或CVS了解胎儿核型，其他影像学检查包括MRI）
  - 特殊的干预措施（比如抗心律失常药物，胎儿积水的分流）
  - 终止妊娠
  - 继续妊娠，严密监护和对分娩时间、方式和分娩地点制订特定的计划

对结构正常的胎儿的健康评估

- 对低危妊娠的胎儿健康的监护包括
  - 在妊娠后半期对胎动的感知
  - 宫底的测量和记录
  - 听诊胎心
- 对高危妊娠的胎儿健康的监护包括
  - 选用的检查取决于潜在的病生理机制（如在有胎儿贫血风险的时候，采用多普勒测量大脑中动脉血流）
  - 大部分胎儿，包括病生理不明确的那些胎儿，需要联合一系列检查
    - ◆ 多普勒超声测量脐动脉血流
    - ◆ 胎儿生长（尤其是头围和腹围）
    - ◆ 羊水量
    - ◆ 生物物理测量（胎心率、胎动、肌张力和呼吸）
- 干预
  - 病生理不特异或未知
    - ◆ 择期分娩–分娩时机取决于胎儿的风险程度
    - ◆ 如果计划早产，母体应用激素
  - 病生理特异或已知（少见）
    - ◆ 胎儿心律失常时，母体用抗心律失常药物
    - ◆ 严重胎儿贫血时进行胎儿输血
    - ◆ 双胎输血综合征时激光消融胎盘吻合血管

11

第11章

产程管理

原著者 *Sabaratnam Arulkumaran*　　翻译 刘 婧　审校 陈 倩

学习目标

此章节应掌握：

知识点

- 描述正常和异常分娩的机制、诊断和管理
- 描述引产及加速产程的方法、指征、禁忌证和并发症
- 描述脐带脱垂的病因及管理
- 描述早产、早产胎膜早破及急产的影响和管理
- 总结产程中用于评估胎儿状态良好的方法，如胎便、胎心监护及胎儿头皮血取样
- 阐释产程中麻醉镇痛的可选方式

临床能力

- 参与正常分娩的管理
- 解释产程中胎心监护的结果
- 评估产程进展，包括产程图的使用及产程中与产妇的及时沟通

专业技能和态度

- 尊重不同文化和宗教对于分娩的态度
- 通过有效的沟通和安慰表达对产妇的共情
- 充分意识多学科对于产妇处理的重要性（助产士和医生交流发现和管理计划）

分娩是妊娠24周以后妊娠物从宫腔中排出的过程。93%～94%的分娩发生在足月，即37～42周，7%～8%的分娩发生在24～37周，即为早产。早产指分娩发生于37周以前。分娩发生于24周之前胎儿为无生机儿，称为流产。滞产是指初产妇总产程超过24h或经产妇产程超过16h，滞产导致母儿发病率和死亡率升高。

产程

分娩早期的准备阶段（分娩前时期）可为数日或数周，宫缩腹痛发动后逐渐发展至胎儿娩出，该过程称为生产或分娩。宫缩的发动加速了宫颈的成熟，使其变软、变短、扩张。

为了临床管理，将观察到的产程分为连续的3个阶段：

- **第一产程**　是指规律宫缩开始至宫口开全。第一产程分为潜伏期，即宫颈管长3cm缩短消失至扩张到3cm，活跃期即宫口扩张3cm至宫口开全或宫口扩张10cm。
- **第二产程**　指宫口开全至胎儿娩出。该阶段又分为骨盆期或被动期即胎头沿着骨盆下降，以及主动期即产妇有强烈的排便感，在宫缩及产妇向下用力的共同努力下将胎儿娩出。
- **第三产程**　指胎儿娩出至胎盘胎膜娩出。

临产

通常很难精准的确定分娩发动的时间，因为宫缩可能是不规律的且不伴有宫颈的变化，即假性宫缩。产程持续时间取决于宫缩和宫颈变化及胎头的下降，这一概念的重要性与地域相关，如某些偏远地区的产妇可能经过一天后产程没有进展，产妇的一般情况和母胎状况应该详细评估。少数宫颈手术后发生宫颈狭窄，正常的宫缩可能仅使宫颈变薄而不伴扩张。

分娩发动的临床征象是：

- 规律且有疼痛感的宫缩，频率和持续时间逐渐增加，伴随宫颈进行性扩张。
- 宫口内排出带血的黏液称为见红，此与分娩发动相关，但不能独立作为分娩发动的征象。
- 胎膜破裂可发生于分娩发动时，但其情况多样，也可不伴有子宫收缩。如果胎膜破裂至有疼痛感的宫缩发动间隔时间超过4h则称为胎膜早破（PROM）。胎膜破裂发生于未足月时称为早产胎膜早破（PPROM）。

分娩是最普通的临床情况之一，除非产妇以早产收入院，否则诊断需要时间和连续的阴道检查以评估宫颈变化。
准确判断产程进展十分重要，可以避免不必要的干预，如人工破膜（ARM）或缩宫素静脉滴注。

分娩启动

分娩发动与黄体酮撤退及雌激素和前列腺素作用增强相关。调控这些变化的机制尚未明确，可能与胎盘生成促肾上腺激素释放激素（corticotrop-hin-releasing hormone,CRH）等肽类激素有关。

在胎儿胎盘单位的调控下，妊娠过程中出现不规律的无痛性宫缩，妊娠早期较轻微，随着孕周增大而增强。在妊娠晚期，使子宫和宫颈处于静息状态的相关因素逐渐下调而宫缩相关因素上调。

妊娠期胎盘发育使负责转录CRH基因的合体滋养层细胞核数量呈指数增加，该成熟过程使母体和胎儿血浆中CRH水平呈指数增加。CRH对胎盘增加雌激素合成和减少孕激素生成有直接作用。对于胎儿，CRH直接刺激胎儿肾上腺相关区域生成脱氢表雄酮，即胎盘雌激素合成前体。同时，CRH刺激细胞膜合成前列腺素。妊娠酮水平下降以及雌激素和前列腺素的增多导致连接蛋白43增加，该连接蛋白促进子宫肌细胞连接并改变子宫肌细胞的电兴奋性，从而增加子宫收缩。

- 子宫肌细胞收缩并变短，不同于横纹肌细胞收缩后会恢复收缩前的细胞长度。
- 子宫肌层的离子通道通过使钙离子内流而促进肌细胞收缩。
- 胎盘产生的其他激素直接或间接地影响子宫肌层收缩，如松弛肽、激活素A、卵泡抑素、人绒毛膜促性腺激素（hCG）及CRH，并通过影响cAMP的生成使子宫肌细胞松弛。

宫颈的完整是维持妊娠产物的必须条件，其包含肌细胞和成纤维细胞，接近足月时由于白细胞浸润、蛋白水解酶活性增强而致的胶原蛋白减少，使宫颈变得柔软有弹性。透明质酸生成增加降低了纤维连接蛋白对胶原蛋白的亲附性，透明质酸的亲水性导致宫颈变软有弹性，即宫颈成熟。

产程进展需要宫颈阻力下降（如开车时松开刹车）以及宫缩频率、持续时间和强度增加。第一产程指从宫缩疼痛发动开始至宫口开全，分为缓慢的潜伏期和活跃期，潜伏期宫颈变短消失，宫口扩张至3～4cm（初产妇平均6～8h，经产妇4～6h）；活跃期宫颈以每小时扩张1cm的速度从宫口3～4cm逐渐扩张至宫口开全。

产程中的子宫活动：产力

频繁而强度弱的宫缩贯穿整个妊娠期，接近足月，宫缩频率、持续时间及强度增加。通过触诊或外用的宫缩记录仪可以确定宫缩的频率及持续时间，但评估宫缩强度则需要宫腔内压力导管。10min内观察到2次宫缩且持续20s以上可能是分娩发动的征象。产程开始时子宫静息紧张度为10～20mmHg，在宫缩时轻度增强（图11–1）。随着产程进展宫缩强度增加，某种程度上可以宫缩持续时间表示。WHO推荐基于宫缩频率和持续时间在产程图上记录宫缩。

> **!** **在妊娠晚期，一些能触诊到的强烈的宫缩并不使宫颈扩张，因此并不算进入产程。**

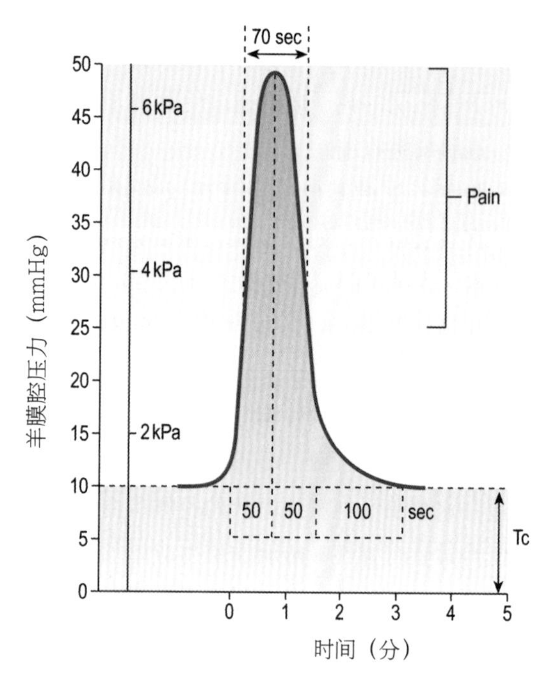

图11–1　第一产程宫缩压力可至50mmHg（6.5kPa），当羊膜腔压力超过25mmHg宫缩伴有疼痛感

进行性子宫收缩使子宫上段的肌纤维变短，下段的肌组织伸长变薄，最终导致宫颈消失并扩张（图11–2）。该过程称为子宫缩复。随着产程进展子宫下段伸长变薄，子宫上下段的连接处上升至腹部。当有梗阻性难产时，上下段连接处在脐水平可见，即为缩复环（也称为Bandl环）。

有一种未经解剖学、药学、电子学或生理学研究论证的起搏器，电子宫缩脉冲在宫底的某个区域发动并通过子宫肌层向下传播。宫底和子宫上段的宫缩较下段强烈且持久。这种宫底优势对于宫颈管进行性的消失并扩张是必要的。子宫和圆韧带收缩使子宫纵轴变直并推着胎儿纵轴沿着前腹壁进入真骨盆入口。

子宫轴的重调将胎儿直接向下推入骨盆腔从而使胎先露下降（图11–3）。

产道

骨盆的形状和结构已在前面章节详述（见第6章）。女性骨盆的大小和形状均各有差异，并非所有女性的骨盆均符合女性特征；扁平骨盆、类人猿骨盆或男性骨盆会影响分娩结局。骶骨间韧带和耻骨联合的软化使骨盆腔能够扩张，同时，胎头俯屈、旋转及变形使胎头直径发生动态变化以利于自发性阴道分娩的正常进展。

妊娠期盆底软组织比非孕期更具延展性，胎头下降及娩出时盆底和阴道口显著扩张。盆底组织、

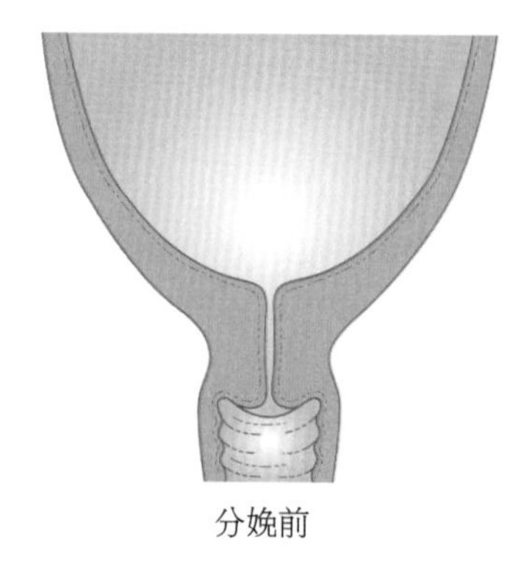

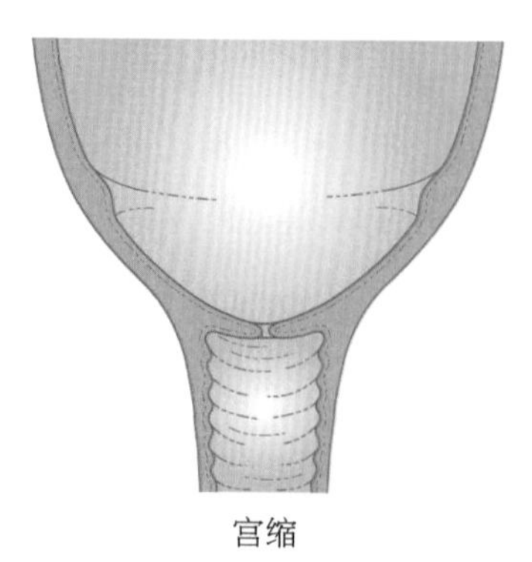

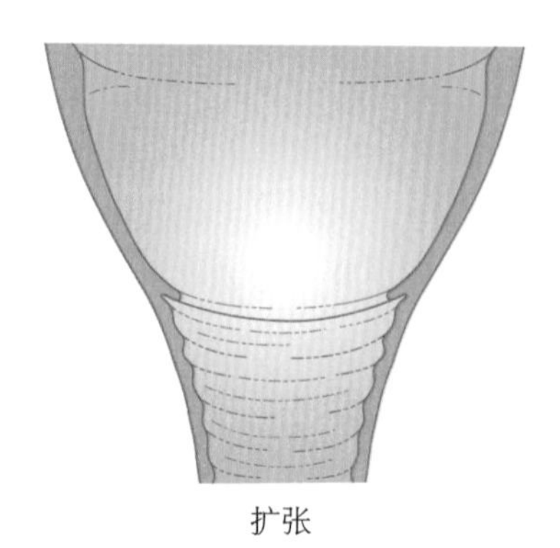

图11–2　产程中宫颈消失扩张以及子宫下段形成

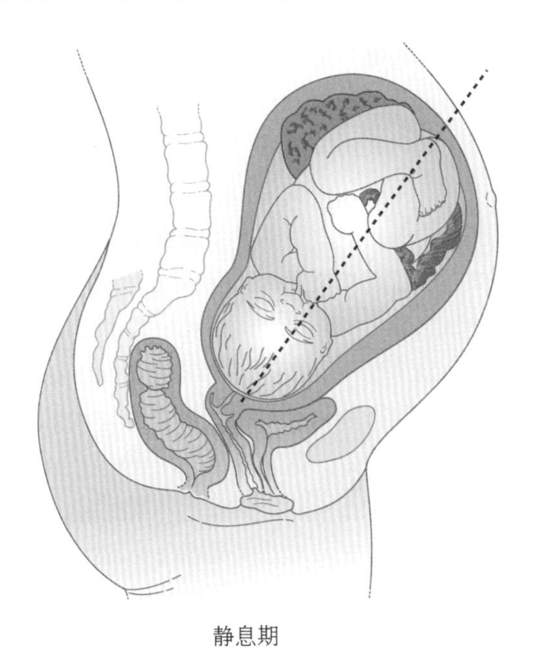

静息期

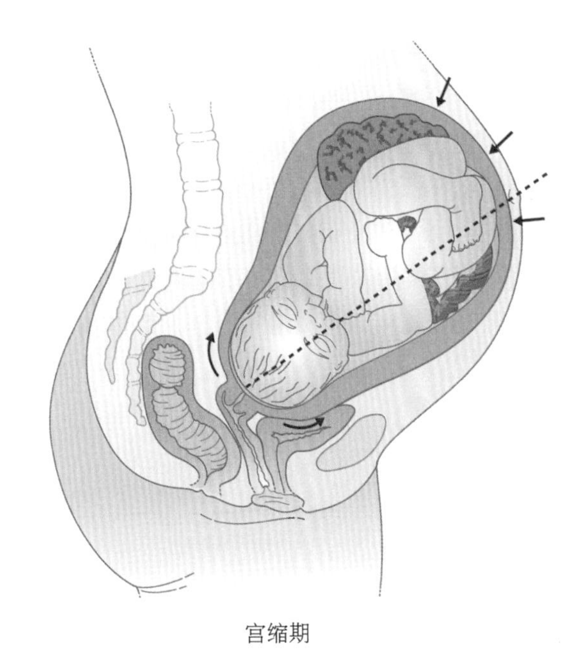

宫缩期

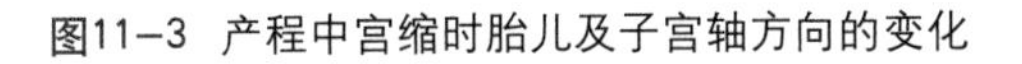

图11–3 产程中宫缩时胎儿及子宫轴方向的变化

阴道及会阴的可扩张性有助于减少胎头下降和娩出过程中会阴及阴道壁的撕裂。

分娩机制

骨盆入口横径长而前后径短，因此胎头正常情况下以横位衔接入骨盆。由于骨盆入口平面横径长，中骨盆呈圆形，出口平面前后径长，所以胎头和躯干以相适应的姿势通过骨盆。胎儿头位中有95%是顶骨先露，称为正常胎先露，其中90%的顶先露俯屈良好，胎头内旋转至枕前位并呈现最小径线，如枕下前囟径（9.5cm）、双顶径（9.5cm），故当枕骨位于骨盆前半部分时即为正常胎位。枕后位或枕横位时胎头后仰即呈额先露或面先露。枕骨前囟径或枕额径（11.5cm）入盆使前后径增大导致枕后位分娩产程延长。对于额先露，胎头以最大的颏顶径（13.5cm）进入产道导致入盆困难。额先露可俯屈为顶先露或仰伸为面先露，若无良好进展，额先露胎儿最好以剖宫产分娩。

正常分娩过程，由胎头为了适应母体骨盆各平面各径线而进行的一系列过程组成（图11–4）。

1.下降　贯穿分娩全程，既是胎儿分娩的特征也是必要的先决条件。绝大多数初产妇的胎头正常衔接发生于临产前，而经产妇多在临产后胎头衔接。常以胎头下降评估产程进展。

2.俯屈　胎头下降至盆底时遇到内侧向前倾斜的盆底肌，使胎头颏部俯屈接触胸部。俯屈减小胎先露径线，当胎头充分俯屈时，胎头从枕额径变为枕下前囟径通过产道。

3.内旋转　胎头接触到盆底时发生旋转，正常情况下枕部从横位向耻骨联合方向旋转为前位。这一方面是由于当颅骨相比于脊柱更靠后时宫缩力通过胎儿脊柱传至胎头，另一方面是由于内侧向前倾斜的盆底肌的阻力。少数情况下枕部会向后方的骶骨旋转导致枕后位分娩。

4.仰伸　极度俯屈的胎头下降至扩张的盆底和阴道口，枕骨基底部接触到耻骨下支，胎头以此为支点仰伸至娩出。胎头娩出时会阴和阴道口最大程度扩张，当宫缩间歇期胎头仍在阴道口可见且不再回缩，即为着冠。

5.复位　胎头娩出后向原方向回转以恢复胎头与胎肩的正常关系。复位后枕部方位与分娩前一致。

6.*外旋转* 胎肩到达盆底时也需做旋转动作，使双肩间径与骨盆前后径一致。胎肩的旋转带动胎头旋转，以保证从母体股部看胎头为横位。

7.*胎肩娩出* 胎肩娩出后胎儿躯干才能娩出。胎儿前肩在耻骨弓下，向下压胎头助前肩娩出。然后上抬胎头，后肩由会阴前缘娩出，而后胎体和下肢娩出。

! 胎头枕部正常情况下向前旋转，但如果其向后旋转，胎头俯屈时以较大径线通过骨盆，可导致第二产程延长及会阴阴道损伤增加。

第三产程

第三产程指从胎儿完整娩出至胎盘胎膜娩出(图11–5)。

一旦胎儿娩出，子宫肌层收缩，胎盘剥离并被推挤至子宫下段和阴道穹窿处。

胎盘剥离的典型征象包括：阴道少量鲜红色出血、脐带向外延长以及宫底在腹腔内上升。当胎盘下降至下段时宫体收缩成坚硬的球体并位于胎盘上方。

在胎儿前肩娩出时给予促进宫缩的药物可能有助于缩短胎盘剥离的持续时间。

胎盘胎膜应同时排出，胎膜残留时需行卵圆钳钳夹。少数情况需要宫腔探查以完整清除胎膜。

整个过程持续5～10min。胎盘在30min内未排出诊断为胎盘滞留，视为第三产程异常。

大多数分娩相关的并发症，如产后出血、盆腔或会阴血肿以及任何母儿情况恶化均发生于分娩后最初的几个小时内，因此在大多数医疗机构产妇和胎儿转至产后病房前需在产房密切观察2h。若产妇直接从产房出院需观察6h。

产痛

产程中的宫缩总是与疼痛相关，且宫缩的强度、频率及持续时间随着产程进展而增加。疼痛原

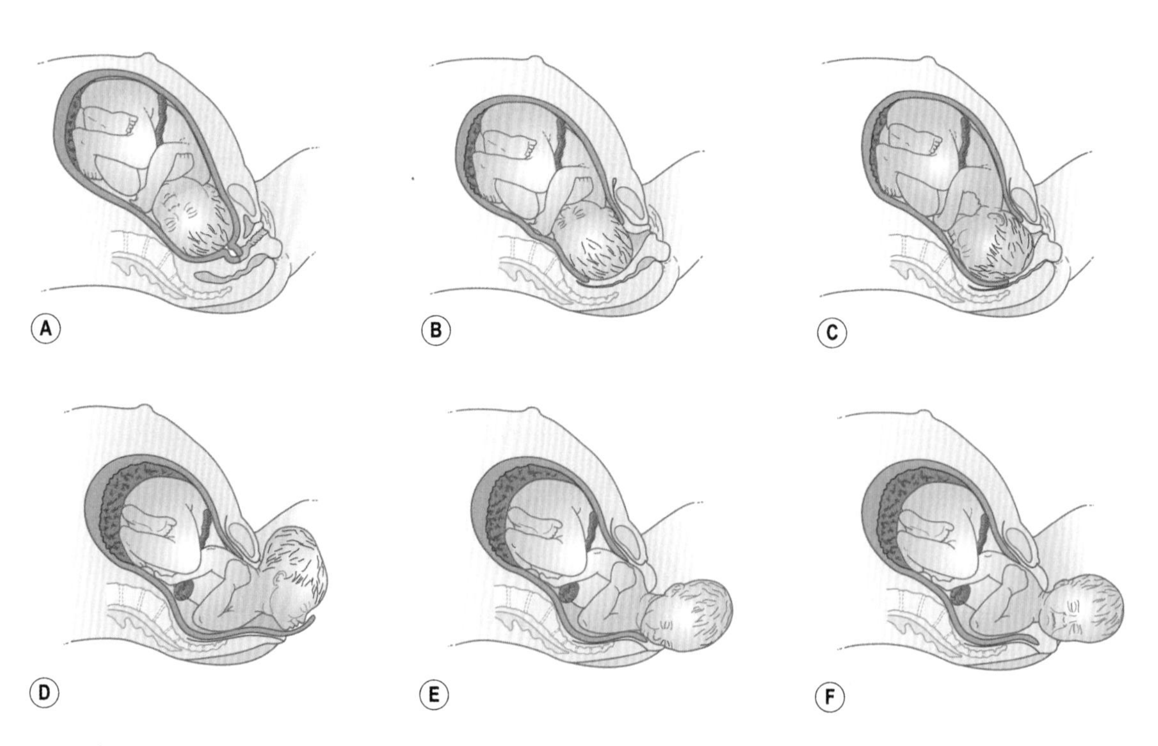

图11–4 正常分娩机制

A. 先露部下降；B. 胎头俯屈；C. 内旋转；D. 会阴扩张及胎头仰伸；E. 胎头娩出；F. 胎肩娩出

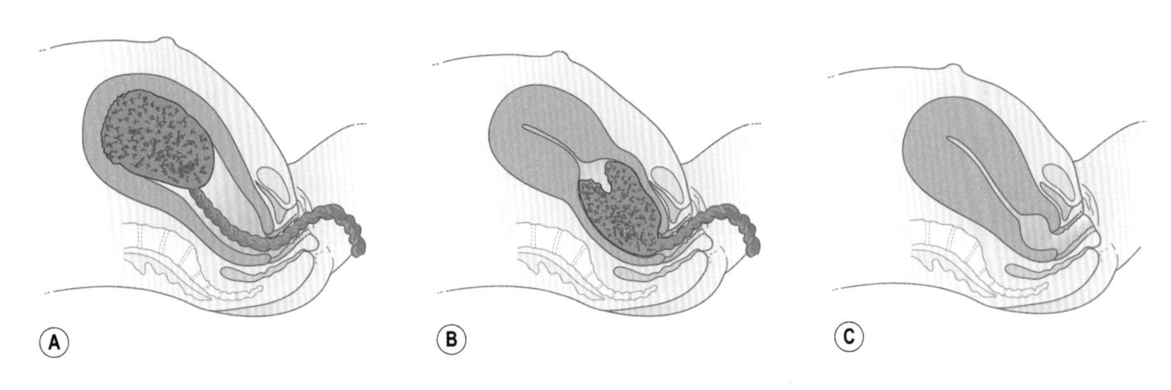

图11–5 正常第三产程
A. 胎盘自宫壁剥离；B. 胎盘排至子宫下段和阴道上段；C. 胎盘和胎膜从生殖道完整排出

因尚不明确，可能与宫颈区域神经受压迫或是受压迫肌肉细胞缺氧相关。当宫内压力超过25mmHg时下腹部及腰背部可出现疼痛。

正常产程的管理

产程保健的首要目的是保证母儿健康。产妇应在分娩发动前做好分娩准备。了解不同分娩阶段内容对产妇及其伴侣十分重要。产前学习班应教授应对产程中疼痛的策略，包括心理准备、呼吸控制以及第二产程的用力的方法。

产前学习班还应指导新生儿护理及哺乳，产后继续强化指导。

出现间隔10～15min的规律宫缩、见红或者胎膜破裂，产妇应该医院就诊，若在家分娩则应呼叫助产士。在产程早期，鼓励产妇沐浴及排空肠道及膀胱。现在认为没有必要备皮，因其可能导致皮肤破损出血，继而导致细菌繁殖和继发感染。

英国的家庭分娩率为2%～3%，而更常见的是如果分娩无并发症产妇则产后6h后出院。

分娩初期检查

入院时应做如下检查：

- 充分的一般检查，包括体温、脉搏、呼吸、血压以及是否存在脱水状态，还应该检查尿糖、尿酮体及蛋白。
- 腹部产科检查：通过触诊以确定胎产式、胎先露及胎方位，胎先露的位置可通过胎头触诊五分法评估。使用听诊器进行胎心听诊，或是使用多普勒设备以使产妇及其伴侣能够听到胎心。
- 阴道检查：阴道检查前应遵守无菌操作，使用无菌手套及消毒药膏清洁外阴及阴道口。一旦检查开始，检查者的手指在检查完成后才能退出阴道。

注意以下事项：

- 宫颈的位置、连续性、是否消失及扩张程度。
- 胎膜完整或破裂，若胎膜破裂，羊水的颜色及计量。
- 胎先露（顶、臀），胎先露的位置（LOA、ROA、ROP等）及其与坐骨棘水平的关系。
- 顶先露时产瘤（头皮软组织水肿），塑形（0、+1、+2和+3）以及胎头倾势（矢状缝将骨盆分为两部分）的程度均应注意。
- 评估骨盆入口平面、中骨盆平面及骨盆出口平面。

第一产程管理总则

管理指南：

- 观察产程进展，进展欠佳及时干预。
- 监测母儿情况。
- 产程镇痛，并为产妇提供情感支持。
- 整个产程保证饮食营养。

观察：产程图使用

使用图表记录宫口扩张及胎头下降的进展是产程管理的重大进步，其使产程进展欠佳能在早期发现。产程图（图11–6）是在纸张上以图表形式记录的产程进展。其他与产程相关的观察项目也可加入产程图中，如宫缩频率和持续时间、胎心率（FHR）、羊水颜色、产瘤和胎头变形情况、胎头位置或下降情况、母体心率、血压以及体温等。一旦产妇进入产房就应该开始记录产程图，并将该

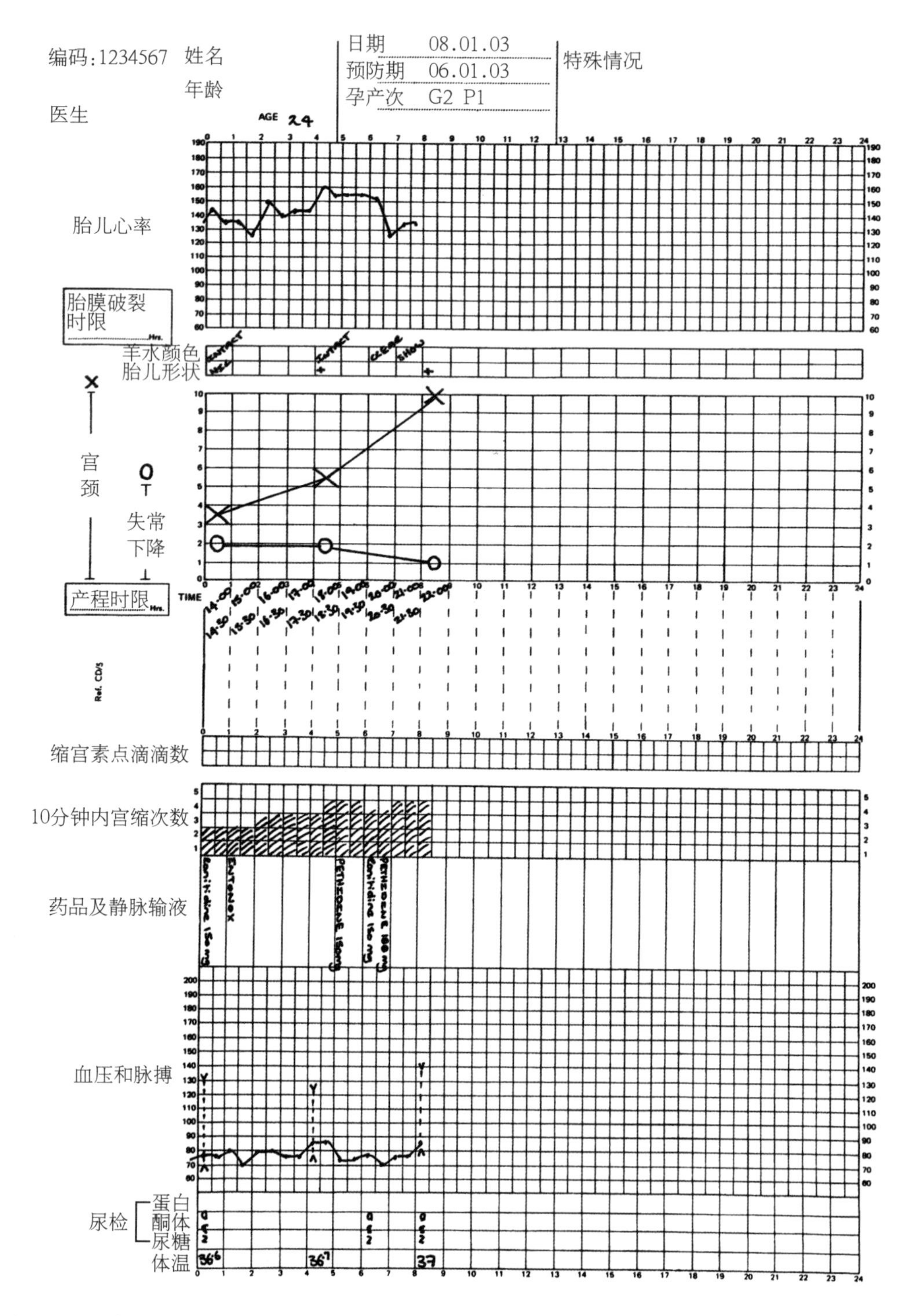

图11–6 产程图是分娩期间相关措施的完整直观记录（引自Catherine Tamizian）非洲偏远地区的助产机构最早引入产程图，使其认识到产程异常并在严重的梗阻性难产发生前尽早将产妇转移到专业机构

时间点作为零点，无论宫缩何时开始。然而，产程图的起始点取决于入产房时阴道评估的情况。这种记录方式的价值在于任何偏离正常产程进展的情况一目了然。

产程图的应用最初是推荐给非洲远离产科医院的机构，通过发现产妇异常，能及早将产妇转运专科医院，以减少严重梗阻性难产发生。

产程图的应用显著降低因子宫破裂、败血症和产后出血导致的产妇死亡率以及膀胱阴道瘘或直肠阴道瘘等严重并发症的发病率。及早认识梗阻性难产并及时采取剖宫产等措施能预防悲剧发生。

胎儿情况

胎心以次/分记录，宫缩时出现的胎心减速通过一个指向最低胎心率的箭头记录在产程图中。然而这些记录只作为电子胎心监护进行持续胎心宫缩监护（CTG）记录的补充。

胎膜破裂的时间及羊水形状，如清亮还是粪染，也可记录在产程图中。胎头变形及产瘤的出现可作为梗阻性难产的提示。胎头颅缝闭合为胎头变形+，颅骨重叠但轻微压力可恢复为变形++，颅骨重叠而不可恢复为+++。头皮软组织肿胀称为产瘤，分为+至+++，但其与临床医师的主观印象有关。

产程进展

产程进展通过宫口扩张与先露部下降的比值评估。第一产程进展按照首次阴道检查评估后每3～4小时评估1次。宫口扩张以厘米为单位按1～10cm记录成宫口扩张曲线。潜伏期指宫口从0cm扩张至3cm，经产妇潜伏期约6h，初产妇约8h，而后宫口按照每小时扩张1cm的速度从3cm扩张至10cm，但经产妇宫口扩张速度较快。活跃期以后宫口按1cm/h的速度扩张为理想的产程进展，将其在产程图上连线即为警戒线，有助于发现产程进展缓慢。在2h后画一条警戒线的平行线即为处理线，可用于指导积极的干预措施，即在确定没有先露异常、头盆不称或胎儿异常的前提下可进行人工破膜或催产素静脉滴注等加快产程进展。

进入活跃期后宫口扩张停滞2h以上即超过处理线，提示产程进展欠佳。英国卫生与临床优化研究所指南建议当3h内进展<1cm，胎膜破裂后宫口扩张或胎头下降无变化，应排除头盆不称，并在排除后给予缩宫素静脉滴注加速产程。产程图中，将经腹耻骨上方触及胎头五等分来判断胎头的下降。例如耻骨上方及5、4、3、2或一横指胎头部分。

胎头位置在产程图中分为0～5级。

根据先露部与坐骨棘的位置关系评估胎头下降情况，以厘米为单位，当先露位于坐骨棘上方时标记为−1、−2和−3，位于坐骨棘下方时标记为+1、+2、+3。

宫缩的性质和频率通过每10分钟内的宫缩数目表示。画点的方格表示宫缩时间小于20s，画叉的方格表示宫缩时间在20～40s，宫缩持续时间大于40s则画阴影表示。宫缩的频率和持续时间可通过临床触诊或外用宫缩记录仪评估。宫缩的强度不能通过产妇疼痛感或腹部子宫触诊来反映，只能通过宫内压力导管测量。但是在产程管理中不常规应用宫内压力导管，因有研究表明其不改善分娩结局。

产程中饮食营养

目前发达国家的大部分产科医院剖宫产率超过20%，因此明确产程中能够摄入何种物质十分重要。如果产妇接受全身麻醉下剖宫产的可能性大，在第一产程避免进食非常重要，因为延迟的胃排空可能导致呕吐及呕吐物误吸。然而，现今大部分手术能在区域麻醉下进行，故如果产妇产程进展正常并有阴道分娩可能，可适量进食，补充易消化营养。最近有临床试验表明产妇经口补充松软易消化营养物质及液体风险较低。如果短时间内暂不分娩，进入产程6h后应该静脉补液。酸中毒和酮症的最主要原因为脱水，产妇排尿时应该及时留尿检查尿酮体、尿糖及尿蛋白情况。输注生理盐水或哈特曼液（林格液）较为理想，同时记录产妇出入量警惕入量过多或不足。

> **! 产程中脱水的典型表现包括心动过速、低热及组织弹性丧失。值得注意的是，分娩是一项艰苦的体力劳动，而且为满足新生儿需要，产房中环境温度通常较高，这会导致产妇大量不显性失水。**

分娩镇痛

在产前应与产妇讨论各种可用于分娩镇痛的方案，这些措施既要有效缓解产程中疼痛又必须对母儿风险最小。

产程中疼痛感受程度因人而异，有些产妇疼痛感觉轻微而有些产妇感觉整个产程中腹部至后背疼痛进行性加重。故应针对不同产妇制订个体化镇痛方案。医者应根据经产次数、宫口扩张情况、产程进展速度以及产妇疼痛感知程度等方面建议最佳的镇痛方式，由产妇根据建议确定最终镇痛方案，但这种做法通常会导致多种方法联合使用，产妇往往从效果最小者开始选择，逐渐更换至效果最明显者。能做到完全缓解疼痛的唯一方法仅有硬膜外镇痛。

麻醉镇痛

哌替啶是传统的应用最广的麻醉药，但在英国和澳大利亚的很多中心其已被吗啡替代。所有阿片类药物的共有不良反应是产妇恶心、呕吐及新生儿呼吸抑制。分娩2h内使用阿片类药物对新生儿的影响尤其重要。阿片类药物常与止吐药同用以缓解恶心。

很多中心使用瑞芬太尼，其为超短效类鸦片药物，镇痛效果优于哌替啶且对新生儿呼吸影响较小。

由于一些产妇不适合局部镇痛，例如使用抗惊厥药者，故阿片类药物仍在产程镇痛中扮演重要角色。

吸入性镇痛

吸入性镇痛药用于产程早期直到产妇需要更换为更强的镇痛药。其为第一产程晚期和第二产程最佳的短效镇痛药。应用最广的是一氧化二氮-氧混合气，其为一氧化二氮与氧气50%:50%的混合物。不戴面罩时该气体为自我管理式吸入以防过量，并在宫缩开始时吸入。一氧化二氮-氧混合气是英国使用最广泛的镇痛药并能为大多数人充分地缓解疼痛。

有研究显示如果暴露于一氧化二氮时间过长将对助产士产生不良影响，包括生殖能力减弱、骨髓改变以及神经系统改变等。每6～10小时强制通风有效降低一氧化二氮浓度，应在所有产房强制实施。

非药物方法

经皮神经电刺激（TENS）是将两个电极放置于背部脊柱两侧，分别置于T_{10}～L_1水平和S_2～S_4水平。以0～40mA电流、40～150Hz的频率刺激。该法在产程早期有效但在产程晚期效果减弱。产前对产妇进行相关训练对该法起效十分必要。

其他非侵入性方法包括针灸、皮下注射灭菌用水、按摩以及放松疗法等，但其有效性尚存争议。

区域性镇痛

硬膜外镇痛是区域性镇痛中最有效且应用最广的方法，其能为95%的产妇完全缓解疼痛。

硬膜外镇痛的操作不受任何时间的限制以及宫缩的干扰。其通过阻断压力感觉以缓解第二产程向下用力欲望，并通过阻断弗格森反射（Ferguson reflex）以降低子宫活动性，胎儿先露部压迫宫颈和阴道上段释放缩宫素从而导致子宫活动性增强，即为弗格森反射。

在腰椎硬膜外腔内置管并注射局麻药物，如丁哌卡因（图11-7）。在其中添加类阿片药物能显著减少丁哌卡因的使用剂量，因此减少下肢运动神经纤维阻滞，减少低血压及胎心率异常等典型并发症的发生。

步骤包括：

- 开放静脉，给予生理盐水或林格液作为前负荷，但不超过500ml。

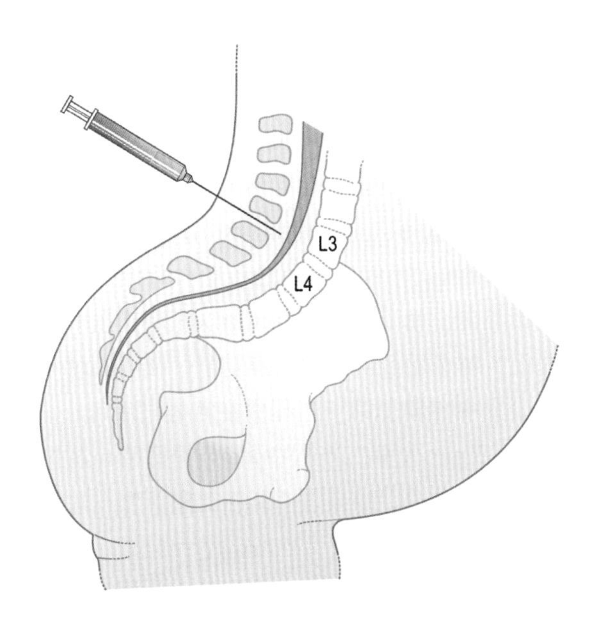

图11–7 硬膜外镇痛通过向硬膜外腔内注射局部镇痛剂以实现镇痛

- 在$L_{3\sim4}$椎间隙内注射小剂量局麻药缓解疼痛，进行硬膜外穿刺。
- 监测血压、脉搏以及胎心率，调整好产妇姿势已达到理想的镇痛效果。

硬膜外镇痛的并发症包括：

- 低血压：可通过给予前负荷及使用低剂量麻醉药和类阿片溶液。
- 硬脑膜穿刺意外：发生概率低于1%。
- 硬脊膜穿刺后头痛：如果使用16G或18G穿刺针约有70%产妇会出现头痛。硬膜外穿刺后头痛持续超过24h可使用硬膜外血补丁治疗。

区域性镇痛的禁忌证：

- 产妇拒绝。
- 凝血功能障碍。
- 局部或系统感染。
- 未纠正的低血容量。
- 不合格或经验不足的机构。

> **! 很多产妇在产程开始时无镇痛要求，随着产程进展，对产程疼痛的认识可能会改变其对镇痛的需求。故应具备现成的硬膜外镇痛服务以避免硬膜外镇痛时机过晚。**

其他形式的区域性镇痛

蛛网膜下隙阻滞常用于剖宫产，尤其是单次给药。其并不用于产程镇痛，因为硬膜外镇痛更安全且持续时间更长。

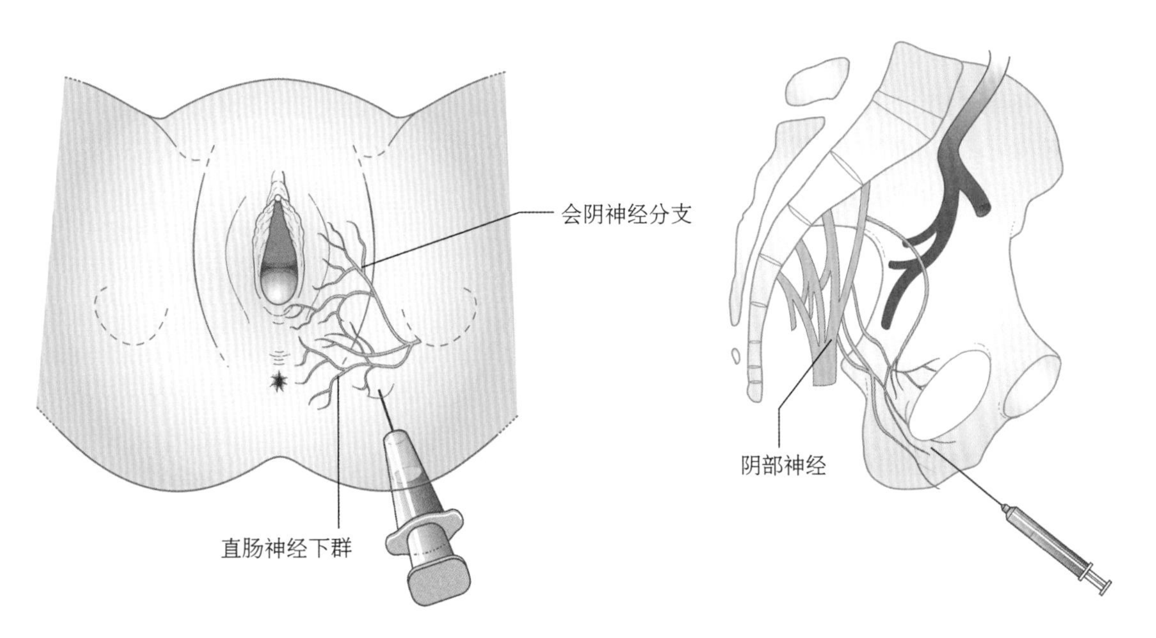

图11–8 阴部神经阻滞通过在坐骨棘水平阴部神经周围注射局部镇痛药实现。补充浸润麻醉用于阻滞直肠神经下群和会阴神经

宫颈旁阻滞术即在宫颈旁组织中注入局部麻醉药。其很少用于产科因其可能进入血液而对胎儿产生更大的副作用。

阴部神经阻滞即在阴部神经离开阴部管和下肢神经后在其周围注入局部麻醉药（图11-8），以往其广泛应用于会阴侧切前，但现在被硬膜外麻醉所替代。

向会阴切开部位的会阴组织直接注入局部麻醉药仍广泛用于修复会阴伤口，在局部注药时应谨慎避免将药物注入静脉内，大剂量的注射镇痛药可能导致心律失常及抽搐等中毒症状。

分娩体位

部分产妇在第一产程中倾向于走动或保持坐位，随着产程进展，大部分产妇在第二产程中更愿意保持卧位，然而部分产妇选择蹲位以借助重力作用娩出胎儿。过去，由于暂时的运动障碍，硬膜外镇痛后的产妇只能保持仰卧位。现在使用低剂量麻醉药联合阿片类药物已克服该问题，其使硬膜外镇痛后产妇能够活动甚至自由走动。

水中分娩

部分产妇选择水浴分娩以缓解疼痛。浮力有助于支撑妊娠子宫，然而大部分产妇选择非水中分娩。如果分娩用水被产妇排泄物污染，胎儿娩出后的第一次呼吸可能吸入被污染的水。应定时检查水浴的温度，产妇不应单独留在水浴中。

胎心监护

胎心率改变或者羊水粪染（胎儿肠道运动）表明胎儿缺氧可能，这些征象可见于正常产程但妊娠风险增高需要确定胎儿状况，必要时可取胎儿头皮血（FBS）辅助诊断。胎动减少提示胎儿窘迫，胎动消失则提示胎死宫内可能，因此在产妇入院应该询问胎动情况。

间歇性胎心听诊

第一产程中每15分钟胎心听诊1次，可使用手持式多普勒超声听筒或是皮纳尔胎儿听诊器在宫缩后检测胎心，每次至少持续1min。在第二产程，每5分钟或两次宫缩间歇期进行胎心听诊。宫缩通过触诊监测，每次持续约10min以确定其频率及持续时间。对于胎心听诊的推荐基于一项随机对照研究，研究中比较了第一产程中在宫缩过后每15min听诊胎心1min及第二产程中每5分钟行胎心监护两种胎心监测方式，结果表明其胎儿和新生儿的结局并无差异。

英国皇家妇产科学会澳大利亚、新西兰、美国等国妇产科学会以及英国国家卫生与临床优化研究所都制定了电子胎心监护的临床指南，各国指南有很大的相似性，只有少部分差异，且不影响临床结局。对于低风险的产妇不推荐入院时胎心监护或者常规连续性电子胎心监护。连续性电子胎心监护的指征见表11-1。

胎心宫缩监护

电子胎心监护仪能持续监护胎心率及宫缩频率和持续时间。一般使用多普勒超声听筒从产妇腹壁外侧听诊胎心，探测到的信号反映胎儿心脏运动，实际上评估的是胎儿心动周期的间隔时间，即转化为传统意义上的胎心率。胎心率也可以通过胎儿心

表11-1 持续电子胎心监护指征

母体	胎儿
剖宫产史	胎儿生长受限
子痫前期	胎儿早熟
过期妊娠	羊水过少
胎膜破裂时间长	多普勒脐动脉血流异常
引产	多胎妊娠
糖尿病	羊水粪染
产前出血	臀位
其他母体疾病	

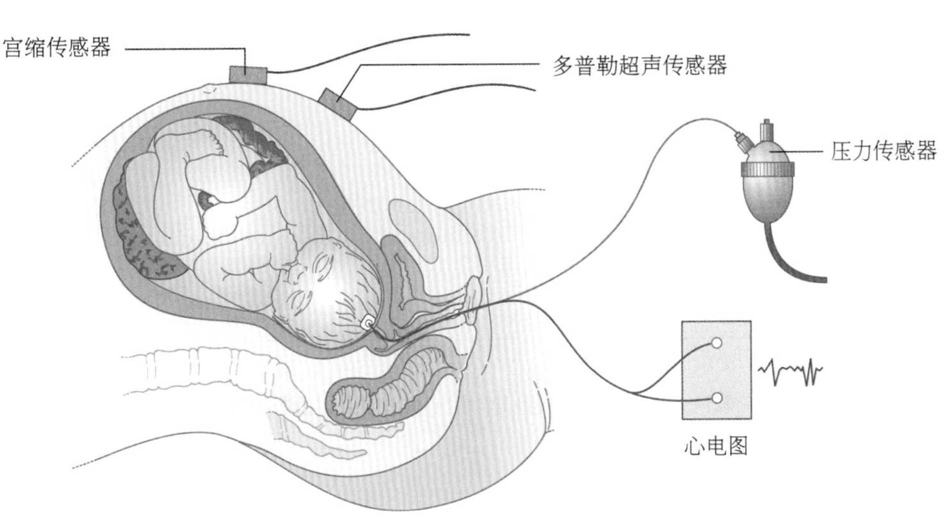

图11-9 产程中监测。宫缩通过内部和外部宫缩描记仪记录；胎心率通过外用多普勒超声或直接在先露部连接胎儿心电图电极记录

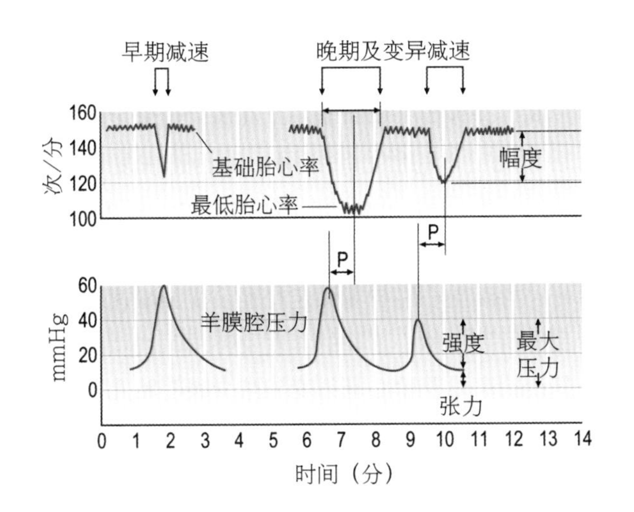

图11-10 产程中胎心率变化模式及羊膜腔压力

电图上的R-R间期时间获得，胎儿心电图则由置于胎先露部的电极获取。

子宫活动可通过置于宫底和脐部之间的前腹壁上的压力传感器记录，或是通过宫颈管向宫腔内插入充满液体的导管或压力感受器测量（图11-9）。外用宫缩记录仪能准确测量宫缩的频率和持续时间，但仅能获取相对的宫内压信息。宫内压力的准确测量需要宫内导管或传感器，但在很多中心不常规使用，因缺乏临床获益证据。

基础心率

正常胎心率的定义较异常胎心率简单。正常的胎心率波动在110～160次/分（图11-10）。胎心率高于160次/分定义为心动过速，小于110次/分则为心动过缓。

基线变异

胎心基线上的变化称为胎心基线变异。虽然变异是跳-跳之间的偏差，但不能从标准的胎心监护记录纸（走纸速度1cm/min）上分辨出来。基线变异是胎心在基线上的波动，正常的变异为5～25次/分之间。基线变异是胎儿心脏对交感和副交感作用的毫秒间的反应，反应自主神经系统的完整性。基线变异在胎儿睡眠期减少。缺氧、感染及药物作用会减少基线变异。胎心率变异小于5次/分持续90min以上表明胎心率异常以及胎儿窘迫可能。

一过性胎心变化（表11-2和表11-3）

加速

胎心加速指胎心率暂时性增加超过15次/分，持续时间大于15s，并与胎动相关。胎心加速反映躯体神经系统活动，是胎儿状态良好的可靠征象。

表11-2 胎心率特点分类

特点	基线（次/分）	变异（次/分）	减 速	加 速
正常	110～160	≥5	无	出现
可疑	100～109 161～180	<5，持续 40～90min	超过50%宫缩时出现典型变异性减速持续超过90min 单次延长减速持续超过3min	缺乏加速但无其余异常为不确定型
异常	<100 >180 正弦曲线≥0min	<5持续90min >10min	50%以上的宫缩有不典型变异减速或晚期减速持续30min以上 单个延长减速持续3min以上	

表11-3 正常、可疑及异常胎心曲线定义以及推荐措施

分类	定 义	措 施
正常	胎心曲线四个特点均为正常类型	根据危险因素继续间断或持续监护
可疑	胎心曲线有一个不确定表现，其余表现正常	除外需立即分娩的指征（脐带脱垂、子宫破裂、胎盘早剥），治疗脱水、过度刺激、低血压并改变体位。持续胎心监护
异常	胎心曲线有2个以上不确定表现或者1个以上异常表现	除外需立即分娩的指征（脐带脱垂、子宫破裂、胎盘早剥），治疗脱水、过度刺激、低血压并改变体位。延长减速立即终止。通过胎儿头皮血气获取进一步胎儿状态信息或者终止妊娠

减速

胎心减速指胎心率降低15次/分以上，持续大于15s。其定义中还包括与宫缩的关系以及减速程度。根据发生机制将胎心减速分为不同类型。通常认为其中一些类型与胎儿缺氧密切相关。

早期减速

表现为胎心减速与宫缩同步，胎心率最低点出现于宫缩顶峰时，胎心率下降一般少于40次/分。早期减速多由胎头受压引起，通常认为是生理性的。因此可见于第一产程末期和第二产程。

晚期减速

胎心率下降的起点开始于宫缩上升的起点之后，在宫缩结束后至少20s以上胎心率才能恢复正常基线水平。

晚期减速由胎盘功能不足所致，反复出现晚期减速，胎心基线升高及胎心变异减少提示胎儿缺氧可能。

变异减速

变异减速的发生时间和振幅不固定，因此得名。其可表现为开始时胎心基线暂时性轻度上升，其后出现突然的胎心率下降，可迅速恢复至正常基线并轻度升高。胎心率下降通常大于40次/分，与宫缩关系不固定，胎心减速的形状、深浅及时间不一，持续胎心监护无固定特征。变异减速由于脐带受压所致。胎心下降的深度及持续时间增加，胎心基线抬高以及胎心基线变异减少表明胎儿缺氧加重。变异减速时胎心基线恢复缓慢或变异减速后立即出现晚期减速则称为“非典型变异减速”，是胎心异常表现。

> **! 持续胎心监护的解读是现今脑瘫及智力缺陷等医疗官司的焦点。使用胎心监护时，负责产程保健的医护人员应该了解如何解读胎心监护并根据结果采取相应的措施，如帮助产妇左侧卧位或变换体位、补液或是停止正在使用的缩宫素。如果胎心率显著异常持续存在，结合产妇经产次数、宫口扩张、产程进展速度以及临床风险等因素，可考虑取胎儿血样检测酸碱度或剖宫产终止妊娠。**

胎儿心电图

胎儿心电图可通过胎儿头皮电极或是产妇腹壁电极记录，故胎儿心电图的波形分析需要根据电极类型进行分析。有医院使用专门的设备（STAN Neoventa公司，瑞典）对ST段进行电脑分析，并联合胎心率以探测胎儿是否缺氧。制订临床决策时，除了ST波分析还需解读持续胎心监护。

胎儿酸碱平衡

产程中胎心率异常提示胎儿酸中毒可能，但需检查胎儿酸碱状态以验证。

胎儿血样可以直接通过羊膜镜从胎儿头皮获取。产妇取侧卧位，该体位能够避免诱发仰卧性低血压故优于仰卧位或截石位。当宫口扩张2cm以上，将羊膜镜伸入宫颈口，用小刀在胎儿头皮上划痕，用肝素化细玻璃管吸取血液样本行气血分析。

胎儿血正常的pH在7.25～7.35。第一产程胎儿血pH为7.2～7.25，表明胎儿轻度酸中毒，需在30min后复查。pH<7.2，建议短时内不能经阴道分娩需立即剖宫产终止妊娠。在血样足够的情况下应行全面的血气分析，二氧化碳分压升高而碱剩余正常表明为呼吸性酸中毒并可在产妇改变体位后纠正。评价胎儿酸碱平衡状态时还应测定胎儿头皮血中的乳酸水平。测定乳酸水平需要的血量较少并可由手持便携式设备完成，具体用血量依检测的设备而定。

早产

24～36^{+6}周（英国）分娩称为早产。不同国家的早产率有所差异，同一国家不同种族和社会经济群体间的早产率也不尽相同。有文献报道早产率为8%～12%。其中接近75%早产发生于34～37周，该孕周早产儿通常没有远期和近期并发症。在资源发达国家，高水平的围产保健使32周以前或体重大于1500g的早产儿良好存活成为可能。32周前分娩者有1/3发生于胎膜早破后，1/3为自发性早产，另外1/3由有医学指征的医源性干预造成，如子痫前期、产前出血或胎儿宫内生长受限。

自发性早产

诱因

目前已知自发性早产与一些因素相关，但许多案例的原因仍不能明确。

与早产相关的大多数原因如图11-11所示。包括社会状况贫困、营养不良、产前出血、多胎妊娠、子宫畸形、宫颈功能不全以及胎膜早破等，胎膜早破多与感染相关。既往早产史为预测价值最高的独立指标。一次以上早产史再次妊娠早产风险增加3倍。妊娠期并发症也与早产相关，包括子宫过度膨胀，如多胎妊娠和羊水过多。其他方面，妊娠早期或妊娠中期出血量多增加继发早产的风险。严重的母体疾病，特别是发热性疾病可能导致分娩提前发动。

社会因素包括产妇年龄（20岁以下或35岁以上）、经产次数、种族、婚姻状况、吸烟、药物滥用以及工作强度和压力大等（框11-1）。以往研究表明积极的社会干预有降低早产率可能，但由于缺乏良好的科学证据故该观点尚未达成一致。

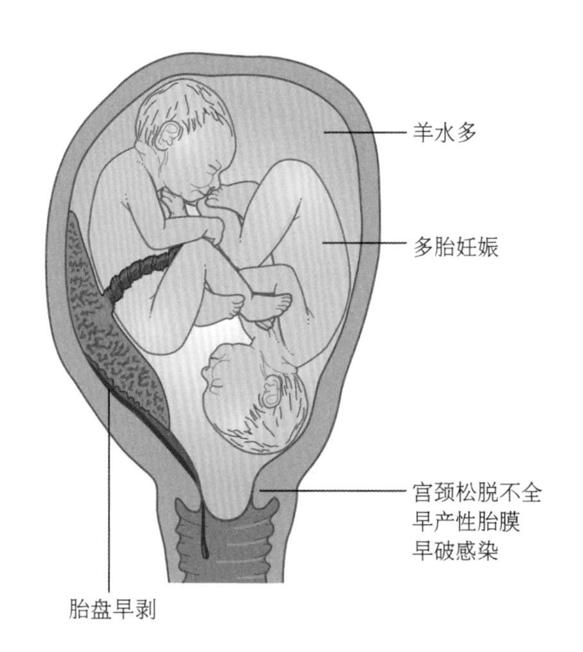

图11-11 早产诱因

框11-1 早产：社会因素

- 贫穷
- 产妇年龄（小于20岁和大于35岁）
- 工作压力大
- 婚姻状态
- 吸烟
- 滥用药物

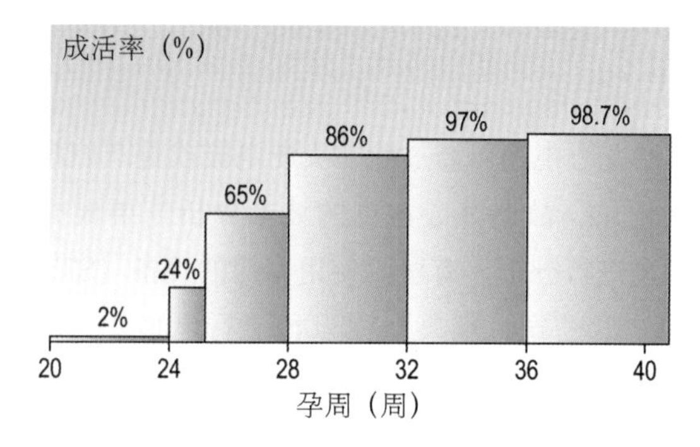

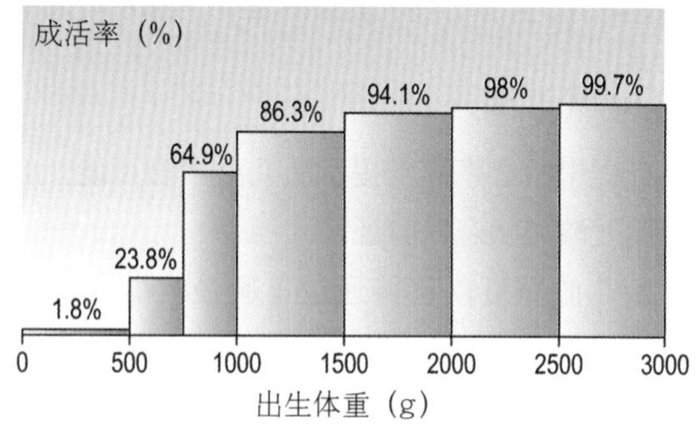

图11-12 早产的相关因素

生殖道感染的意义

生殖道感染可能通过刺激子宫肌层活动或导致胎膜早破从而引发早产。与绒毛膜羊膜炎及早产发动相关的微生物有淋病奈瑟菌、B型溶血性链球菌、沙眼衣原体、人型支原体、解脲支原体、阴道加德纳菌、拟杆菌属、嗜血菌属等，其中B型溶血性链球菌危害可能最大。

细菌穿透黏液栓并产生蛋白酶，导致组织溶解以及胎膜早破。微生物能释放磷脂酶A2和磷脂酶C，其能水解羊膜组织释放花生四烯酸并诱导前列腺素释放。细菌产生的毒素也能诱发蜕膜及胎膜组织的炎性过程，导致前列腺素及细胞因子的生成，特别是白介素（IL-1，IL-6）。

早产儿

存活率

早产诱因如为感染来源对胎儿的影响较母体更为显著。良好的医疗条件以及理想的出生体重为新生儿完好存活提供机会。妊娠24周后分娩延迟1d，胎儿存活率增加3%～6%，故应积极保胎。胎儿出生体重低于500g存活概率小，而出生体重超过1500g的早产儿存活率几乎与足月儿一致。出生体重在500～1000g时，体重每增加100g存活率也随之显著增加，图11-13。低出生体重儿死亡的主要原因为感染、呼吸窘迫综合征、坏死性小肠结肠炎及脑室周围出血。

早产并发症

短期并发症为呼吸窘迫、黄疸、低血糖、低体温。远期并发症包括肺发育不良以及神经发育迟滞。

早产处理

早产临产指规律宫缩伴宫颈管进行性消失并扩张。妊娠期间出现宫缩是普遍而正常的，且宫缩并不都导致分娩发动。可疑早产住院的患者中30%可在分娩前出院。宫颈分泌物中出现胎儿纤连蛋白可用于评价早产风险。在保证胎膜完整、24h内无性交或阴道检查的前提下，用拭子取宫颈分泌物测试。阴性结果表明7d内早产风险低（<3%），阳性结果预测价值较低，表明7d内分娩可能性为20%。

预防

尽管已有不同的预防措施，但效果不一。实际上很难证明预防早产的干预措施的有效性，因为很多情况下即使没有治疗先兆早产仍能够自发停止进展。教育干预性研究表明妊娠期间应尽量避免繁重工作以及过多体力活动，法国巴黎Papiernik的研究强烈支持社会干预项目可降低早产发生率。一些研究并不支持该观点。然而建议有早产史的妇女注意生活方式和饮食并在妊娠期间避免劳累或工作压力似乎是合理的。使用抗生素治疗无症状性细菌性阴道炎能减少早产发生。宫颈分泌物中检测到B型溶血性链球菌后应用抗生素治疗能降低胎膜早破发生率。最近有随机对照试验研究了17－α－己酸羟孕酮对超声提示颈管缩短的孕妇的作用。妊娠24周后颈管小于2.5cm的妇女使用孕酮能够减小早产发生率。大型随机试验未提示预防性环扎对超声提示宫颈管缩短的孕妇有益。

治疗

先兆早产妇女入院后应立即制订治疗方案。在早产早期延长孕周增加新生儿存活率，降低新生儿发病率及监护室住院时间，但其长期效益未明确。目前对于延长孕周为糖皮质激素使用争取时间已无争议，因糖皮质激素能够刺激肺表面活性物质产生以达到降低肺透明膜病和呼吸窘迫综合征的目的（图11－13）。

早产妇女是否采用抑制宫缩治疗取决于诸多因素，孕周、无感染或出血表现、胎膜完整以及宫颈管扩张小于5cm等。根据超声核对孕周小于34周者，应使用宫缩抑制药直至糖皮质激素促胎肺成熟治疗完成。

> **! 出血可能导致母体血流动力学改变，感染则会危及母儿健康，故均为宫缩抑制药使用禁忌。**

延长孕周的药物分为不同类型并有不同用法（框11－2）。

β－肾上腺素能受体激动药

该类药物作用于子宫肌层细胞膜上的β_2－肾上腺素能受体位点，激活腺苷酸环化酶使细胞内环磷酸腺苷（cAMP）增加，进而抑制肌动蛋白相互作

框11－2　早产治疗用药
• β－肾上腺素能受体激动药
• 前列腺素合成酶抑制药
• 硫酸镁
• 钙通道阻滞药
• 糖皮质激素
• 催产素拮抗药

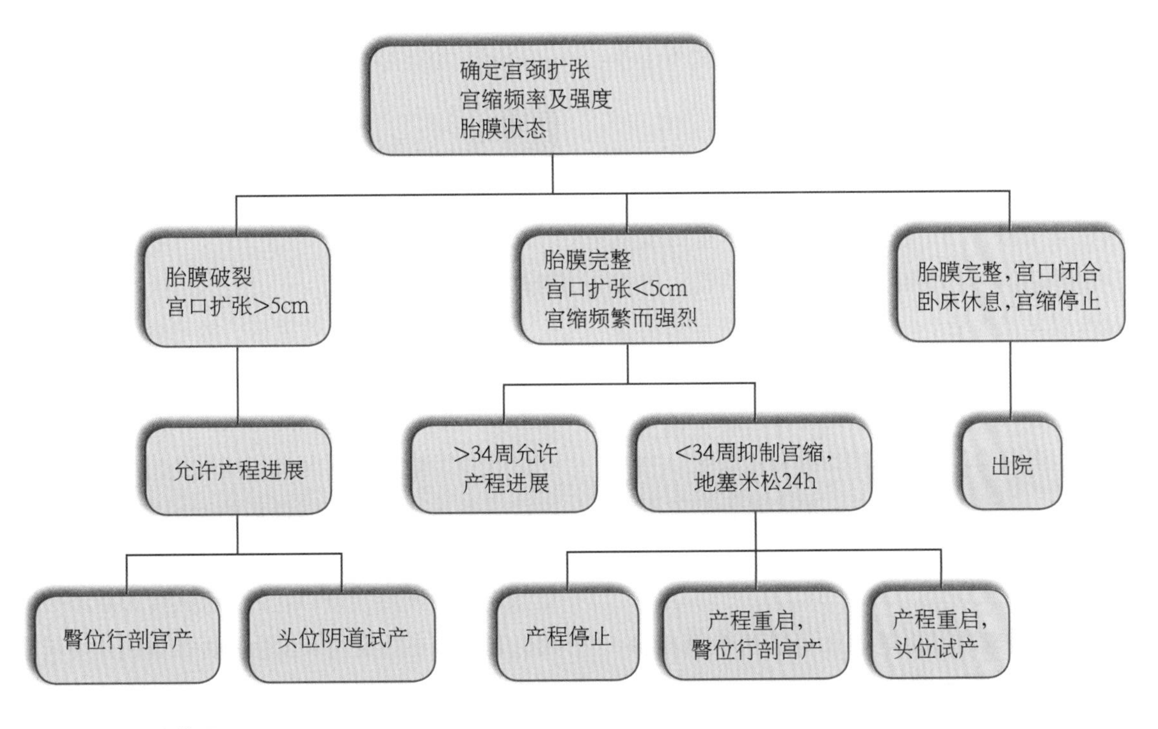

图11－13　早产管理

用从而抑制子宫活动。

> **! 此类药物对母体有潜在不良反应故需谨慎使用。不良反应包括心率增加、震颤、缺血性心律失常、肺水肿及猝死。**

最常用的药物为羟苄羟麻黄碱（利托君）、沙丁胺醇（舒喘宁）及特布他林。心血管病史及高血压为此类药物禁忌。

此类药物需稀释于5%葡萄糖或葡萄糖氯化钠中，输液速度每10～20分钟增加1次直至宫缩减至每15分钟一次或母体心率至140次/分。严密监测母体脉率、血压、尿量以及血浆电解质十分必要。液体过剩是由于静脉输液加上药物作用使抗利尿激素增加，此为肺水肿和心力衰竭的主要原因，在多胎妊娠中更多见。

> **! 长期使用β－肾上腺能药物可致低钾血症、高血糖（糖尿病者酮症酸中毒）以及肺水肿。**

完成糖皮质激素促肺后β－肾上腺能受体激动药可缓慢减量。孕周超过34周后此类药物对胎儿无益。在孕妇转运至拥有新生儿监护室的三级医疗中心前应维持治疗。口服维持治疗未经验证故不予推荐。

前列腺素合成酶抑制药

吲哚美辛按1～3mg/kg乘以母体体重的剂量维持24h能够抑制前列腺素生成及子宫活动。此类药物对抑制早产进展十分有效，然而其可导致动脉导管提前关闭进而影响胎儿循环。当胎儿早产风险大于动脉导管关闭风险时适合选用前列腺素合成酶抑制药。此类药物还会增加肺动脉和肾动脉阻力而致羊水过少。最小剂量使用1～3d有助于避免不良后果，通常给予100mg栓剂。

> **✓ 吲哚美辛通过影响胎儿肾脏功能而减少羊水量，因此适用于羊水过多。**

钙拮抗药

钙通道阻滞药抑制宫缩效用已无争议，一些动物实验表明在器官形成时期大剂量使用此类药物，特别是硝苯地平，可能导致肋骨融合。然而，在妊娠中期晚期和妊娠晚期使用此类药物则可避免且无证据表明其危害性。

硝苯地平口服起始剂量为20mg，之后每4～6小时口服10～20mg。严重不良反应罕见。

> **! 在英国，钙阻滞药未批准用于妊娠期，然而鉴于其有效性及低成本，英国皇家妇产科学会推荐其作为抑制宫缩可选药物之一。**

糖皮质激素

使用糖皮质激素预防呼吸窘迫因其能促进表面活性物质生成，使胎儿肺泡在出生后迅速膨胀并建立正常呼吸。针对早产儿产前糖皮质激素应用的对照研究表明其能显著降低呼吸窘迫综合征、脑室周围出血及坏死性小肠结肠炎等发生。

倍他米松或地塞米松用法为每次12mg肌内注射，每12小时1次，共2次。妊娠34周以上者无需使用糖皮质激素。母体使用促甲状腺激素释放激素（TSH）也能增加肺表面卵磷脂的生成。

> **! 28～34周分娩前未使用糖皮质激素属于医疗“过失”。**

硫酸镁的神经保护

硫酸镁抑制宫缩效用低，故已基本不作为宫缩抑制药使用，然而大规模随机研究表明早产前使用硫酸镁对胎儿神经系统具有保护作用。其能稳定毛细血管膜，减少脑室内及脑室周围出血的发生率。用法为静脉注射4g硫酸镁后的24h内按每小时1g硫酸镁静脉输注。研究显示即使仅为4g硫酸镁单次剂量而无后续维持剂量，在24h后仍具有神经保护作用。若早产在短期内未发生是否需要在分娩前重复使用硫酸的可用信息很少。临床实际用法为间隔时间超过1周后给予重复剂量。

分娩方式

许多情况下无法也无需阻止早产发生。孕周大于34周时很少抑制早产进展因为干预措施收益较低。若宫缩强烈而频繁且宫口扩张超过5cm早产可能性大，干预成功率低。若胎膜破裂且无感染征象，短期内抑制宫缩以完成糖皮质激素促肺治疗是值得的。如果有产前出血表现、胎心率异常或可疑宫内感染，允许产程进展甚至加速产程进展对胎儿更安全。

尚无证据表明，对顶先露者使用产钳或较大会阴侧切能够改善胎儿预后，使产程尽可能温和缓慢十分重要。如果会阴较紧张，弹性较差，早产儿颅骨长时间撞击会阴部而突然娩出可能由于突然减压而导致颅内出血。产钳助产并非常规做法，胎儿温和缓慢娩出更为理想。

然而，对于臀先露者，除非小于34周，否则剖宫产为较佳选择。虽无随机试验，但几项大规模研究比较了臀位经阴道分娩和剖宫产分娩结局，剖宫产分娩优势明显，其围生期死亡率和胎儿长期神经系统缺陷发生率较低。因为34周之前，胎头大于胎儿躯干，胎儿躯干可通过未完全扩张的宫颈口而胎头可能通过受阻。产钳导致胎头突然受压和减压进而颅内出血可能。因此臀位剖宫产切口类型应谨慎选择，如向上延伸的下段正中切口或者使用宫缩抑制药放松子宫预防胎儿后出头困难。

胎膜早破

早产可能与胎膜早破相关，但无论是否足月，自发性胎膜破裂均可发生于分娩未发动时。胎膜早破相关因素如下：

- 胎膜的抗张力强度，可被感染削弱。
- 周围组织支持，主要指宫颈管扩张程度；宫口扩张越大，胎膜破裂可能性越大。
- 羊膜腔内液体压力。

病因

胎膜早破的主要原因未明，但与早中孕期出血相关，吸烟也可能起部分作用。然而最常见的因素为感染。不同微生物已在此章中叙述，包括B型溶血性链球菌、沙眼衣原体以及导致细菌性阴道炎的微生物。

处理

患者以突然阴道流液病史就诊，入院后应放置窥器检查阴道中是否存在羊水，但有时确诊难度大。硝嗪棒测试价值有限，甲胎蛋白和胰岛素样生长因子等特异性更高的标志物检测因费用较高未广泛应用。

胎膜早破对母儿的主要风险为感染。然而长期羊水流出可能导致胎儿肺发育不良。由于子宫可能对宫缩药不敏感，尤其是孕周较早时，故很难确定何时分娩及如何干预分娩。

✔ **短期内若无计划刺激分娩，则应避免阴道指诊以降低诱发感染风险。**

观察会阴垫湿润情况以助胎膜早破诊断的方法尚存争议。超声检查显示羊水量正常，在胎先露与宫颈间可见羊膜囊且未见羊水流入阴道提示胎膜完整可能性大。

有明确证据表明，阴道中存在羊水时应用拭子留取标本做培养。母体感染可能导致子宫压痛、胎儿和(或)母体心动过速、发热以及阴道流脓。监测母体败血症的最佳指标为血白细胞计数和C反应蛋白。连续检测C反应蛋白水平呈进行性升高提示感染。

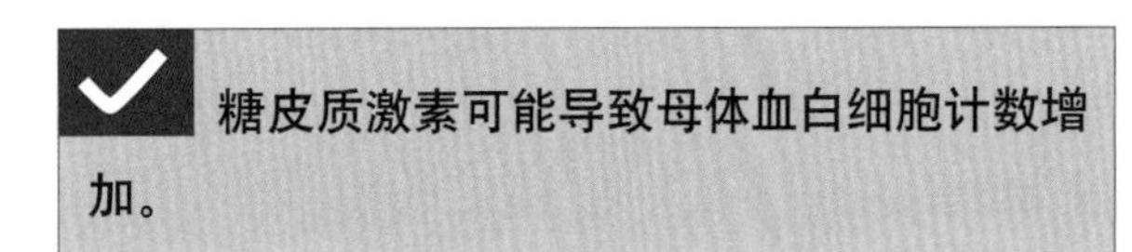

糖皮质激素可能导致母体血白细胞计数增加。

培养阳性或有提示母体感染证据时应使用合适的抗生素，并应使用缩宫素滴注引产尽快分娩以保障母儿利益。若无感染证据，使用红霉素行保守治疗。胎膜早破伴规律宫缩时宫缩药通常无效，此时应考虑潜在因素为感染可能。孕周超过28周后新生儿存活率较前增加。大部分胎膜早破妇女会在48h内分娩。

足月胎膜早破妇女可在入院或破膜后24h通过前列腺素或合成缩宫素引产。足月前采用保守治疗者因警惕感染、胎盘早剥、脐带脱垂、胎儿肺发育不良或死产等风险，但保守至更成熟孕周可改善存活率及结局。

引产

继续妊娠的风险高于引产风险时应行引产，即人工诱发子宫活动以达阴道分娩目的。各国引产率不同，由于高危产妇人数不同各医疗中心引产率可为5%～25%。

指征

引产主要指征：

- 过期妊娠（超过42周）。
- 子痫前期。
- 胎盘功能不全和胎儿宫内生长受限。
- 产前出血：胎盘早剥及出血来源不明的产前出血。
- Rh血型不合。
- 糖尿病。
- 慢性肾病。

过期妊娠定义：月经周期为28d的妇女从末次月经第1天开始计算孕期超过294d。相比于妊娠40周，孕42周后围生儿死亡率为其2倍，妊娠43周后为其3倍。常规引产对总体围产儿死亡率影响很小，但因过期妊娠不良结局不能为产妇接受故在41周后进行引产。部分学者对过期妊娠更倾向保守观察，即每周2次超声评估羊水量及无应激试验或产前持续胎心监护，可疑胎儿或胎盘功能异常时进行引产。然而很多妇女因继续妊娠伴随的身体不适要求引产。引产应考虑阴道分娩成功率，结合经产次数和宫颈评分向产妇解释。妊娠40周后人工剥离胎膜可减少41周后需要引产人数。

宫颈评价

宫颈临床评估能够预测引产结局。最常用的评估方法为Bishop评分或改良Bishop评分。该评分通过宫颈临床检查以获取。

Bishop评分高于6分预示引产后临产的可能性大，评分低于5分提示需要进行促宫颈成熟。

引产方式

引产方式取决于胎膜是否完整及宫颈评分。

低位破膜术

破膜需在产房无菌条件下进行，并具备理想的条件，即宫颈柔软，消失且至少扩张2cm，先露为顶部且胎头入盆。临床中通常无法满足以上条件，条件的符合程度取决于分娩的急迫性。产妇取膀胱截石位，消毒外阴阴道后，一根手指进入宫颈将胎膜与子宫下段剥离，该过程被称为剥膜术，然后使用弯血管钳、Gelder前羊膜囊穿刺钳或羊膜穿刺钩将膨出的胎膜刺破或撕破（图11－14)。应控制羊水流出速度警惕脐带脱垂，监测破膜前后30分钟的胎心率。

高位破膜术

使胎儿先露部后方羊膜破裂的手术引产方法称

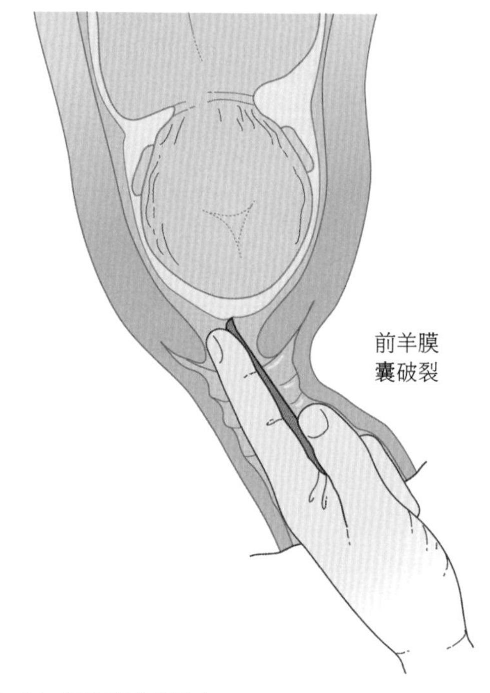

图11－14 低位破膜术引产

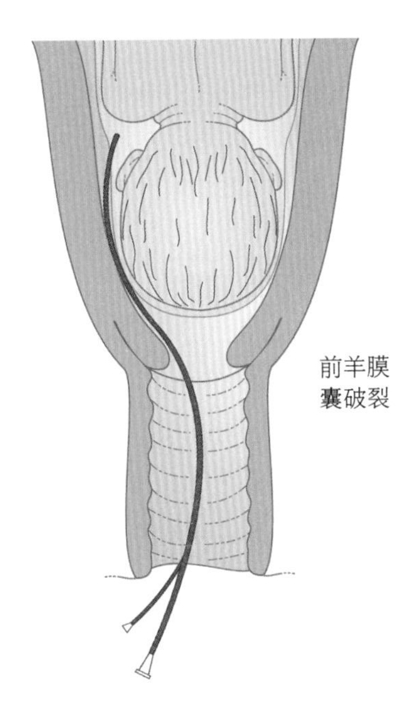

图11-15 高位破膜术引产

为高位破膜术。D-S导管为一S形的套管，将其伸入宫颈穿透先露部后方胎膜（图11-15）。该方法的优点为减少脐带脱垂发生，实际上低位破膜术的脐带脱垂风险甚至低于自发性胎膜破裂，故高位破膜术现在很少应用。

人工破膜术联合药物引产

不同药物可用于刺激宫缩。手术引产联合缩宫素滴注在临床实践中较为常用。恰当的方法为缩宫素以1mU/min速度开始滴注，每30分钟增加3mU/min直至每10分钟3～4次宫缩，每次宫缩持续超过40s。

手术及药物联合引产的主要风险为：

- 过度刺激：宫缩过频、持续时间过长会减少子宫血流导致胎儿缺氧，正常情况下宫缩频率不应超过2min 1次，每次宫缩持续时间不应超过1min。若宫缩过频或有胎心率异常征象应该停止缩宫素滴注。
- 脐带脱垂：低位破膜术时或破膜后出现胎心率重度变异减速时应行检查以排除脐带脱垂。
- 感染：引产时间长增加羊膜腔感染风险从而危害母儿健康。出现羊水异味或母体发热时若不能短时间经阴道分娩应该剖宫产终止妊娠。

药物引产和促宫颈成型

胎膜完整或宫颈条件不适合操作时选用该引产方法。两种最常用的药物引产方式为：

- 缩宫素滴注
- 不同途径使用前列腺素
- 宫颈管机械性扩张

英国国家卫生与临床优化研究所推荐所有引产均使用前列腺素包括宫颈条件成熟时。

缩宫素滴注

该法通过诱发宫缩引产但联合手术引产时更为有效。

前列腺素

应用最广泛的形式为前列腺素E_2，该药物用于促宫颈成熟可通过如下途径。

- 口服：初始剂量为0.5mg，每小时增加2mg直至产生宫缩。因呕吐及腹泻等副作用现已不再使用。
- 阴道给药：最常用的方式为在阴道后穹窿放置前列腺素栓剂或凝胶。宫颈评分不理想（Bishop评分小于4分）的初产妇予2mg凝胶作为起始剂量，经产妇和Bishop评分大于4分的初产妇起始剂量为1mg。6h后如有必要可重复给药，每日最大剂量为4mg，临产或胎膜破裂后改为缩宫素滴注。阴道栓剂的起始剂量为3mg，若第一次给药后6h内未形成规律宫缩或宫颈条件未得到改善可放置第二次栓剂，若效果仍不理想可在第2天再次给药。

最近WHO关于引产的指南（2011）推荐口服米非司酮25μg，每2～4小时1次。米非司酮（前列腺素E_1）在很多国家未被批准用于产科，且无25μg或50μg制剂，需将200μg制剂分开或溶解以获得合适剂量。瘢痕子宫为前列腺素使用禁忌。有学者倾向谨慎使用前列腺素E_2栓剂或凝胶而不使用前列腺素E_1，因其子宫破裂发生率增高从而危及母儿安全。

机械性促宫颈成熟

通常指在宫颈管内放置球囊，用于机械性扩张宫颈管并持续12h以上，若效果理想，移除球囊后可行人工破膜术。

急产

有时在正常妊娠末期，正常的强有力宫缩可能导致宫口快速扩张从而发生急产。急产时胎儿以不可控制的方式快速娩出甚至可能在不方便的环境发生，例如卫生间。总产程小于2h的分娩称为急产。

胎儿发病率和死亡率与缺少复苏设备相关。母体发病率可因严重会阴损伤和产后出血升高。

急产有重复倾向，有急产史的妇女应在接近足月时收入院等待分娩发动。

子宫过度刺激

目前子宫过度刺激最常见的原因为宫缩药使用过多。严重情况下可能导致子宫持续强直收缩，这是由于宫缩过频过强以至于子宫没有足够时间恢复正常压力基线。停用缩宫素能快速纠正该情况。实际上，使用外用或内置压力记录仪正确地监测子宫活动，宫缩过频发生率不高。宫缩频率不应超过10min 5次，超过时可影响胎盘血流灌注及胎儿氧合。子宫过度刺激（10min内5次以上宫缩）伴胎心率异常称为过度刺激综合征（英国国家卫生与临床优化研究所）。

随着产程进展和宫口扩张，子宫对相同剂量的缩宫素愈加敏感，故应严密监测宫缩，当10min内宫缩超过5次应该减少或停止缩宫素滴注。

使用不同类型的前列腺素制剂时均可发生子宫过度刺激，因为阴道能够快速地吸收前列腺素，吸收速率受阴道温度、pH及感染或炎症的影响。最佳处理方式为移除前列腺素栓，使用单次剂量的短效宫缩抑制药如0.25mg特布他林吸入或置于5ml盐水中缓慢静脉输注。

子宫过度刺激可能导致子宫破裂，特别是既往剖宫产史或子宫肌瘤切除术史等存在子宫瘢痕时。瘢痕子宫破裂甚至可发生于正常宫缩情况下。

产程延长

过去20年中产程异常的观念发生了本质变化。现在产程延长的定义主要取决于产程进展速度而非绝对时间。然而须牢记90%初产妇在16h内分娩，90%经产妇在12h内分娩。现在总产程超过24h者罕见。产程延长且进展异常缓慢，必须考虑头盆不称可能，但是大部分产程进展缓慢是由于宫缩欠佳导致。

宫缩乏力

产程进展欠佳可能源于宫缩较弱，如低张性子宫收缩乏力或者宫缩过强，如高张性宫缩乏力。

低张性宫缩乏力

该情况下，子宫静息张力低，宫缩频繁而不规律，产程进展缓慢。通常导致潜伏期延长而不导致母儿窘迫。

高张性宫缩乏力

较为少见，通常源于宫缩极性倒置。宫缩可起自子宫下段或者宫缩不对称，从而出现宫缩波双重峰值。子宫静息张力升高以至于宫缩疼痛感出现更早持续时间更长。宫口扩张缓慢，产妇出现严重后背疼痛并向下腹部放射。这种类型的宫缩乏力较少见，其发生可能与胎盘早剥相关，因此一旦出现高张性宫缩乏力需警惕隐形胎盘早剥。

病例学习

某23岁的初产妇因规律而疼痛的宫缩收入院。无任何产前出血证据。入院时宫口扩张2.5cm。4h后宫口扩张4cm，产程明显延长。产程图，见图11-16。该产妇留置硬膜外导管并给予硬膜外镇痛。行人工破膜术可见清亮羊水流出。产程进展仍然缓慢，3h后开始给予稀释缩宫素，产程迅速进展至宫口开全，约2h后阴道分娩。

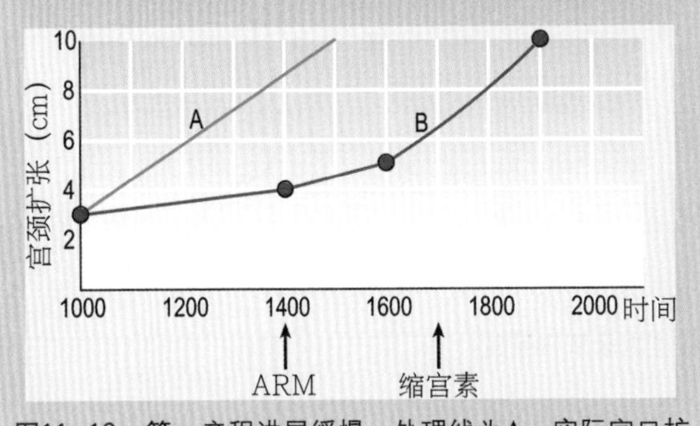

图11-16 第一产程进展缓慢，处理线为A，实际宫口扩张曲线为B

处理

宫缩异常通常因产程无进展而被发现。宫缩不协调可能与头盆不称相关，故认真评估母体骨盆大小和形状及胎儿大小十分必要。

宫缩异常的基本处理原则：

- 充分镇痛，特别是高张性宫缩乏力，主要为硬膜外镇痛。
- 充分补液，通过葡萄糖氯化钠或林格液静脉输注。
- 通过稀释的缩宫素滴注以协调宫缩。

出现低张性宫缩乏力时，可通过鼓励产妇活动或者在胎膜完整时行人工破膜术以刺激宫缩，缩宫素滴注也常用于加速产程。

如果宫缩为高张性的，破膜及低剂量缩宫素滴注有助于正常宫缩形成。若产程仍无明显进展且出现胎儿窘迫证据，应行剖宫产终止妊娠。

收缩环性难产只能通过拟交感神经药物或者乙醚或氟烷麻醉逆转。

头盆不称

头盆不称可由胎儿过大或者骨盆狭小，尤其骨盆入口狭窄，或是两者共同导致。

该情况下分娩发动时胎头不能衔接，但胎头变形后可衔接入盆。出现强烈宫缩时测量骨盆较准确。

处理

怀疑头盆不称可能时应严密监测产程。必须定时记录宫缩、宫口扩张速度、先露部下降、胎方位、胎头位置、产瘤及胎头变形情况及母儿状态。

初产妇在第一产程末期可能出现子宫乏力以致宫缩停止或减弱，进而宫颈口扩张无进展。4～6h宫颈口扩张无变化、无下降胎头并伴产瘤和胎头变形加重，应放弃试产。出现胎儿窘迫或母体虚脱等征象也应行剖宫产终止妊娠。

！当产程受阻时经产妇子宫破裂风险增加。经产妇产程延长应该谨慎处理，因其可能与胎位异常或头盆不称相关，缩宫素使用不当可增加子宫破裂风险。

病例学习

某38岁经产妇足月入院。起初产程进展良好，宫口扩张8cm时产程发生明显停滞（图11-17）。阴道检查确定临界性头盆不称导致胎头枕后位。最终宫口开全，在旋转胎头后产钳助产分娩。

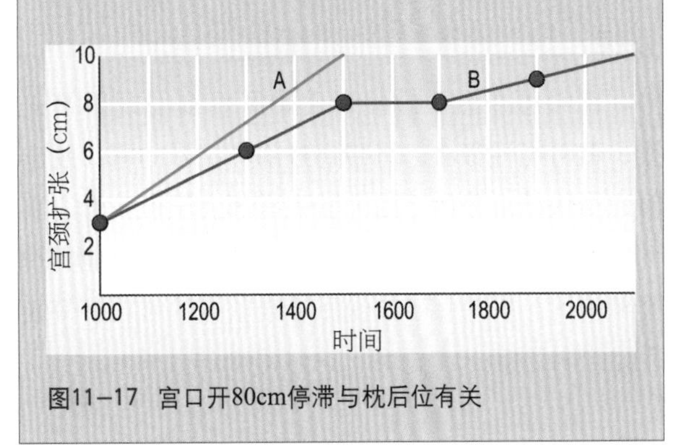

图11-17 宫口开80cm停滞与枕后位有关

脐带先露及脱垂

脐带任一部分在胎先露部一侧或前方称为脐带

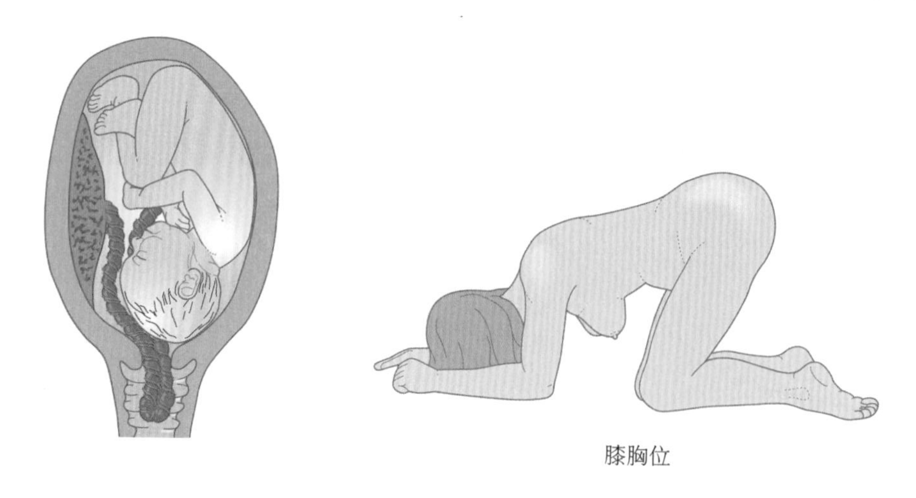

图11–18 脐带脱垂（左）；母体膝胸位能最大程度减轻脐带受压

先露（图11–18)。一般通过阴道指诊触及搏动脐带确诊，胎膜可完整。胎膜破裂后脐带脱垂至阴道甚至外阴或在胎先露部前方可触及。

诱因

胎头或胎先露部离宫颈较远或胎位异常致胎先露未与宫颈接触均可能导致脐带先露或脱垂。有以上情况时若行人工破膜术可能导致脐带脱垂。正常情况下宫缩使胎先露部下降并与骨盆衔接，自发性胎膜破裂发生较晚。人工破膜引产时胎头较高可使脐带脱垂发生率稍升高，但因具备立即手术条件可使胎儿快速娩出。

处理

有时可在胎膜破裂和脐带脱垂前发现脐带先露，但可能性很小。脐带通过部分扩张的宫口脱出时应尽快结束分娩，因为胎先露部会压迫脐带，脐动脉遇冷空气后会发生痉挛。还纳脐带也可能出现类似情况。脐带痉挛或受压导致胎儿缺氧。脐带脱垂是产科急症。

除非能立即经阴道分娩，否则产妇应该膝胸位、以枕头抬高臀部或者俯卧位以减轻脐带受压。膀胱充盈时有助于减轻先露部对脐带的压迫。发现脐带脱垂后检查者的手应置于阴道中保持温度并用湿布覆盖阴道口保持湿润，以降低脐带痉挛的发生率。将脐带还纳回子宫难度大，尽管有少数成功案例报道。

阴道检查者用手尽可能向上托先露部，但即使产妇被严密遮盖，手一直置于阴道中并将产妇转运至医院的难度仍很大。每次宫缩可能使先露部进一步将脐带向骨盆壁压迫，单次剂量的宫缩抑制药（特布他林0.25mg吸入或溶于5ml盐水中缓慢静脉滴注）可能有助于缓解这种间歇性的压迫。

通常需要剖宫产终止妊娠，除非宫口完全扩张并能通过产钳或胎吸等助产方式使胎儿迅速分娩。

急性缺氧危及胎儿，可有出生时窒息，但是新生儿远期预后不错。若无已存在的气体交换损害，胎儿能有效地度过急性缺氧时期，可不遗留远期损害。

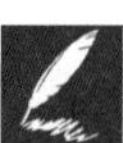

基本信息

正常产程

- 阴道分娩
- 初产妇<24h
- 经产妇<16h

产程分期

- 第一产程——分娩发动至宫口开全
- 第二产程——宫口开全至胎儿娩出
- 第三产程——胎盘及胎膜娩出

分娩发动

- 规律宫缩痛伴宫颈管变化

分娩动因

- 复杂的母胎相互作用
- 主要成分：
  - 黄体酮和雌二醇相关作用
  - 胎儿皮质醇增加
  - 前列腺素局部活动
- 松弛素、激活素A、卵泡抑素、绒毛膜促性腺激素以及促肾上腺激素释放激素对子宫肌层的作用
- 见红
- 胎膜破裂

子宫活动

- 宫缩频率、强度及持续时间增加
- 产程中正常静息张力轻微增加
- 宫缩导致子宫肌层细胞变短
- 宫颈管消失并扩张
- 宫底优势为产程进展必须

产道

- 盆底韧带软化
- 盆底延展性增加

正常产程机制

胎头适应过程：

- 下降贯穿整个产程
- 俯屈——使先露部直径最小
- 内旋转——发生于胎头接触盆底时
- 仰伸——胎头娩出时
- 复位——胎头恢复与胎肩一致方向
- 外旋转——胎肩降至骨盆内
- 胎肩娩出后胎儿剩余部分娩出

第三产程

胎儿娩出后

- 胎盘自宫壁剥离
- 子宫将胎盘和胎膜排至下段
- 胎儿前肩娩出时给予加强宫缩药物
- 辅助胎盘及胎膜娩出
- 检查胎盘及胎膜

胎盘剥离征象：

- 脐带延长
- 宫底升高，宫体变硬变圆
- 鲜红色血液少量缓慢流出

产程管理

- 使用产程图观察宫颈扩张及胎头下降
- 产程中营养及液体平衡
- 镇痛：
  - 麻醉药
  - 吸入性镇痛
  - 非药物性方法
  - 区域性镇痛

产程中胎儿监测

- 定时胎心听诊或必要时胎儿心电图
  - 解读（DrCBraVADO）
  - 识别风险
  - 基础心率
  - 变异
  - 加速
  - 减速
  - 总体分类
- 胎儿电子心电图ST波改变
- 胎儿头皮血样测试酸碱平衡

早产

- 发生于妊娠37周前的分娩
- 发生率为6%～12%——各中心发生率不同
- 原因为：
  - 产前出血
  - 多胎妊娠
  - 感染
  - 羊水过多
  - 社会经济因素
- 妊娠34周后胎儿存活率与足月一致
- 预防措施为治疗感染、使用黄体酮栓剂、选择性环扎

- 糖皮质激素和宫缩抑制药的使用管理：
  - 仅用于34周前
  - 产前出血及感染为禁忌证
  - 宫口扩张超过5cm时宫缩抑制药可能无效
  - 延迟分娩48h
  - 为转运或糖皮质激素治疗争取时间
  - 可能导致母体肺水肿
- 可能与臀先露相关
- 臀位早产应选择剖宫产分娩

胎膜早破

- 胎膜破裂发生于足月分娩发动前或未足月
- 病因：
  - 感染
  - 多胎妊娠
  - 羊水过多
  - 吸烟
- 常于48h内分娩
- 36周前可通过监测感染征象非手术治疗

宫缩异常

- 90%初产妇在16h内分娩
- 产程图协助诊断
- 处理：
  - 镇痛
  - 补液
  - 低张性宫缩乏力时鼓励产妇活动
  - 加强宫缩
  - 人工破膜术
  - 产程无进展或胎儿窘迫剖宫产分娩

脐带脱垂

- 诱因：
  - 多胎妊娠
  - 先露异常
  - 羊水过多
- 先露部位置高时警惕
- 治疗：
  - 膝胸卧位
  - 急诊剖宫产

第12章

12

分娩管理

原著者　*Aldo Vacca*　　翻译　刘梦然　审校　陈　倩

学习目标

学习成果：学习此章节后应掌握以下内容：

知识点

- 描述阴道顺产的分娩机制
- 掌握产程中常见异常胎先露和异常胎位的病因、诊断和管理
- 定义会阴损伤的不同类型
- 掌握阴道分娩和剖宫产的指征、方法和并发症
- 了解肩难产的危险因素和基本处理步骤
- 了解第三产程的并发症，包括产后出血、会阴损伤、血肿和羊水栓塞

临床胜任力

- 接生正常阴道分娩
- 在练习模型上完成会阴切开缝合术
- 描述剖宫产和器械助产的步骤

专业技能和态度

- 理解和产妇共同选择分娩方式的重要性，尊重其他医务工作者的观点
- 理解产妇、家属及儿科工作人员的情绪

正常阴道分娩

正常阴道分娩标志着第二产程结束。

第二产程的定义是指从宫口开全到婴儿娩出这段时间。为了方便，可以将第二产程分为两个阶段：一为在骨盆中下降；称为骨盆阶段或“被动”阶段，二为在会阴部下降，称为会阴阶段或“主动”阶段。在骨盆阶段，产妇通常不会有屏气向下用力感，从管理的角度来说，这个阶段也可以认为是第一产程的延续。在会阴阶段会有屏气向下用力感，在应用硬膜外镇痛的产妇中这种感觉可能会减弱或感觉不到。因此，除非宫缩时能见到胎头，在鼓励产妇屏气向下用力之前，应做阴道检查确认宫颈扩张情况和先露位置。

如果不存在不利的临床因素，初产妇第二产程的持续时间可以长达2h，经产妇为1h。应用硬膜外镇痛的产妇，这一时间可在相应基础上延长1h。通过腹部和阴道检查判断胎头下降情况，从而评估第二产程的进展。胎头下降好的标志是经腹触诊可触及胎儿头部小于1/5，且顶骨骨质部分已经下降到坐骨棘水平。

正常分娩时产妇可以选择多种分娩体位，但不提倡仰卧位，因为有仰卧位低血压综合征的风险。许多产妇采取伴倾斜体位，有利于降低仰卧位低血压综合征的风险，也有利于协助分娩及会阴修补。

ABC 正常阴道分娩

在产妇感到想用力的时候对其指导。胎头应缓慢、轻柔地下降，产妇间断用力、喘息，让会阴组织有时间放松和扩张（图12-1）。需要经历若干次宫缩才会胎头着冠进而娩出。自然分娩时，为了胎头娩出，可采用保护会阴、帮助胎头俯屈，也可以手离开会阴但随时做好准备。

自然阴道分娩时不常规行会阴切开术，但如果会阴开始撕裂、会阴张力阻碍分娩或未来胎儿安全考虑加快分娩时，可以施行。如果施行会阴侧切术，推荐采用会阴侧切术（图12-2)。

随着下一次宫缩，胎头沿着胎体纵轴轻柔地娩出，然后前肩从耻骨弓下娩出，接着向上牵拉娩出后肩以及剩余的躯干部分。

通常婴儿生后会立即啼哭，如果呼吸建立延迟，需要吸引清理口咽部、氧气面罩充盈婴儿肺部。如果呼吸建立进一步延迟，需要气管插管及机械通气。在生后1min和5min应用Apgar评分系统评价婴儿状况（表12-1)，如果婴儿状况不佳10min时需要再评价。如果婴儿状况差（1min Apgar评分小于或等于5分)，需要双侧钳夹脐带，行脐带血气分析。

第三产程的管理

推荐积极管理第三产程，包括对产妇肌内注射10IU催产素，延迟（>2min）钳夹脐带。当出现胎盘剥离征象时（如脐带延长、阴道少量出血、子宫收缩将胎盘挤压到子宫下段使子宫变为坚硬的球形)，可控制性牵拉脐带娩出胎盘，这项技术称之为Brandt-Andrews技术（图12-3)。

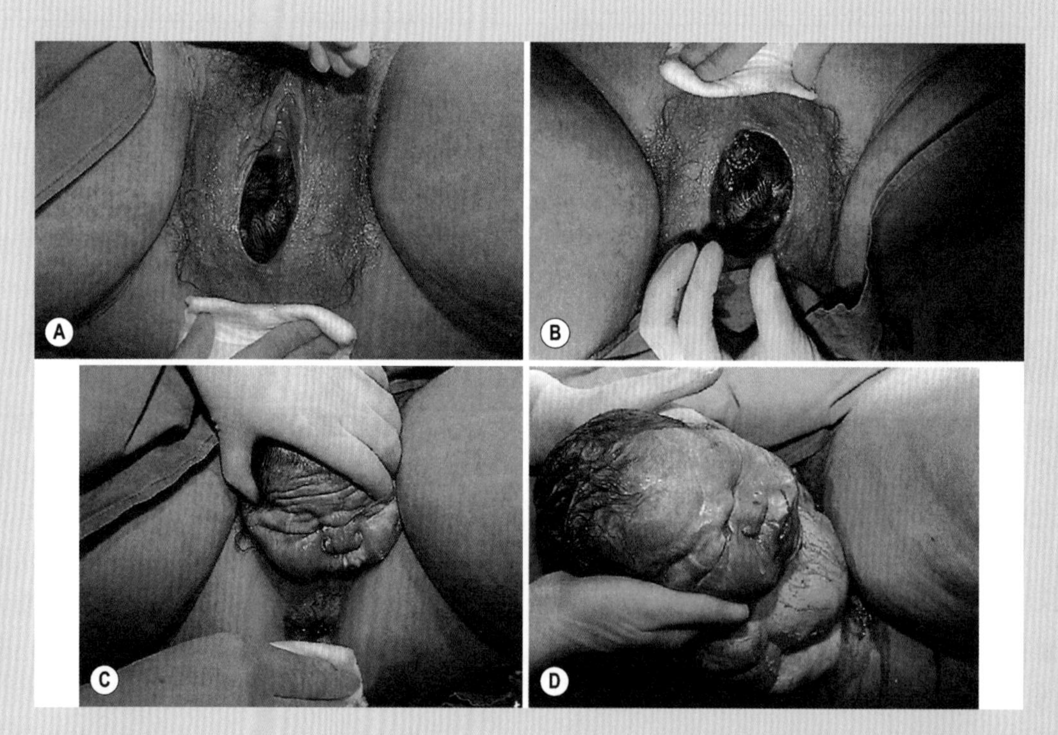

图12–1 自然阴道分娩
A. 第二产程，在宫缩和产妇用力时，开始能见头皮；B. 胎头着冠；C. 分娩时，胎头为枕前位；D. 娩出胎头和胎肩

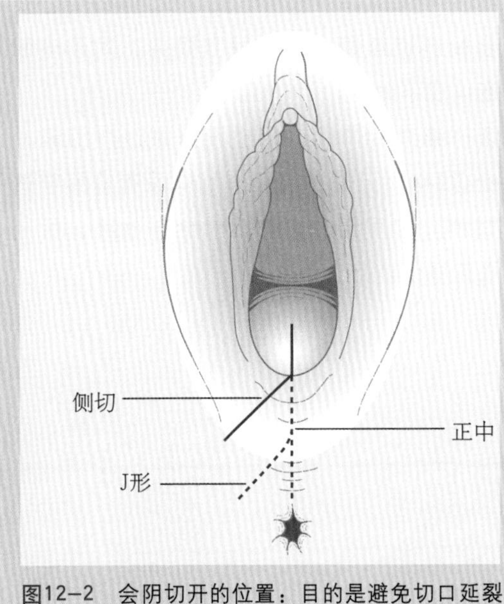

图12-2　会阴切开的位置：目的是避免切口延裂及损伤肛门括约肌、直肠

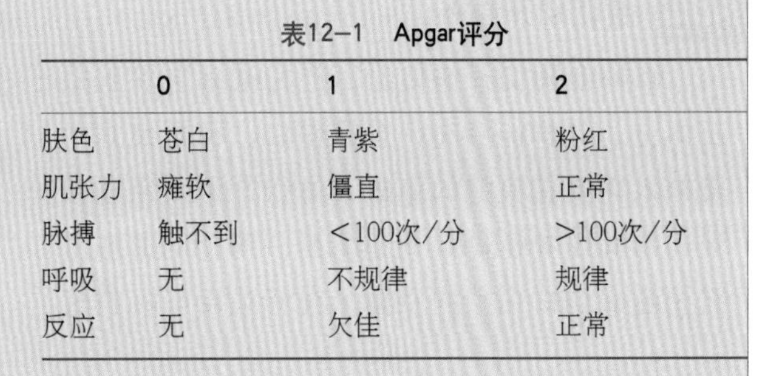
表12-1　Apgar评分

	0	1	2
肤色	苍白	青紫	粉红
肌张力	瘫软	僵直	正常
脉搏	触不到	＜100次/分	＞100次/分
呼吸	无	不规律	规律
反应	无	欠佳	正常

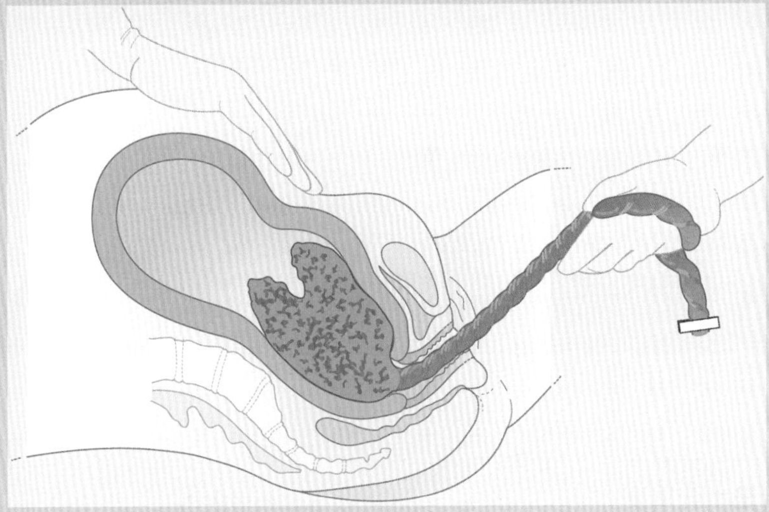

图12-3　Brandt-Andrews手法帮助娩出胎盘：应用前需保证宫底是收缩的

修补会阴切开或裂伤

需要尽快地仔细检查产妇的会阴，确认产时会阴或生殖道损伤的情况。会阴侧切术或撕裂造成的会阴损伤可分为Ⅰ度、Ⅱ度、Ⅲ度和Ⅳ度。Ⅰ度裂伤是指只损伤了阴道和会阴皮肤；Ⅱ度裂伤是指损伤了阴道后壁和下面的会阴肌肉，但未累及肛门括约肌；Ⅲ度裂伤是指损伤了肛门括约肌复合体；Ⅳ度裂伤是指损伤到肛门或直肠黏膜。

对于Ⅰ度会阴裂伤，如果伤口没有出血、皮肤边缘已经对合，无需缝合。会阴切开和Ⅱ度裂伤需要缝合，这样可以减少出血、加速愈合。Ⅲ度和Ⅳ度会阴裂伤需要在硬膜外/脊髓或全身麻醉下由有经验的医生修补，手术需要有良好的照明条件，在手术室进行。在下一章节有更详细的讨论。

ABC 会阴切开修补

修补会阴切开伤口时，产妇需采取膀胱截石体位，这样能够充分显露伤口，视野良好。修补术需要在良好的麻醉下进行，可采用局部浸润麻醉或者硬膜外/脊髓麻醉。修补阴道伤口需要看清切口顶端的位置。推荐采用可吸收合成缝合材料连续缝合阴道壁和肌肉，对于皮肤采用连续皮下缝合。

修补结束后需确认阴道没有被过度缩紧，应能松容2指。还需进行肛查确保没有缝线穿透直肠黏膜，如有穿透，需拆除全部缝线，否则可导致直肠阴道瘘。

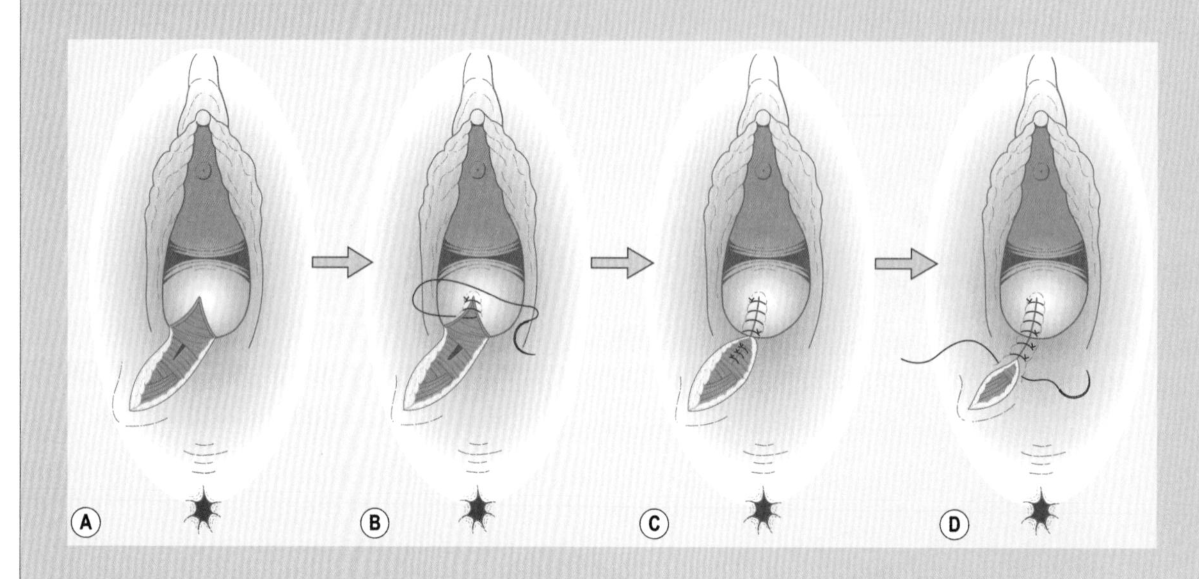

图12-4 会阴切开的修补：阴道后壁可以连续缝合或间断缝合，对应缝合切开肛提肌来止血，最后缝合皮肤
A. 会阴切开伤口；B. 连续缝合阴道后壁；C. 间断缝合肛提肌切缘；D. 间断缝合会阴皮肤。目前的证据推荐用可吸收缝线缝合皮下

! **对于会阴切开伤口的精准缝合是十分重要的。伤口缝合过紧或阴道缩短会造成性交困难、与伴侣性生活不和谐。未能准确识别、修补肛门括约肌损伤会造成不同程度的排气、排便失禁。**

Ⅲ度和Ⅳ度裂伤

产科肛门括约肌损伤是阴道分娩的并发症，并可导致远期并发症：肛门失禁（高达25%），肛周不适、性交困难（高达10%）及罕见的阴道直肠瘘。Ⅲ度裂伤是指肛门内外括约肌部分或全部断裂，内外括约肌可单独受累或同时受累。损伤程度可被细分为：

- 3a：＜50%的外括约肌断裂
- 3b：＞50%的外括约肌断裂
- 3c：内外括约肌同时断裂

Ⅳ度裂伤是指除了括约肌断裂外，还有肛门和（或）直肠上皮损伤。

已经发现了一些导致会阴Ⅲ度或Ⅳ度损伤的危险因素，但它们的预测价值有限，也难以预防括约肌损伤（框12-1）。分娩后检查会阴伤口是非常重要的。这可能导致括约肌损伤的发生率升高，但能帮助降低远期发病率。

会阴Ⅲ度、Ⅳ度裂伤的修复和管理

需要由有经验的产科医师施行或监督修补。充

框12–1 肛门括约肌损伤的危险因素
• 巨大儿（>4kg） • 初次阴道分娩 • 器械助产（发生率：产钳>负压吸引） • 枕后位 • 二程延长 • 引产 • 硬膜外镇痛 • 肩难产 • 正中会阴切开

数据来自 Robson S，Higgs P（2011）Third–and fourth–degree injuries.RANZCOG 13（2）；20–22.

分显露视野，良好的照明和麻醉是实施修补的前提。修补术后需口服广谱抗生素至少5d。有两种修补方法，端–端缝合和断端重叠缝合。手术记录需要描述损伤的程度，修补的方法和监督人员的级别。修补结束之后，需要向患者交代病情，服用软化粪便的药物，同时辅助物理治疗。产后6周复查时，需要特别关注患者控制排便、排气的情况，肠道蠕动情况，尿急以及性功能障碍等问题。对于有症状的持续肛门括约肌损伤的患者，下次妊娠应行选择性剖宫产终止。如果物理治疗不能缓解症状，需要尽早转诊到结直肠外科医师。

异常先露

超过95%的胎儿是顶先露，称为“正常先露”，身体的其他部分（臀部、面部、额部、肩膀、脐带）则称之为“异常先露”。异常先露可能是有原因的，但是大多数情况都找不到原因。异常先露可导致产程和分娩过程中的特殊问题。在当今产科，胎儿先露部应该在进入产程后尽早确认，给予合适的管理避免母儿损伤。

臀先露在第8章中讨论。

面先露

面先露时胎头过度仰伸，可在检查的时候触及到胎头介于下颌和眼眶之间的先露部分（如眼睛、鼻和口）。面先露的发生率为1/500。大多数病例原因不明，可能的原因有多产次，胎儿畸形尤其是先天无脑畸形。在当今产科，胎儿畸形可以在孕期超声诊断，由此引起的面先露非常罕见（图12–5）。

诊断

面先露很少能在动产前诊断，通常是产程中宫颈充分扩张后，经阴道检查触诊诊断。然而胎头水肿可能会使面部标志物触诊模糊，容易漏诊。如果检查结果不能肯定，需行超声确诊或除外。面先露的描述以下颌为标志，记录为颏前位、颏横位和颏后位。

处理

颏前位可期待自然阴道分娩，但如果产程进展异常缓慢，倾向于选择行剖宫产。对于持续性颏后位，除非手动或产钳转动胎头，否则无法阴道分娩。见于母儿存在这些风险，大多数产科医师会选择行剖宫产。

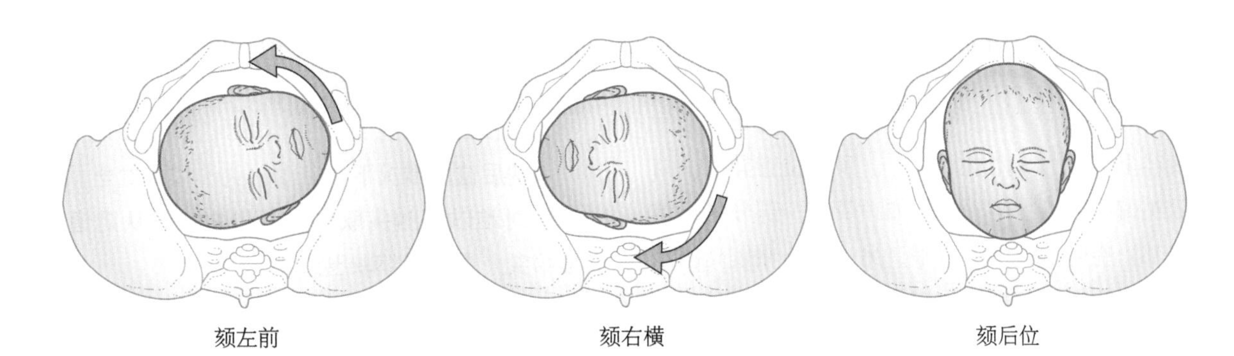

图12–5 面先露（知识点为下颌）

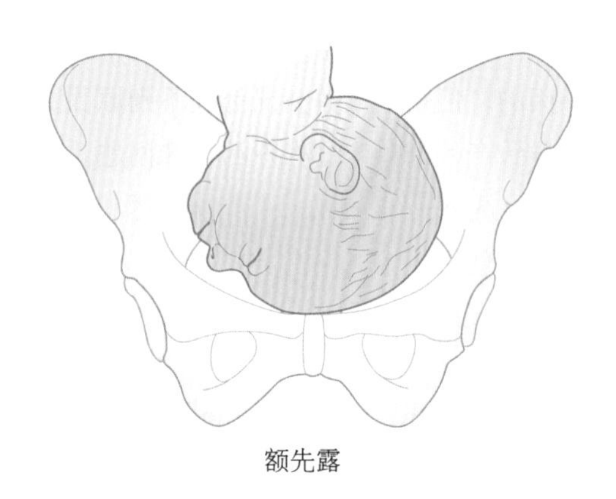

图12–6 额先露（分娩困难）

额先露

额先露是指胎儿先露部介于顶部和面部之间（图2–6），是所有头先露中最不利的位置。额先露罕见，发生率为1/1500。额先露时胎头被挤压变形，13cm的颏顶径是无法通过产道的。

诊断和处理

诊断通常是产程中触及到前囟、眉框和鼻根。发育正常的足月胎儿若额先露，由于径线大无法经阴道分娩。因此大多数额先露的病例都会采取剖宫产分娩。

胎头位置异常

胎头位置是指胎头标志点与母亲骨盆的关系。胎头标志点是指先露外周最明显的突起处。90%的病例是顶先露，枕骨在骨盆的前半部分，称之为“正常胎位”或“枕前位”。10%的病例胎头位置异常，枕骨在骨盆的后半部分、面对骶骨或一侧骶髂关节，称之为“枕后位”，或者矢状缝正好在骨盆横径上，称之为“枕横位”。顶部位置异常通常和胎头偏斜或不均倾有关，如顶骨的一部分（通常是前部）在骨盆较低的水平，另一部分在较高的水平。不均倾最常表现为枕横位。胎头偏斜或不均倾和胎头径线大有关，会造成分娩困难。

枕后位

10%～20%的头先露在进入产程时枕后位，可以为正枕后位或者偏向左右两侧。随着产程进展，胎头通常经过旋转变为横位进而变为前位，但是少数情况下（大于5%）始终为枕后位。持续性枕后位时产程可能停滞，因为胎头向下弯曲的角度造成径线大（11.5cm×9.5cm），而枕前位时径线小（9.5cm×9.5cm）。产程长、疼痛剧烈伴有背痛是枕后位的典型临床表现（图12–7）。

诊断和处理

诊断依靠产程中宫颈充分扩张后行阴道检查，触诊到矢状缝和后囟在骨盆的后方。大多数病例产程进展顺利，胎头会旋转至枕前位，能自然分娩。有时胎头向后旋转，以枕后位分娩。

> **! 因为胎头俯屈、相对径线大，枕后位分娩可能导致会阴过度扩张，造成Ⅲ度或Ⅳ度裂伤。**

如果产程进展较慢，需要给予产妇充足的镇痛并补充体液，如果没有禁忌证应该应用缩宫素。如果产程进展慢，或者有需要加速产程进展的指征，更进一步的管理与胎头的位置、宫颈扩张的程度以及操作者对于产钳或负压吸引转动胎位的信心程度。

如果宫颈未完全扩张，或胎头未衔接，剖宫产是唯一的选择。从另一个角度说，如果胎头已衔接，是选择做剖宫产，还是行产钳或负压吸引转动胎位，这取决于产科因素（宫颈和胎头的情况以及位置）和操作者对于器械助产转动胎位的技术水平。

> **! 枕后位的情况下，有时胎头卡在骨盆里，剖宫产时难以将胎头取出。这时建议先从阴道上推胎头，再从腹部取出。**

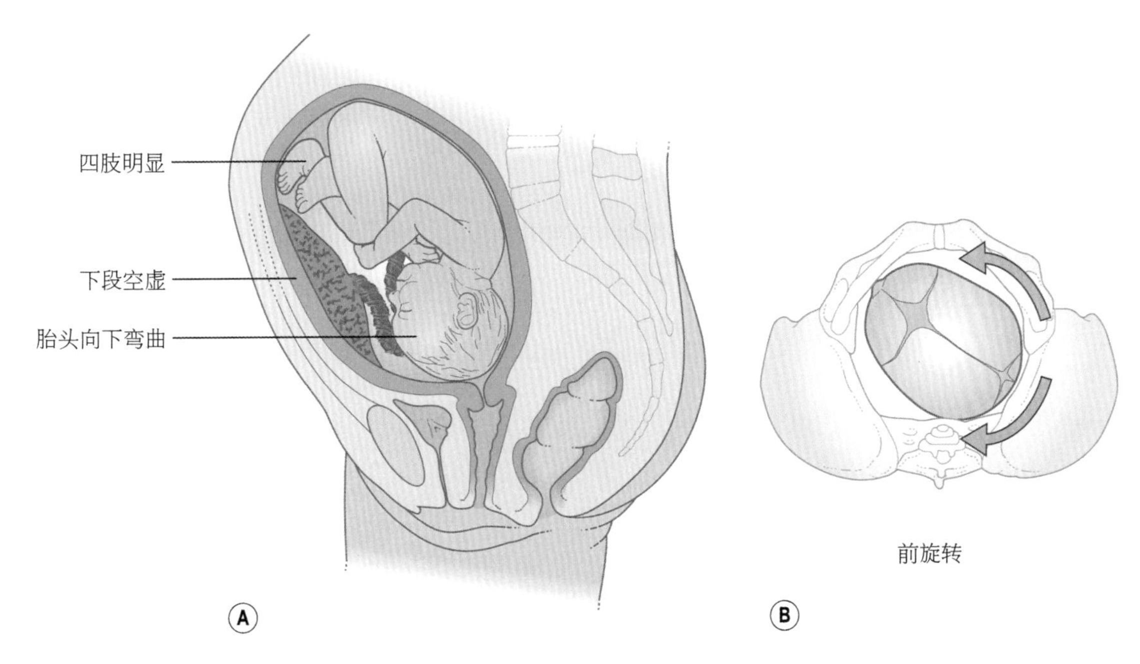

图12–7 临床发现枕后位（A）；胎头可以向前或向后旋转，可能停在枕后位（B）

深位横阻

胎头通常以枕横位或枕后位入盆，然后顶骨旋转至前方，从耻骨弓下拨露。有时顶骨无法转过骨盆横径，导致无法旋转至前方，呈枕后位。这样产程会停滞，因为不均倾，径线大，表现为枕横位。这种临床情况称为“深位横阻”。

诊断和处理

深位横阻的诊断依靠宫颈充分扩张后第二产程延长时行阴道检查。枕后位受阻时，可选择剖宫产或器械助产。因为此时胎头已入盆，在坐骨棘水平或以下，通常可以转为枕前位，可徒手转胎位或使用产钳/负压吸引转胎位（胎头旋转同时下降），进而阴道分娩。

不推荐用力粗暴旋转或挤压胎头，这样会造成胎儿颅内损伤、脑部大血管撕裂。如果胎头转动及下降困难，应放弃这一操作，行剖宫产。

器械助产

用于阴道助产的器械主要有两种：产钳（图12–8）和产科负压吸引器（图12–9）。产钳用于产科已经有300多年的历史，负压吸引器作为产钳的替代选择，在最近50年广泛使用。

器械助产的指征

两种器械的指征基本相同，但使用方法完全不同。

产钳或负压吸引助产的共同指征有：

- 二程延长。
- 胎儿窘迫。
- 产母衰竭或有其他合并症。

一些临床因素可能会影响器械助产，包括盆腔及会阴阻力大、宫缩欠佳、产妇用力差、胎头位置异常、头盆不称和硬膜外镇痛等。

器械助产的前提

产妇取改良膀胱截石位，清洁大腿和会阴，并铺巾遮盖。操作之前应确定以下几点：

- 宫颈充分扩张。
- 枕先露。
- 胎头入盆，腹部不能触及，在坐骨棘或以下。
- 胎头方位和姿势明确。

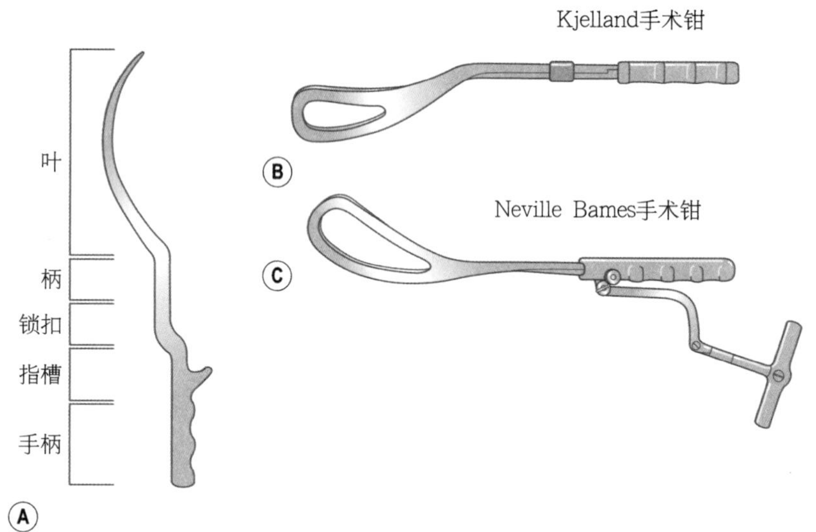

图12-8 产钳叶（A）和常见应用的产钳（B，C）；Kjelland产钳没有盆弯，能转动胎头

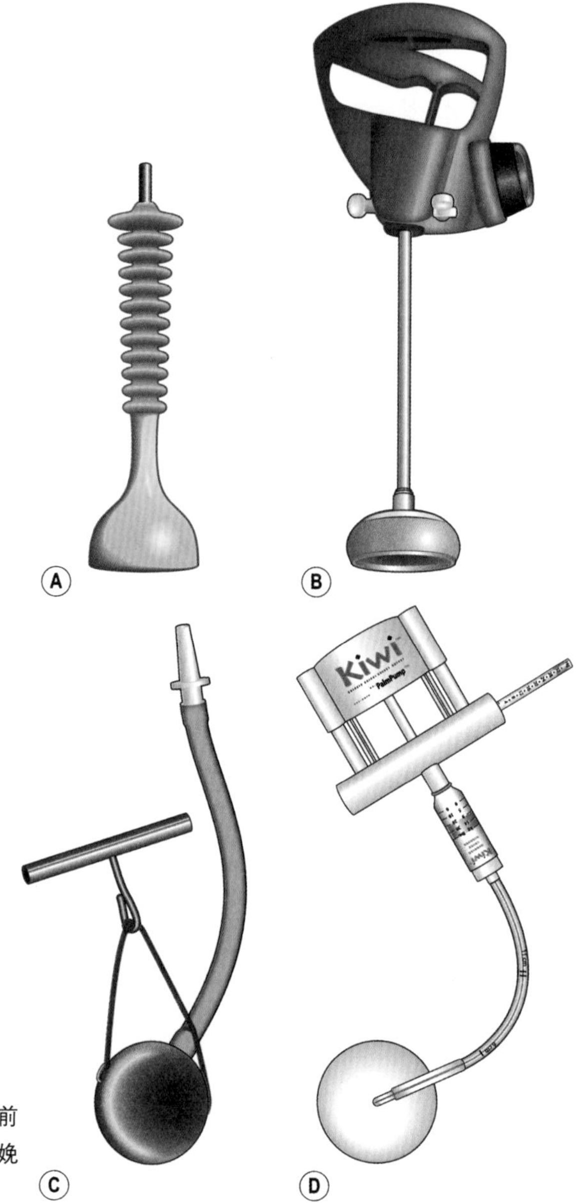

图12-9 负压阴道助产设备

A，B. 前杯，用于无需转动胎位的负压分娩（枕前位）；C，D. 后杯，用于需要转动胎位的负压分娩（枕后位、枕横位）

· 排空膀胱。
· 充分麻醉。

器械助产的方法

传统上将器械助产根据胎头的位置分为三类，即出口、低位和中位助产，根据胎头的姿势分为两类，即无需转胎位和需要转胎位助产。

无需转胎位的器械助产

产钳

无需将胎头转至前位的产钳称之为Neville Barnes产钳和Simpson产钳（图12–8）。这两种产钳都有头弯和盆弯。产钳的两叶是根据对应的骨盆设计的。左叶对应左侧骨盆（图12–10A）。两叶之间有锁扣（图12–10B）。两叶交合锁扣应顺利无阻。矢状缝需要和产钳柄垂直，枕部在产钳柄3～4cm之上，产钳叶根部和胎头之间只能容一指。配合宫缩及产妇屏气向下，沿着骨盆轴方向，用力间断拉动产钳（图12–10C），直到可以看到枕骨，然后胎头娩出（图12–10）。

负压吸引助产

所有负压吸引装置都包含吸在胎头上的罩杯，让罩杯吸附在胎头上负压动力设备和牵拉系统或手

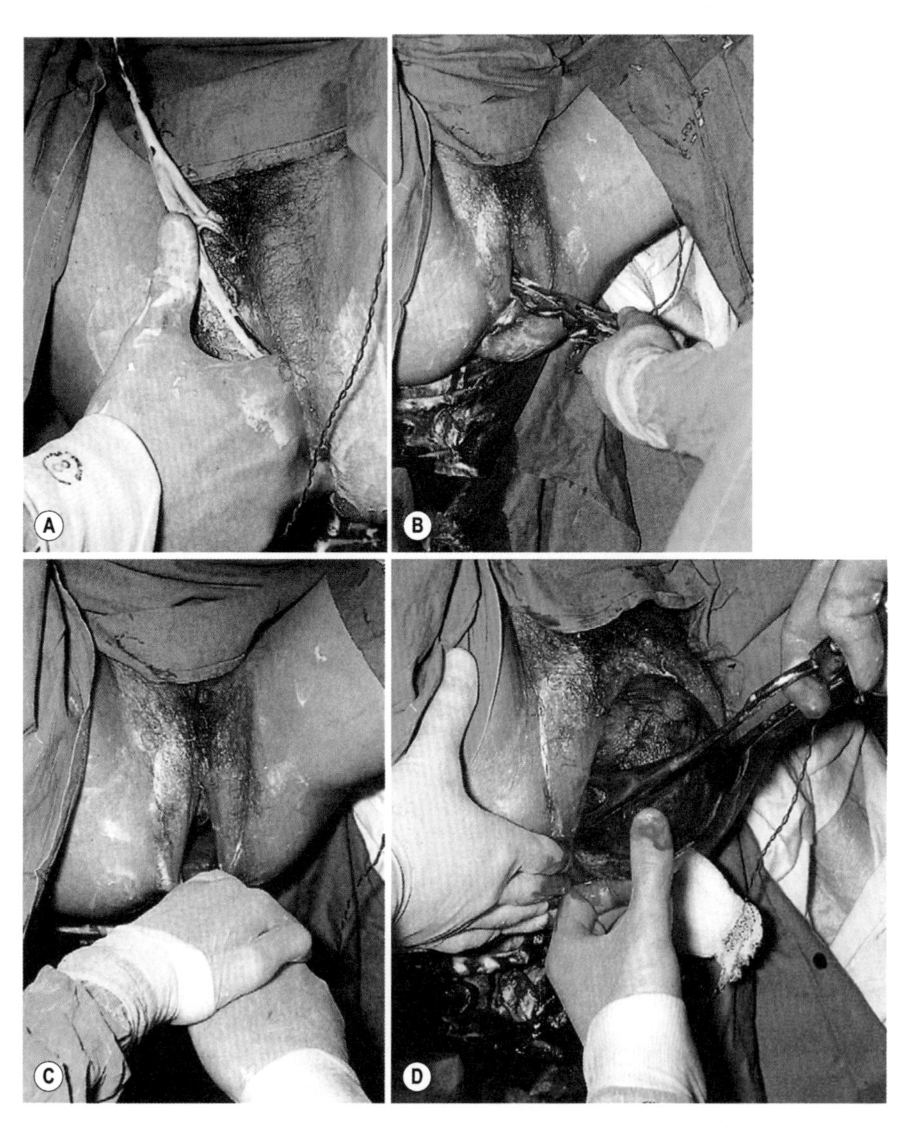

图12–10　产钳

A. 左叶适应于左侧骨盆；B. 两叶之间的固定锁扣；C. 沿骨盆方向间断牵拉；D. 仰伸娩出胎头

柄（图12–9）。和产钳一样，负压吸引主要有两种设计，一种称作“前杯”，用于枕前位无需旋转胎头时，另一种称作“后杯”，用于枕后位和枕横位需要旋转胎头时。罩杯附着到胎头特定位置（即俯屈点）（图12–11A），沿骨盆轴牵拉（图12–11B）直到胎头下降至会阴部（图12–11C）。着冠之后向上牵拉，然后胎头娩出（图12–11D）。

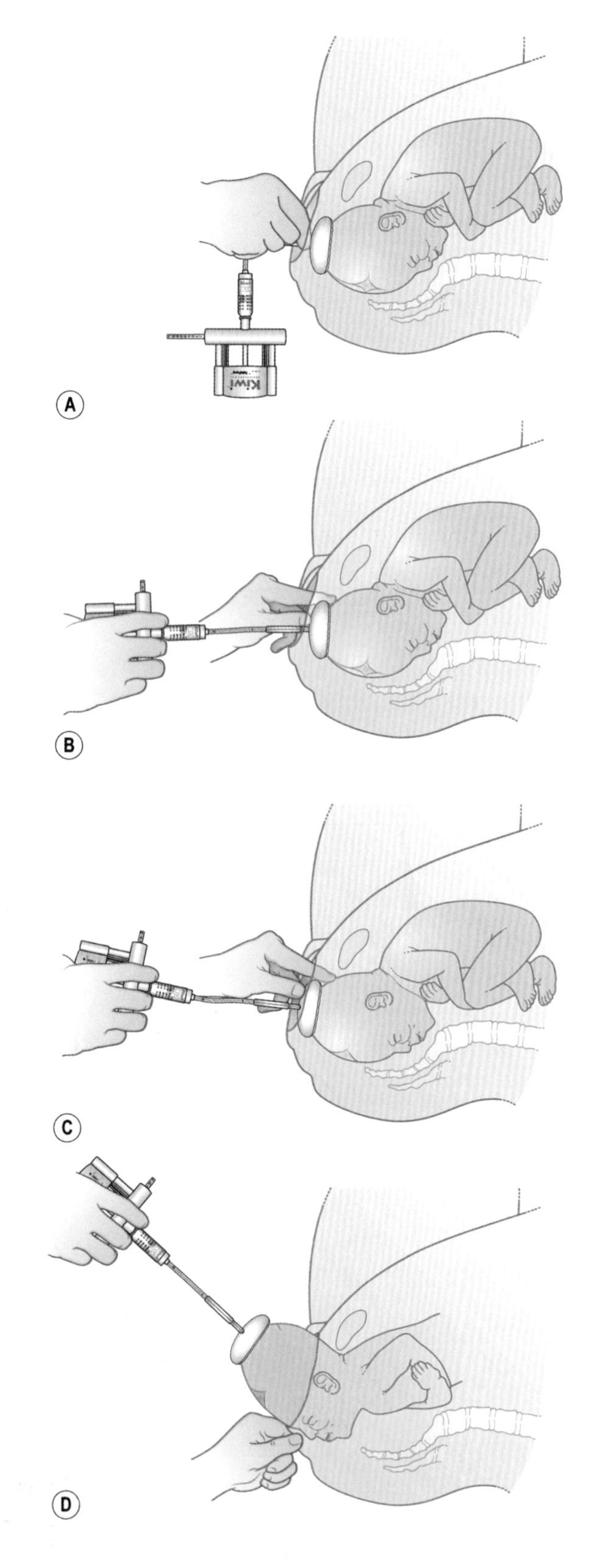

图12–11 胎吸助产

需要转胎位的器械助产

如果胎头是枕后位或枕横位，需要用专门为这些位置设计的产钳或负压吸引将胎头旋转到前方。

如Kjelland产钳（图12–8），有可移动的锁扣和最小的盆弯，这样能够转动胎头而不损伤阴道。用于旋转胎头的负压吸引“后杯”能让操作者将杯罩向弯曲点移动并越过弯曲点，有利于胎头在娩出时自发旋转至枕前位。

器械助产的尝试

当预计产钳或负压吸引助产可能有困难时，如怀疑临界性头盆不称，应在手术室尝试器械助产操作，并做好剖宫产的准备。如果牵拉后，胎头无明显下降，应该放弃这一尝试，选择剖宫产，这样能减少母儿的严重损伤。

剖宫产

剖宫产是指胎儿经腹壁和子宫切口娩出。剖宫产主要分为两种，一种是比较常见的子宫下段剖宫产（图12–12），一种是相对少见的“古典式”剖宫产，剖宫产率在世界各地差异很大，在过去的几十年总体都有逐渐上升的趋势，在发达国家，剖宫产率通常不高于25%～30%。常见的剖宫产指征如下。

- 胎儿窘迫
  - 第一产程或第二产程进展异常（难产）。
  - 胎盘功能不良导致的胎儿生长受限。
  - 先露异常：臀位、横位、额先露。
  - 前置胎盘，伴或不伴严重的产前出血，如胎盘早剥。

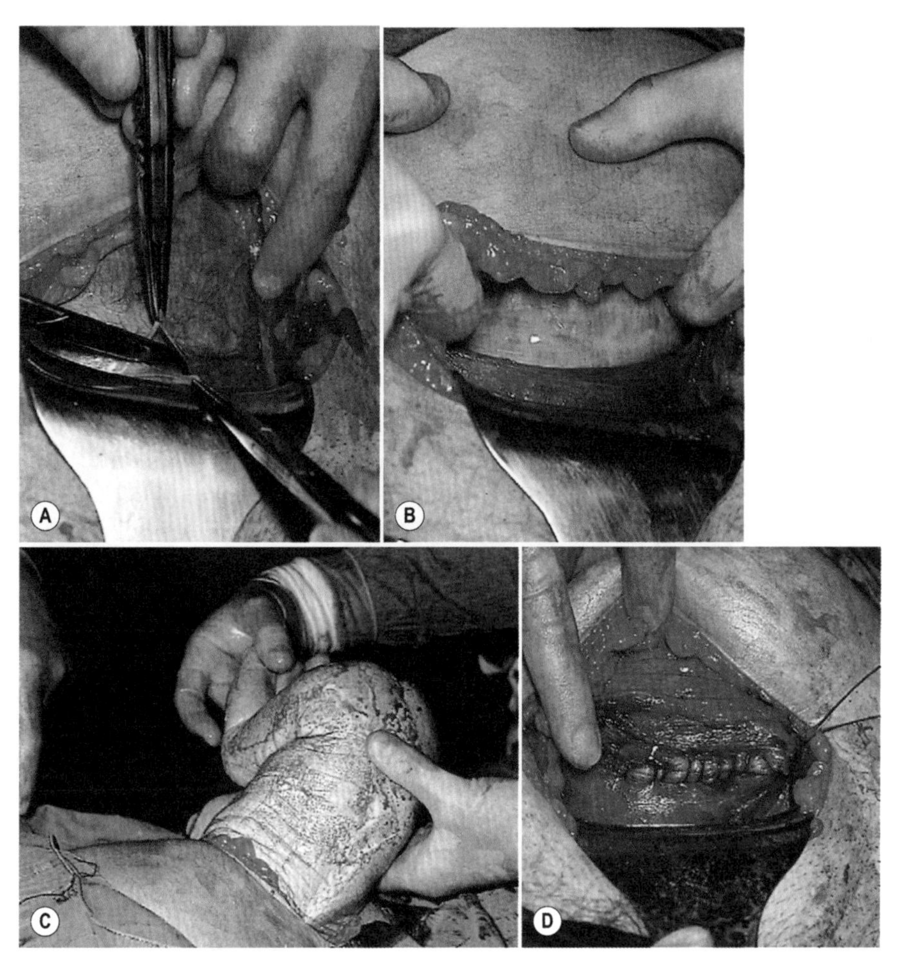

图12-12 剖宫产
A. 膀胱腹膜反折；B. 切开子宫下段；C. 娩出先露部；D. 缝合伤口

- 剖宫产史，尤其是大于一次时。
- 重度子痫前期或其他母体异常。
- 脐带先露、脐带脱垂。
- 脐带脱垂和下垂。
- 其他不常见的指征。

根据临床情况的紧急程度，剖宫产的时限分为四类。最紧急的是一类，母儿生命马上会受到威胁时；二类是母儿状况不佳，但无立刻的生命威胁；三类是母或儿不良状况，但须尽快分娩；四类是选择性择期剖宫产。

对于曾经做过一次子宫下段剖宫产、术后无并发症的产妇，如果前次剖宫产指征不存在，在没有其他临床不利情况的条件下可以尝试阴道分娩。主要的担忧是子宫瘢痕裂开，但如果前次是子宫下段剖宫产，这一风险很低，文献报道自然临产时发生率为5/1000。缩宫素引产时发生率为8/1000，前列腺素制剂引产时发生率为25/1000。古典式剖宫产发生子宫瘢痕裂开的风险更高一些，甚至可以发生在临产前。发生或即将发生瘢痕破裂的表现包括耻骨上疼痛、肌紧张、胎儿窘迫、产妇心动过速、阴道出血、产母循环衰竭。因此，有过剖宫产史的妇女如果行尝试阴道分娩，需要在容易获得血源、能快速转移至手术室的医院进行。

并发症

尽管剖宫产的并发症已经显著降低，和所有外科手术一样，这种分娩方式存在近期和远期并发症。近期并发症包括围术期出血，严重时可导致休克。操作中对膀胱和子宫可能造成损伤，但比较罕见。远期包括伤口感染、子宫憩室、继发性产后出血及少见的深静脉血栓、肺栓塞。

肩难产

肩难产是指胎头娩出后，胎肩无法自行娩出，或经常规向下牵拉仍无法娩出，是非常严重的临床状况。胎头宫缩间隙相对于母亲会阴回缩，称为“龟缩征”。如果迟迟不能分娩将造成新生儿窒息，如果娩出胎儿时操作暴力不轻柔，会造成臂丛神经损伤、肢体骨折。肩难产和巨大儿（>4500g）相关，尤其是母亲有糖尿病时。其他危险因素包括第二程延长、阴道助产。

不幸的是，肩难产是难以预测的，只有一少部分巨大儿会发生肩难产，大多数肩难产的病例发生于新生儿体重<4000g。因此，所有助产人员都要能够识别肩难产，掌握这种危急情况的特殊处理步骤。

正常情况下，轻轻向下方牵拉即可娩出前肩（图12–13），然后向上牵拉娩出后肩（图12–14）。如果这种方法失败，推荐的一线处理是McRobert手法（框12–2）。产妇仰卧位，臀部稍微上抬，用力向胸部弯曲膝盖。同时一个助手从耻骨联合上方施加压力帮助前肩进入骨盆入口的斜径、娩出前肩。建议会阴切开要充分，大部分肩难产通过McRobert′s手法都能成功处理。其他更复杂的手法包括旋转胎肩至一侧或对侧骨盆入口斜径、手法娩出后肩和Wood旋转手法。

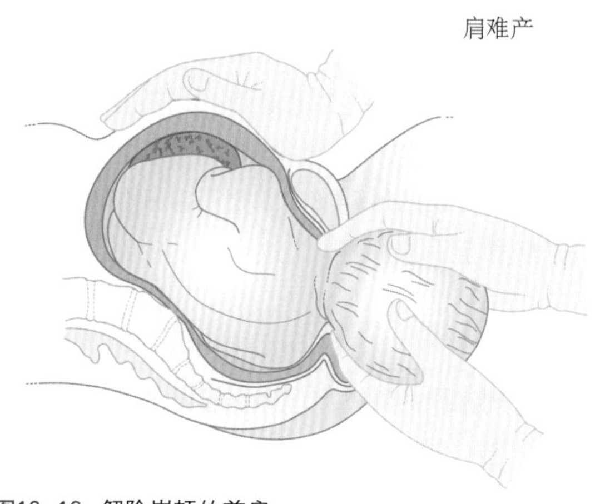

图12–13 解除嵌顿的前肩

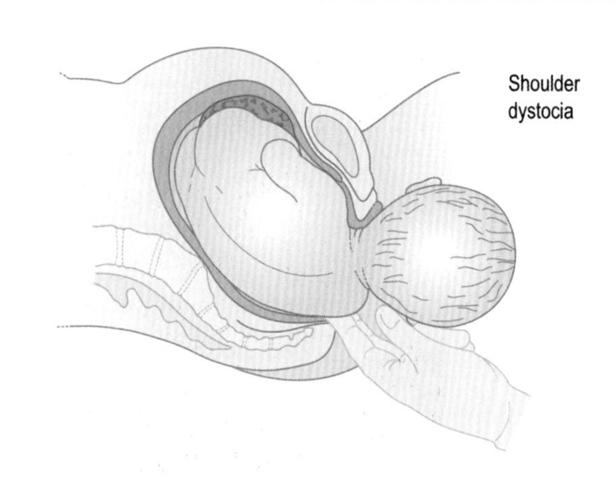

图12–14 肩嵌顿：有时需要旋转胎儿以解除嵌顿的后肩

框12–2 分娩肩难产：需要采取以下措施

- 呼唤援助，包括高年资产科医师、儿科医师、麻醉师
- 产妇仰卧位，髋关节充分屈曲、稍微上抬（McRobert方法）
- 耻骨上加压娩出前肩
- 会阴切开，必要时延长切口
- 手伸入阴道旋转胎肩至骨盆斜径
- “猫洗脸”法娩出后肩

第三产程异常

第三产程是指从胎儿娩出到胎盘娩出，通常需要10～15min，在30min内结束。

产后出血

原发性产后出血是指产后24h内生殖道出血超过500ml（图12–15）。

继发性产后出血是指异常的阴道出血，可发生在自分娩后到产后6周内的产褥期期间的任何时间。

原发性产后出血

出血包括以下原因，可以来自生殖道的任何部分，但是最常见的还是来自胎盘部位。低位的胎盘

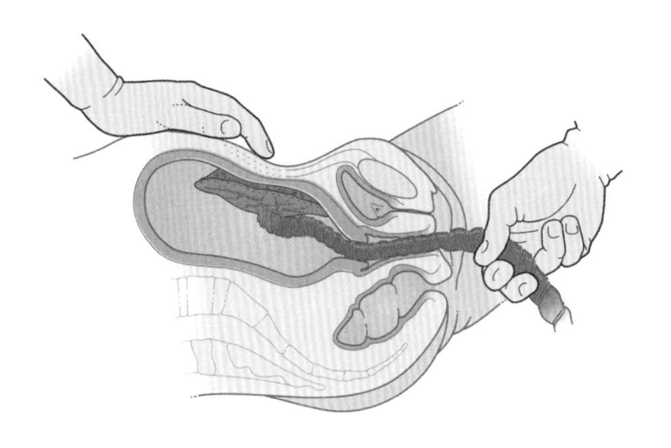

图12–15 原发性产后出血可发生在胎盘残留时

植入可导致胎盘植入部位子宫血管收缩欠佳。

原发性产后出血的病因包括“4T”——宫缩乏力（tone），组织残留出血（tissue），创伤（trauma）和凝血功能障碍（thrombin）。

宫缩乏力占产后出血的75%～90%。危险因素包括：

- 子宫过度扩张，例如多胎妊娠、羊水过多。
- 产程延长，器械助产。
- 产前出血：前置胎盘，胎盘早剥。
- 多次分娩。
- 子宫多发肌瘤，子宫畸形。
- 全身麻醉。
- 生殖道损伤。
- 会阴侧切。
- 会阴、阴道及宫颈裂伤。
- 子宫破裂，剖宫产瘢痕裂开。
- 外阴、阴道或阔韧带血肿。
- 胎盘胎膜残留。
- 妊娠相关的凝血功能障碍，如HELLP综合征，败血症，DIC。

处理

产后出血可能发生突然，病情重，可迅速导致循环衰竭。治疗包括控制出血，补充血液及体液（图12–16）。

控制出血

通过观察可以大致估计出血量以及胎盘是否娩出。

如果胎盘未娩出：

- 手法按摩子宫，促进子宫收缩。
- 尝试控制性牵拉脐带娩出胎盘。
- 如果以上方法均不成功，可以在脊髓麻醉、硬膜外麻醉或局部麻醉下人工取出胎盘。

如果胎盘已经娩出

- 按摩子宫并挤压，帮助残留血块排出。
- 静脉即刻输注5U缩宫素，开始输注含有40U缩宫素的500ml林格液。
- 如果仍然不能控制出血，静脉输注0.2mg麦角新碱（有高血压、心脏病者除外）。
- 如果仍持续出血，肛塞米索前列醇1000μg（需20～25min起效）。
- 肌内注射或子宫肌层注射0.25mg卡前列素，可间隔15min重复，最多给药8次。
- 查血常规（注意血色素情况）和出凝血功能，配血。
- 检查胎盘和胎膜是否完整，如果不完整，手法探查并清理宫腔。
- 同时在充分照明的条件下窥器暴露检查阴道和宫颈，将全部裂伤缝合。
- 补充丢失的血液及复苏：在控制出血的同时补充丢失的血液，可以输注晶体液、胶体液、血液及血液制品，积极处理低血容量。

如果以上方法均失败，可以尝试一下外科处理：

- 双手挤压子宫。
- 宫腔球囊填塞。
- 压迫缝合子宫（B–Lynch缝合术）。
- 结扎髂内动脉和子宫动脉。
- 大血管栓塞。
- 切除子宫。

继发性产后出血

原因和危险因素

继发性产后出血的原因包括：

- 胎盘残留。
- 宫内感染。
- 罕见原因，如滋养叶细胞疾病。

处理

治疗方法取决于出血量以及可能提示败血症的征象。如果出血量少，子宫收缩好，没有败血症的征象，可以单纯观察。但如果出血量多，尤其有感染征象时，需静脉应用抗生素（覆盖需氧菌和厌氧菌），并在麻醉下探查宫腔（图12–16）。

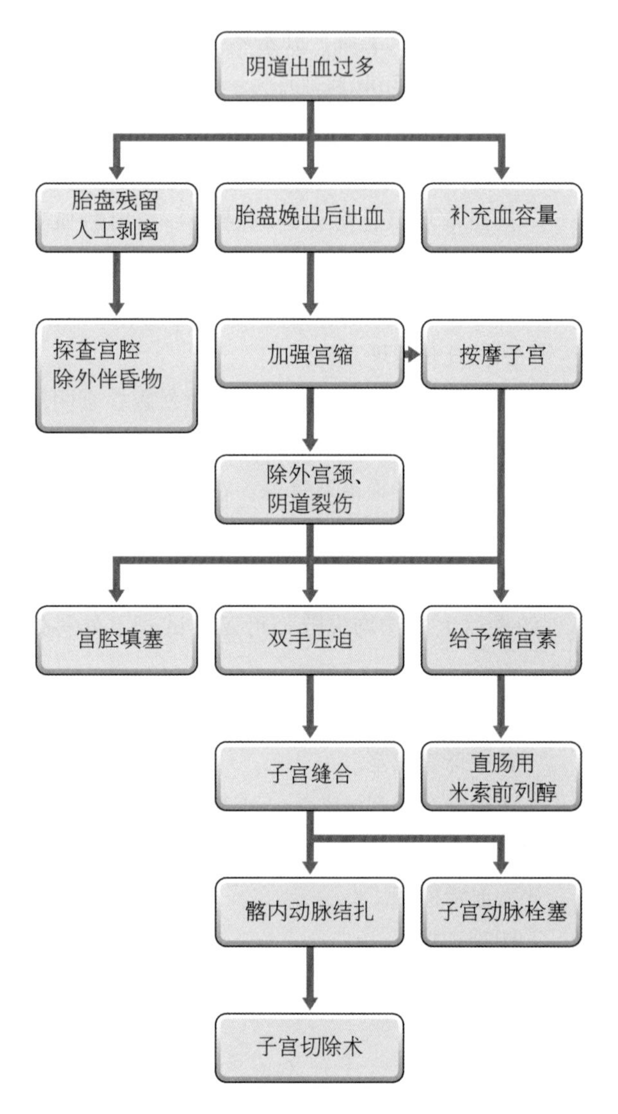

图12–16　产后出血管理的流程

阴道壁血肿

有时阴道和会阴裂伤处出血量会很多，需要尽快止血。静脉出血可以通过单纯压迫控制，动脉出血可能需要结扎血管。阴道壁血肿可能发生在以下两个部位之一（图12–17）：

- 表层：出血发生在肛提肌下方，形成血肿后可以看到会阴肿胀，产妇疼痛剧烈。血肿必须清除，出血的血管不易找到，一旦发现全部结扎。清除血肿之后再次缝合。
- 深层：侵及肛提肌内的出血从外表不易发现。相比于自然分娩，深层更常见于器械助产，表现为持续的盆腔痛、尿潴留和不明原因的贫血。阴道检查时可触及阴道壁上部突起。需要切开引流，清理血肿腔。需要阴道填纱压紧，保留导尿管。需应用抗生素，必要时输血。

子宫内翻

这是一种罕见的并发症，通常发生在尝试娩出胎盘的时候，宫底翻转凸入宫颈。这种情况更常发生在胎盘附着于宫颈且有粘连时。临床表现为剧烈下腹痛、产妇大出血、休克。处理方法：胎盘残留在子宫内，补充体液，尝试手法让宫底穿过宫颈回到原位。如果无法立刻实现，需要转移到手术室，在全身麻醉下应用子宫松弛药完成。

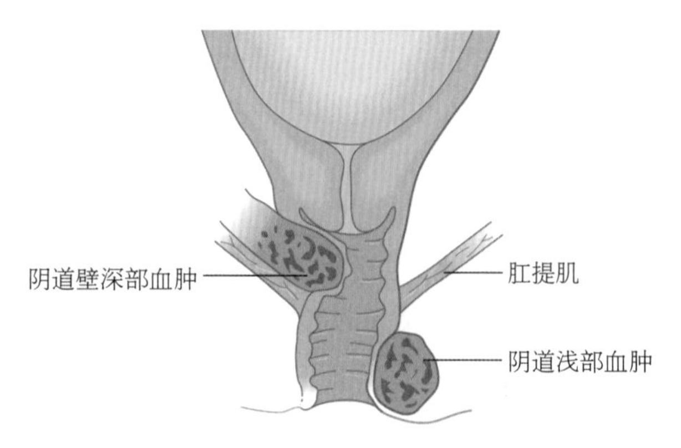

图12–17　阴道壁血肿的部位

会阴切口裂开

修补后的会阴侧切或切口裂开可能是因为切口有血肿或感染。如果裂开面积小，可以常规清洁，用抗生素治疗，让切口逐渐自行愈合。大面积的切口裂开需要抗生素，清理掉伤口中的坏死组织，彻底清创。如果没有感染征象，可以尝试二次修补。对于会阴Ⅲ度和Ⅳ度裂伤，需要先修补肠道，再二次缝合，最好在手术室由有经验的操作者进行。

羊水栓塞

羊水栓塞大多发生在产程中或分娩时，可能导致灾难性的后果、威胁生命。临床诊断基于产时或产后短期内突然发生的急性呼吸窘迫、心力衰竭。羊水进入母体循环，引发一种类似于过敏反应和败血症休克的综合征。如果产妇在这一阶段幸免存活，接下来几乎都会发生严重的弥散性血管内凝血。因此，有效的抢救和治疗需要重症监护室、麻醉科和血液科多学科专家的帮助。尽管羊水栓塞罕见，发生率约为1/80 000，但是产妇病死率很高。

基本信息

第二产程的处理

- 娩出胎头
  - 控制胎头下降速度
  - 减小会阴损伤
- 延迟钳夹脐带
- 评分

第三产程处理

- 识别胎盘剥离
- 牵拉脐带帮助娩出胎盘
- 胎头着冠后常规应用缩宫素

罕见先露

- 面先露1/500
- 额先露1/1500
- 与以下因素有关
  - 多产次
  - 羊水过多
  - 子宫畸形
  - 低置胎盘

枕后位

- 在头先露中发生率10%~20%
- 表现为背痛，产程延长
- 治疗
  - 充分镇痛
  - 应用缩宫素
  - 行剖宫产
  - 应用旋转胎位产钳或后杯真空吸引

产后出血的管理

- 按摩子宫并挤压，帮助残留血块排出
- 静脉即刻输注5U缩宫素，开始输注含有缩宫素液体
- 静脉输注0.2mg麦角新碱
- 肌内注射或子宫肌层注射0.25mg卡前列素
- 查血常规（注意血色素情况）和出凝血功能，配血
- 手法探查并清理宫腔
- 检查下生殖道损伤
- 补充血液和体液

会阴损伤的修补

- Ⅳ度会阴裂伤
- Ⅲ度和Ⅳ度裂伤需要在手术室充分镇痛下由有经验的人员修补
- 修补之后应检查：
  - 无残留血块
  - 缝线未穿透直肠
  - 阴道无过度缩窄

13

第13章

产后疾病

原著者 *Shankari Arulkumaran*

翻译 李 昕 审校 陈 倩

学习目标

经过本章节学习你应该达到：

知识点

- 描述正常产妇产褥期变化
- 描述常见产褥疾病的病因、诊断及治疗，包括血管栓塞、产后哺乳、产后发热、贫血及产后抑郁
- 描述正常新生儿期变化
- 讨论产科并发症后遗症（如早产）
- 掌握新生儿复苏原则

临床能力

- 掌握新生儿检查
- 进行常规产后临床评估
- 提供产后避孕指导

专业技能及态度

- 认识母乳喂养对儿童健康的重要性

正常产后

Puerperium源于拉丁词汇，专指婴儿出生至产后6周这段时期。清空胎儿及胎盘的子宫对于哺乳及恢复生育能力是非常重要的。

生理变化

生殖道

子宫在胎儿娩出后重达1kg，但在产后6周减至100g。子宫肌肉纤维在产后10d内进行自我分解和萎缩致使子宫在腹部不再凸显。在产褥后期，子宫基本恢复孕前大小。若已停止哺乳，子宫内膜会在产褥期内再生从而在产后6个月内恢复月经。如果继续哺乳，月经将在6个月之后或更长时间恢复（图13–1）。

子宫排除物统称为恶露。最初排出物以新鲜或陈旧的血性为主（称为红色恶露），持续2～14d。随后变为浆液性排出物（浆液性恶露），最后变为淡白色排出物（白色恶露）。这些变化可能持续至产后4～8周。若浆液性恶露持续存在可能提示胎盘或者胎膜残留。

心血管系统

心输出量和血液容量在产后1周左右恢复正常。产妇将在产后第1周流失2L体液，接下来5周将会流失1.5L体液。这种体液流失将会导致红细胞压积及血红蛋白浓度明显增高，这也将导致血浆钠离子、碳酸根离子及其他等离子的升高。产后10d内凝血因子增加将会导致深静脉血栓及肺栓塞的高风险。同样这个时期内血小板计数及血小板黏附度将会增加。纤维蛋白原量在分娩过程中减少但

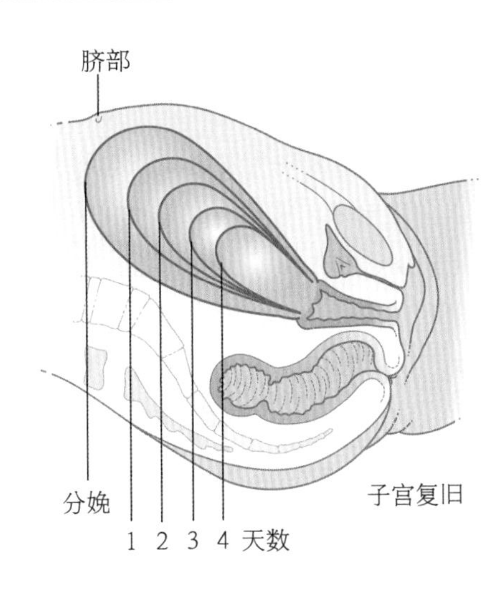

图13–1 子宫复旧在产褥期导致尺寸的迅速减小

在产褥期逐渐增加。

内分泌变化

产褥期内分泌系统有非常迅速的变化。分娩后血清雌激素、孕激素水平迅速下降并在产后7d恢复到孕前水平，产后哺乳妇女血清催乳素水平将会增高，产后10d血清hCG将不会被测出。

母乳喂养的重要性

初乳

初乳是最初的乳汁，在妊娠12～16周时即在乳房产生。初乳一般持续5d后转变为过渡乳，过渡乳存在于产后6～13d最终于产后14d变为成乳。初乳因含β–胡萝卜素而成黄色浓稠状，含有能量67kcal/dl，成乳能量为72kcal/dl。每次喂养初乳的量随着新生儿胃部体积大小，为2～20ml。

就像初乳是新生儿最初的食物一样，新生儿分娩后与母亲皮肤接触也是非常重要的。早期接触的一大好处是母亲身上的定植细菌可以移植至新生儿体表。这种细菌移植在新生儿通过软产道即开始，但是剖宫产新生儿定植空气中细菌的可能性更大。早期母乳喂养同样可以增加婴儿对于抗原的耐受性从而减少婴儿喂养过程中发生过敏的概率。健康的肠道细菌定植同样可以减少过敏性疾病、炎性肠病以及轮状病毒性腹泻在新生儿的发病率。

母乳喂养是可取的并且应该受到鼓励，母乳喂养的意愿不应该被忽视。经常会有一些社会及情感因素导致妇女无法哺乳。在某些情况下母乳喂养不能进行甚至不被建议，如乳头内陷、乳房手术史、隆胸、乳头破裂或乳头疼痛。或者母亲处于特殊状态：如HIV携带者或者进行药物治疗比如接受化疗药物等，这些情况下母乳喂养应该被禁忌（图13–2）。

哺乳

乳房及乳头应该定时清洗。乳房应该被舒适支托并且应该应用一些补水霜软化乳头避免在婴儿吮吸过程中皲裂。最初哺乳时限为一侧2～3min，但这种时期随后可以逐渐增加。一旦母亲舒适坐下后，全部乳头应该在婴儿口中，并保证婴儿呼吸道通畅（图13–2）。正确让婴儿接触乳房是哺乳成功的关键。常见的问题比如乳头疼痛、乳房充血及乳腺炎往往是由于婴儿接触乳房欠佳或者哺乳不够频繁所致。多数喂养是满足婴儿需求并且随着婴儿吮吸乳汁产生量可以满足需求。一旦婴儿正确接触到乳头，吮吸模式从短吸经过一个停顿到长吸。有时

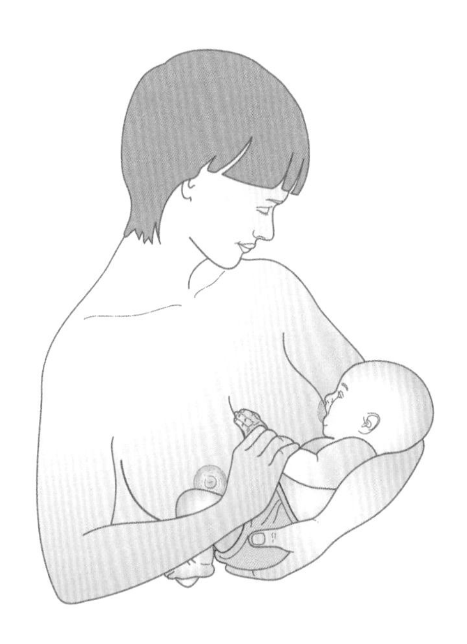

图13–2 母亲调整自身舒适姿势，将婴儿置于适当位置以保证其适合吸吮

因乳房不适或者乳头皲裂或者婴儿生病，乳汁需要挤出并且保存。乳汁可以人工或机械吸奶器吸出。母乳可以放在2～4℃冰箱中保存3～5d或者冷冻保存长达3个月。

在一些如死产、胎死宫内等不选择母乳喂养的妇女无需哺乳，可以通过保守的方法或通过药物达到防止乳房分泌。束缚乳房、限制液体入量、避免喂养或者使用麻醉药都可以减少乳汁分泌。雌激素可以有效的抑制乳汁分泌，但是增加血栓的风险。抑制乳汁分泌的首选药物为多巴胺受体激动药卡麦角林，它可以单独使用抑制催乳素分泌从而减少乳汁分泌。溴麦角环肽也有相似效果，但是其有效剂量会带来较大的不良反应。

产后并发症

产褥感染

产后脓肿在公元前5世纪即有报道。孕产妇及儿童中心调查结果强调脓肿（特别是A族Β溶血性链球菌）是产妇发病率第一并且会造成高死亡率（英国）。其他常见的感染是泌尿系统感染，它会导致会阴或者剖宫产瘢痕的感染和乳腺炎（框13-1和图13-3）。

产褥期，胎盘剥离面很容易受到感染。因为它通过阴道直接暴露在需氧菌及厌氧菌当中。围生期时间，如长时间胎膜早破、绒毛膜炎、反复阴道检查、个人卫生习惯差、导尿、侵入性胎心监测、助产、剖宫产、会阴裂伤、人工剥离胎盘都会引入病原体导致产褥期感染风险增加。

框13-1 围生期并发症

- 生殖道感染
- 尿路感染
- 切口感染
- 乳腺炎
- 血栓栓塞
- 尿失禁/尿潴留
- 肛门括约肌功能紊乱
- 外阴切口撕裂

子宫内膜炎

子宫内膜炎通常表现为发热、下腹痛、晚期产后出血及恶露有异味。常见病原体有A族Β溶血性链球菌、需氧型G阴性杆菌和厌氧菌。在检查过程中，患者通常有发热、心动过速、下腹部体征。可能有阴道分泌物恶臭、阴道出血及宫颈刺激。白细胞及C反应蛋白可能增高。阴道分泌物培养或者血培养可能会发现致病菌。目前广谱抗生素是一线治疗方法并且应在症状出现的48h内使用。子宫内膜炎的并发症是盆腔炎、腹膜炎、感染性盆腔血栓性静脉炎、盆腔脓肿和罕见的感染中毒性休克。

尿路感染

尿路感染是产褥感染的最常见原因。泌尿系统感染的高危因素有既往泌尿系统感染史、多囊肾、先天性肾小管异常、神经性膀胱、尿路结石，但大多数是特发性的。患者表现为排尿困难（比如尿频、尿急）、发热和肾区疼痛。尿常规检查表现为尿蛋白及白细胞阳性，亚硝酸盐更敏感。尿液应该在抗生素应用前送检。常见的病原体有大肠埃希菌、克雷伯菌、变形杆菌、表皮葡萄球菌及肠杆菌。

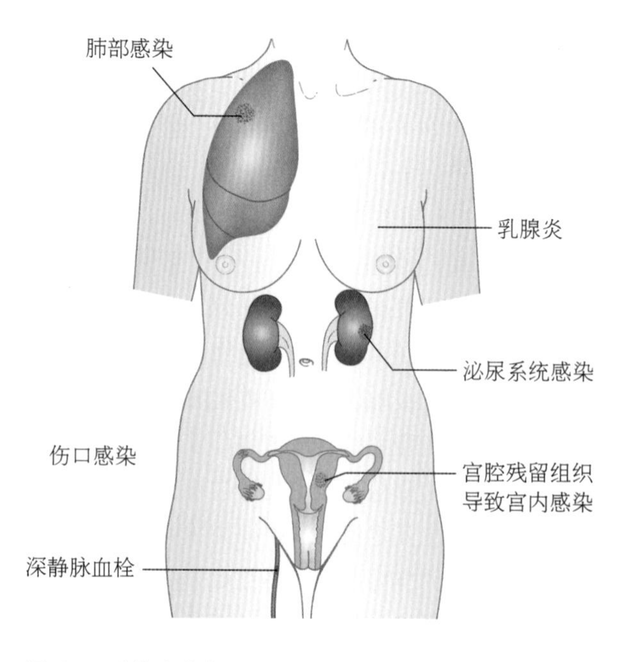

图13-3 分娩发病的机制

乳腺炎及乳腺脓肿

症状包括乳房疼痛、发热及红斑。常见的病原菌为金黄色葡萄球菌、表皮葡萄球菌，A、B、F组溶血性链球菌。乳腺炎可以口服足量抗生素，但是乳腺脓肿需要静脉使用抗生素。如果乳腺脓肿产生搏动感则外科切开引流是必要的。

剖宫产切口感染和会阴切口感染

剖宫产产褥期感染较阴道分娩多，术中使用抗生素能够降低发病率。常见的致病菌有金黄色葡萄球菌、耐甲氧西林葡萄球菌、皮肤菌群及参与子宫内膜炎的细菌。并发症包括伤口裂开及坏死性筋膜炎。感染同样可以存在于会阴切开及阴道裂伤，虽然此处因会阴血供较为丰富导致感染并不常见。会阴部会变红、变软甚至排除脓性分泌物。当切口裂开，创面必须保持清洁并且二次缝合可以治愈。直到切口创面清洁并且周围没有炎性渗出时，切口才可以再次缝合。

其他感染

一旦排除常见部位的感染，必须考虑其他部位感染及败血症可能性。这包括肺炎、脑膜炎、细菌性心内膜炎甚至流感、疟疾及甲型H1N1流感。胸部感染在剖宫产的发病率高于阴道分娩，是因为空气流通性差及因为疼痛减少空气二次进入体内的机会，或者当患者全身麻醉时。

血栓栓塞

血栓性静脉炎

血栓性静脉炎是常见的血栓栓塞疾病并且常见于分娩后的3～4d。局部炎症、压痛及血管增粗等症状可见于腿部表浅静脉。尽管该疾病疼痛明显，并可能延腿部静脉蔓延，但是它几乎不造成严重的栓塞病变，同时也不需要采取抗凝治疗。治疗方法推荐抗炎药物及局部应用甘油和鱼石脂。

静脉血栓形成（见第9章）

深静脉血栓形成（DVT）是一类更严重的并发症，通常见于分娩后的7～10d，并且尤其多发于手术分娩及长期制动的产妇中。深静脉血凝块一般情况下处于静止状态，而仅当其脱落并进入肺部形成肺栓子时才出现症状，如胸痛伴呼吸困难及咯血。临床体征表现为听诊和肺灌注时的局部干啰音及胸膜摩擦音。肺通气扫描或胸部CT有助于确诊或鉴别诊断。大规模的肺栓子如果不立刻进行外科干预将导致患者猝死。有报道显示，利用抗栓溶栓药物以及经皮动脉插管破栓的疗法，成功地挽救了此类患者的生命。

产后抗凝

英国的全国指南针对非妊娠患者的治疗方案推荐如下：小腿静脉血栓患者应接受连续6个月的抗凝治疗；近端深静脉血栓患者或由暂时性危险因素导致的肺栓塞患者应接受3个月的抗凝治疗；首发的自发性静脉血栓栓塞症患者应接受6个月的抗凝治疗。针对妊娠患者，鉴于危险因素的持续存在以及低分子肝素的安全性，官方提出应当在妊娠及产后至少6周期间持续进行抗凝治疗，疗程至少3个月。肝素及华法令均适用于产后的患者。

哺乳期患者无肝素及华法令的用药禁忌。如患者产后选择继续应用低分子肝素进行治疗，其所用剂量可与产前所用剂量相同，亦可参考制药商对于非妊娠患者的推荐剂量。而若患者产后开始换用华法林，则开始用药的时间应至少晚于产后第3天。同时，在更换用药期间推荐每日监测患者的国际标准化比值（INR）以避免过度抗凝。有产后出血风险的患者应当推迟华法令的用药。

对于妊娠期或产褥期发生静脉血栓栓塞的患者，在产后复诊时应尽量选择产科、内科门诊或血液科的联合门诊。同时，在产后复诊时应当评估血栓形成的持续性风险，包括个人和家族的静脉血栓栓塞史以及血栓形成倾向的筛查结果。接诊医师应对患者做出血栓预防的建议，以应对再次妊娠或其他的升高血栓形成风险的情况。

原发性和继发性产后出血

参见第12章。

贫血

如妇女产后期的血红蛋白低于7～8g/dl，而此时并无持续性出血或风险，则输血治疗应取得患者同意。没有证据显示，输血治疗能够使健康、无症状患者获益。如果患者发生严重出血，或者怀疑有出血性疾病，则应当对患者进行适当的检查。这些检查应当在产后3～6个月，即妊娠对凝血机制的影响消失后的非紧急情况下进行重复。

口服铁剂补铁是缺铁性贫血的一线治疗方案。当患者不耐受、无法吸收口服铁剂，或依从性存疑时可采用肠外营养的方式补充铁元素。肠外营养补铁较口服铁剂补铁的治疗时间短，起效快，然而缺点是有创性和费用昂贵。蔗糖铁的用药方式为多次给药，而右旋糖酐铁则采取的是全剂量一次输注。重组人促红细胞生成素常用于终末期肾病患者的贫血。

孕产妇危象

孕产妇危象是指发生于妊娠任何时期直至分娩后6周的一类累及心肺系统和（或）脑的急性事件，它能够导致孕产妇意识减退或消失（可能致死）。所有妇女应当常规采用产科早期预警评分表进行评估，从而达到早期识别重病妇女的目的。在某些情况下，尽管孕产妇危象的发生没有任何先兆，但是某些现存的危险因素能够使之更易发生。因此，对于具有此类明显危险因素的孕产妇，其产前保健需要多学科配合并制订相应的妊娠期及产期管理方案。

造成孕产妇危象的原因很多，有妊娠相关的疾病，也有与妊娠无关的，还有可能是妊娠前的某些疾病。妇女危象常见的可逆原因可以用4个T和4个H来记忆（表13-1），该表由英国复苏理事会采纳应用。对于孕妇，还应加入子痫及颅内出血这两个原因。

出血是最常见的孕产妇危象的原因。在多数大出血的危象患者中，该原因是显而易见的，但是隐匿性的出血也不应被忽视，如剖宫产的术后出血。其他罕见的隐匿性出血还包括脾动脉破裂和肝脏破裂。

在英国，血栓栓塞是最常见的孕产妇死亡的原因。合理应用血栓预防措施能够改善孕产妇发病和死亡，但是临床风险评估和预防仍有待加强。

羊水栓塞的危象表现发生在分娩或是分娩后30min内，具体为急性低血压、呼吸窘迫和急性缺氧，同时还可能伴发抽搐和心搏骤停。疾病的进展分为不同的阶段：最初，肺动脉高压继发于胎儿成分或血管收缩造成的血管闭塞。通常情况下肺动脉高压后，左心室功能紊乱随后产生。产后大出血常常导致凝血功能障碍，其病理生理学过程类似于过敏反应或重症脓毒症。在临床上诊断孕产妇危象，羊水栓塞往往是推测的原因之一，而明确诊断则需

表13-1 妊娠期/产后危象的可逆性原因

可逆性原因		妊娠期使动因素
4个H	低容量血症	出血，脓毒性或神经源性休克
	缺氧	围生期心肌病，心肌梗死，主动脉夹层瘤，大血管动脉瘤
	低钾血症/高钾血症（及其他电解质失衡）	无更多原因
	低体温症	无更多原因
4个T	血栓栓塞	羊水栓塞，肺栓子，控死栓子，心肌梗死
	毒性	局部麻醉，镁剂，其他
	张力性气胸	创伤后/自杀未遂
	心脏压塞	创伤后/自杀未遂
子痫和先兆子痫		含颅内出血

（改编自 妊娠期及围生期孕产妇危象.妇产科皇家学院绿顶指南第56篇，2011年1月）

要通过尸检才能得出。

心脏病在2006–2008年曾是孕产妇死亡最常见的整体原因。大多数因心脏病死亡的孕产妇并未发现相关病史。主要的心源性死亡原因包括心肌梗死、主动脉夹层以及心肌病。妊娠期原发性心搏骤停十分罕见，并且大多数心脏事件具有前驱症状和体征。主动脉根部夹层可表现为胸部正中或肩胛间疼痛以及脉压差增大，主要继发于收缩期高血压。若患者出现新的心脏杂音，则必须立即将其转至心内科就诊并执行适当的影像学检查。先天性和风湿性心脏病发病率的升高源于先天性心脏病治疗手段的进步以及外来移民数量的增加。其他心源性因素包括冠状动脉夹层、急性左侧心力衰竭、感染性心内膜炎及肺水肿。

菌血症，起病时可不伴有发热或白细胞计数升高，能迅速进展至重症脓毒症以及脓毒性休克从而导致危象的发生。产科最常见的菌群为A、B及D群链球菌，肺炎球菌及大肠埃希菌。

药物毒性/过量是在所有危象病例中都应该考量的因素，并且医务工作者应时刻铭记不正当用药所致的药物过量是潜在的院外危象患者的成因。在产科中，治疗剂量的药物所产生的毒性往往来源于用药或操作失误，如硫酸镁应用于有肾损害的患者，以及局部麻醉药物误入血管。药物的影响最初为酒醉感和晕眩，继而进入抑制状态，出现口周麻痹和抽搐。毒性较重时，患者可出现抽搐。静脉注射药物时抽搐及心血管危象的发生极其迅猛。局部麻醉药物的全身吸收所产生的毒性往往在注射药物一段时间后才显现出来。严重的毒性反应包括意识的突然丧失，伴有或不伴有强直阵挛发作及心血管危象。

子痫作为孕产妇危象的原因通常在患者住院期间就能被发现，因为子痫前期往往诊断明确并且能观察到惊厥的发作。颅内出血是不受控制的收缩期高血压显著的并发症，但是它同样也可以来自动脉瘤破裂以及动静脉畸形。患者可能因孕产妇危象就诊，但剧烈的头痛往往是前驱症状。

过敏反应所造成显著的血管内容量重分布能够导致心输出量的减少，继而引起急性心室衰竭及心肌缺血。上呼吸道梗阻继发于血管性水肿，支气管痉挛以及气道黏液栓，这一切加剧了缺氧以及通气障碍。常见的发病因素有多种药物，乳胶，动物过敏原和食物。

其他孕产妇危象的原因还有低血糖及其他代谢/电解质紊乱，还有造成缺氧的其他原因如吸入异物所致的气道梗阻、空气栓塞、张力性气胸以及继发于创伤和低体温症（罕见）的心脏压塞。

在英国，孕产妇危象的处理遵循英国复苏理事会的A、B、C标准原则：气道（airway）、呼吸（breathing）和循环（circulation）。气道应立即开放，采用带球囊的气管内导管插管并补足氧气供应。氧袋及面罩通气应持续进行至插管完成。气道开放后仍无自主呼吸时，应立即对患者进行胸外心脏按压。同时，迅速植入两根大口径动静脉管道以便积极采取容量复苏疗法。有经验的操作者能够通过腹部超声辅助诊断隐匿性出血。用于电除颤的能量水平应与非妊娠患者的设定保持一致。正常情况下不需要改变药物及其剂量的算法。人们一致认为，在孕产妇心肺骤停复苏的过程中应至始至终关注可逆的病因。如果产妇在心肺复苏3min后仍未恢复心输出量，则应采取剖宫产取出胎儿，从而更好地施行复苏术以及挽救胎儿。直到产科顾问医师、麻醉顾问医师与心搏骤停抢救小组成员一致认为抢救无效，方可停止心肺复苏。在抢救的早期应有高年资医生的参与。所有孕产期危象病例都应记录在临床事件表中，其护理方案应经过临床管理程序的审查。所有孕产妇死亡病例都应向孕产妇及儿童咨询中心（CMACE）汇报。

产后避孕

有关避孕的宣教最好在产妇出院前完成，然而远期的随访更为重要。宣教时应提及所有避孕方式，如授乳期闭经避孕、避孕套、子宫帽、仅含孕酮的避孕药，黄体酮植入物或注射液（depo-provera）、宫内避孕器械如铜环或左炔孕酮缓释装置（mirena）。宣教应提及适应证和禁忌证，以及每种避孕方式的风险和益处。

避孕套是产后避孕的首选。它成本低廉，鲜有不良反应。在性伴侣的配合下，避孕成功率高达95%，同时还能提供针对性传播疾病的保护。铜环宫内避孕装置的流行是因为其长达5年的使用寿命。左炔孕酮缓释装置对有月经过多史的妇女避孕效果较好。宫内避孕装置的植入时间通常在产后第6周，即子宫恢复至正常大小之后。

处于完全母乳喂养中的女性禁用复方口服避孕药，因为药片中的雌激素会抑制泌乳。而仅含妊娠酮的避孕药及注射用/可植入式妊娠酮避孕药对于完全母乳喂养的妇女是安全有效的。考虑到避孕药潜在的不良反应或不规则出血的威胁，用药通常始于产后6周。但如果意外妊娠的风险过高，亦可产后立即开始服用避孕药。

新生儿问题

胎儿经过产道时将经历一段缺氧的时期，因为胎儿在胎盘中的气体交换会因为宫缩的关系而被打断，这一段缺氧的时间平均为50～75s。尽管绝大多数胎儿能够很好地耐受这一过程，但那些极少数无法耐受的胎儿出生后则需要在帮助下才能建立正常的呼吸。新生儿生命保障就是用于提供此类帮助的，它由如下因素组成：擦干并包裹新生儿的身体以保暖；评估采取干预措施的必要性，开放气道，向肺部充气，人工呼吸，胸外按压以及很少采用的药物治疗。

如果胎儿在宫内能够耐受一定程度的缺氧，那么出生后它将尝试自主呼吸。如果胎儿持续缺氧，最终它会失去意识。再过一段短暂的时间，胎儿的呼吸中枢会因为缺氧而停止工作，而它所处的状态被称为原发性呼吸暂停。此时此刻，胎儿的心率并未变化，但是不久之后就会下降至约正常心率的一半，因为这时的心肌进入了厌氧代谢状态：一种效率低下的能量代谢方式。同时，非重要脏器的血流减少，用以维持重要脏器的血供。厌氧代谢的副产物乳酸的释放，导致了胎儿体内生化环境的进一步恶化。

如果缺氧状态持续下去，原始脊髓中枢将激发痉挛（喘息引起的全身抖动）。如果喘息仍然不能使肺部充气，新生儿则进入继发性呼吸暂停，即终末呼吸暂停。此时，尽管循环仍未停止，但是终末呼吸暂停将进而造成心功能受损。最终，由于缺乏有效通气，心力衰竭，继而造成了婴儿的死亡。

由此可见，婴儿在窒息的过程中其有效循环能够支持它度过原发性呼吸暂停以及喘息期，甚至支撑到终末呼吸暂停发作后。窒息新生儿最迫切的需求是肺部的有效通气。一旦婴儿有了充足的循环供给，含氧血将随后由通气的肺部运送至心脏。心率的回升将给大脑输送富氧的血供。随后，负责正常呼吸的神经中枢多半能够再次工作，婴儿也将恢复活力。在绝大多数情况下，仅通过向肺部充气就足以恢复婴儿的循环至正常状态。但在少数情况下，由于心功能受损严重，循环系统不足以将肺中的含氧血输送至心脏，此时就需要对婴儿进行胸外按压。更罕见的情况是，肺部通气及胸外按压仍无效，则可能需要应用药物来恢复循环系统的工作。然而最后这一类婴儿的预后堪忧。

大多数足月出生的婴儿不需要进行复苏，他们通常能有效地从胎盘呼吸过渡到肺呼吸的状态并稳

ABC 检查新生儿

对于新生儿的检查，其目的主要是明确父母所关心的问题以及各种风险（如围生期病史/家族史），让父母放心并提供婴儿保健建议（如避免婴儿猝死综合征，疫苗接种）。理想的时间为产后24～72h，但是产后6h到7d之间也可。

在对婴儿进行体检时应脱去其衣物。观察其体型和机敏程度，以及面部特征和肤色。听心音，触摸前囟及骨缝。检查他们的耳/眼、鼻/口（包括腭部）、颈部（包括锁骨）、手臂和手掌、腿部和足部以及生殖器和肛门。行腹部触诊，感受股动脉波动。将婴儿转至俯卧位并检查其背部和脊柱。将婴儿转至仰卧位并检查其臀部。测量头围并详细记录。

定下来。只要注意新生儿保暖以及断脐带之前耐心观察，人为干预几乎可以避免。但是有些婴儿在出生时必然会遭受应激或损害，而那时就需要对其进行复苏。值得注意的是，对于早产儿来说，尤其是妊娠龄30周以下的，则又是另一番情况。大部分此类婴儿在分娩时是健康的，而他们在这一过渡状态中（胎盘呼吸到肺呼吸）也都可以借外力以获益。在这一情况下的干预通常仅限于保持婴儿的健康，故也被称为新生儿的稳定。

进行常规产后随访

产后期标志着女性生活中一个重要的转折点。产后护理由住院期间一直延伸到社区及家庭之中，并且由不同的护理人员提供。产后期母婴护理目的包括提供产后休养，加强母子依恋关系，建立母亲的自尊。以家庭为单位的护理体系应当鼓励，其中的风险需探明并进行合理地控制。同时要采取措施预防、发现并处理产后抑郁。

社区内大部分女性的护理工作由社区的助产士及全科医师进行。如果一名妇女回医院复诊，她要么是去咨询她在妊娠期间、生产、分娩或产后期所发生的并发症，要么就是因为如糖尿病或高血压等身体状况问题就诊。医师可以利用患者复诊的机会与其沟通生养规划和避孕事宜，以及进行宫颈筛查。有关妇女妊娠及产后需求的信件应当及时寄出，这有助于全科医生更好地了解其具体情况。而且这些通信交流在多数情况下可能是医院与社区服务沟通的唯一纽带。理想的母体保健应尽量覆盖妇女的整个生育期，而不是仅仅关注妊娠阶段。

基本信息

生理学改变

- 子宫复旧
- 恶露排出
- 内膜再生
- 心输出量减少
- 首周体液丢失2L

内分泌改变

- 雌激素/黄体酮下降，催乳素上升
- 未检测到人绒毛膜促性腺激素10d

泌乳和哺乳

- 初乳
- 乳汁流量 2～3d
- 哺乳过程，泌乳抑制

心理学改变

- 产后抑郁（见第14章）

产褥期发热

- 生殖道感染
- 尿路感染
- 乳房感染
- 切口感染

14

第14章

妊娠期精神疾病

原著者 *Margaret R. Oates*　　翻译 贺欣然 审校 陈 倩

学习目标

经过本章的学习，您会掌握：

知识点

- 理解常见的产前和产后精神疾病及其管理
- 讨论产后情绪障碍的病因学和发病
- 描述常见临床综合征的表现和诊断
- 区分正常产后情绪变化的临床特征（“蓝调”）与病态的情绪障碍
- 列出妊娠期精神疾病的预防和管理策略

临床能力

- 妊娠期和产褥期精神疾病的风险

专业技能和态度

- 考虑精神类药物与母乳喂养的问题
- 考虑妊娠期精神疾病对社区、家庭和孩子的影响
- 反思妊娠期精神疾病引起的孕产妇死亡

概述

产妇心理健康与产科医师的相关性

精神障碍是产妇发病率和死亡率的主要原因，在英国和其他发达国家造成高达25%的妊娠期和产后1年内的孕产妇死亡。

分娩是影响女性精神健康的重大危险因素，比女性人生中其他任何时期的危险性都大。产后早期严重的情绪（情感）疾病的发病率上升伴随着自杀风险的增加（框14-1）。

! 既往有严重的情感疾病的女性，即使在几年内和妊娠期都控制良好，仍然在产后几周内有50%的复发风险。

在妊娠早期，女性精神疾病的发生率和程度与同龄女性是一样的。妊娠期精神疾病会导致治疗困难并影响妊娠结局和胎儿及新生儿的发育。目前患有精神疾病的女性可能正在服药，妊娠期可能导致复发，可能会影响疾病的治疗；继续用药可能影响胎儿发育。产科医师可能需要给出医疗建议并进行风险效益分析。

很大一部分接受产科服务的女性有心理健康问题。其中大部分会痊愈但将来患者需要积极治疗的严重产后疾病的风险会增加。

严重精神疾病有有效的治疗方法，而产后出现的情绪失调的预后是很好的。然而，如果未经处理或检查延误、疾病可能会持续相当长的一段时间对家庭生活和婴儿产生不利影响。

围生期精神病

围生期精神病是国际公认的概念，是指妊娠，

框14-1 与分娩有关的精神疾病

- 15%的抑郁
- 10%的重度抑郁疾病
- 4/1000住院
- 2/1000精神病

分娩和产后阶段的精神疾病。

围生期精神疾病包括：

- 既往健康的妇女新发疾病。
- 既往有相关病史但在一段时间内控制良好又复发的疾病。
- 正在患病或未完全康复的女性疾病复发或恶化。

围生期精神病学也关心产妇疾病和治疗对发育中的胎儿和新生儿的影响。

围生期精神疾病专业机构是为了满足妇女的特殊需要而建立的，与产科服务机构的联系十分密切。

产前精神疾病

产前精神疾病很常见，在妊娠时的发病率为15%～20%。在妊娠初期，精神疾病的发生率和程度与同龄非妊娠女性相同。因此，产科工作者可以见到女性学习障碍、物质滥用、精神分裂症、双相情感障碍、抑郁症、强迫症和焦虑状态，这些女性很可能正在接受药物治疗。妊娠早期应该询问女性既往精神病史以及目前的精神健康情况和用药。

随着焦虑症和抑郁症发生率的上升，妊娠期精神疾病的发生率略有增加。在妊娠期严重精神疾病的发生率降低，与产后形成鲜明对比。

轻–中度精神疾病

轻度和中度抑郁症和焦虑状态发生在约15%的妊娠中。

发病率和患病率在妊娠早期最高，随后降低。然而如果在之后仍然存在则疾病将在产后持续存在和加重。

这可能与社会环境和对妊娠的担心有关。女性可能在妊娠前已经处于抑郁状态。妊娠早期停用抗抑郁药物可能导致至少50%的复发率。

抑郁症和婴儿发育障碍有关。

焦虑是产前抑郁症的重要表现，相关证据表明，妊娠期明显焦虑与早产、产后抑郁以及婴儿发育异常等相关。

处理

许多女性在妊娠早期的轻度抑郁和焦虑将随着妊娠的进展而改善。但有些不会并需要干预。心理治疗如自助引导、咨询和认知行为疗法对轻度至中度抑郁和焦虑比抗抑郁药物更有效。再考虑到可能对妊娠产生影响，因此对新发的轻度至中度产前抑郁症和焦虑状态不建议使用抗抑郁药。首先可以进行2周的观察。如果症状持续，则应该与其全科医师和社区助产士合作安排心理治疗。

困扰产科医师和全科医师的一个常见问题是生病或停药后抑郁或焦虑的复发。最常用的抗抑郁药是SSRIs类药物，如氟西汀。突然停止抗抑郁药物可能会导致严重的焦虑和惊恐发作及随后的抑郁症复发。这些女性会痛苦，担心继续用药对妊娠的影响但也不敢停药。虽然有对SSRIs的担心，但其绝对风险很小。对于这些女性危害最小的替代治疗方案，可能是重新开始用药并在更长的时间里缓慢减量至停药，同时安排心理治疗。而一些女性可能需要继续抗抑郁药物治疗。

严重的精神疾病

精神分裂症、情景性精神病和双相情感障碍在妊娠期间的发病率低于其他时期。与之形成鲜明

! **然而如果妊娠发生在患病2年内，疾病控制不佳或依靠药物维持，那么在产前，尤其是在停药的情况下疾病复发风险是相当大的。妊娠期精神病是精神病学的急症，会严重影响孕产妇和胎儿的健康。必须平衡药物对胎儿发育的潜在副作用与孕妇疾病复发风险对胎儿健康的影响。**

对比，产后严重的情感疾病的发生率明显升高。然而，这些疾病在妊娠期间的患病率与同龄女性一样。

已经停止治疗并完全康复超过2年的女性在产前的复发率不会增加。但在产后早期有50%的复发风险。即使对于已经痊愈多年的女性，在妊娠期间安排精神科随诊以及制订围生期治疗方案也是至关重要的。

如果其妇受孕前2年发病或需要维持药物治疗，则产后不佳。如果停药方剂急性发作的可能性是存在的。

处理

应该认识到2年之前患严重的精神疾病和目前控制良好的女性患产后疾病的风险仍然很高。应该制订一个围生期管理计划，包括告知孕妇、她的家人和卫生专业人员疾病复发的早期迹象，并密切监测产后6周的情况。考虑让产科医生参与她的产前保健，但除此之外没有特殊的处理。

近期患有严重精神疾病或正在服用药物的女性是产前和产后复发的高危人群。产前复发的风险在妊娠后半期最大。他们应该由产科和精神科共同管理，让产科医师参与会诊。在理想情况下她们应该在医生的建议下妊娠和选择药物。然而，在现实世界中，50%的妊娠是非计划妊娠。她们可能会出现在妊娠早期服用她们平常所用的药物。产科医师特别关注的是抗精神病药物和情绪稳定剂。

几乎没有证据显示，新型最常用的非典型抗精神病药物如奥氮平、利培酮等对妊娠的影响。然而，不利影响的绝对风险可能很小。应该平衡减药或停药导致的高复发风险。一般来说，妊娠期间抗精神病药物应该继续。产科方面应特别注意妊娠糖尿病和静脉栓塞的风险可能增加。

用于控制和维护双相情感障碍的心境稳定剂则不同。只要可能就应该在妊娠前停药，必要的话可以用抗精神病药物替代。

抗癫痫药物，尤其是丙戊酸钠，正越来越多地作为心境稳定剂在双相情感障碍中应用。这类药物是致畸性的，与神经系统结构和功能发育异常相关，应该在妊娠后立即减量，缓慢撤药并寻求一种有效的替代品。

妊娠期间复发或急性发作是紧急事件，应当寻求高年资精神科医师的帮助，最好是围生期精神病专家。如果在妊娠晚期需要在精神科住院，应该去专门的母婴部门。

妊娠期精神病药物

至少10%的女性在妊娠初期将服用精神药物，通常是抗抑郁药但有时是抗精神病或心境稳定剂。

除了情绪稳定剂，抗抑郁药和抗精神病药物的不良反应的证据是新近报道的而且尚不一致。绝对风险可能很小，而且需要平衡已知的停药风险和疾病复发对母儿健康的影响。

明确列出抗精神病药是“安全”和“不安全”是不可能的。读者应该在给出医学建议和开处方之前查阅最新的系统评价。

抗抑郁药

单胺氧化酶抑制药（MAOIs）

这类药物现在很少使用。在妊娠期不应使用，因为可能与某些食品和镇痛药相互作用。

三环类抗抑郁药（TCAs）

这类药物已经应用了40年，包括阿米替林、丙咪嗪、氯丙咪嗪和多虑平（dothiepin)。通常的治疗剂量是每天150mg，允许增加25mg的剂量。除氯丙咪嗪之外，没有证据表明TCAs与胎儿结构和功能畸形、妊娠早期流产、宫内生长受限或早产相关。

氯丙咪嗪可能与SSRIs具有相同的增加有关心脏异常的风险，在妊娠期应小心使用。

TCAs在分娩前足量使用会导致新生儿的戒断症状，包括神经过敏、抽搐（很少）、低血糖、低体温和喂养困难。然而这些影响是很短暂的。

许多实践者会考虑在分娩前减少剂量。然而，对于严重抑郁的女性减少药量可能导致复发。在这种情况下应该考虑在足月或近足月时终止妊娠。

目前指南支持妊娠期使用TCAs

如果在妊娠期由于有“生物学”症状的严重的抑郁症需要使用抗抑郁药物，推荐的方案是50mg的丙咪嗪或阿米替林，每隔几天增加25mg直到到达150mg的治疗剂量。

TCAs的副作用包括口干、视物模糊，有时有排尿困难。TCAs尤其是度硫平过量时具有心脏毒性。TCAs不应该开给有自杀风险的患者。

选择性5-羟色胺再摄取抑制药（SSRI）

这是最常见的处方抗抑郁药。它们包括氟西汀、帕罗西汀、舍曲林、西酞普兰。

SSRI，尤其是帕罗西汀，与心脏畸形相关，特别是室间隔缺损。证据是最近报道的而且结论不一致，但这种担心已经致使英国和美国药物管理局反对在妊娠期使用帕罗西汀。SSRI类药物可能与早期妊娠丢失风险增加，胎儿生长受限，早产和新生儿肺动脉高压相关。

分娩前使用SSRI对新生儿有害的证据更加充分。早产婴儿尤其易感，新生儿风险包括进食困难、低血糖和低体温。然而，这些都是暂时的。

尽管这些相对风险可能增加，但绝对风险是很低的（除了新生儿compromise以外）。

目前指南支持在孕期使用氟西汀和舍曲林

一些临床医生建议在分娩前停用SSRI。然而，这可能会损害严重抑郁症妇女的管理，此时可考虑在密切监护新生儿的情况下终止妊娠。

5-羟色胺-去甲肾上腺素再摄取抑制药（SNRI）

这些药物的安全性缺乏证据而考虑到肺动脉高压的风险，这类抗抑郁药不应在妊娠期使用。

抗精神病药物

有两大类，使用时间较长的典型的抗精神病药物如氯丙嗪、甲哌氟丙嗪、氟哌啶醇和植入式长效抗精神病药物如Modecate和更新的非典型性抗精神病药物如奥氮平、喹硫平、利培酮。这些药物用于治疗和维持精神分裂症、情景性精神病和双相情感障碍。停药导致接下来的6个月疾病复发的风险明显增加。两组的抗精神病药物同样有效，但副作用和可接受性不同。

老的典型抗精神病药物

这些药物使用了40年。没有证据表明它们与胎儿异常或早期妊娠丢失相关。然而，这类药物使用的指征——精神分裂症，与不良妊娠结局相关，包括早产、剖宫产率上升、孕产妇和新生儿死亡率及新生儿神经发育异常。

抗胆碱能药物用于抵消典型抗精神病药物的锥体外系副作用，妊娠期间不能常规使用。

特别是氯丙嗪导致的直立性低血压，可引起跌倒和理论上的胎盘功能减退。

如果患者在典型的抗精神病药物治疗下控制良好，药物在妊娠期间不应改变。但应该对母体镇静药物引起的新生儿戒断症状保持警惕。

目前的建议是经典抗精神病药，可以在妊娠期使用。但植入式长效注射液如Modecate由于剂量调节困难应该避免使用。

新的非典型抗精神病药物

这类药物对妊娠的影响的证据资料比老的典型抗精神病药少。没有证据表明，这类药物与胎儿结构或功能异常相关，但停药后母体疾病复发的风险是真实存在的。

有一致的证据表明非典型抗精神病药物，尤其是奥氮平与妊娠糖尿病和快速、大量的体重增加相关；也有关于静脉栓塞风险增加的担忧。使用非典型抗精神病药物的孕妇应由产科医生严密监测，应该对母体镇静药物引起的新生儿戒断症状保持警惕。

目前的指南建议，妊娠期间可以使用非典型抗精神病药物。氯氮平是例外，它是用来治疗难治性精神分裂症的，在妊娠期间不应使用。

所有抗精神病药物的不良反应都是剂量相关的。因此应该给予最低的有效剂量。坚持用药可降低疾病复发的风险避免急性发作时更大量药物的使用。

情绪稳定剂

碳酸锂和抗癫痫药物（AEDs）主要是丙戊酸钠钠和丙戊酸钠（丙戊酸钠R）用于女性双相情感障碍的治疗和维持。

锂与各类心脏畸形的发生风险增加相关，风险是1/10的妊娠暴露，它尤其增加法洛四联症的风险，但这种罕见的畸形的绝对风险值很低。理想情况下服用锂剂的妇女应该接受妊娠对其精神健康的影响的咨询建议，以及妊娠前停用锂剂的影响。如果一个女性在妊娠时服用了锂剂，应遵循以下指南：

- 如果患者已经控制满意超过2年，锂剂应该在精神科医师监测下缓慢撤药，每2周减药200mg。需要密切监测任何复发的证据，一旦复发应使用抗精神病药。
- 如果她最近有发病或在上一次停用锂剂后出现复发，那么继续应用最低剂量的锂剂维持有效的血药浓度则是危害最小的替代方案。
- 妊娠22～24周时需要安排三级超声扫描寻找胎儿心脏畸形。

理论上讲，锂剂可以在妊娠中期使用。但妊娠晚期的使用还是有疑问的。母体血清药物水平会降低但胎儿体内水平会与之平衡，胎儿对锂的清除率低于母体。锂剂在妊娠晚期与胎儿甲状腺功能减退和羊水过多有关。分娩时，由于生理性利尿，母体血清锂水平会突然升高至中毒水平，可能出现胎儿锂中毒。妊娠期使用锂剂是一种高风险的策略，需要产科医生和精神科医生的密切合作。在妊娠晚期需要每周检查血清锂水平。孕妇需要在足月前住院，以便于在分娩前10天停药。如果孕妇在服用锂剂的同时动产，需要立即停药，持续水化和利尿，开放静脉通道。需要通知新生儿科医生。

抗癫痫药

所有AEDs（可能除了拉莫三嗪之外）与胎儿畸形尤其是神经管缺陷风险增加有关。丙戊酸钠的风险高于其他AEDs，尤其是神经管缺损、神经发育延迟和学龄儿童认知功能受损的风险。药物暴露后8%～15%的妊娠会受到影响，取决于剂量和联合用药。

丙戊酸钠和丙戊酸半钠（depakote）被广泛用作心境稳定剂。现在人们不再认为癫痫本身与这些风险增加有关，而是普遍接受这些风险与抗癫痫药物有关。处于精神病原因时丙戊酸钠会有相同的风险。

目前癫痫、双相情感障碍和产前心理健康的指南建议，不应对生育年龄的妇女使用丙戊酸钠，除非没有有效的替代品。

如果一个女人怀孕时服用丙戊酸钠，可以参考下面的指南。她应该尽快咨询产科医师和精神病学家，由两者协同管理。

药物剂量应减至每天800mg或更少。每日长效制剂应改为每日2～3次的剂型以减少对胎儿的“脉冲”。应该安排最早的排畸检查并告知超声检查者胎儿的药物暴露。丙戊酸钠应该缓慢停药，如每2周减药200mg，如果有必要由抗精神病药物所取代。

密切监测是必需的，因为疾病有复发的可能。

产前筛查

产后精神病唯一可靠的阳性预测值高的高危因素是产后和其他时间疾病发作的病史。

> ✔ **应该在早孕期询问评估孕妇的精神疾病史以及与其他疾病不同的严重疾病。**

至少50%的有既往双相障碍、严重抑郁症、严重产后抑郁或产后精神病史的女性会发病。

既往有严重精神疾病的女性应该进行妊娠期精神病学评估和制订围生期治疗计划。产后疾病可能在产后几天内突然出现，程度重并且迅速恶化，对其进行预防性治疗可能获益。密切监测和管理是需要的。一个管理计划可以帮助早期发现，促进治疗以及防止治疗延误。

应该询问女性双相情感障碍或严重的抑郁症家族史以及是否有女性亲属患有产后疾病。

双相情感障碍的家族病史是产后精神病的风险因素。风险约为3%（一般妊娠的人口比例为0.2%）。如果家族史是产后疾病那么风险更高；但94%～97%的女性不会患病。除非孕妇十分焦虑否则阳性家族史不一定要转诊至精神科。但应该保持警惕，如果产后出现症状应该降低担心的阈值。

应该在妊娠初期询问药物滥用问题。

药物滥用者应该转诊至有专科的助产士和药物成瘾机构。她们不适合由专科的围生期精神卫生服务机构或一般成人服务或全科医师进行管理。

女性应该在妊娠初期被问及她们当前的心理健康情况，在之后也要被询问2次。

建议使用Whooley问题：

1.在过去的1个月里你经常被情绪低落，烦恼无望或沮丧所困扰吗？

2.在过去的1个月里你经常被对做事情没有兴趣或乐趣而困扰吗？

3.你觉得你为此需要或希望得到帮助吗？

风险筛查

爱丁堡产后抑郁量表（环保署）常由助产士在产前使用。在妊娠期不推荐常规使用。这是一个筛选工具而不是诊断工具。

除非有既往病史，否则阳性预测值很低。不推荐对产后抑郁症进行风险筛查。假阳性率限制了其临床和成本效益。

产后精神疾病

正常的情感变化

正常分娩后，许多人觉得兴奋、高兴、健谈，有睡眠困难。虽然这种情况是正常的，但母亲有做的太多而精疲力竭的风险。

忧郁

产后第3～10天，大部分人会经历48h的情绪不稳、哭泣、疲惫、焦虑、易怒、小题大做和担心。最常见的是在5d发生。类似的感觉可以在接下来的6～8周定期复发，特别是如果宝宝难照顾和缺乏睡眠。

“忧郁”是正常的，但对于一个没有心理准备的女人来说可能是很痛苦的。这种情况不需要治疗，但理解、解释和安慰是必要的。如果有抑郁症的风险，助产士保持警惕直至情况缓解。

产后精神障碍

所有的精神疾病均可以出现在产后。产后情绪障碍在产后复发风险升高。本章将介绍其特有的临床特征和预后。

病因学

所有女性都容易发生产后情绪障碍。分娩导致角色、期望和关系的重大改变。产后会出现生理、物理和神经内分泌变化，适度的焦虑和情绪不稳定及睡眠不足。

那些关系紧张，有社会经济困难，家庭暴力，有性虐待及生过有病的孩子或丧子的更加易感。

产后精神病和严重的产后抑郁症的病因被认为是遗传和神经内分泌因素。在严重的情绪障碍遗传易感性的基础上伴随特定的产后诱因。目前认为是异常的多巴胺和5-羟色胺受体敏感性和产后雌二醇的突然下降。

社会–心理因素是轻度至中度疾病最重要的病因，而遗传和神经内分泌因素是严重的精神疾病的主要病因。

产后精神病

这是最常见和最严重的产后疾病，在各年龄、背景、文化和国家产后女性中的发生率是2/1000。在初产妇、高龄产妇和在生过一个孩子后紧急剖宫产的女性中更加常见。高危因素包括双相障碍家族史，母系产后精神病家族史和既往双相障碍、分裂情感性障碍或产后精神病发作史（框14–2）。

约50%的有双相情感障碍或产后精神病史的女性会发病。有这个危险因素的应该在妊娠期进行评估和监测，并在孕妇同意的情况下在产后进行预防性治疗。

该疾病的特点：

- 产后早期几天突然发生，每天加重。
- 50%在产后第1周发生，大部分在产后2周，几乎全部发生在产后3个月。
- 精神病、妄想、恐惧和困惑，困惑和不安，有时幻觉。
- 激动和严重的骚动

在疾病的早期，表现频繁变化，通常被称为“急性未分化性精神病”。随后更像是双相情感障碍。约30%的人以躁狂为主，其余的通常是躁狂和以抑郁为主的症状的混合。

框14–2　产后精神病

- 管理问题
  - 与婴儿一同住院
- 危险因素
  - 家庭/个人史
  - 紧急剖宫产
- 起病急骤，80%在3～14d
- 临床表现变化迅速
- 积极治疗
- 下次分娩的风险是1∶2
- 99%是躁狂抑郁/精神分裂
- 预后良好

处理

在一个母儿病房急诊住院通常是必要的。这些女性不应该住进一般的成人精神病病房。需要有专业的医疗和护理。婴儿与母亲住在一起不仅是出于人道的考虑，更是有助于母亲的治疗和确保良好的母婴关系。

这类疾病对治疗很快会有反应。可以使用抗精神病药物、抗抑郁药物和心境稳定剂，有时还可应用电休克疗法（ECT）。完全缓解的病人预后很好。

由于自杀风险升高和行为障碍导致的意外伤害，产后精神病可能危及生命。不吃不喝不就医可能对产妇的身体健康产生危害，还有可能暂时无法照顾孩子。

治疗需要在恢复后持续一段时间，因为最初几周的复发风险很高，特别是原本躁狂的产妇可能复发而陷入抑郁状态。

再次妊娠的复发风险至少是1/2.因此病人应该在下次妊娠早期就诊和制订好治疗方案。

预防

一级预防

有证据表明，对于有既往病史的患者尽快启动锂或抗精神病药物可以减少患病的风险。然而，对于极早期发病的人很难达到药物的治疗水平。

二级预防

与一级预防一样，二级预防包括确认双相情感障碍和产后精神病病史，制订围生期管理计划旨在早期发现和及时干预。

产后抑郁症

虽然常被称为“产后抑郁症”，但这并不是一个疾病而是一系列不同程度的抑郁症亚型。产后抑郁症的临床表现与其他时间的相似，但会增加一些与妊娠相关的特征。总体来说在所有新任母亲中的发生率是10%。

严重产后抑郁

在分娩中的发生率是3%。重要的危险因素是既往严重抑郁症史和家族史，尤其是产后发病的家族史。可能存在社会心理因素。但严重PND可发生于各种背景和处境的女性。既往死产或新生儿死亡与不孕、体外受精和妊娠期严重焦虑可增加患病风险。

疾病在产后最初的2周逐渐发生，但在产后3个月内加重和表现出来。发病常与实际支持的撤离相关（丈夫回去工作，祖母回家等)。

早晨情绪更糟，动作缓慢，注意力受损和应对困难这些晨起的典型症状可能会被新任母亲的各种任务所掩盖。

患有严重产后抑郁症的女性会有负罪感，觉得自己毫无价值，缺乏乐趣和缺乏主动。她们常常沉浸于深深的担忧和极度的焦虑中（框14–3)。不由自主的强迫性的担心自己的孩子受到伤害以及恐慌是很常见的。有时她们专注于分娩的过程，可能会有一些产科创伤后应激障碍的表现。

处理

有严重产后抑郁症的女性能迅速恶化。早期发现、及时评估和治疗是必要的。

治疗主要是抗抑郁药物和心理支持。如果疾病程度重或有自杀倾向，入住母儿病房可能是必要的。疾病的预后良好，在8周内恢复。治疗需要持续至少6个月。然而，尽管通常来说可以获得完全康复，但再次分娩再次发病的风险是1/2。

轻中度产后抑郁

这是最常见的产后疾病。最重要的危险因素是社会心理因素。

症状不那么严重，也没有迅速恶化和加重的趋势，可能时好时坏。她们常在有人陪伴时感觉更好，而孤单时变得糟糕。她们可能没有经典的睡眠障碍，丧失活力和快乐，但尽管如此，她们可能会因无法从孩子那里获得快乐和享受而感到痛苦（框14–4)。焦虑是一个突出的特性。

处理

更严重的病例可能从专门的围生期精神服务机构获益。程度不太严重者可能会从来访的健康服务者，社会支持和自我帮助组织获益。

如不及时治疗，2/3的患病女性会在产后6个月症状加重，即使已经返回工作。经过治疗后大部分会迅速改善。

对孩子的影响

慢性的未经治疗的产后抑郁症带来的社交困难

框14–3 严重的产后抑郁症

- 显著的内疚/无价值感
  - 反常
  - 深沉的忧虑和强迫思想
  - 焦虑
- 在产后前2周发病
  - 产后逐渐发生
- 处理
  - a抗抑郁药/心理辅导
- 两个高峰：2～4周，10～14周
- 良好的预后
- 早期表现
  - 往往因为不典型而错过
- 再次分娩风险为1∶2

框14–4 轻度产后抑郁症

- 大多数有育儿问题
- 对“危险”易感
- 第一周起病隐匿
- 不开心和容易哭泣，如抑郁
- 其他症状：
  - 焦虑
  - 恐惧症
- 持续存在3个月至1年
- 可以理解
- 处理
  - 辅导
  - 社会支持

会在很多年内影响婴儿的社交、情感和智力发展。母亲的及时有效治疗对孩子至关重要。加入母婴关系帮助可能是必要的。

预防

二级预防

早期发现和及时干预将降低疾病的持续时间和严重程度。

一级预防

没有证据表明产前筛查产后抑郁症的高危因素或产前心理干预可预防产后抑郁症的发生。但对有风险者进行常规的产后健康专家来访已经被证明可以减少产后抑郁症的发生率。没有证据表明，预防性抗抑郁药物可阻止产后抑郁症的发生。

激素

有证据表明，经皮雌二醇（100～200mg，每周2次）能预防和治疗非精神病性产后抑郁症。雌二醇可能是作为一种抗抑郁药物。此时使用雌二醇的担忧包括它不被推荐作为一线治疗，也没有注册这一用药原因。没有证据表明，孕激素能预防或治疗产后抑郁症；有证据表明，孕激素可能会加重抑郁症状，故不推荐使用。

精神药物与母乳喂养

婴儿长大、体重增加一些后，尤其是加入固体食物后，母乳中任何母体药物的含量与婴儿体重的关系均减弱。

抗抑郁药

三环类

母乳喂养时可以使用阿米替林、丙咪嗪和度硫平。母乳中母体药物的量很小。然而，镇静的不良反应可能会影响母亲照顾她的婴儿的能力。母乳喂养时，建议采用每日3次的方案，如阿米替林，50mg，每天3次。

选择性血清素再吸收抑制剂

不同药物在母乳中的半衰期和数量不同。氟西汀有很长的半衰期，喂养新生儿时最好避免使用。舍曲林是一个更好的选择。如果宝宝已经超过3个月大，可以使用其他选择性血清素再吸收抑制剂。可以建议母亲在一次哺乳后和婴儿长时间睡眠前服用日常剂量的药物。

抗精神病药

关于非典型抗精神病药物在母乳中的量的证据很少，哺乳室最好避免使用。

小剂量的典型抗精神病药物（最多氟哌啶醇或三氟啦嗪5mg每日）可以使用。但如果需要使用抗胆碱能药物治疗锥体外系副作用，那么母乳喂养应该暂停，因为可能会引起新生儿心动过缓。

情绪稳定剂

由于锂在母乳中大量存在而且具有新生儿毒性，服药的孕妇不能哺乳。

抗癫痫药物

母乳喂养时可以使用丙戊酸钠和卡马西平。需要警惕婴儿皮疹和史蒂文斯-约翰逊综合征的可能性。

苯二氮䓬类

苯二氮䓬类，如地西泮和替马西泮在母乳中大量存在，可能会导致婴儿嗜睡。最好避免使用。

英国秘密调查孕产妇死亡

在过去的15年里，自杀一直是孕产妇死亡的主要原因。由于自杀导致的孕产妇死亡的数量，没有明显的变化也没有什么特征。

自杀导致产妇死亡

大多数自杀者是重病人

60%的自杀产妇患有早期发病和迅速恶化的严

重精神疾病（包括产后精神病），50%是初次发病50%是既往疾病复发。

她们死于暴力

80%死于暴力，大多数死于自缢或跳楼。很少数人死于过量服用处方或非处方药物。这反映了她们的痛苦程度，疾病的严重程度和她们的意愿。

既往史和复发的风险

她们大部分以往有精神病史。在妊娠期间这种风险很少被识别和有计划的管理。这种对复发的风险的认识失败不仅发生在产科服务，而且在一般健康服务和精神服务机构。如果这些风险被识别和管理，那么这些女性至少会在产后一直受到密切关注，而最好的可能是采取一些预防措施。

死亡的产妇

绝大多数是年龄较大，已婚或同居，有工作、受过教育，尤其是那些患有严重疾病的人。大多数在此之前很多年和妊娠期间很好。她们不会被认为是“弱势群体”。应该记住，严重的疾病也会发生在那些在环境良好下没有明显的个人或社会问题的人身上。

交流

助产士和产科医师经常没有得到或者没有收到全科医师关于患者既往病史的重要信息。在许多情况下，全科医师不知道她们妊娠。产科和精神科之间的联系很少。

受到的护理

大多数人由一般成人精神服务机构照顾。在过去的15年里，只有4位自杀的产妇被专门的围生期服务机构照顾，但是她们全部是在由一般成人照顾服务接管之后死亡的。一般成人（非专业）服务没有适应孕妇背景和产后疾病的特色，他们经常反应太慢，没有考虑让产妇住到专门的母婴病房，低估了病情的风险和严重程度。最近的调查发现，近期产后精神服务已经发生的变化，产妇在发病后的短期内有多个团队共同治疗。

患精神疾病产妇死亡的其他原因

药物滥用

死于药物滥用的女性几乎与自杀一样多。

大多数是多重药物滥用，海洛因和美沙酮替换使用，以及安非他明、可卡因和摇头丸。少数人死于酗酒。

死亡原因

少数死于自杀。绝大多数死于药物滥用的意外过量或药物滥用的生理后果。

药物意外过量导致的死亡

妊娠期间控制药量后在产后恢复到以前的水平，特别是如果婴儿被社会服务带走。当身体已经失去了对药物的耐受性，娱乐性的使用，可能是由失望和痛苦诱发的，最终被证明是致命的。

药物滥用导致生理后果引起的死亡

少量死于酒精性肝病或醉酒后事故。其他原因多种多样包括难以控制的感染、原发性心肌病和刺激性药物引起的突发心源性死亡。女性和她的朋友们通常未能获得可治疗的严重疾病的医疗。

疏于护理

大多数没有与专业药物团队联系而死于药物滥用的人，是预约晚了及很少接受产前保健。大多数人是社会服务组织所知道的，而且似乎是在儿童保护案件会议后或孩子被带走照顾后死亡的。这表明，她们避免产科和精神科治疗是因为害怕孩子被带走。

死亡的女性

与自杀者不同，这些人更加年轻，生活在不良的环境中，一些人被社会排斥，一些经历了家庭暴力。她们的伴侣通常也有药物滥用。

其他与精神疾病相关的孕产妇死亡

在过去的15年里许多女性的死亡是因为她们的精神疾病症状被误认为是生理疾病。其他一些的确有精神疾病的女性，她们由于生理疾病产生的痛苦和烦躁被错误的分配到精神科。在一些情况下，由于患者的精神疾病导致她们回避治疗。但最让人担心的一组是有躯体疾病的女性被误诊为精神疾病。

回归本源

调查显示，在妊娠期，识别躯体和精神疾病的严重性以及区分严重疾病与常见症状是一个难题。包括头痛、发热、腹泻和呕吐、腹痛以及情感症状。

妊娠期和分娩后的焦虑和痛苦

哭泣、焦虑和抑郁症状发作是司空见惯的，特别是第一次当妈妈的人。大部分人的症状很轻，并且具有自限性。然而，对一些人来说这些症状是严重疾病的早期征兆（框14–5）。

不明原因的躯体症状

在许多孕产妇死亡的案例中，疾病的症状归因于精神障碍。其中许多是非特异性症状，如痛苦、焦躁不安、食欲缺乏。在另外一些人，急性精神错乱状态的症状被误解为抑郁症。

临床医生应该知道精神混乱状态的临床特征和原因。应该记住，身体疾病可以表现的像是精神障碍，或者与精神障碍同时存在（框14–6）。

与精神疾病医疗条件相关的产妇死亡

案例1

一个患精神分裂症的女性激动地抱怨她无法呼吸，分娩几天后死于窒息。尸检报告显示甲状腺腺瘤出血。

案例2

一个患有针头恐惧症无法接受抗凝血药，女性死于静脉血栓。

案例3

一个不会讲英语的女人不能进食和饮水，体重下降并且十分痛苦。她被误诊为厌食症。死后她被发现患有粟粒性结核。

案例4

一个没有精神病史的妇女在妊娠后停止了她系统性红斑狼疮的治疗药物。在妊娠中期出现了不适、食欲缺乏、体重减轻。她被诊断患有抑郁症，并没有进一步的检查。她死于分娩后不久。尸检报告显示狼疮性脑病。

建议

孕前咨询

所有有严重精神疾病的妇女应该知道妊娠d对

框14–5　抑郁和焦虑

- 2周内评价
- 考虑转诊到精神科服务，如果症状持续
- 如有以下情况紧急转诊到精神科：
  - 自杀的念头
  - 正常功能的显著变化
  - 恶化
  - 妊娠晚期和第一产后6周症状迁延
  - 恐慌攻击或侵入性的强迫性思维
  - 病态的恐惧，难以安抚
  - 深刻的情绪低落/内疚和无价值感，失眠和体重减轻
  - 严重情感障碍的既往史或家族史

框14–6　原因不明的身体不适症状

不应该归结于精神障碍：
- 除非有明确的发病过程
- 除非有已知的既往精神病史
- 当正常功能有显著变化
- 当唯一的精神症状非特异，如苦恼和烦乱
- 当女人不懂英语或者是来自少数民族

其精神健康的影响并接受医学建议。

精神科服务的启示

一般成人精神病学服务认识到妊娠状态的特殊性以及孕妇的特殊需求，并对此做出相应的回应。

所有有严重精神疾病的妇女在妊娠和分娩后应该接受专门的围生期照顾服务。如果需要在精神科住院，应该是在专门的母婴病房。

产科服务

助产士，产科医生必须确保在妇女妊娠早期被询问和评估既往的精神病史。那些有严重疾病史的人应该被视为高危人群并且制订好管理计划（表14-1）。产后护理应该延长至涵盖风险最高的时期。

沟通和其他服务工作

产科保健必须保证全科医师保持参与，并从全科医师处寻求既往病史和精神病史。助产士和产科医生必须与精神科团队保持联系（反之亦然）。

儿童保护

社会服务的首要任务是孩子，但同时也有责任照顾母亲。儿童安全保障组织的参与给母亲的健康增加了额外的风险。产科和精神服务应尽一切努力确保妇女进行产前保健，而且即使在新生儿被带走后她们的保健仍能继续。

药物滥用

妊娠期和产后药物滥用应该由专门的药物和酒精组织与产科合作管理。他们不应该仅由全科医师和助产士管理。

如果这些建议付诸实践，将挽救许多生命，妇女保健的整体水平也会得到改善。

表14-1 精神病学和妇产科

时间	作用	风险因素
B预订诊所	采集家庭和个人史	严重的产后抑郁症
	精神障碍	产后精神病
	参考以往的病史	既往严重的精神障碍
产前保健	警惕	已有孩子，丧子，不孕不育
		产前多次住院
		高焦虑
分娩	警惕	紧急剖宫产
		重症监护室
产后	警惕	宝宝住进婴儿特别护理病房
		产妇再次入院
		母亲早期干扰
产后检查	6周	筛查产后抑郁症

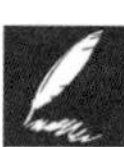

基本信息

精神疾病的重要性

- 发病率高
- 治疗有效
- 不良后果
- 可预测的风险
- 预防

轻度产后抑郁症的危险因素

- 单身/年轻
- 早期剥夺/滥用
- 长期生活困难
- 缺乏闺蜜-社会支持
- 既往的精神病史
- 产前住院，非严重情况
- 既往被社会服务介入
- 初产
- 既往抑郁症/PND病史
- 家族史
- 死胎/新生儿死亡
- 不孕症/IVF

产后抑郁症的不良后遗症

- 即时
  - 生理发病
  - 自杀
  - 长期精神疾病
  - 母婴社交联系
- 远期
  - 对孩子社会认知的影响
  - 儿童精神疾病
  - 婚姻破裂

产后精神病的危险因素

- 初产
- 既往产后精神病史
- 既往双相障碍疾病史
- 家族史

精神疾病的预防

- 询问女性妊娠相关的慢性重型精神疾病
- 双相障碍疾病：考虑分娩后重新开始治疗
- 妊娠期继续使用慢性精神分裂症的药物
- 既往有严重的精神疾病或产褥期精神病/严重的产后抑郁症的：第一周密切随访
- 考虑分娩后预防性治疗
- 所有的产妇在产后第6周检查评估产后抑郁症

妊娠期间的精神药物

- 平衡母体使用药物与停药后孕妇疾病复发对胎儿的风险
- 情绪稳定剂、锂、卡马西平和丙戊酸钠是致畸的
- 抗抑郁药的绝对风险值很小
- 警惕非典型抗精神病药导致的妊娠糖尿病和静脉栓塞
- 老药的信息更多
- 只有绝对必要时才在妊娠期间使用药物
- 精神科及产科密切联系

第三部分 3

基本妇科

第15章 15

妇科基本临床技能

原著者 *Ian Symonds* 翻译 张 展 审校 刘朝晖

学习目标

学习此章节后，我们应当能够：

知识点

- 学习有逻辑地询问病史及妇科检查
- 描述妇产科常见症状及体征的病理生理学基础
- 列举常用妇科检查方式

临床能力

- 向一位妇科患者询问病史
- 分别为非妊娠期及孕早期（小于20周）的女性做腹部检查，归纳正常特征及异常发现
- 行阴道检查（包括窥器检查及双合诊）并归纳正常特点及异常发现
- 学会识别妇科急症（如疼痛、出血、低血容量及腹膜炎）
- 学会实施以下检查操作并解释其结果：生殖道棉拭子（阴道及宫颈），宫颈涂片
- 归纳总结病史、查体及检查结果，形成思维清晰的诊疗计划并做出记录

专业技能及态度

- 按照专业的指南进行系统妇科检查，如皇家妇产科学院和综合医学委员会
- 尊重患者体格检查时对于陪同的需要
- 认识到换位思考的重要性
- 了解并尊重文化差异
- 意识到社会因素对病情的可能影响
- 保护患者隐私
- 用患者可以理解的语言解释病情

“妇科学”主要讲述女性生殖道及生殖系统疾病。妇科学和产科学有某种程度的关联性，我们不能够武断地割裂二者。早期妊娠（小于20周）的并发症如流产和异位妊娠一般被归为妇科学的范畴。

病史

采集病史的时候，首先应向患者做自我介绍。病史开头应记录患者的姓名、年龄及职业。年龄可能会影响到疾病的诊断。职业不仅和患者的认知水平有关联，同时可能带来不同的妇科问题。病史应当系统全面，但与病情无关的问题不应当多问。例如：向一位患生殖道感染的育龄女性询问性生活很有必要，然而向一位患盆底器官脱垂的80岁老人询问性生活难免使人为难。因此，采集病史必须结合目前的主要症状及问题。

> 约10%的妇科就诊患者存在心理问题。不良生活事件、压抑情绪等和妇科疾病有重大的关联。切记：表面症状不总是和患者的病症相符合，有时候我们需要细心发现潜在的问题并鼓励患者寻求医疗帮助。

主诉

患者描述主要症状，医师简单记录在病历中。直接应用患者描述的词汇是比较理想的方式。明确主要症状的发生时间、起病方式、周围环境及其与月经的关系很重要。了解不同症状的严重程度也很必要。有时候适当安慰或许可以带来不错的治疗效果，因为疾病本身可能比较轻微。

更多细节需要我们进一步明确主要症状的性质。月经紊乱是育龄女性最常见的就诊原因，这需要我们完整地采集月经史（见下面）。另一常见症状是腹痛，此类病史须包含腹痛的起病时间、有无牵涉痛放射痛及疼痛与月经周期的关系等。

如果阴道异常分泌物为主要症状，那么我们需要记录分泌物的颜色、气味及其与月经周期的关系。合并特定感染时，还会出现外阴瘙痒。腹部包块可能被患者自己发觉或在常规妇科检查时发现，其症状大都由包块对周围脏器压迫所致，如膀胱和直肠。

阴道壁及子宫脱垂的通常表现是阴道口脱出组织物或排尿排便困难。常见泌尿系症状包括尿频、尿急、尿痛、排尿困难及血尿。

某些情况下，我们需要询问性生活，如性交频率、性交过程中不适感（性交痛）和一些功能性问题如性欲、性满意度及其他。

月经史

首先应询问的是末次月经时间。

第一次月经来潮时间，即初潮，通常发生在12岁左右，也可推迟至16岁或早至9岁。性征发育正常的女孩，如果16岁仍未月经初潮可被诊断为原发性闭经。这可以通过阴毛的发育来区分，阴毛的出现是性成熟的首要标志。乳房和乳头的增大通常比月经初潮早2年左右（见第16章）。末次月经核对错误可能误导后续的治疗。

> 没有核对末次月经的时间会导致随后的处理上的严重错误。

月经周期是指前次月经第1天和本次月经第1天的间隔时间，通常是28d。正常女性周期可波动于21～42d，周期的变化相对其时间长短而言更有意义。我们应当确保患者描述的周期不是前次月经末天和本次月经第1天的时间间隔，这将会误导医生。

继发性闭经指有正常周期的女性停经达6个月以上。月经稀发是指12个月内月经次数≤5次。

经血的量及月经持续时间可以随着年龄而变化，但也可以为疾病的发生提供有意义的信息。正常经期持续4～7d，经量在30～80ml。经期及经量的变化，往往比本次出血时间及出血量更有意义。特殊情况下，通过月经期使用卫生巾的数量及血凝块情况，判断是否存在经量过多是较好的方法。

异常子宫出血（abnormal uterine bleeding，AUB）指月经间期任何异常阴道出血或经量过多及经期延长。月经间期出血（intermenstrual bleeding）是指在两次规律的月经周期之间出现的任何阴道出血。性交后出血（postcoital bleeding）指性交过程中或性交后出现非经期阴道出血。严重月经期出血（heavy menstrual bleeding HMB）是指月经期出现的经量过大或经期延长，无论月经是否规律。

月经周期的终止被称为绝经。绝经后12个月以内的出血称为绝经后出血。月经间期出血或性交后阴道出血需要重视。

既往妇科病史

一份详细的病史需要完整记录患者既往所患妇科疾病及妇科手术史。许多女性不能明确既往妇科病的性质。大多情况下，既往妊娠次数及其结局（流产、异位妊娠或20周后分娩）也很重要。

咨询育龄期性活跃女性的避孕方式很有必要。这不仅可以用来确定患者是否妊娠，还缘于有些避孕方式可能带来一些异常病症。如避孕药及宫内节育器可能导致异常阴道出血。对于澳大利亚18岁以上及英国25岁以上女性，我们需要询问其上次宫颈涂片时间及结果。

既往疾病史

这部分应特殊包含任何既往慢性肺疾病及心血管系统疾病病史，因为这些疾病会影响到可能进行的妇科手术。目前应用药物情况（包括非处方药及某些替代治疗）和任何已知的药敏情况都应记录。如果患者短期内计划妊娠，应询问其是否已开始补充叶酸。

家族史及个人史

个人史可能很重要，尤其涉及流产或不孕问题时。如一个15岁女孩可能是在父母的重压之下而非个人意愿要求终止妊娠。除此之外，吸烟、饮酒及娱乐成瘾类药物的应用也应当问及。

体格检查

一般情况检查应当从问诊的最初开始进行，包括脉搏、血压、体温、身高及体重。注意任何可能的贫血体征。面部及身体的毛发分布往往很重要，多毛可能是许多内分泌紊乱疾病的征象。

妇科检查的私密性要求我们保护患者隐私。检查过程不应被电话、尖锐声音或有关其他患者的信息所打断。体格检查区应和问诊区分开。必要时嘱患者检查前先排空膀胱，并允许患者在私密的环境中脱衣。应在患者准备好后及时检查以避免不必要的延误。检查前向患者解释阴道检查可能涉及什么操作，试图获得什么信息并及时记录。患者有权利在检查过程中的任何时间要求停止。男医生进行妇科检查时，必须有女性医护人员在场。

乳腺检查

如果患者年龄大于45岁或有异常乳腺症状，当进行乳腺检查。和妊娠不相关的泌乳，被称为溢乳，可能提示异常内分泌状态。用手掌对乳房进行系统触诊可以用来排除乳腺及腋窝的肿块（图15–1）。

腹部检查

腹部检查可以发现包块。体毛的分布、腹部瘢痕、条纹及疝块都应当被检查和记录。腹部触诊应包括腹壁柔韧度检查，询问腹痛部位及放射情况很重要，同时要触诊肝、脾、肾等脏器是否增大。如果发现包块，应明确包块活动度、边缘是否光滑、是否超出盆腔（未超出耻骨联合的包块不能触及）。检查疝囊开口处并触摸腹股沟淋巴结是否增大。腹部叩诊可用来定肿物边界、检查膀胱是否充盈或判断盘曲增大的肠管。腹水也可通过叩诊发现，表现为平卧位时腹部两侧浊音而中间鼓音（图15–2）。

对术后腹胀及急性腹痛可疑肠梗阻的患者应进行肠鸣音听诊。

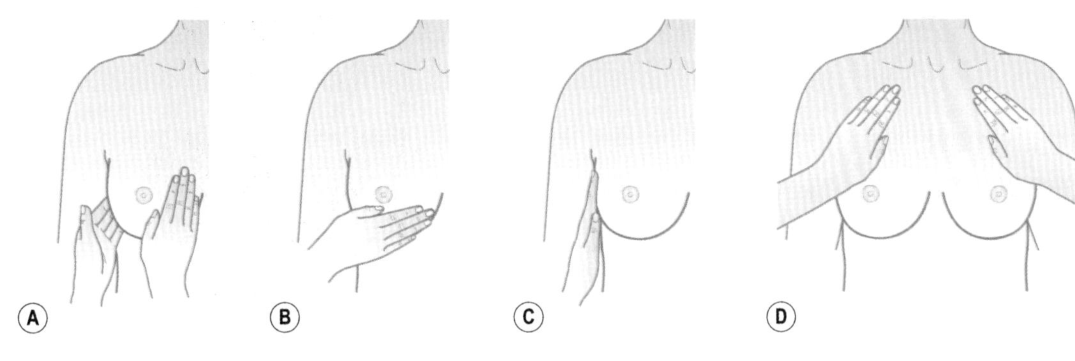

图15–1　乳腺四个象限的系统检查

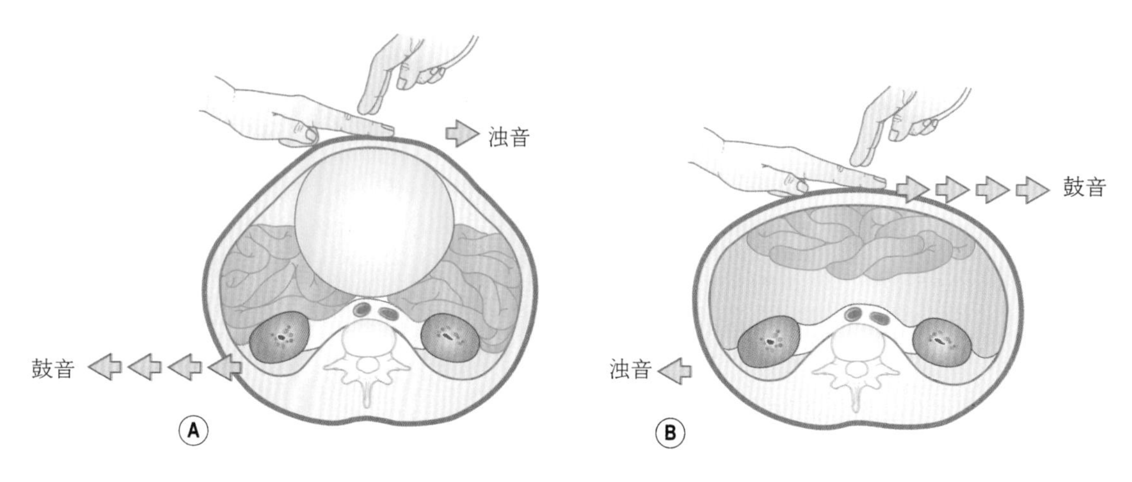

图15–2 A. 较大卵巢囊肿的叩诊：中央浊音而两侧鼓音；B. 腹水的叩诊：中央鼓音而两侧浊音

注意观察腹部瘢痕，尤其是既往腹腔镜手术的脐部切口瘢痕及大部分妇科手术和剖宫产的耻上横切口瘢痕。

盆腔检查

盆腔检查不是对每一位妇科患者都必要且必不可少的。我们应当明确通过检查获得哪些信息，这些信息对疾病的筛查及诊断是不是必要的。

患者应当取平卧、双膝盖抬起双腿分开的膀胱截石位（图15–3）。窥器及阴道检查前应双手戴手套。

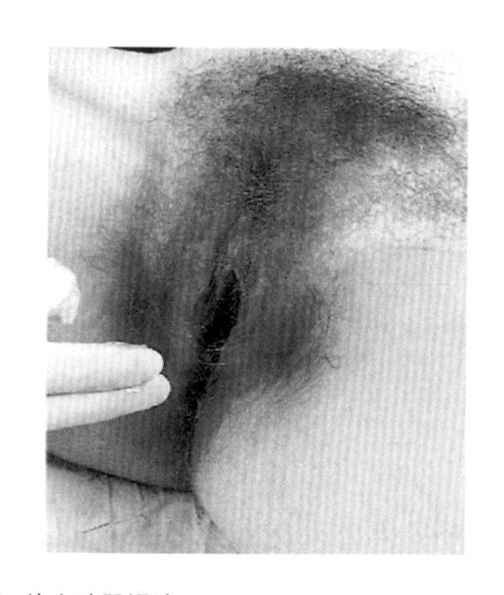

图15–3 外生殖器视诊

左手分开两侧小阴唇，观察尿道外口并检查外阴有无异常分泌物、红肿、溃疡及陈旧瘢痕。窥器检查应先于手指检查以防止润滑剂污染。双瓣及库斯科窥器是最常用的窥器，可以很清晰地暴露宫颈。

左手轻抚分开的小阴唇，从阴道口置入窥器，保证窥器的最大径线和阴道最宽的横径一致。窥器到达阴道深部顶端时，轻轻分开窥器两叶，充分暴露并检查宫颈（图15–4）。记录宫颈有无异常分泌物、出血、脓液和溃疡。注意经产妇宫颈外口形状不规则或呈一字形。

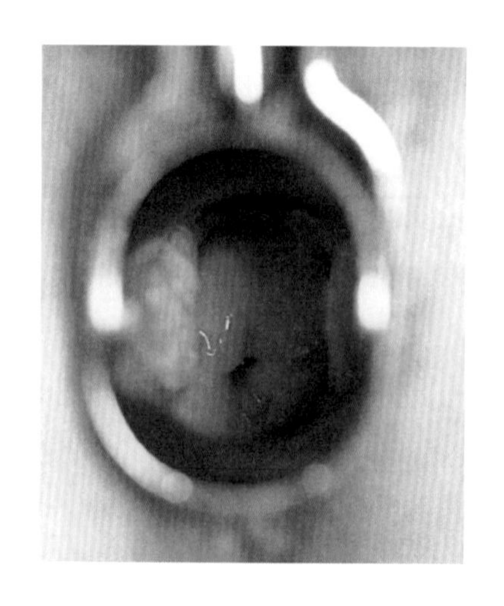

图15–4 窥器下正常宫颈形态

所谓宫颈糜烂状态是最常见的宫颈检查表现。这是宫颈外口处深红色一小片区域黏膜上皮，其颜色深于宫颈其他部位。它并不属于糜烂，而是正常柱状上皮从宫颈管向外移行的结果。如果病史提示潜在的感染，可以取阴道穹窿、宫颈口或其他中间部位棉拭子，检验是否有假丝酵母菌、滴虫、淋病奈瑟菌或衣原体感染。

当怀疑阴道壁脱垂时，应当用席姆斯窥器，它可以清晰地观察阴道壁。用席姆斯窥器时，患者应当取席姆斯式半俯卧位（图15–5）。

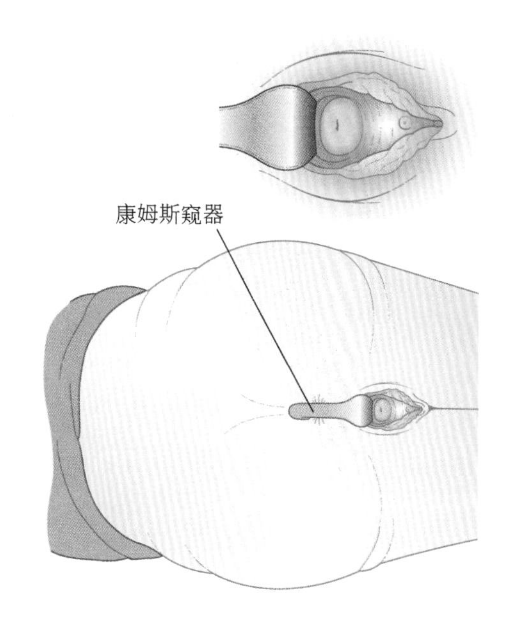

图15–5 用席姆斯窥器侧卧位检查阴道壁

ABC 取宫颈涂片（图15–6）

此项检查应在妊娠结束后至少3个月并在非月经期进行。需向患者解释检查目的并告知患者检查后短时间内可能有阴道少量异常分泌物或出血。

记录患者姓名及病历号。置入窥器后拭掉宫颈分泌物及血迹，记录宫颈外观。用合适的检查刷固定在宫颈管口鳞柱交界处360° 顺时针旋转5圈。

一位细胞学家和一位病理学家分别发现了将细胞转移到玻片供染色及检查的两种方法。保守的宫颈抹片方法中，获取的标本立即被分散到一张干净的玻片上，玻片用95%酒精或混有3%冰醋酸的酒精固定30min。液基细胞学（Liquid–based cytology，LBC）检查是将获取的标本在含有细胞保存液的小瓶中晃动10下，使细胞脱离毛刷。然后将含有细胞的保存液通过滤器虑掉较小的红细胞、杂质及细菌等，留下较大的鳞状上皮细胞。然后将鳞状细胞转移到玻片上。尽管液基细胞学方法获取标本满意度较高，但两种方法对异常细胞的检出率无明显差别。液基细胞学检查可以同时检测人乳头瘤病毒及衣原体感染。

最后，完成宫颈涂片申请单填写，需详细记录前次宫颈图片情况及结果，末次月经时间及避孕方式。

ABC 获取阴道棉拭子

对有阴道异常分泌物、不规则出血或盆腔炎性疾病的患者可进行此检查。无症状女性也可以取阴道拭子筛查性传播疾病。

取阴道拭子是在窥器检查的同时完成的，即拿棉签蘸取阴道后穹窿分泌物，然后立即置入含有相应培养基的培养管中。这主要用来检测假丝酵母菌、滴虫以及细菌性阴道病病原体。

宫颈管拭子是将棉签放在宫颈管外口处旋转2～3圈。常规阴道拭子的培养基在这里同样可以应用于检测淋病奈瑟菌。衣原体检测也是通过宫颈管拭子实现，但并不是用培养的方法，而是将拭子放在含收集液的特殊塑料瓶内利用聚合酶链式反应的方式检测。

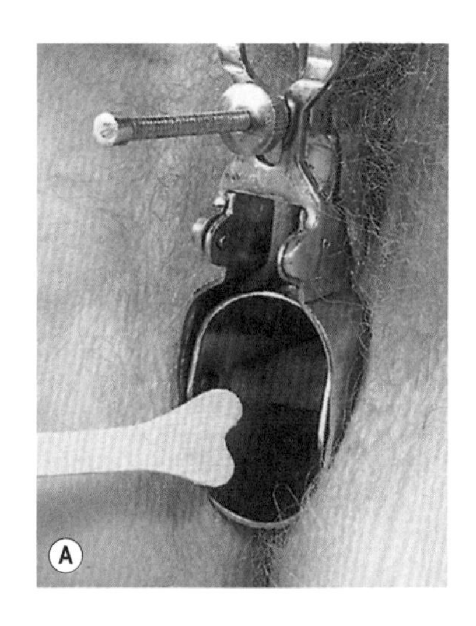

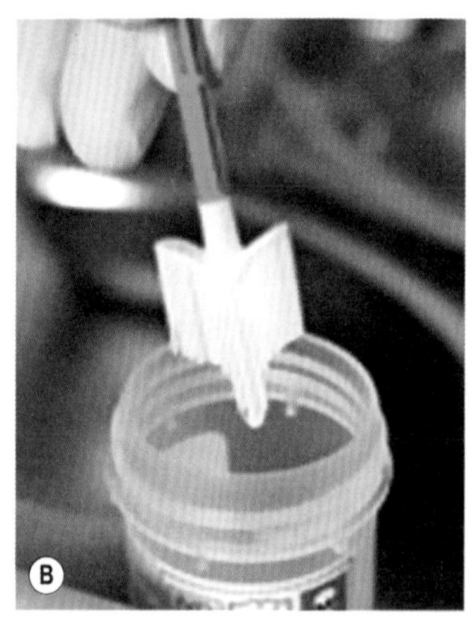

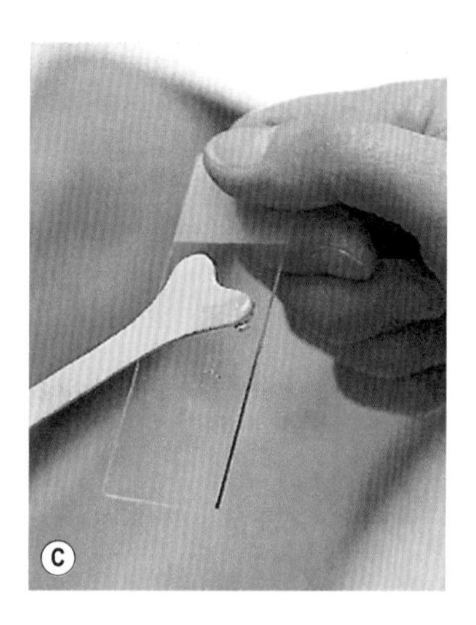

图15–6 A. 用Ayres抹刷获取宫颈涂片；B. 用于液基细胞学检查的样本刷；C. 获取的标本涂在玻片上并固定

双合诊

双合诊是靠检查者一只手中指经阴道口深入阴道并向直肠加压完成的（图15–7），阴道口打开后食指可以一起伸入阴道配合检查。宫颈触诊起来质地有些像软骨或者鼻尖。腹部的手应轻压盆腔脏器并与阴道检查的手相配合。子宫的大小、形状、活动度及位置应当清楚记录。子宫通常是前倾前屈位，但是约10%女性子宫为后倾后屈位。阴道检查时，触诊道格拉斯窝是否有增厚及结节是很重要的，将手指置于后穹窿两侧触诊双侧输卵管及卵巢是否有肿物也很重要。区分肿物来源于子宫还是双附件很重要，尽管有时候比较困难。比如有蒂的肌瘤可能被误以为是卵巢肿物，实性卵巢肿物如果贴附于子宫，也可能被当作子宫肌瘤。如果患者较瘦，卵巢可能被探及。但输卵管只有明显肿大时才能被触及。

除非在特定的麻醉情况下，我们不能够对处女膜完整的女性或儿童进行窥器操作及盆腔检查。粗暴痛苦的检查很难提供有用的信息，而且在输卵管异位妊娠时会非常危险。我们应留意来自患者言语或非言语的暗示，如果患者感觉痛苦并要求停止检查，我们应当尊重其决定。

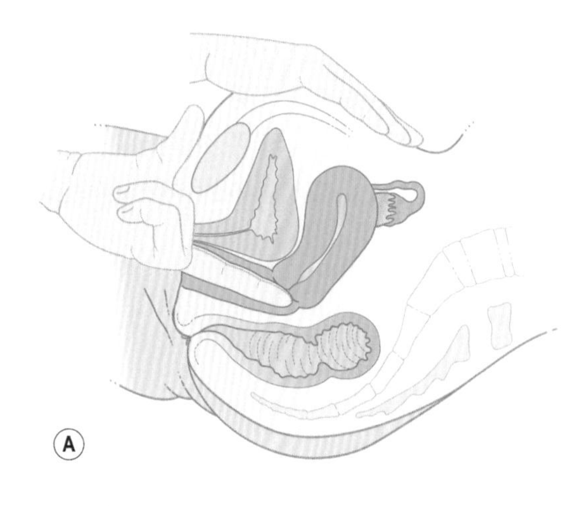

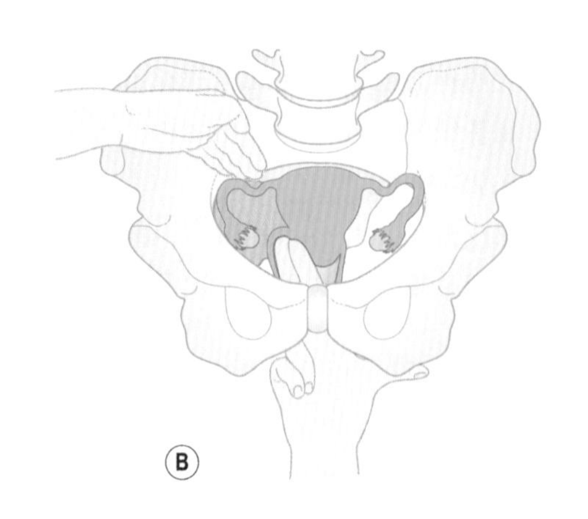

图15–7 A. 盆腔双合诊检查；B. 侧穹窿检查

特殊情况

除非紧急情况，在没有翻译人员情况下，我们不能够对外文交流的患者进行盆腔检查。我们应当清楚对一些有特殊文化及宗教信仰的患者实施妇科检查会比较困难。

对阴道检查有阴影的女性，我们应当给她们充分的机会去讲述其潜在的性、婚姻问题以及精神心理创伤。然而，不是每一位这样的女性都有性虐待、家庭暴力或性交困难病史。

对暂时或永久性学习障碍或有精神心理疾病的女性实施妇科检查时，也应当遵守尊重、隐秘、解释和赞许的基本原则。

表15-1 综合医学委员会针对妇科检查的指南——伦理及道德实践

实施妇科检查须注意：
- 解释检查的必要性并允许患者提出疑问
- 以患者可以理解的方式解释检查可能涉及哪些方面，确保患者清楚检查内容，包括可能出现的痛苦及不适。
- 检查前获得患者的允许，患者随时有权利要求终止。
- 注明检查已征得患者允许。
- 及时讨论，避免个人意见。
- 提供一位陪护，必要时邀请患者亲属或友人到场。如果患者拒绝陪护，应当在病历中记录。如有陪护，应如实记录陪护者身份。如果因为现实原因，无法提供陪护，应向患者解释原因，必要时推迟检查日期。
- 注意拉帘并保护患者穿脱衣隐私，维护患者尊严。除非病患要求，不能够帮助患者脱衣物。
- 麻醉的患者需要实施妇科检查时，应当在麻醉前征得患者同意并签字。如果病患为未成年学生，应当在麻醉开始前确保同意书有法律效力。

（Adapted from General Medical Council List of Ethical Guidance：Maintaining Boundaries http://www.gmc-uk.org/guidance/ethical_ guidance/maintaining_boundaries.asp；accessed 18 September 2012）

在对麻醉中的患者实施妇科检查时，所有医护人员都应当像对待清醒的患者一样报以同样的尊重。

对性侵受害者实施妇科检查应当尤其轻柔。这些患者有权利选择医生的性别，控制检查的速度并选择舒适的体位。

直肠检查

当患者有排便习惯改变或肛门出血等潜在肠道疾患时，应进行直肠检查。有时候它也和阴道检查一起被用作评估盆腔肿物的方法，可以额外发现阴道直肠隔的病变。

书面记录

首先介绍患者的名字并介绍记录病史的主要原因。如果同时有多个问题，应逐一处理。如果病史包含一系列较长的叙述性事件，应当进行简单的总结而不是反复叙述。记录病史应当按照其逻辑框架，而不是每一项上反反复复。最后要用一到两句简单的语言进行总结。

ABC 一个特殊病例

史密斯女士，一位29岁家庭主妇，因不规则阴道出血经其家庭医生介绍到诊所就诊，妊娠实验阳性。过去的3d内该女士反复出现无痛性阴道出血。平素月经周期规律，约28d，末次月经为7周前。既往无妇科病史。2年前宫颈涂片检查未见异常。此次属计划妊娠，既往口服避孕药避孕，3个月前停药。既往2次妊娠均为足月分娩。14岁时患阑尾炎，可耐受全身麻醉。现规律口服叶酸。无药物过敏。目前和爱人及两个孩子同住，无烟酒等不良嗜好。

总结：一位名叫史密斯的29岁女性，第3次妊娠，停经7周出现无痛性阴道出血。

除非指定个别部位，否则对体格检查的描述都应当从一般情况开始，如血压及脉搏。描述腹部检查时，首先描述视诊情况，然后依次为触诊及叩诊（如果有腹胀及包块的话）。如发现包块超出盆腔，须描述其如孕几周大小，如平脐的包块如孕20周。如果有腹肌紧张，应警惕腹膜炎（肌紧张及反跳痛）。盆腔检查时，应逐一描述外阴及宫颈（窥器检查时）视诊情况。同时描述子宫的位置、大小、活动度及质地。最后描述是否触及附件包块。

ABC 临床病例汇报举例

史密斯女士一般情况良好，无临床贫血征象。体重指数31kg/m^2，血压110/70mmHg，脉搏88次/分，心律齐。心肺检查未见异常。腹部视诊见右下腹一陈旧阑尾炎手术瘢痕。腹部触诊未见器官增大及包块，无肌紧张。盆腔检查见外阴陈旧瘢痕，考虑为分娩撕裂或侧切所致。窥器下见宫颈外口闭合，阴道少量血迹。子宫前位，如孕8周大小，活动度好。未触及双附件包块。

基本信息

病史

现病史
- 主要症状的发生及持续时间
- 相关症状及与月经周期的关系
- 前期治疗及效果
- 特殊隐私问题

既往妇科病史
- 既往疾病及治疗
- 避孕方式
- 性生活史
- 宫颈涂片
- 月经史

生育史
- 妊娠次数
- 妊娠结局
- 是否有手术产，胎儿出生体重

既往手术及病史
- 既往腹部手术史
- 主要的心血管及呼吸系统疾病
- 内分泌疾病
- 血栓性疾病
- 乳腺疾病
- 用药史及药物过敏史

社会关系及家族史
- 居住环境
- 费用支持
- 吸烟
- 家族史

体格检查

一般检查
- 一般情况、体重、身高
- 脉搏、血压
- 贫血情况
- 甲状腺肿
- 乳房检查
- 第二性质，毛发

腹部检查
- 视诊——腹胀，瘢痕
- 触诊——包块，脏器增大，柔韧度，腹膜炎，结节，疝囊等
- 叩诊——腹水

盆腔检查
- 解释，安慰，隐私，陪伴
- 外生殖器视诊
- 窥器检查，涂片，棉拭子
- 双合诊
- 直肠检查（如果有指征）

第16章 16

妇科疾病

原著者 *Kirsten Black, Paddy Moore and Ian S. Fraser*　　翻译 单学敏　审校 刘朝晖

学习目标

学习此章需掌握：

知识点

- 介绍月经不调的病因、临床表现以及治疗策略。其中月经不调包括：经间期出血、性交后出血、绝经后出血、月经不规律、月经量多及继发性闭经
- 介绍青春期的相关问题，包括性早熟和青春期延迟
- 介绍女性围绝经期的相关问题，包括异常子宫出血、血管收缩及其他症状、骨质疏松和激素替代治疗
- 介绍下生殖道良性疾病的表现，包括外阴瘙痒、阴道分泌物和盆腔疼痛
- 描述前庭大腺脓肿/囊肿、不明来源的盆腔痛及急性阴道不规则出血的病因、临床表现及治疗策略

临床能力

- 对于患有异常子宫出血、盆腔痛、阴道分泌物异常以及闭经的病人，能够进行初步的病情评估及治疗干预
- 能够对妇科良性疾病的相关化验单进行准确的解释
- 能够向患者准确的交代妇科常规手术的适应证、禁忌证，手术原则和并发症

简介

妇科良性疾病通常隐蔽于社会及卫生系统而影响女性生活。很多妇科良性疾病包括月经量多和慢性盆腔痛，通常被患者所耐受，也被卫生保健人员认为是正常的表现。但许多这样的疾病会对女性的健康、家庭、社会关系、工作生活以及性生活产生不利影响。对这些妇科良性疾病的识别需要对女性进行宣教，告知其什么样的症状属于正常生理现象，什么样的症状需要就诊治疗。对妇科良性疾病的充分认知还需要卫生保健人员对女性生殖健康问题和潜在病理状态进行深入了解。

上生殖道良性疾病

子宫

子宫是由两条苗勒管融合而成，这种融合形成了子宫体、宫颈和上2/3阴道。先天性畸形发生于两条苗勒管融合的各个环节，包括两条管道融合失败、1条或2条部分或全部缺失。因此畸形的种类表

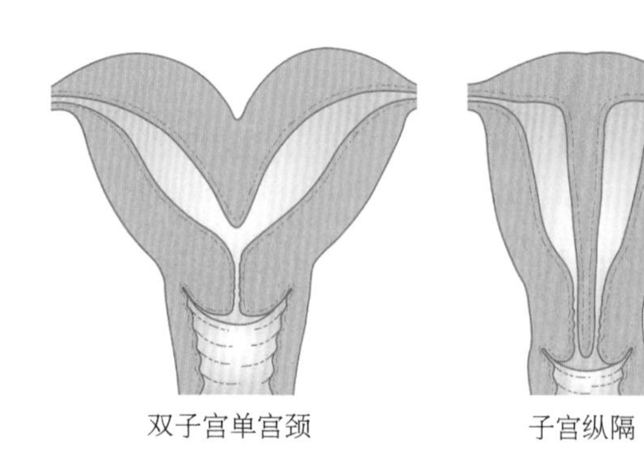

图16–1 子宫常见的先天性畸形包括双角单颈子宫（双子宫、单宫颈，左）和不全纵隔子宫（子宫纵隔，右）

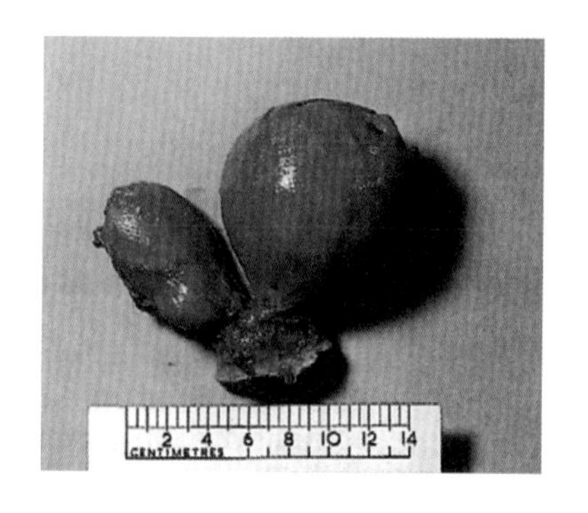

图16–2 双角子宫

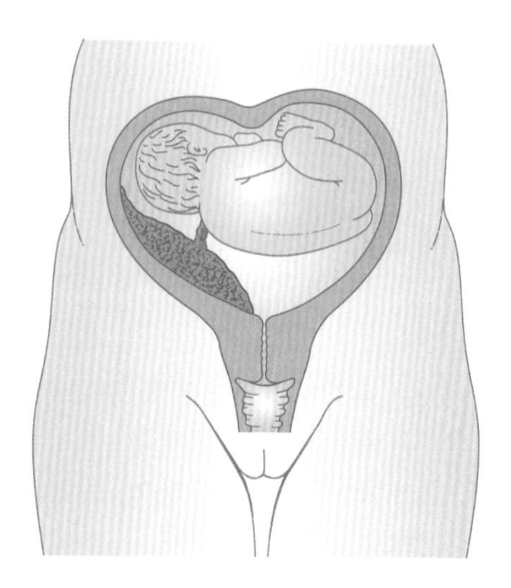

图16–3 胎位不正和不全子宫纵隔

现为从宫角到宫颈各个部位的分离（图16–1），这些异常与阴道纵隔常伴随。

症状和体征

绝大多数子宫畸形是没有症状的，部分类型的子宫畸形通常在女性出现妊娠合并症时才被发现。而阴道纵隔因常出现性交痛或性交后出血容易被诊断。

双子宫因存在双宫颈在常规阴道检查时易被诊断。双角子宫因单宫颈大多数情况下在双合诊中不易被发现，而单角子宫因与骨盆一侧相连可能在双合诊中被发现。双角子宫单宫颈中，双侧宫腔是不相通的（图16–2）。

畸形子宫一侧宫角部分闭锁或阴道纵隔梗阻导致月经自宫角流出受阻，阴道积血或宫腔积血，从而造成经血逆流。这种情况下，病人会表现为痛经和可触及的盆腔包块。

妊娠并发症包括：

- 反复流产：先天性子宫畸形发生早孕期流产的机制尚不明确，比如子宫纵隔在有生育史的妇女中的发生率与在所有女性中是相同的。然而宫颈功能不全是与中孕期流产高度相关的。反复流产还经常发生在子宫不全纵隔中，而在单角子宫和双子宫中发生率不高。
- 早产。
- 前置胎盘（图16–3）。
- 胎盘滞留。

诊断及治疗

因为很多先天性子宫畸形是没有症状的，很多时候被诊断只是一个巧合的发现，因此不需要特别的干预及处理。如果在病史中被发现，进一步的处理应包括宫腔声学造影和宫腔镜检查。

手术治疗

女性不孕症患者中，手术治疗双子宫的意义很难评估，因为目前还没有确定性的临床研究证实手术对妊娠结局的益处。对于有反复流产史的患者，手术治疗双角子宫或子宫纵隔是需要考虑的。

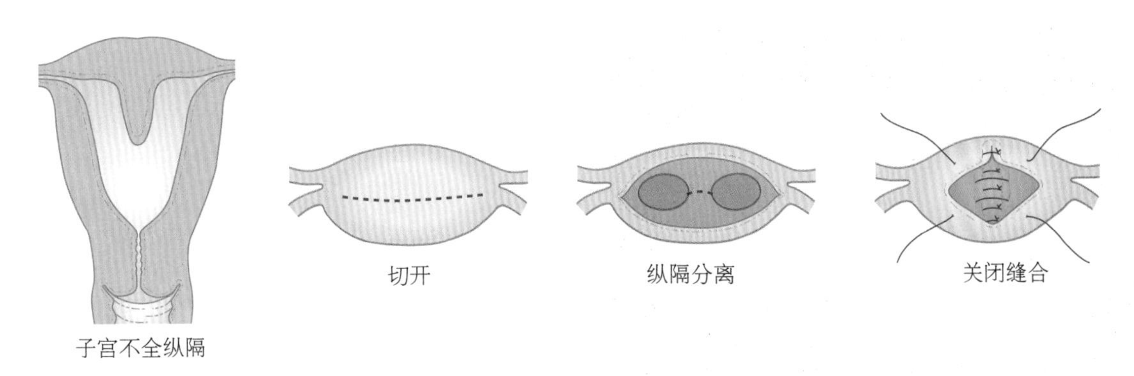

图16-4 双角子宫（右）或子宫不全纵隔（左）的子宫成形术

对于双角子宫的双侧宫角融合重建和子宫纵隔的切除这类整形手术被统称为子宫成形术（如图16-4)。对于双角子宫，于冠状面自输卵管与子宫交界处横行切开经宫底到达另一侧输卵管与子宫交界处，切开过程中注意不要损伤输卵管间质部。宫腔融合重建后，于冠状面逐层缝合子宫切口。对于子宫纵隔，利用透热疗法将宫腔分开，然后在冠状面缝合子宫前后壁。子宫成形术会导致在一些患者不孕症的发生，且增加了下次妊娠子宫破裂的风险。

另外一种治疗子宫纵隔的手术是通过宫腔镜利用电热疗法将纵隔切除。

子宫内膜息肉

子宫内膜息肉是生长在子宫内膜上突向宫腔的表面突起，它可以发生在任何年龄段（从生育期至绝经期)。子宫内膜息肉一般表现为良性病变，但与亚临床不孕相关，行子宫内膜息肉摘除术可以增加妊娠率和减少妊娠丢失。

症状

子宫内膜息肉通常没有症状，但可能会导致异常子宫出血，比如经间期出血、月经量多或绝经后出血。当内膜息肉突出于宫颈时，会导致性交后出血。因内膜息肉导致的子宫收缩（子宫排异反应）会导致患者出现子宫绞痛和痛经。

体征

子宫内膜息肉通常在患者出现异常子宫出血或不孕症时被诊断。当息肉自宫腔突出于宫颈时，很难区分是宫颈息肉还是内膜息肉（图16-5)。子宫内膜息肉可以在超声检查中被发现，因子宫内膜息肉表面未覆有孕激素受体，所以在月经周期的分泌期时较易被发现。一旦临床上或阴道超声怀疑子宫内膜息肉的存在时，应进一步行超声造影（图16-6）和（或）宫腔镜检查或手术。

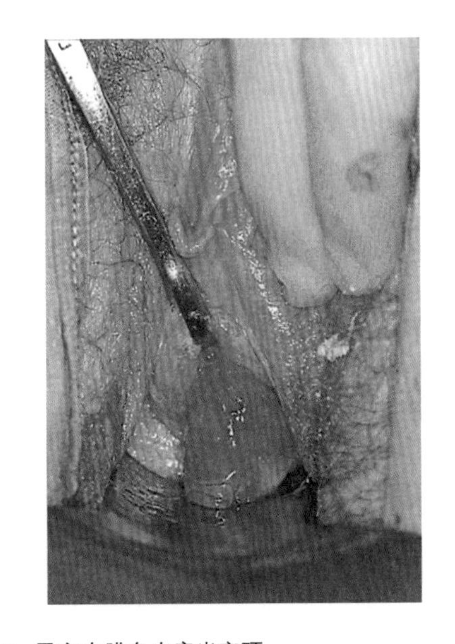

图16-5 子宫内膜息肉突出宫颈

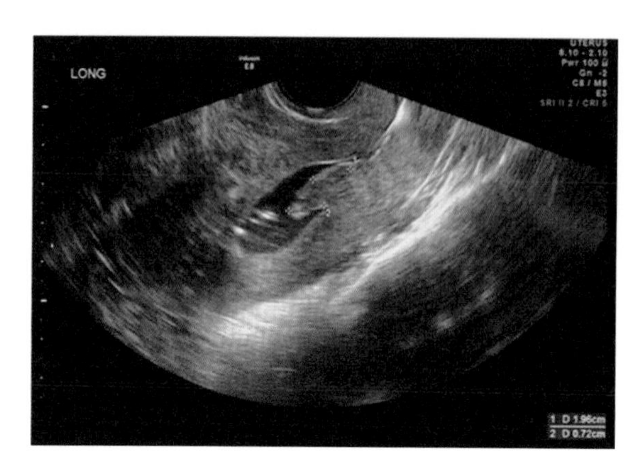

图16–6 宫腔声学造影显示了子宫内膜息肉（标记处）延伸到充满宫腔的液体

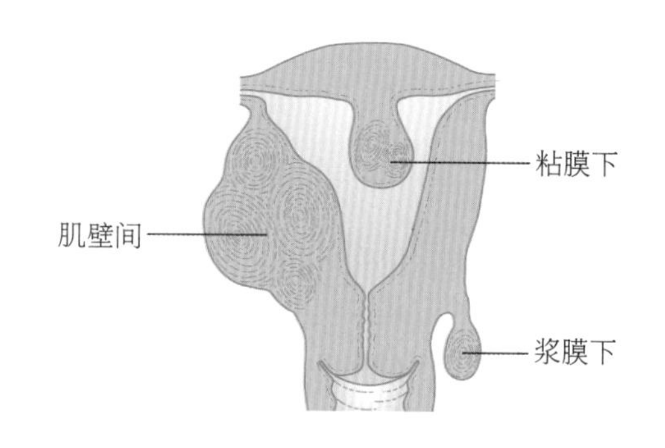

图16–7 子宫肌瘤的症状取决于其部位

病理

子宫内膜息肉是子宫内膜的局部增生所致，大体标本表现为光滑、圆柱形结构，取出后变为黄色或黄褐色。镜下其表面被覆柱状上皮腺体细胞，中间为纤维组织。被覆内膜息肉的子宫内膜与正常内膜不尽相同，因此对雌孕激素周期性变化的敏感性不同。少见内膜息肉被覆内膜发生单纯或复杂性增生，恶性变更为少见。

治疗

小的无症状的内膜息肉可能会自然清除，因此可以继续观察。对于有异常子宫出血或不孕的内膜息肉患者，手术是最佳选择。传统子宫内膜息肉去除术是在全麻下行分段诊刮术，但因为盲刮会导致50%～85%的内膜息肉被漏掉，因此建议应用宫腔镜引导的内膜息肉摘除术或诊刮后宫腔镜再检查以确保病变清除干净。

子宫良性肿瘤

子宫肌瘤是女性生殖器官最常见的良性肿瘤，发生率大约为25%。子宫肌瘤为平滑肌肿瘤，大小可以从显微镜下可见长至重30～40kg的巨大肿物。肌瘤可能为单发或多发，可以长在宫颈上或宫体上。根据其解剖位置将子宫肌瘤分为三种类型。最常见的为子宫肌壁间肌瘤。浆膜下子宫肌瘤表现为肌瘤位于浆膜表面并外凸，使子宫浆膜层失去正常外形，有些以蒂连接于子宫浆膜表面（图16–7）。肌瘤突出于子宫内膜表面并突向宫腔，造成宫腔形状改变，若肌瘤带蒂可充斥整个宫腔的肌瘤为黏膜下子宫肌瘤。宫颈肌瘤与子宫其他部位的肌瘤类似，它们通常有蒂，可固定生长，直至突出阴道造成盆腔脏器的位置改变。

子宫肌瘤的大小和生长位置是影响患者症状的主要因素。浆膜下子宫肌瘤因外凸压迫周围脏器导致膀胱和肠道症状，黏膜下子宫肌瘤会导致月经量过多和不孕，宫颈肌瘤的症状类似于宫颈息肉。此外，子宫的排异反应，肌瘤变性或肌瘤蒂扭转会导致盆腔绞痛。

子宫肌瘤的发病原因目前尚不清楚。在加勒比黑人种族女性中、超重、未育、多囊卵巢综合征、糖尿病、高血压和有子宫肌瘤家族史的人群中更为常见。妊娠造成肌瘤增大，绝经后肌瘤缩小。

组织病理学

子宫肌瘤是由平滑肌组织和结缔组织组成的。

病理变化

子宫肌瘤可以发生一系列的病理变化，包括玻璃样变性、囊性变、钙化、感染形成脓肿和坏死，后者被称为“红色变性”，出现在妊娠期或栓塞后。肉瘤变罕见，发病率在0.13%～1%。

症状和体征

约50%的患者没有症状，一般在常规盆腔体检中或是在宫颈细胞学检查中或产检中被发现。症状一般与肌瘤的位置相关，常见的症状如下。

- 异常子宫出血：黏膜下肌瘤和肌壁间肌瘤常引起月经量过多。黏膜下肌瘤常引起阴道不规则出血，尤其是当肌瘤被覆内膜存在子宫内膜炎或肌瘤表面坏死或溃疡时。罕见情况下，黏膜下肌瘤会脱垂至宫颈导致大出血。
- 疼痛：盆腔痛是妇科常见症状，有时伴随月经量过多。急腹症通常是由于带蒂的子宫肌瘤蒂扭转、子宫黏膜下肌瘤脱垂至宫颈或所谓的“红色变性”即与妊娠相关的子宫肌瘤内出血。
- 压迫症状：巨大子宫肌瘤因压迫膀胱或直肠，或因腹部可扪及肿块而容易被发现。患病女性会自诉尿频、尿急和夜尿增多，子宫后壁肌瘤压迫直肠会导致腹泻或便秘。
- 妊娠并发症：子宫黏膜下肌瘤常发生反复流产。肌瘤在妊娠期逐渐长大更容易发生红色变性。盆腔较大子宫肌瘤会导致产道梗阻或使剖宫产术更困难。子宫肌瘤还增加产后出血、先兆早生及围产儿发病的概率。
- 不孕：不孕女性中有3%的人患有明显的子宫肌瘤，而超声检查发现子宫肌瘤患病率更高。年龄越大患病比率越高（绝经女性可高达50%以上）。子宫肌瘤患者中大于30%的女性患有受孕困难。子宫黏膜下肌瘤和肌壁间肌瘤较浆膜下肌瘤更容易引起不孕。

盆腔彩超是诊断子宫肌瘤的常用方法。但是浆膜下子宫肌瘤需与卵巢纤维瘤鉴别，子宫肌瘤囊性变经常与卵巢囊肿所混淆。

处理

无症状的子宫肌瘤是不需要特殊处理的。有症状的患者子宫肌瘤的手术方式主要取决于患者对生育的要求、保留子宫的重要性、症状严重程度和肿瘤本身特性的影响。

药物治疗

口服避孕药、孕激素和非甾体抗炎药（NSAIDs）对肿瘤的大小没有影响但可以减少月经量。使用促性腺激素释放激素（GnRH）激动药可以减少至少子宫肌瘤45%的大小，但长时间应用会导致患者骨质疏松且停药后子宫肌瘤会恢复至原来大小。孕激素受体拮抗药米非司酮，6个月内应用可有效减少月经量及子宫肌瘤大小，但尚无长期应用有效性的数据支持。其他一些选择性孕激素受体调节因子也可能有一定治疗效果，但需大量临床试验数据的支持。

子宫动脉栓塞

子宫动脉栓塞是经过股动脉注射聚乙烯醇颗粒至子宫动脉以减少子宫及肌瘤的血液供应，缺血导致子宫肌瘤缩小。这种治疗尽管有证据表明部分女性的生育力可能会受损，且增加部分妊娠女性的不良妊娠结局的发生，但它可以避免大手术风险的发生并保留生育功能。生育力受损可能是由于栓塞造成的卵巢功能受损。子宫动脉栓塞的副作用主要包括子宫缺血和子宫肌瘤变性坏死导致的疼痛。目前它只应用于特殊病例的选择。

手术治疗

在患者不需要保留生育功能的情况下，手术治疗子宫肌瘤首选子宫切除术。事实上，在英国子宫全切术中有1/3是因为子宫肌瘤。对于年轻患者或需保留生育功能的患者，需行子宫肌瘤剔除术。手术过程包括切开子宫肌瘤假包膜层，尽量剔除子宫肌瘤，再用可吸收肠线缝合闭合瘤腔。子宫肌瘤剔除术与子宫全切术这两种手术方式所占比例大体相同。在子宫肌瘤剔除术中如果不注意手术中止血的话，瘤腔内会形成血肿。剔除子宫肌瘤过程中要确保不损伤周围脏器。残存的子宫肌瘤种子有再长出子宫肌瘤的可能。

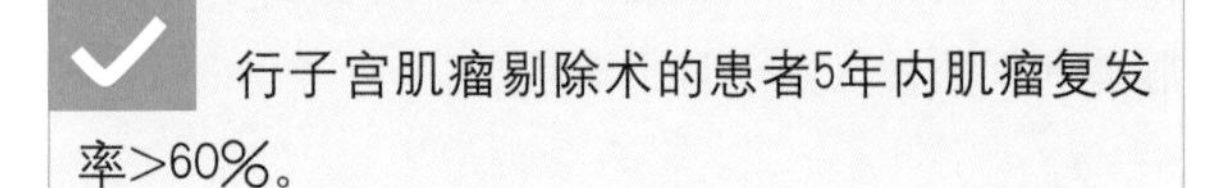

行子宫肌瘤剔除术的患者5年内肌瘤复发率>60%。

内镜治疗子宫肌瘤中，黏膜下肌瘤可选择宫腔镜下剔除肌瘤，肌壁间和浆膜下子宫肌瘤可选择腹腔镜手术进行切除。对于腔镜技术高的术者，腹腔镜下切除子宫肌瘤较开腹手术发生并发症率和复发率均低。对于直径大于3cm子宫肌瘤，术前应用GnRH拮抗药可以缩小肌瘤大小，有利于手术操作。

治疗策略的发展

临床试验表明，MRI引导聚焦超声治疗（少数临床中心有此治疗）利用定向能量的热能融化子宫肌瘤，这种治疗方法只适用于单一子宫肌瘤且不能用于有蒂的肌瘤。治疗后不建议妊娠且缺乏长期应用的数据。

子宫腺肌病

子宫腺肌病是因子宫内膜腺体和间质侵入子宫肌层引起周围平滑肌组织增生所致。其患病率在1%左右，且不易被诊断，只有进行全子宫切除术后组织病理学予以确诊。

症状和体征

症状不同于子宫内膜异位症，主要在产后女性中发病，且经常在第四年被诊断。逐渐加重的月经量增多和痛经是其典型症状，子宫对称性肿大伴压痛。绝经后病症消失。

病理

大体病理表现为子宫弥漫性增大。子宫腺肌病和子宫肌瘤常同时存在，子宫后壁明显较前壁增厚。切片下，子宫肌层可见螺纹状的小梁结构，偶尔可见环状黑色出血点。

对于中重度子宫腺肌病的患者非侵入性诊断方法中，经阴道超声和MRI对其诊断的准确性很高，尤其是核磁是最敏感的检查手段（图16–8）。病理诊断为子宫任何一个肌层的切面中可见到子宫内膜腺体和间质侵入到子宫平滑肌层。

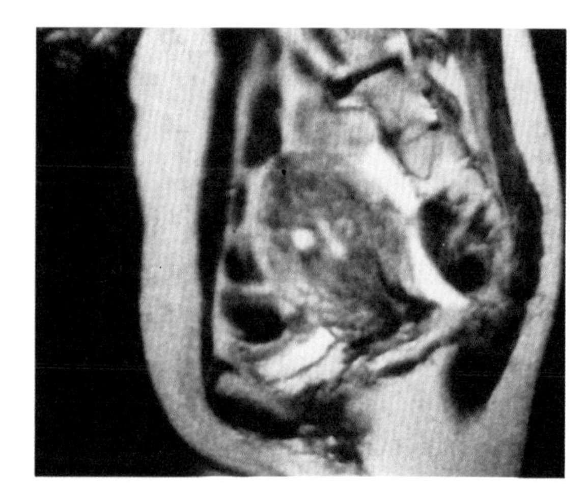

图16–8 盆腔MRI矢状位显示扩大的子宫腺肌病

治疗

子宫腺肌病可以通过药物非手术治疗，也可以通过子宫动脉栓塞或手术治疗。药物治疗如同子宫内膜异位症，在某些患者身上是有效的。应用左炔诺酮宫内节育器可以缓解患者痛经和月经量多的症状。子宫动脉栓塞术效果肯定。

卵巢病变

卵巢增大通常无症状，卵巢恶性肿瘤的悄然无息是直到中晚期才被发现的原因。卵巢肿瘤表现为囊性或实性，功能性、良性或恶性。而这些性质的卵巢肿瘤临床表现和并发症很相似，很难通过直接检查确定肿瘤的性质。卵巢肿瘤的诊断和治疗在第20章详述。

症状

直径小于10cm的卵巢肿瘤很少有症状。常见症状主要表现如下。

- 腹部膨大：当卵巢肿瘤恶性变时，腹部膨大也要考虑腹水的存在。
- 周围脏器的压迫症状，如膀胱或直肠。
- 由肿瘤本身引起的并发症的症状（图16–9），包括：
  - 卵巢肿瘤蒂扭转：急性卵巢肿瘤蒂扭转可造成肿瘤的坏死。疼痛缓解后，随着坏死发生后又会引起急性腹痛、恶心的症状。
  - 卵巢肿瘤破裂：卵巢肿瘤破裂后内容物溢出到盆腔引起弥漫性腹痛。

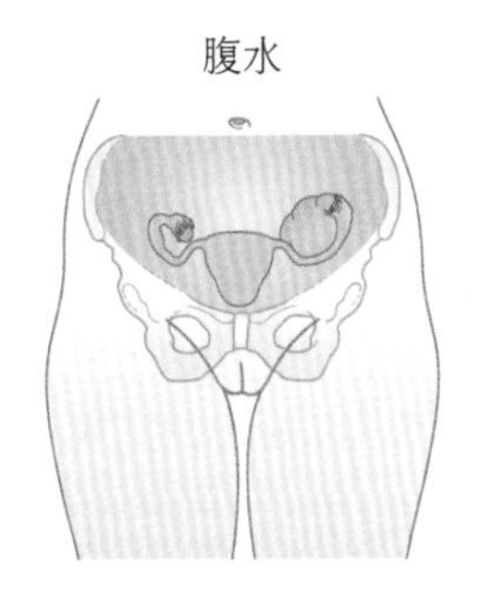

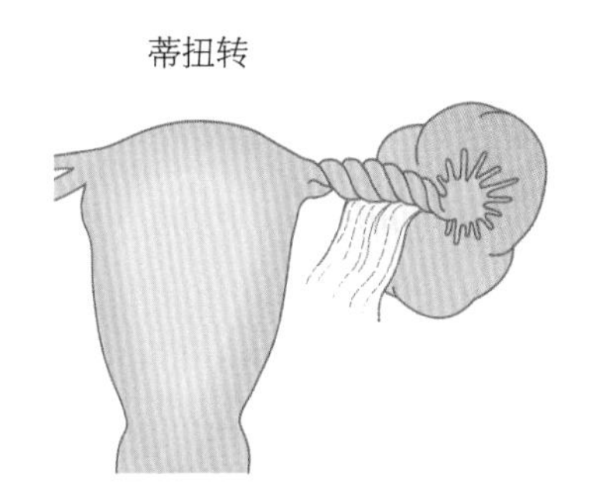

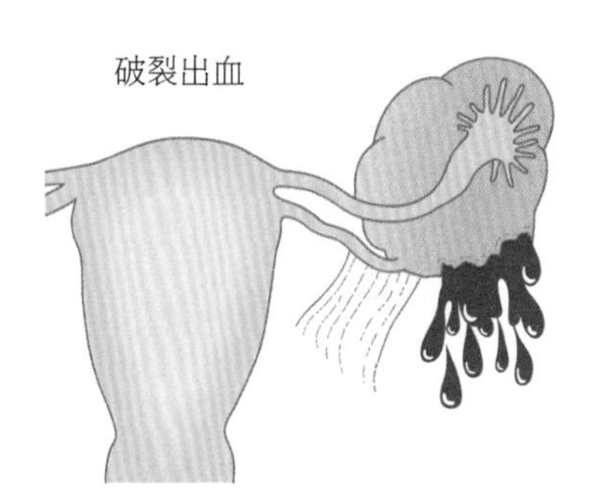

图16–9 卵巢肿瘤的常见并发症需要医学建议

- 出血并不是卵巢肿瘤常见的并发症，但会引起腹痛，如果出血严重会引起休克。
- 激素分泌型肿瘤会导致月经周期紊乱。患有分泌雄激素的卵巢肿瘤的病人会出现男性化表现，尽管大多数性索间质来源的卵巢肿瘤（见下文）会表现出激素活性，但临床常见的分泌激素的肿瘤是上皮来源的。

体征

检查时，腹部膨隆。移动性浊音阳性，可提示为大量腹水。盆腔检查可发现小肿瘤，且触诊阳性。但随着肿瘤的增大，中央部位增大更明显。皮样囊肿往往出现在子宫前方。大多数卵巢肿瘤无触痛。如果有压痛，应怀疑有感染或扭转的可能。良性卵巢肿瘤触诊时在子宫的两侧且活动。

子宫内膜异位症

子宫内膜异位症是一种以异位的子宫内膜样腺体和间质组织为表现的疾病，其周围伴有炎症反应。育龄期女性的发病率为5%～10%。此病表现为女性盆腔痛、不孕，青少年中出现严重的痛经和慢性盆腔痛时，其患子宫内膜异位症的概率更高。患有子宫内膜异位症的女性常常表现为很多复杂的症状，包括盆腔痛、性交痛、排尿困难、排便困难和痛经。虽然为良性疾病，子宫内膜异位症对女性健康造成巨大的负担，部分原因是因为女性出现症状后8～10年才被确诊。如果不被确诊，症状会逐渐加重导致患者长期遭受盆腔疼痛的困扰。

病理

异位的子宫内膜种植在人许多不同的部位（如图16–10）。子宫内膜异位症通常发生在卵巢上（图16–11）、宫骶韧带、直肠阴道隔。它也可能种植在覆盖子宫、肠管、直肠、乙状结肠、膀胱的腹膜上。远端子宫内膜异位症可能发生在脐部、剖宫产的手术瘢痕上（图16–12）、疝的瘢痕、双侧附件、阴道、外阴、宫颈和淋巴结上，罕见的还有发生在胸膜腔内。

卵巢异位的子宫内膜形成小团块覆盖在卵巢表面，若形成较大的囊肿则被称为子宫内膜异位囊肿（图16–13），它可以增大到10cm以上。这些囊肿表面是厚厚的白色浆膜，内包含陈旧性积血，外观呈现为巧克力色，所以也被称为巧克力囊肿。子

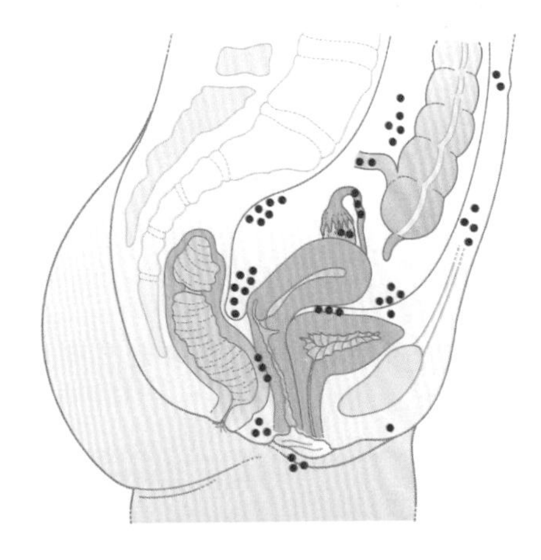

图16–10 子宫内膜异位的常见部位

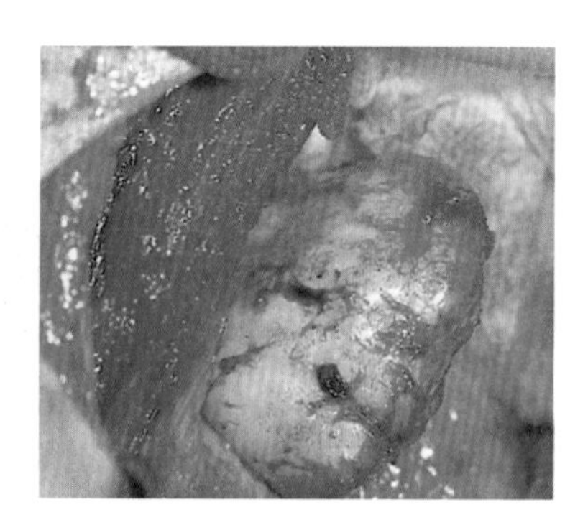

图16-11 异位在卵巢的子宫内膜斑块

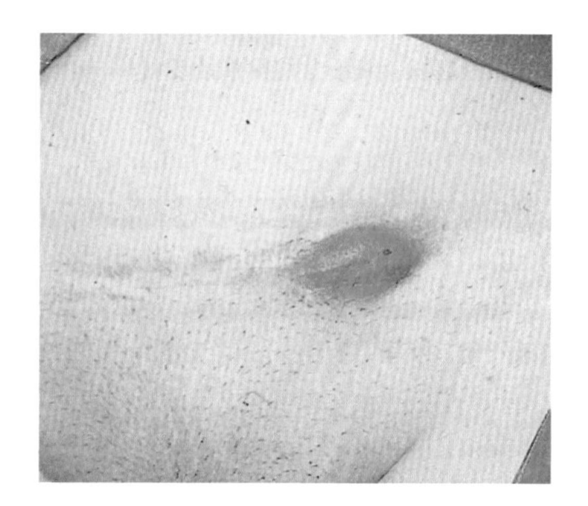

图16-12 剖宫产手术瘢痕部位子宫内膜异位病灶。伤口左下的暗嫩的肿块在月经期间变软并扩大

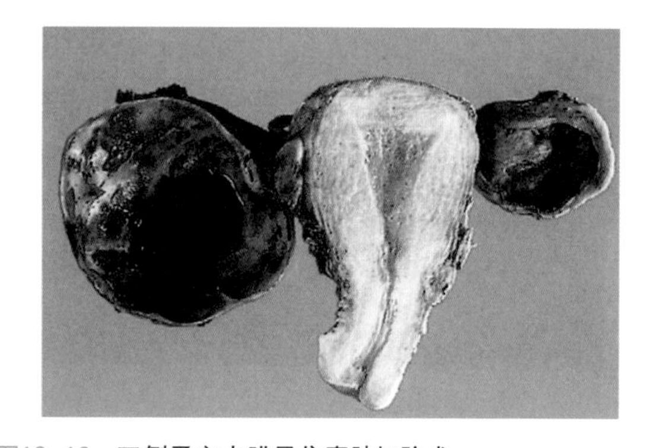

图16-13 双侧子宫内膜异位囊肿切除术

宫内膜异位症通常种植在卵巢组织和其周围的组织上。

8%的子宫内膜异位症患者可能会发生巧克力囊肿破裂，病人会表现为急性腹膜刺激症状。

显微镜下子宫内膜异位症的组织与正常宫腔的

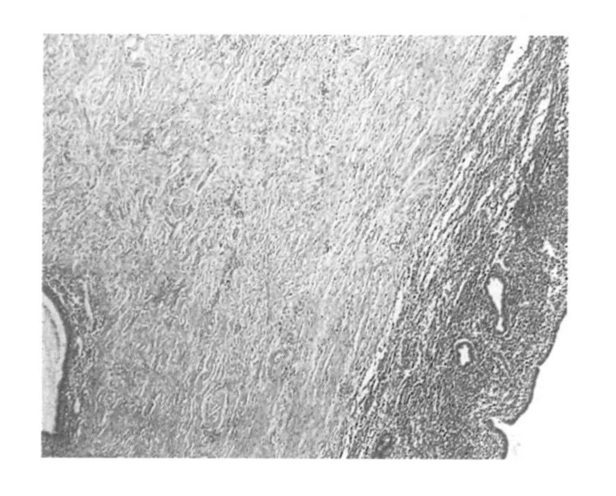

图16-14 高清放大显示瘢痕部位子宫内膜腔内活跃的内膜线

子宫内膜组织很难区分（图16-14），但它的变化范围会很大，对于长期患有子宫内膜异位症的患者，反复的月经出血和内膜剥脱会导致内异症的正常内膜组织结构消失。囊肿的内表面，往往有个区域包含吞噬细胞和含铁血黄素的沉积，还有广泛的纤维组织玻璃样变。子宫内膜异位症的一个典型特点是病变周围组织的纤维化，也包括肌纤维组织，这个特点也是导致手术剥离病变困难的原因。子宫内膜异位症的发病机制尚未明确，Sampson（1921年）提出月经期间，经血逆流导致子宫内膜细胞在适当的条件下种植在卵巢和腹膜腔等部位，但此假说并不能解释子宫内膜种植在腹腔以外的部位。另一种理论认为子宫内膜是来自覆盖人身体表面各个部位上皮细胞化生而来。

诊断

首先要详细询问与月经周期相关的盆腔痛的病史，肠道和膀胱刺激症状，出现性交痛的姿势和运动对疼痛的影响。初步检查包括尿液分析、性传播疾病筛查和阴道超声扫描。一个有经验的超声大夫通过阴道超声对诊断卵巢巧克力囊肿和深部子宫内膜异位病灶具有很高的敏感度和特异度，但对于种植在腹膜的内膜异位病灶诊断具有有限性。由于尚没有可靠的无创性检查可以诊断子宫内膜异位症，由经验丰富的内镜专家行腹腔镜检查是诊断各种类型子宫内膜异位症的最好方法。

治疗

子宫内膜异位症是一种慢性疾病，需要长期的治疗。药物治疗包括抑制排卵（和卵巢雌激素分泌）和创建一个稳定的激素环境。常用的药物包括口服孕激素、孕激素皮下埋植剂和（或）左炔诺酮宫内节育器。口服避孕药被广泛使用，但对于患者患有雌激素敏感性疾病者不能使用。但现在的药物含有高效孕激素可以平衡这一点。还有一些药物具有好的耐受性，可以作为治疗的一种选择，比如丹那唑、GnRH拮抗药和芳香化酶抑制药。药物治疗还需与手术治疗综合考虑。

子宫内膜异位症的手术治疗通常包括可见病灶的完全切除，可以选择透热消融病灶，可以减少疼痛并改善67%～80%手术患者的生活质量。为了减少疾病的复发，术后还需药物辅助治疗，除外积极要求生育的患者。深部浸润型子宫内膜异位症，涉及乙状结肠或直肠需要与结直肠外科医生进行多学科合作。经验丰富的腔镜医生利用“剃须技术”进行直肠阴道隔内异位结节的切除越来越普遍，已逐步取代肠切除吻合术。

妊娠后许多子宫内膜异位症患者的症状和疼痛得到改善。然而，许多患有子宫内膜异位症的妇女会在怀孕期和哺乳期结束后症状即复发。

异常子宫出血

异常子宫出血（AUB）是指任何形式的月经异常包括月经周期紊乱和月经量多。FIGO（国际妇产科联盟）最近设计出一个异常子宫出血的原因分类系统，见表16-1。最常见的月经异常原因为月经经间期出血（性交后出血）和月经量多或不规则月经出血。

FIGO的分类系统是一个非常实用又灵活的评价系统，既可以应用于月经出血原因的初步培训也可以应用于更复杂的专业或研究的分类。

表16-1　**子宫异常出血的基本症状、成因（FIGO推荐分类）**

	示例
结构性病变（PALM）	
息肉（子宫内膜癌，宫颈管）	
子宫腺肌病	
子宫肌瘤（子宫肌瘤）	
恶性肿瘤和增生	
非结构性原因（COEIN）	
疾病	血管性血友病
	血小板功能障碍
	凝血因子缺乏症
	血小板减少症
排卵功能障碍	无排卵或排卵周期紊乱（雌激素正反馈或子宫机制紊乱）
	多囊卵巢综合征
	甲状腺疾病
子宫内膜	排卵子宫内膜分子干扰
	子宫内膜炎
医源性	激素避孕
	抗凝血药
	宫内节育器
未分类	未确诊妊娠并发症
	生殖道创伤
	生殖道异物
	吸烟

（转载自Munro MG，Critchley HO，Fraser IS等人2011年发表的《非妊娠育龄女性异常子宫出血原因的FIGO分类系统》，Int J Gynecol Obstet 113：3-13.）

经间期出血

经间期出血（IMB）一般发生在正常的月经周期。出血可能会在每个月经周期固定出现或随机出现。有时症状通常与生殖道表面皮肤损伤有关，所以这部分女性会表现为性交后出血。未确诊的妊娠相关性出血包括宫外孕和葡萄胎疾病导致的出血与经间期出血很像。在1%～2%的女性中，经间期出血可能表现为排卵期的点滴出血。

> **!** **经间期出血还可能是因为使用激素类避孕药（被称为临时或突破性出血），特别是复发口服避孕药、宫内节育器和包括单纯孕激素的药片和皮内埋植剂。**

对于新发经间期出血的女性，宫颈或阴道的性传播疾病也是一个原因，特别是衣原体感染。少见的原因是阴道炎（非性传播性），宫颈外翻、子宫内膜或宫颈息肉、子宫内膜炎、子宫腺肌症、子宫黏膜下肌瘤、子宫内膜或宫颈癌。

经过下生殖道的仔细检查可以排除妊娠、感染导致经间期出血的情况。确保宫颈防癌涂片及时进行检查，当所有检查都是阴性的，盆腔超声检查可以排除一些宫内因素。

性交后出血

性交后出血（PCB）是非月经期出血而在性交后出现的。报道称每年大概有6%的女性会有此症状。性交后出血的原因包括生殖道表面的病变，通常为感染、宫颈或子宫内膜息肉，宫颈、子宫内膜或（罕见）的阴道恶性肿瘤和外伤。宫颈癌患者中约1%～39%会出现性交后出血。若患者出现反复的性交后出血伴或不伴月经间期出血，即便是宫颈防癌涂片阴性也应行阴道镜检查。

绝经后出血

离上次月经来潮超过1年的阴道出血称为绝经后出血。子宫体癌虽不是绝经后出血的常见原因，但应对有此症状的女性进行子宫内膜的检查，不管是用宫腔镜、子宫内膜活检或是阴道超声评价内膜厚度及类型。如果子宫内膜厚度小于3mm，那么发生子宫内膜病变的可能性会很低。

绝经后阴道出血还包括生殖道其他良性或恶性肿瘤，内源性或外源性雌激素[如激素替代治疗（HRT）和卵巢肿瘤的分泌]刺激子宫内膜，感染和绝经后萎缩性阴道炎。

月经量过多

月经量过多是指每月月经量超过80ml，约10%的女性罹患此病。“临床”推荐月经量过多的定义为“月经过多损失导致影响女性身体、情感、社会和性生活质量的疾病，单独或包括其他症状”。月经量过多严重影响女性的生活质量。尽管其通常是由良性疾病导致的，但它会造成女性缺铁性贫血，可严重影响女性的社会、家庭和工作生活（失血过多影响日常活动）。月经量过多常因子宫内膜局部凝血及其他分子调节因素不平衡所致，但却没有结构上病变。此外还有一些良性妇科疾病导致月经量过多，比如子宫肌瘤、子宫内膜息肉、子宫腺肌病、子宫内膜增生和子宫内膜癌。月经量过多包括了异常子宫出血的大部分病因。

病因

结构

子宫平滑肌瘤（下面讨论）是导致月经量过多最常见的结构性病变，虽然大多数子宫肌瘤女性并没有此症状。低于40岁的女性患子宫内膜癌很罕见，其表现为不规则阴道出血。子宫腺肌病表现为弥漫性子宫增大伴压痛、月经量过多（HMB）和痛经。子宫内膜息肉是月经量过多（HMB）的常见原因，也常表现为异常出血。子宫内膜增生是常见的结构病变引起月经量过多，与不排卵周期相关。可能是一种癌前病变。排卵障碍引起的月经异常将在下节讨论。

非结构因素

排卵障碍和不排卵会导致很严重的月经周期延长、周期紊乱及不规则出血，甚至会威胁生命。在这种情况下，没有对抗雌激素的作用会导致子宫内膜变厚及增生。这种不稳定的内膜逐渐打破了内膜的稳态。大多数排卵障碍发生在绝经过渡期、青春期或追溯到内分泌疾病，比如多囊卵巢综合征、甲状腺功能减退。

当发生没有结构异常的月经量过多时，更有可能是原发性子宫内膜疾病造成，由于子宫内膜局部的止血调节机制紊乱导致。可能是纤溶因子局部过度产生（尤其是组织型纤溶酶原激活物），局部血管收缩因子缺乏，促进了血管舒张。月经量过多最常见的原因还有医源性宫内节育器使用。

病史和化验检查

准确的病史和症状的持续时间是判断出血类型的基本条件。临床上评估出血量是非常主观的，虽然血块、夜间更换卫生巾和“血崩”（内裤和被褥被血浸湿）是提示出血量多的指标。月经以及相关性疼痛的疾病模式的变化可能与盆腔结构病理的发展相关。疼痛与子宫腺肌病和慢性盆腔炎性疾病相关。子宫腺肌病有时会导致月经量过多（HMB）和疼痛。子宫体和宫颈表面结构病变会导致不规则阴道出血（IMB）和绝经后出血（PCB）。40岁以下女性罕见发生子宫内膜恶性肿瘤，但具有糖尿病病史、高血压、多囊卵巢和肥胖的病人发生子宫内膜增生和子宫内膜癌的风险增加。

女性发生月经量过多时应进行一般的体格检查，包括贫血、甲状腺疾病和盆腔检查，如需要还应包括宫颈巴氏涂片。盆腔检查发现盆腔包块应考虑子宫肌瘤、子宫腺肌病，还应考虑子宫恶性肿瘤、卵巢癌的可能。

调查

治疗前进行一个完整的血液计数和血小板（有时血清铁蛋白和血清转铁蛋白受体评估铁储备情况），若提示正常则进行下一步调查：

- 有反复或持续性不规则或经间期出血史或子宫内膜癌的危险因素。
- 宫颈防癌涂片异常。
- 盆腔检查异常。
- 盆腔痛对单纯的镇痛方式无反应。
- 经一线治疗6个月无效。

补充调查的目的是确认或排除盆腔病变，特别是子宫内膜癌。主要的方法是超声、子宫内膜活检、宫腔镜及经阴道超声（有或无盐水宫腔声学造影）。调查引起月经异常的系统疾病原因，比如溶血-凝血功能障碍（轻度血管性血友病是月经量过多最常见的原因），因此对于这样的患者应进行凝血功能的筛查。因甲状腺疾病引起月经量过多的病人并不多，因此只针对有甲状腺疾病史和其他甲状腺疾病表现的月经异常患者进行甲状腺功能筛查。单独进行子宫内膜活检或联合宫腔镜检查可以在门诊完成。

宫腔镜是使用3mm的内窥镜经宫颈对子宫腔进行可视化检查，它可以在全麻或在门诊局麻下进行。宫腔镜下子宫内膜活检很大程度上取代了过去传统盲操的分段诊刮术。经阴道的超声检查在诊断女性生殖道结构异常很有价值。对于围绝经期女性，超声测量子宫内膜厚度在女性月经期不同时期表现不同，但对于结构性病变如子宫内膜息肉有很好的诊断价值。

治疗

药物治疗

在恶性肿瘤的患者中，治疗方案的选择取决于患者是否有避孕的需求以及有无药物的禁忌证。若使用铜宫内节育器可以联合使用氨甲环酸或使用左炔诺酮宫内节育系统取代（曼月乐）。

非激素治疗

非甾类抗炎药如布洛芬或扑热息痛，抑制前列腺素合成酶，可以减少30%的出血量以及治疗痛经。副反应是轻度的胃肠道刺激。氨甲环酸是抗纤维蛋白溶解剂，可以减少50%的出血量。在很多国家此药是安全用药且可以提供处方在药店中购买。它不会导致静脉血栓的形成，但谨慎起见对于有血栓史的患者还是慎用。这两种药的优点是均在月经期用药即可。

激素治疗

使用复发口服避孕药或左炔诺酮宫内节育系统可以平均减少每月的月经量的30%～90%（图16-15），左炔诺酮宫内缓释系统是治疗没有此药禁忌证的月经量过多的一线治疗方法。合成口服孕激素如炔诺酮或醋酸甲羟孕酮可以给予21～28d的长期治疗控制不规则的大量出血，但需衡量其风险效益比。

对于急性大出血的患者可以增加剂量来治疗（口服炔诺酮5mg或醋酸甲羟孕酮10mg，每天3次共21d)。丹那唑是一种人工合成的衍生物，通过阻碍雄激素对下丘脑垂体轴和子宫内膜的作用起效但现在已不常用。高剂量的孕激素大概会引起10%的患者出现闭经的副作用。减少月经量过多患者出血量的各种治疗方法有效性如图16-15。

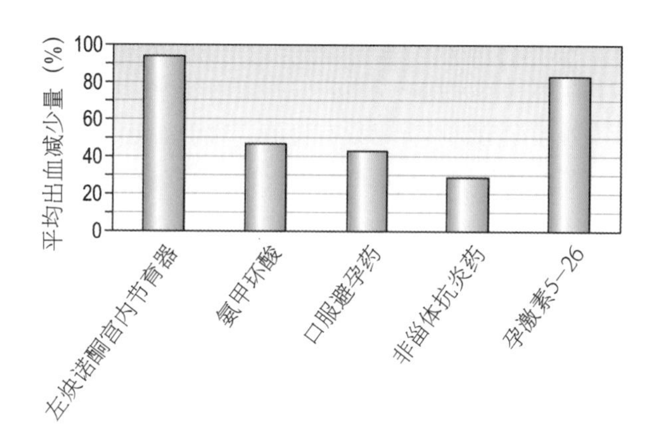

图16–15 不同治疗方法治疗因非结构异常导致的月经量过多的失血量的平均百分比

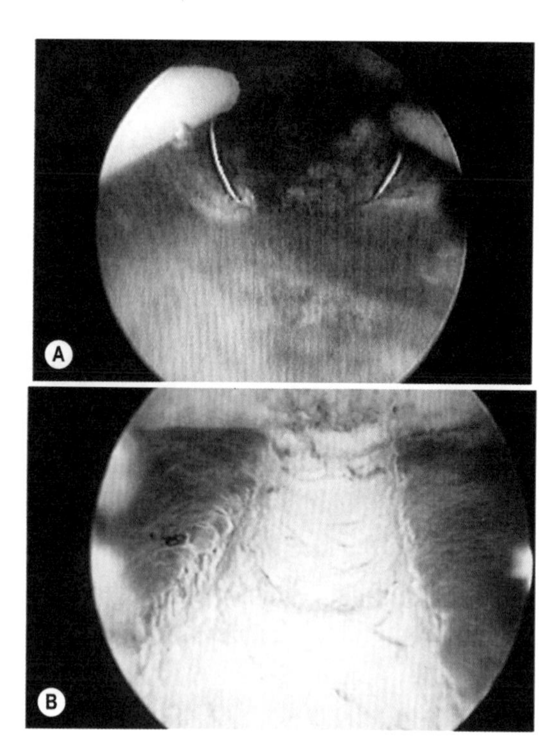

图16–16 子宫内膜切除术。利用宫腔镜看宫腔术前（A）和术后（B）

手术治疗

子宫内膜切除术或消融术

借用宫腔镜及宫内加热及冷却设置可以破坏或去除子宫内膜。第一代和第二代技术是使用钢丝圈或滚珠或两者混合利用激光或电凝切除（图16–16)。术前4～8周可以应用丹那唑或促性腺激素释放激素激动剂，可以使子宫内膜变薄，更利于消融术的实施。宫腔利用冲洗液如甘氨酸或生理盐水来扩张。比较罕见的并发症是子宫穿孔或其他周围脏器的损伤。另外的并发症则是由于液体过多吸收而引起水中毒。宫腔镜手术现今已经被新发展半自动技术所取代，不再需要同样的宫腔镜手术操作技术。球囊导管消融包括将充满液体的球囊插入子宫内膜，然后非常精确的加热，从而破坏子宫内膜。现在有一系列其他的设备，都是利用不同的能源类型基于过度加热或冷却的原则对子宫内膜进行处理。因此其是非常精确的对子宫内膜进行破坏而不破坏邻近其他组织。有30%～70%的患者会出现闭经，另外20%～30%的患者月经量过多得到有效的减少。只有很少一部分患者还需要进行手术和子宫切除术。

子宫切除术

子宫切除术是较药物或腹腔镜手术更适用于有盆腔病变如子宫腺肌病、子宫肌瘤的妇女的手术方法。尽管因子宫良性疾病发生死亡的病历应尽可能少，因行子宫切除术发生死亡的比率为1∶2000。有25%～40%的病人会发生明显的并发症且更常见于开腹手术的患者。术中出血是应最为关注的点且应在术前术中做好预防静脉血栓的措施。术后并发症最常见的感染（泌尿系统、呼吸系统或手术部位)，但对于个别患者任何部位的并发症都有可能发生。子宫切除术可以经腹、经阴道或经腹腔镜进行。

经腹的子宫切除术可以采用下腹部横切口或中线切口。双侧子宫圆韧带、输卵管和卵巢血管均需切断和结扎，切断结扎卵巢内侧或远端的血管要看是否保留卵巢（见下文)。打开子宫膀胱腹膜，分离膀胱与子宫下部和宫颈，使输卵管远离子宫血管，然后切断结扎。最后切断宫颈环状韧带暴露环绕宫颈的阴道，进行子宫切除。如果既往没有宫颈病变的历史宫颈可以被保留，通过去除仅低于宫颈内口的子宫血管和韧带（次全子宫切除术)。如果因其他盆腔疾病导致宫颈解剖困难，或为减少输尿管损伤风险或病人需求可以选择此种手术方式。对于子宫或宫颈癌会采用经腹根治性子宫切除术包括切除子宫、宫颈和阴道上段。

阴式子宫切除术（通过阴道进行），切开阴道皮肤，沿膀胱和宫颈之间切至骨盆。覆盖子宫膀胱和子宫直肠间的腹膜是开放的，宫颈韧带可以被结扎切断，子宫和卵巢血管被结扎切断然后切下子宫，关闭腹膜和阴道的皮肤。经阴道可以进行卵巢切除但很少采用。这种手术方式无腹部切口，大大减少了术后并发症的发生率，在大多数情况下是子宫切除术的首选术式，但它存在禁忌证，对于怀疑恶性肿瘤的患者不能采用，它的相对禁忌证为子宫增大超过孕14周大小，子宫内膜异位症的患者，还有同样需要进行卵巢病变手术的患者。

腹腔镜子宫切除术包括经内镜直视下分离、固定附件，然后取出子宫不论是通过阴道还是粉碎后（碎条）经腹取出。对于经验丰富的内镜医生来说，如果因为子宫内膜异位症、粘连或需要进行卵巢手术不能选用经阴道的子宫切除术，腹腔镜是最好的选择。

为治疗月经量过多，50岁以下女性选择行子宫切除术如果卵巢正常，一般建议保留卵巢，以避免因手术导致的早绝经症状。但对于围绝经期女性，保留的卵巢有将来发展成卵巢癌的风险，因此是否行卵巢切除需要慎重讨论，对于有卵巢癌家族史的患者更应该慎重决定。

继发性闭经和月经稀发

继发性闭经是指既往有月经史，持续6个月以上未月经来潮的女性。月经稀发是指一年内发生5次或少于5次月经来潮的女性。在临床工作中，这两种疾病的诊断可以是相互的，因为它们经常起源于同样的病因（图16–17）。

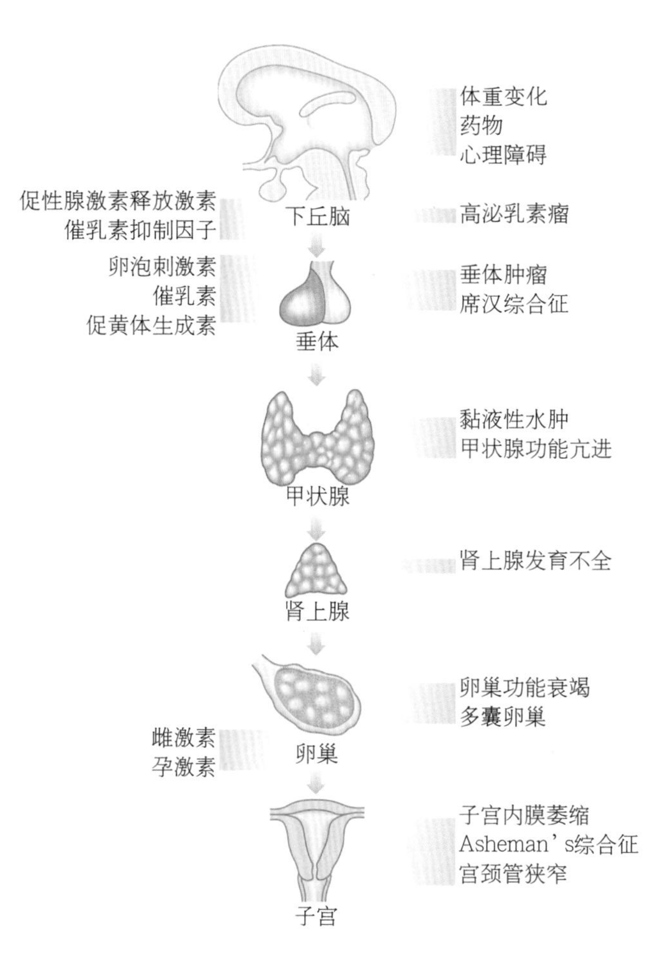

图16–17　继发性闭经的原因

病因

生理

生理性原因，在育龄期妇女，闭经往往是因妊娠或哺乳期所致。母乳喂养会导致催乳素升高从而抑制促性腺激素释放激素分泌，抑制了对卵巢的刺激作用。闭经的时间取决于母乳喂养的程度、频率和喂养时长。

病理

病理原因可分为下丘脑、垂体前叶、卵巢和生殖道疾病。

下丘脑疾病

下丘脑功能性闭经（FHA）被定义为非器质性及可逆的疾病，是因为促性腺激素释放激素（GnRH）脉冲式分泌功能受损所导致的。此病有3种类型：减肥相关性闭经、压力相关性闭经和运动相关性闭经。FHA表现为卵泡刺激素（FSH）和黄体生成素（LH）低或正常水平，催乳素正常，垂体影像学正常和低雌激素水平。

体重与月经周期有很高的相关性。正常体重减少10%～15%会导致月经稀发或闭经。这可能是由于高强度的节食也可能是神经性厌食症的一种表现，精神性异常表现为对身体形象的认知障碍，虽然已经减重但仍对体重增加产生强烈的恐惧。这些影响会导致患者努力的运动并减少饮食的摄入以减重。

参与运动减重的女性常常付出艰苦的努力，如长跑、体操或跳芭蕾，在运动中发展成继发性闭经（运动性闭经）。多个因素结合导致下丘脑功能性闭经，包括低体脂、心身压力和高能力消耗。

工作、家庭或家庭成员关系的改变会产生压力也会导致垂体功能性闭经。患者处理不好这些压力会释放较高的皮质醇，导致FHA。

尽管口服避孕药会抑制下丘脑–垂体–卵巢轴，但没有证据证实停药后这种抑制仍继续。

垂体功能障碍

垂体原因引起的继发性闭经最常见的就是高泌乳素血症。大约40%的患者伴有垂体前叶分泌催乳素的肿瘤（微或大腺瘤）和1/3患者出现乳汁分泌（溢乳）的症状。

所有继发性闭经的患者都应检测催乳素水平，若异常升高应行垂体窝的CT或MRI。垂体微腺瘤最常见，大腺瘤是罕见的但经常伴有内分泌异常表现。大腺瘤增长可能压迫视神经交叉导致双颞侧偏盲，这和其他脑神经压迫症状不同。垂体前叶分泌的催乳素被多巴胺神经递质所抑制，抗多巴胺药物（框16–1）会导致医源性催乳素升高和闭经。

框16–1 可能导致高催乳素血症的药物

- 吩噻嗪类药物
- 抗组胺药物
- 丁酰苯类药物
- 氯普胺
- 西咪替丁
- 甲基多巴

在发达国家，垂体性闭经很少是由于产后大出血和低血压（席汉综合征）导致垂体前叶坏死所致。

卵巢功能障碍

卵巢衰竭

卵巢早衰（POF）：卵巢功能在40岁之前衰退，导致闭经和促性腺激素升高。大约1%的女性患有此病且不可逆。卵巢早衰的患者中20%～30%的女性是因遗传因素导致的，有一系列遗传性疾病导致卵巢早衰，比如Turner综合征是最常见的原因，4%的患者自发性卵巢早衰是由于自身免疫性卵巢炎引起的，这种情况大多数与多发性内分泌和其他器官自身抗体相关，但也出现在系统性红斑狼疮和重症肌无力的患者中。

手术切除卵巢、放疗或感染会导致继发性闭经。这种情况是由于高促性腺激素和低雌激素（高促性腺激素、性腺功能减退）。罕见的由于卵巢肿瘤特别是雌激素或睾酮异常增高导致闭经，但只占很小比例。

多囊卵巢综合征

生育年龄女性5%～10%患有多囊卵巢综合征，因此症会导致75%的人伴有排卵障碍引起的不孕和90%的女性有月经量减少（框16–2）。多囊卵巢综合征的患者伴有高雄激素的表现，90%的人多毛和80%的人伴有痤疮，50%的人会有超重或肥胖。多囊卵巢综合征最早是由美国妇产科医生Irving Stein和Michael Leventhal在1935年提出，他们发现了多囊卵巢与闭经、多毛之间的关联性。多囊卵巢综合征的患者卵巢增大且包含多（多于10～12个）个小（<10mm）卵泡，这些是小的正常的窦卵泡闭锁卵泡而并不是真正的囊肿。这样的患者卵巢明显增大但功能同正常卵泡（图16–18）。多囊卵巢会导致卵巢间质增多，这样会导致内分泌功能的异常。

超声检查下发现卵巢多囊是常见现象，大约有25%的患者有此表现。只有少部分人会患多囊卵巢综合征（包括超声检查下卵巢多囊样表现，高雄激

框16–2 多囊卵巢综合征的特征

月经稀发/闭经
多毛/痤疮
肥胖
不孕 } 雄激素异常表现
超声表现–卵巢
卵巢多囊样改变：任意一侧卵巢2～9mm，窦卵泡≥12个和（或）卵巢体积增加（>10ml）

卵巢大小>8cm
<8mm的卵泡有8个
卵巢间质回声

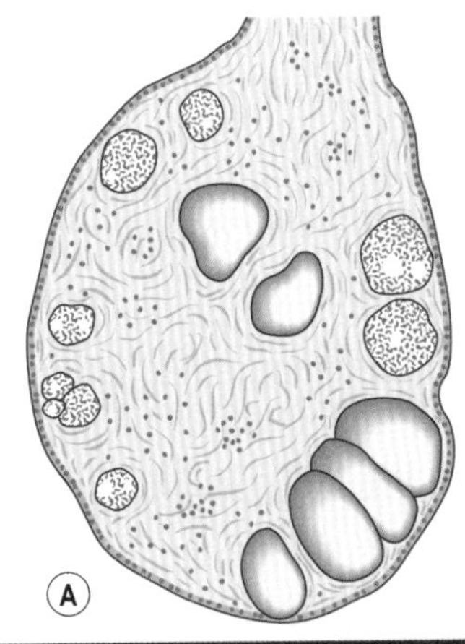

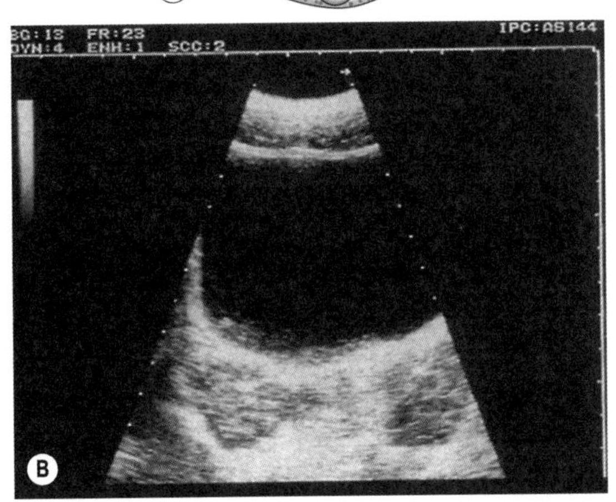

图16–18 多囊卵巢

A. 卵巢囊壁增厚，卵巢皮质内有许多小囊肿；B. 超声下表现为卵巢多囊样改变

素表现和排卵障碍中的一种)。

生化指标测定（图16–19）指出多囊卵巢伴有LH的异常升高和缺乏LH峰，雌激素和FSH是正常的，所以会造成LH∶FSH比值升高。此病还会造成睾酮、雄烯二酮和脱氢表雄酮分泌增加，15%的患者也会有催乳素的升高。

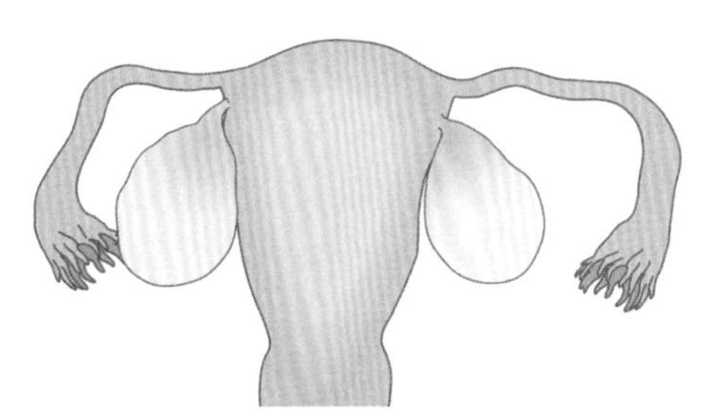

图16–19 斯坦因-多囊卵巢综合征的生化特点

病理原因

多囊卵巢综合征的确切病因尚不清楚，但有一部分遗传因素参与。原发性多囊卵巢综合征可能是由于雌激素生物合成异常和胰岛素抵抗所致。由于胰岛素抵抗和高脂血症，患多囊卵巢综合征的女性患非胰岛素依赖型糖尿病和代谢综合征的风险很大。窦卵泡不适当的暴露于过量雄激素的环境下会抑制FSH的释放，然后导致卵巢多囊样改变。雄激素的来源可能是卵巢也可能是肾上腺分泌的。有多于50%的多囊卵巢综合征的女性会分泌更多的脱氢表雄酮硫酸酯——唯一的肾上腺类固醇激素。多囊卵巢综合征的患者主要是雄激素升高也包括卵巢分泌的睾酮和雄烯二酮。胰岛素和胰岛素生长因子也显著升高。这些激素不会被肾上腺激素所抑制但会被促性腺激素释放激素激动剂所抑制。大约10%的多囊患者有2型糖尿病，30%的患者有糖耐量受损。

诊断

诊断（定义的标准保守争议），现今鹿特丹国际共识定义的多囊卵巢综合征被广泛采用。

三条中满足两条即可诊断多囊卵巢综合征：

1.稀发或不排卵。

2.高雄（生化指标或临床表现）。

3.超声下卵巢多囊样改变。

子宫因素

手术切除子宫会导致继发性闭经，其他子宫内膜瘢痕病变包括结核感染和宫腔粘连综合征会导致宫腔粘连，引起闭经。宫腔粘连综合征主要发生在产后胎盘残留的扩宫和分段诊刮术后，手术会破坏子宫内膜的深度以及导致内膜的感染。

隐经（隐藏的月经）

手术或感染所致的宫颈管狭窄导致月经流出受阻。

关于女性闭经或月经稀发的研究

患者出现闭经或月经稀发的症状时需要先排除怀孕，患者的病史应包括最近的情感压力、体重变化、闭经的症状和目前用药情况。在临床检查过程中大多数情况下是无异常的，只有体质指数小于19kg/m^{2}与体重相关性闭经相关。如果没有甲状腺或肾上腺疾病的临床表现，血清生化指标一般不会出现异常。对于闭经或月经稀发病因的诊断需要靠LH和FSH、催乳素检测、雌激素和甲状腺功能（TFTs）的结果进行鉴别诊断。盆腔超声检查可以辅助诊断多囊卵巢综合征、卵巢肿瘤和下生殖道异常。除非有泌乳素的异常升高或其他颅内病变表现，垂体影像学检查是不必要的，如果需要做，推荐行头颅MRI检查。

> ! **对于性活跃期女性，如果有月经延迟或停经或长时间行经都应该排除妊娠的可能。**

孕激素激发试验为每天服用醋酸甲羟孕酮10mg，共用5d，停药后2～7d应发生撤退性出血（此外孕激素激发试验），此试验经常被作为一种诊断工具。这是一个对体内雌激素的生物测定，如果阳性表示子宫内膜功能正常且循环中雌激素水平是正常的，血清中雌激素的测定足以提供这方面的证据。

处理

治疗方法要基于病因进行治疗，在生理组，大多数是起源于下丘脑功能异常或多囊卵巢综合征。这些情况可以自发的转归，其中减肥是主要的治疗策略，需要恢复正常的身体质量。对于低雌激素血症的患者，使用雌孕激素治疗是有效的。高泌乳素血症的患者对停用多巴胺抑制药或使用多巴胺激动药如卡麦角林、溴隐亭和喹高利特反应较好。治疗多囊卵巢的患者基于患者的症状，改变生活方式包括减重，运动是治疗的基石，减轻原体重的5%即可改善月经周期、内分泌情况及生育力。

多毛症可以使用脱毛药物和电蚀毛发，而多毛、痤疮也可以使用抗雄激素类药物治疗，比如醋酸环丙孕酮结合雌激素，比如在周期基础上使用炔雌醇。如果患者的主要表现为不孕，可以使用枸橼酸氯米芬或促性腺激素以刺激排卵。有15%～40%的多囊卵巢综合征患者会出现克罗米芬抵抗，可能是其抗雌激素的效用对子宫内膜和宫颈黏液产生影响。二线治疗方案包括以前的腹腔镜下卵巢打孔，在卵巢表明进行反复的穿刺，但早期证据提示芳香化酶抑制药较手术治疗更有效。与其他降糖药相比，胰岛素增敏剂二甲双胍是相对有效的。多囊卵巢综合征的后遗症需要警惕，长时间的无对抗雌激素效用会导致子宫内膜增生，很少发生恶性变化。增生往往会因孕激素作用发生可逆性变化，如使用炔诺酮或醋酸甲羟孕酮。多囊卵巢综合征与代谢综合征相关，可能会发展为迟发型的2型糖尿病和血脂异常。

痛经

痛经是女性最常见的症状。它通常表现为阴道开始出血的前几天腹部绞痛。

原发性闭经通常没有盆腔疾病，主要是由子宫内膜释放前列腺素（尤其是$PGF_2\alpha$）引起子宫过度收缩导致局部缺血所致。它通常发生在月经初潮的6个月至2年的排卵周期里。在月经初潮年龄早的女性中发生痛经的概率更高。痛经经常是有家族史，且其母亲的痛经经历会影响女儿对月经的心态。有些女性痛经很严重，会出现恶心、呕吐、腹泻和头晕的症状，会严重影响生活和工作质量。这种疼痛经常只发生在排卵周期，发生在下腹部和盆腔疼痛，但有时会放射至大腿前部。在妊娠生产后疼痛会消失或减弱。盆腔检查通常无异常。

继发性或获得性痛经与某些盆腔疾病相关，且少数情况下发生在月经初潮后。疼痛通常会发生在月经期开始时且会持续好几天甚至延续至整个月经期。这种痛经很重，持续时间长和放射至背部、腰部和腿部。继发性闭经可能是由于子宫内膜异位症、子宫肌瘤、子宫腺肌病、盆腔感染、盆腔粘连或生殖道发育异常。子宫内膜异位症引起的痛经常常始于青春期，这点不容忽视。经常有一些女性在痛经后很长一段时间（多于10～12年）才被诊断子宫内膜异位症。

检查

病史的询问中疼痛的性质、发生时间和症状的相关性很重要，例如性交痛、排尿困难。原发性闭经没有性生活史的患者避免进行盆腔检查。进行阴道检查需要进行个体化检查，对于性活跃期女性还要进行宫颈防癌涂片的检查。原发性痛经的患者进行阴道检查是通常没有盆腔压痛或其他异常的症状。

继发性闭经进行盆腔检查评估子宫及附件有无压痛、包块、子宫活动度还有后穹窿和宫颈摇摆痛。如果怀疑有盆腔感染应进行盆腔彩超和阴道拭子检查。经阴道的超声检查子宫肌瘤有很好的准确性，但对子宫内膜异位症和子宫腺肌病的诊断则有一定的局限性，除非是子宫内膜异位囊肿或深部异位病灶。痛经若持续或有进展性的发展或对药物无反应才需要腹腔镜检查。

治疗

对痛经原因的治疗是有益的，医生应对患者采取整体的治疗，包括饮食和生活方式还有药物治疗。现今大量的证据提示吸烟会加重痛经且运动是有益的。下腹部使用热带可以缓解痛经和一些膳食的补充会对治疗有效，比如维生素B_1补充。

药物治疗

非甾体抗炎药是治疗痛经的常用药，因为其可以抑制前列腺素的合成，包括阿司匹林、甲芬那酸、萘普生或布洛芬。青少年和年轻女性痛经使用此药3个周期若症状未改善的话，要联合使用口服避孕药3个周期（非甾体抗炎药继续服用）。

口服避孕药除了抑制排卵还可减少子宫前列腺素的释放。连续用药可以减少症状的发生频率。单纯使用孕激素如醋酸甲羟孕酮注射、皮下埋植剂和左炔诺酮宫内节育系统。年轻患者若对此药物都没有效果应坚持是否有基础结构异常和感染的原因。

继发性闭经，需要针对疾病的病程和病因进行治疗。强化的药物治疗有助于治疗，但也可能需要结合手术治疗。如果疾病不适合药物治疗，需要进行手术切除以缓解疾病症状（如子宫切除术、子宫腺肌病和子宫内膜异位症）。

经前期综合征

经前期综合征（PMS）是指月经周期黄体期反复出现的中度心理及躯体的症状至月经来潮后消失的疾病。育龄女性中大约有20%的发生率，此病的更严重的形式，经前期烦躁症（PMDD），这些女性的躯体、心理疾病严重影响了女性的社会、家庭和工作生活。

症状和体征

PMS和PMD的相关症状，如表16-2。

病理表现

PMS和PMDD的病因不清，但此类患者对血循

表16-2 女性经前综合征或经前烦躁症的常见生理和心理症状

生理	心理
腹胀	愤怒烦躁
身体疼痛	焦虑
乳房胀痛或丰满	食欲的变化（食欲大增）
腹部疼痛和抽筋	性欲的变化
疲劳	注意力减退
头痛	心情郁闷
恶心	失去控制的感觉
外周水肿	情绪波动
体重增加	睡眠不佳
	退出社交和工作活动

环中的雌激素和孕激素水平的变化比较敏感，可能因其改变中枢神经递质功能特别是5-羟色胺导致的。

处理

临床病史对疾病的诊断很关键，要收集女性两个月经周期的月经症状的细节。这些病史可以帮助排除有无黄体症状以鉴别有无其他医学或心理障碍。治疗的目的是缓解症状，包括药物治疗或非药物治疗。

非药物治疗包括鼓励患者增加运动、减少咖啡和碳水化合物的摄入量，但支持的证据很少。经研究发现女性摄入一些膳食补充剂、钙和维生素D患PMS的人较少。维生素B_6和月见草油经常被用作PMS的非处方治疗手段。维生素B_6（吡哆醇）是神经递质合成的一个共同因素。虽然目前没有证据证明PMS患者有实际物质的缺失，关于PMS大型对照研究显示82%的患者对维生素B_6有反应，相比于安慰剂组为70%。报道称对于周围神经病变大剂量至100mg是相对安全的。

月见草油含有前列腺素的不饱和脂肪酸前体，有一些证据表明其对PMS有改善作用，但推荐剂量的一天8粒很难维持。抗前列腺素类镇痛药如布洛芬对乳房痛和头痛是有效的。利尿药如螺内酯对少部分患者发生水潴留导致体重增加有益。

药物治疗

对于严重的PMS和PMDD的一些治疗药物为选择性5-羟色胺再摄取抑制药（SSRIs）或5-羟色胺去甲肾上腺素再摄取抑制药（SNRIs）。这些药物包括舍曲林、西酞普兰和氟西汀，可以每天用药或黄体期用药，相对于安慰剂组，都可以有效减轻躯体和精神症状。对于PMS的治疗，用药后短短几周内就可看见明显效果，但对于有抑郁症状的患者，需要服用1个月以上。

复发口服避孕药经常被用于治疗PMS，但没有证据支持含抗利尿作用的孕激素有效。一些研究支持一种24d包装的含屈螺酮的衍生的螺内酯在降低PMS的症状方面优于安慰剂。而且，连续的治疗（没有间断地每天服用激素）比连续28d治疗间断7d的治疗有效。

促性腺激素释放激素的兴奋剂促进卵巢的功能且治疗期间缓解症状，然而当治疗停止后症状又出现。因为花费和包括更年期综合征和骨质疏松等不良反应的出现，这种方法不适合长期的治疗。

青春期疾病

青春期和月经初潮

青春期是人重要的生长期和大量激素变化时期，导致向成年人的身体发育和生育力的发育成熟。需要重视的是此时期也与教育、社会和身体变化同时发生。性早熟或青春期延迟都会给年轻女性及其家庭带来心理压力。临床医师应重视此方面，采取的治疗措施应尽可能缓解青春期女性的压力及最大限度地激发生长的潜能和促进未来生育力的发育。

正常青春期发育是有序进行的，包括第二性征的发育，导致身体快速生长和生殖能力的快速成熟。这个过程是由下丘脑脉冲分泌GnRH量增加引发的，但这一事件的精确触发是不详的。GnRH的脉冲分泌导致了垂体激素的释放，如LH和FSH，前者刺激卵巢分泌雄烯二酮，后者刺激雌激素合成。脉冲最初在夜间发生逐渐变成白天。同时，垂体分泌的生长激素增加。雄激素和雌激素都会调节这种增加，性类固醇激素也有直接刺激骨骼生长的作用。

青春期女性的生长特点为线性增长，乳房增大并发育，腋毛、阴毛发育，肾上腺功能初现，最终发生月经初潮（图16–20和图16–21）。一般来说在此阶段身体逐步发育，但如乳房的早发育或肾上腺功能的发育也会出现。青春期出现雌激素水平升高，与下丘脑正负反馈机制逐渐发育成熟、卵巢排卵周期逐步建立，此周期会持续18个月至6年不等。

Tanner 和Davies在20世纪80年代对北美女孩做了一个青春期时间的纵向研究。研究发现乳腺的萌芽出现的平均年龄10.7岁，一个标准差为1年。月经初潮的年龄为12.7岁（标准差1.3年)。乳腺发育出现较平均出现年龄提早2.5个标准差或在8岁以前发育被定义为性早熟。

青春期开始的年龄受种族、家庭历史和营养状态的影响。Frisch和Revelle在20世纪70年代提出假设体重超过45kg是青春期发育的必要条件。这说明脂肪本身是必要的。然而这种观点没有被后续的研究所证实，且体重、身高与垂体的发育之间的关系明显更复杂。虽然很多研究已经证实青春期开始年龄在下降，可能与肥胖的发生率增加有关，但青春期的定义并没有改变。

乳房发育

乳腺的发育始于雌激素刺激下乳晕的发育。青春期大约有80%的女孩以乳房发育为第一表现，其他的则为先出现肾上腺功能的发育。

肾上腺功能初现

青春期前1～2年前肾上腺开始分泌雄激素。肾上腺功能初现与性腺功能初现是独立的，性腺的成熟和性激素的分泌发生在肾上腺功能初现前。

月经初潮

生殖系统发育成熟的标志是月经初潮。在英国，初潮年龄平均发生在12～13岁。月经初潮通常发生在生长速度高峰后。在最初的6～18个月，月经周期因稀发排卵通常是不规律的。

井喷式生长

生长速率的提高是先于青春期发育的。井喷式

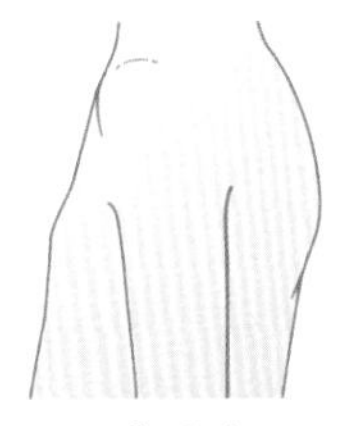

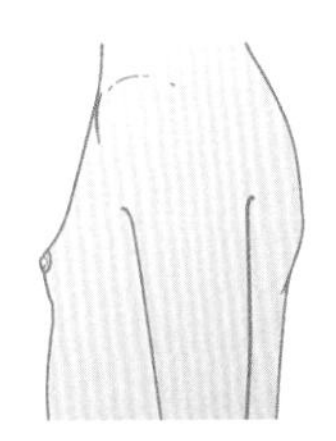

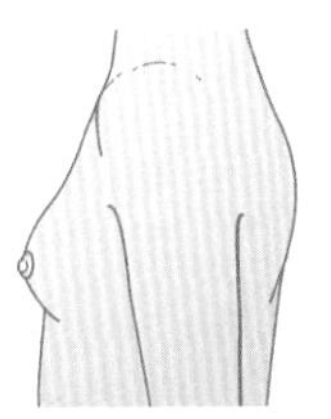

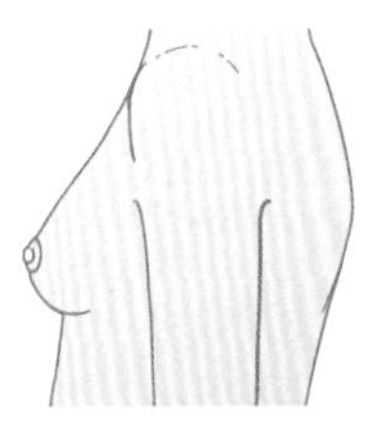

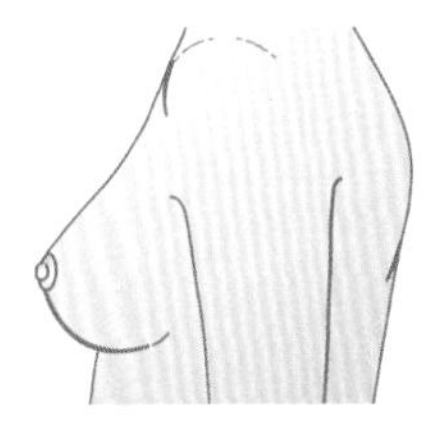

图16–20 乳房初涨期女性乳房的发育情况

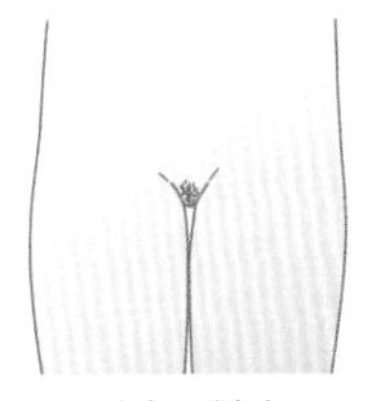

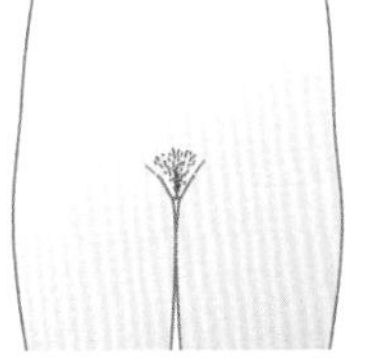

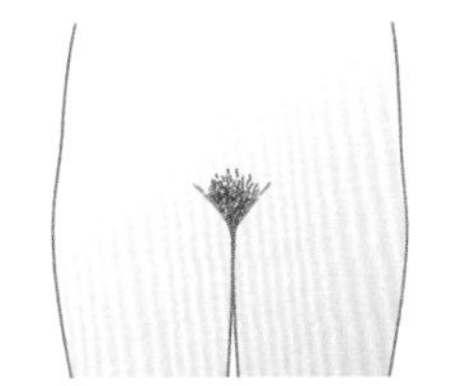

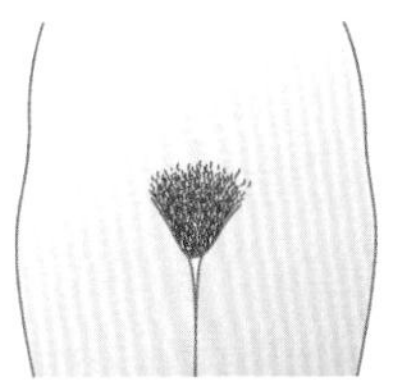

图16–21 阴毛分布在肾上腺皮质功能出现时导致完全的性成熟

生长通常发生在9.5～14.5岁，依赖于生长激素及性腺激素的分泌。发育的首个表现是腿的增长，其次是肩部宽度和躯干长度的增加。骨盆扩大且改变形状。大多数女孩的最大生长速度发生在月经初潮前2年至初潮后1年。17～18岁时因股骨骨骺融合而达到最大高度。

性早熟

女孩性早熟的定义为8岁前出现青春期生理标志。通常为乳房过早发育较月经初潮提前是因为乳腺组织对雌激素刺激的反应更快。把这作为问题的核心原因是有意义的，比如中枢依赖于促性腺激素释放激素的分泌，外周促性腺激素释放激素是独立的。绝大多数病例是没有病理基础的。4岁以上女孩一般查不出原因，80%是特发性的。4岁以下一般是中枢神经系统的原因。

中枢（GnRH依赖）按发生频率：

- 特发性。
- 中枢神经系统肿瘤。
- 脑积水。
- 中枢神经系统损伤继发于创伤或感染（现今或过去）。
- 中枢神经系统照射。
- 神经纤维瘤病。

中枢性性早熟患者无调节性促性腺激素释放激素的释放。FSH和LH的水平波动受很多因素影响，且倾向于夜间分泌，需多个样本采样。促性腺激素释放激素刺激试验显示青春期对LH的反应3倍于正常时期，FSH也增加但幅度较小。中枢性早熟患者青春期发育遵循正常模式，但时间提前。

外周或非GnRH依赖性病因：

- 肾上腺或卵巢激素分泌性肿瘤。
- 产生促性腺激素的肿瘤。
- 先天性肾上腺皮质增生症（非经典型）。
- 多骨纤维发育不良综合征。
- 甲状腺功能减退。
- 外源性雌激素刺激。
- 卵巢滤泡囊肿。

评价

评价一个女孩是否为性早熟第一步应获取完整的家族史，包括父母和兄弟姐妹青春期开始的年龄。家长和孩子的身高也应被采集（图16-22）。青春期发育的病史应详细记录包括伴随的症状如头痛、视物不清等。疾病、创伤、手术和药物治疗的病史也应有针对性的采集。体格检查包括Tanner分期的检查项目，还应包括其他外周疾病的病因，如皮肤病变、卵巢肿物等。男性化特征应观察痤疮、多毛、阴蒂肥大的情况。

进一步检查

此步对于缩小性早熟诊断和鉴别诊断很重要。血浆FSH、LH和雌激素很重要，手部X线确定骨龄。骨龄的测试优于体格检查和脑部的检查，且需要间隔6个月后重复检查以确定成熟度。腹部和盆腔超声检查除外肾上腺和卵巢肿瘤。在正常青春期或中枢性特发性病因性早熟患者中卵巢可表现为多囊样改变。卵巢滤泡囊肿需要与分泌雌激素的颗粒细胞瘤和卵泡膜细胞瘤相鉴别。长骨的放射性扫描可除外多骨纤维发育不良综合征。如果结果提示中枢性病因，应行头颅CT和MRI检查，检查蝶鞍钙化等病变。

处理

处理的关键目的是阻止甚至逆转青春期体征，且避免快速增长导致的骨骺过早融合引起的身材小于正常。治疗中枢性渐进性性早熟主要是使用促性腺激素释放激素激动剂，麻痹垂体，导致FSH和LH的输出减少。每个月或每3个月注射，直到合适的年龄允许青春期的到来。

正常青春期的变化

肾上腺早发育

这是指8岁前肾上腺分泌雄激素，这往往是特发性和非进展性的。通常表现为腋毛、阴毛的生长，身体出现异味，有时伴有痤疮和多毛症。除外酶缺乏症是至关重要的，如慢性肾上腺增生症或分泌雄激素的肿瘤，当然大多数情况下，此病具

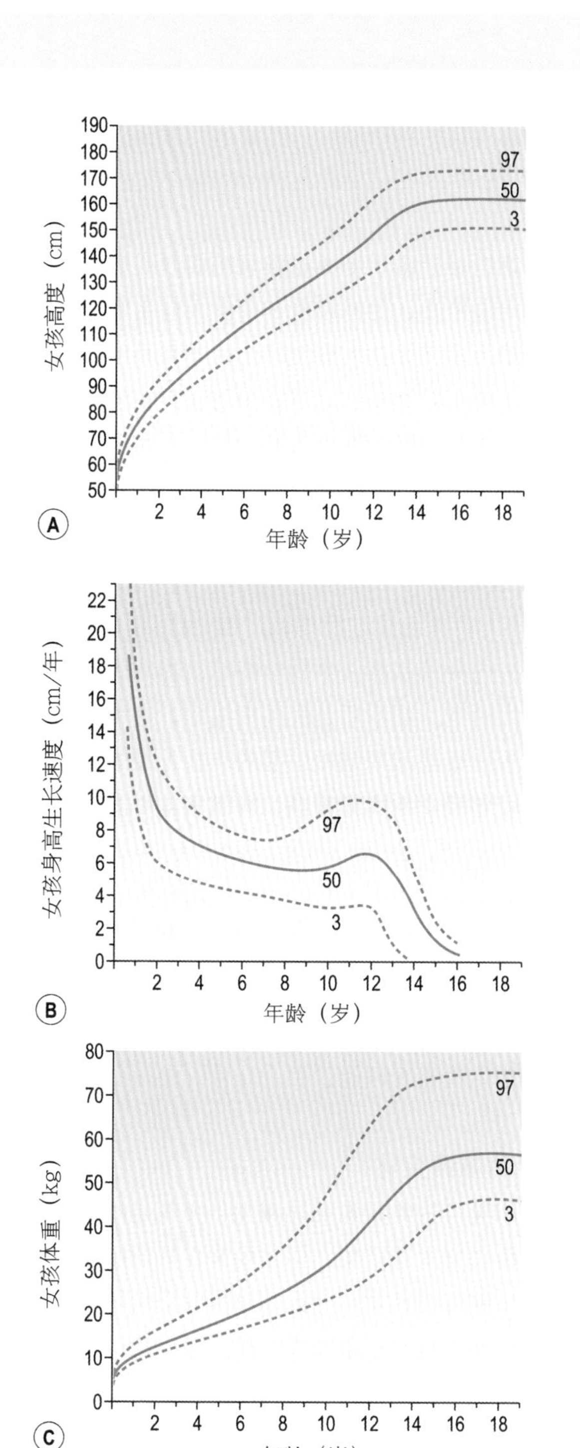

图16–22　A. 女性高度的百分位数变化；B. 高度增长的速度显示青春期前后二次加速度增长放缓；C. 重量的变化显示出与高度比广泛分散

有自限性。

乳房早发育

定义为8岁之前乳房萌芽，这需与性早熟相区分，有10%的人会有进展。在婴儿中更常见，且会自动消失。

月经初潮提前

这是最不常见的类型，被定义为循环性阴道出血，非继发于生殖器官异常。可能与卵泡短暂性升高雌激素和提高子宫内膜敏感性相关。对于青春期前阴道出血需完善相关病史，除外感染、异物和肿瘤等病因。

青春期推迟

青春期延迟是指女孩在13岁前仍没有乳房发育。还被定义为16岁前无月经初潮或青春期后5年无月经初潮。多数青春期推迟是有原因的，因为下丘脑GnRH分泌不足引起，或继发于慢性疾病比如神经性厌食症、哮喘、慢性肾病和炎症性肠病。解剖异常如生殖道畸形引起梗阻，致使经血无法排出，也需要排除。高水平或低水平促性腺激素都会导致性腺功能减退，在诊断性早熟时，需明确促性腺激素状态（表16–3）。

检查

体格检查应注意身高、体重、Tanner分期和生命体征，这些可能对病因提供线索，比如低BMI和体位下降引起外周低体温提示患者存在进食障碍。然而实验室指标是诊断病因的关键。FSH、LH、雌激素、催乳素水平将提示性腺功能、卵巢对激素的反应情况及内分泌情况。盆腔超声检查可以确定生殖道结构，腹盆腔彩超很难看到青春期子宫。如果患者出现促性腺激素水平升高，首先行染色体核型检查确定是否有特纳综合征，雄激素敏感或Swyer综合征。如果染色体核型正常，应检查是否有自身免疫性疾病。行染色体核型分析时应确定检查至少40个细胞，以排除Y染色体嵌合的可能。如果促性腺激素低或正常，应确定患者饮食情况、有无先天性或后天性脑病变、有无解剖结构的异常，可能需要性MRI检查以确定有无生殖道缺如或发育不全。

表16-3 **青春期某些方面延迟的原因**

延迟的青春期类型（%频率）	原因
生殖腺发育正常(25%)	处女膜闭锁
解剖学	阴道横膈
	苗勒管发育不全：Mayer-Rokitansky-Küster-Hauser综合征及变化
长期无排卵	PCOS
高促性腺激素型(45%)	
染色体正常	多囊卵巢综合征
	性腺发育不良
	雄激素不敏感
	Swyer 综合征
	原发或医源性环境引起的卵巢早衰
	抗卵巢综合征
染色体异常	特纳综合征 XO
	混合性腺发育不全
低促性腺激系型(30%)	
性腺功能减退	体质的
	先天性或后天性
	中枢神经系统肿瘤
	感染
	创伤
社会心理	药物摄入、阿片类和大麻吸入剂
	饮食失调
	锻炼
	压力
内分泌疾病	卡尔曼综合征
	孤立的性腺激素释放激素缺乏症
垂体破坏	垂体破坏
男性化的青春期延迟	C-21 羟化酶缺乏症
	肿瘤
	部分雄激素不敏感

处理

有雌激素抵抗的青春期延迟的患者，可以给予每日雌激素0.3mg，后慢慢增加剂量直至乳房开始发育。一旦达到生长需求，需增加循环中的孕激素，以保护子宫内膜。

治疗的目标是针对病因治疗，以达到最大限度地促进生长及发育。生育辅导相对困难，因此问题很敏感。对年轻女性遇到生育问题，多学科的支持尤为重要，建议遗传学、内分泌、心理和妇科同时对病人进行综合诊治。

绝经

绝经是指由于卵巢滤泡衰竭引起最后一个自然月经周期停止，他标志着一个女人的生殖功能的结束。绝经定义为女人连续12个月不来月经。大多数女性绝经年龄为45～55岁，平均年龄在51岁左右。“过早绝经”可能发生在40岁之前，由于卵巢功能衰竭或切除卵巢或放化疗后。

绝经过渡期

WHO将绝经过渡期或“围绝经期”定义为绝经前，内分泌状态、生物学特点、临床表现接近绝经这段时期。40岁后月经周期缩短，这种变化主要是由于卵巢滤泡期缩短引起的。在月经的各个时期FSH较年轻女性明显升高，雌激素水平波动。在绝经过渡早期，由于FSH和LH水平的升高，月经周期不规律经常表现为月经周期正常和缩短交替。随着FSH和LH的进一步升高，月经周期不规律表现为经期延长。尽管异常子宫出血在绝经过渡期时常发生，但这种异常应被重视，因可能合并子宫内膜异常增生或癌变可能。

绝经后激素变化

卵巢产生雌激素明显减少，尤其是雌二醇。雌激素可由肾上腺产生，但主要来自外周脂肪组织雌酮和睾酮外周转化。因此体重高的女性较体重轻的女性循环中雌激素水平高。雌二醇在外周血中的水平在绝经期变化很大，这可以解释更年期症状严重程度的变化。雌激素的降低会导致FSH和LH的升高。促性腺激素仍似绝经前一样呈脉冲式分泌。卵巢和肾上腺产生的雄激素主要是雄烯二酮和睾酮，在绝经后女性降低。肾上腺雄激素分泌也会减少，包括脱氢表雄酮（DHEA）和硫酸脱氢表雄酮。卵巢产生雌激素减少，但还会产生雄激素。

绝经后的症状和体征

更年期有很多症状，最显著的是潮热（常伴有失眠）和阴道干燥。有70%的女性会因为雌激素减低而出现这些症状。还有一些其他生理、心理的与绝经相关的症状，如心悸、头痛、骨关节痛、乏力、疲劳、乳房触痛等。大多数女性症状轻微，约20%的女性需要对症治疗。

躯体症状

血管障碍

最常见的症状，75%的患者会出现潮热。这个症状发作常持续4～5min，包括脸、颈部、胸部出汗。绝经最初的1年是潮热最严重的时候，一般持续5年。虽然确切的机制不明，LH的脉冲式释放引起潮热，皮肤温度急剧升高、心率短暂升高、心电图基线波动。雌激素可改善这些症状，机制不明。盗汗、失眠也会发生。

泌尿生殖道

泌尿生殖道组织中子宫、阴道和膀胱均包含雌激素和孕激素受体。雌激素缺乏会导致上皮组织变薄、血供减少、肌肉减少及脂肪增加。超过50%的女性绝经后会出现泌尿生殖道症状，包括子宫脱垂、阴道干涩和泌尿系症状。

阴道壁皱褶减少，变得光滑、萎缩，严重的会导致慢性感染及萎缩性阴道炎。阴道和外阴干涩会导致患者出现性交痛、性交后出血。宫颈萎缩、黏液分泌减少。子宫萎缩、子宫内膜萎缩。膀胱上皮细胞萎缩导致排尿困难和尿失禁。要重视这些症状，因为激素替代治疗对改善这些症状有明显益处。

其他躯体症状

身体皮肤变薄、干燥、身体和面部毛发变得粗糙。卵巢产生雌激素减少，导致雌激素靶器官萎缩，如乳房体积及密度变小。

心理和情感症状

许多妇女在绝经后出现心理症状，如焦虑、抑郁、记忆力丧失、易怒、注意力不集中、疲劳和自卑。出现这些情绪障碍的原因主要是若女性一直是孩子的照顾者，孩子离开家后其在家庭中的作用减弱和在家庭中的角色发生改变相关。虽然没有证据

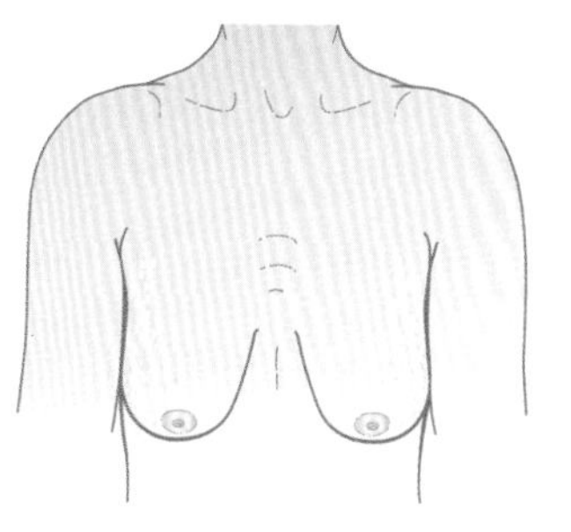

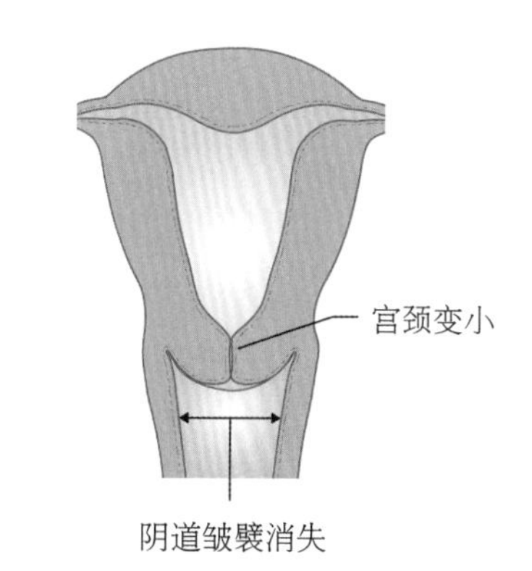

图16-23 乳房和生殖器在更年期后的特征性变化

表明这些症状与雌激素缺乏直接相关，但激素治疗、激素替代治疗可改善轻度抑郁状态，但若出现中、重度抑郁症应使用抗抑郁药及其他药物治疗。

其他症状

雌激素会影响心电参数，女性经常会主诉心悸，尤其是围绝经期时，此症状会影响生活质量。尽管为良性病变，且大多数为原发性心律失常，但这种症状可能与其他心脏疾病相关，如心肌病、心脏瓣膜病和冠状动脉疾病。

头痛

月经期、妊娠期和更年期是影响女性头痛发作频率和治疗的时期。在妇女健康研究中，治疗偏头痛使用激素治疗有较高的报道率。

骨和关节疼痛

很多女性在绝经后抱怨骨和关节疼痛，且关节炎会影响此阶段的生活质量。运动是控制此症状的

有效方式，一些女性使用激素替代也是有益的。

绝经的后果

骨质改变

骨质疏松是一种以骨小梁丢失为特征的疾病。雌激素对维持骨密度有重要作用，绝经后雌激素水平下降，在绝经后最初的4年内，骨质疏松发生率为每年2.5%。绝经后女性较容易发生骨折，60岁以上女性至少有一次因骨质疏松发生骨折。

人工绝经造成骨质流失更严重。髋部骨折发生率从45岁的0.3/1000升高到85岁时的20/1000，而Colles骨折发生率增加10倍。

骨质疏松的诊断通常通过专门的X射线检查DXA（DEXA）。这项检查通过双能X线监测，包括T值和Z值。T值是与年轻女性对比骨密度（当达到骨量峰值时最佳）。Z值是与同年龄女性对比骨密度。T值非Z值用于绝经前女性。

- T值>−1提示骨密度正常。
- T值介于−1～−2.5提示骨密度低，有时称为骨质减少，这意味着骨矿物质有一定的丢失，但尚未严重到骨质疏松症。
- 若T值<−2.5，表明为骨质疏松症，如果一个女性因为很小的冲击力即发生骨折，无论T值如何都要诊断骨质疏松症。

心血管并发症

绝经较早的女性较绝经晚的女性发生心血管疾病及死亡的概率要高。绝经后血清脂蛋白的变化包括胆固醇水平的升高、脂蛋白成分的增加、高/低密度脂蛋白的比值降低可以解释一些绝经后女性心血管疾病发生的原因，但不能解释全部。现在研究明确，卵巢分泌的激素对心血管系统有明确的影响，激素的缺乏直接对血管壁造成有害影响。

绝经期的治疗

许多女性绝经后无特殊症状，但有些女性却有明显症状，这与绝经后血清中雌激素水平个体差异大有关。雌激素补充疗法是缓解症状最有效的治疗方法，但可能会导致少部分女性有副作用。决定是否使用HRT治疗要结合患者的病史、个人需求等危险因素（表16−4）。应根据每个女性个体需要做出具体治疗方法。

激素替代治疗

雌激素治疗可以行联合治疗或序贯治疗。治疗方案的选择主要取决于子宫是否切除和治疗时长为短期还是长期。对任何女性使用HRT治疗都要评估风险收益比。

口服治疗

对于有完整子宫的女性可以连续使用微粒化雌二醇或妊马雌酮联合孕激素，可以预防子宫内膜增生或恶性肿瘤的发生。孕激素通常给予10～14d，每4周产生撤退性出血。但若每12周产生一次撤退性出血也可以起到保护子宫内膜的作用。对于已经绝经且希望不来月经的女性可以采用连续使用雌孕激素。

肠外治疗

雌激素也可通过注射或皮下埋植给药。可与将雌激素镁结晶颗粒100mg植入至前腹壁皮下组织。此药经常联合睾酮50mg，既具有温和的合成作用也可提高性欲。此药药效可维持6～12个月，对手术绝经的女性是有用的。但这种药会因为耐药的情况而需要缩短埋植间隔和增加药物剂量。如果女性

表16−4 **采用雌激素和孕激素相结合的激素替代疗法的女性面临的相对风险和益处**

	5年里对比安慰剂组的相对风险
心脏病	1.29
卒中	1.41
乳腺癌	1.26
静脉血栓	2.11
股骨颈骨折	0.63
直肠癌	0.66

（摘自Rossouw JE，Anderson GL，Prentice RL等人在2002年发表的《雌激素加孕激素对健康的绝经后女性的风险和益处：女性健康倡议随机控制实验的主要结果》，JAMA 2002；288：321−333.）

有完整的子宫，皮下埋植雌激素需要给予孕激素，比如醋酸炔诺酮5mg，在每个月的开始14d。如果雌激素吸收过多将会导致异常阴道出血。

最新治疗方案

雌二醇可以采用经皮贴片或凝胶。贴片可以贴在任何洁净的部位，除了脸和乳房之外的干燥皮肤上，且要一周更换两次。凝胶是每天擦拭一下皮肤。孕激素可以口服或经皮。这种给药方式可以绕过"第一站"的肝脏代谢的优点，且较皮下埋植可以保持稳定的激素水平。主要的并发症是皮肤刺激症状。

禁忌证

激素替代治疗的禁忌证为乳腺癌和子宫内膜癌患者，血栓栓塞性疾病（包括家族史），急性肝疾病和缺血性心脏病。其他情况如乳腺纤维囊性疾病、子宫肌瘤、家族性高脂血症、糖尿病和胆囊疾病为相对禁忌证，但若缓解症状较其他情况更重要时可以采用激素替代治疗。

风险

激素替代治疗的潜在并发症包括增加了子宫内膜癌、乳腺癌和卵巢癌的风险。虽然导致这些癌症的概率不高，但长时间应用激素替代治疗会增加风险。虽然一些观察性研究提示激素替代治疗对患心脏病和卒中有保护作用，但机制很复杂且不确定。静脉血栓的风险增加但总体发生率很低。有些女性在应用雌激素后会发展为高血压，所以定期监测血压很重要。有胆囊疾病的病史需要提高警惕。应用激素替代治疗6个月以上发生异常阴道出血时需行子宫内膜活检。

> **! 激素替代治疗已不再被强调对冠心病的保护作用**

益处

激素替代治疗的益处是缓解绝经症状和预防骨质疏松，减少发生股骨颈部骨质的风险和降低肠癌的发病率。

对含有雌激素的HRT替代药物

由于长时间使用激素替代治疗的原则为预防骨质疏松，患者需衡量长时间使用HRT增加的风险，所以有预防骨质疏松的替代治疗方案。

替勃龙是人工合成的雌激素联合少部分雄激素，它不会导致子宫内膜增生，所以不会发生阴道出血，建议绝经后1年后使用。它可以有效减少血管舒缩症状和骨质疏松。选择性雌激素受体调节剂（SERMs）影响了骨质的雌激素受体，但不影响子宫内膜和乳腺的雌激素受体，但其他相似的药物却不能缓解血管舒缩症状且同样如其他雌激素一样增加血栓风险。

可乐定是一种降压药，对血管舒缩症状有一定效果，但对其他症状无效且对健康无明显影响。5-羟色胺能抗抑郁药，SSRIs和SNRIs对潮热有明显作用，且起效快。但对于乳腺癌患者长期使用他莫西酚可能与此药有相互作用，所以应用存在质疑。加巴喷丁，抗惊厥药，在减少患者潮热的程度和频率较安慰剂明显有效，且对应用他莫西芬的患者使用是安全的。

中草药治疗比如黑生麻被广泛使用，但在随机对照试验中显示此药较安慰剂没有明显改善绝经症状。植物性雌激素是非甾体类植物化合物，因其结构与雌二醇相似，有轻度雌激素的影响。尚没有高质量的临床试验证实此药可以取代HRT治疗。且可能轻度对心血管疾病有积极影响，对乳腺癌有保护作用。但对骨质流失没有足够的积极影响。

下生殖道良性疾病

外阴瘙痒

外阴皮肤瘙痒是女性最常见的外阴不适主诉，瘙痒，往往伴随着慢性上皮细胞创伤后修复。女性会因此遭遇性生活困难，且需要寻求帮助。对此症状的诊断和治疗较为困难，活检结果的不确定性或过敏反应可能需尝试使用各种药物及治疗方法。

幸运的是外阴瘙痒的大部分病因为良性（表

16–5）。但需警惕切不可忽略罕见恶性疾病的病因。外阴是皮肤，因此也会表现为全身皮肤的疾病，比如银屑病、皮炎。但是由于外阴与其他皮肤不同，所以疾病的表现也不同。外阴与阴道毗邻，也会表现为像假丝酵母菌病一样的细菌或病毒性阴道炎、宫颈炎所致的超敏反应特征。因此需要广泛评估患者皮肤情况的病史，包括自身免疫性疾病、暴露于可能的刺激物，如肥皂、香水、卫生用品等。应特别注意检查头皮、肘、肘前窝和膝盖。生殖器的检查一般不需要行阴道镜检查，但此检查可获得外阴部位、阴道或宫颈黏膜细菌或病毒的培养。

成年女性进行针孔活检的阈值是低的。痒且血管分布增加的鳞化上皮或对治疗反应不佳的部位应进行活检除外恶性病变。而且较为严重的疾病状况，皮肤活检可以明确诊断且确定治疗方案。

所有治疗外阴瘙痒的基础疗法是去除刺激性或过敏因素，促使此部位保持干燥、通风良好、促进愈合，且保护皮肤防止再次刺激。避免肥皂、香水、卫生用品、滑石粉和调味油。单独使用水或油脂进行清洗，使用低敏产品，穿纯棉内衣、宽松的内衣，保湿是治疗的关键。

外阴肿瘤

外阴癌会表现为外阴瘙痒，且需要与外阴良性疾病进行鉴别。对持续侵蚀部位或鳞化部位和血管增生部位进行活检（见第20章）。

阴道分泌物

阴道分泌物是指通过阴道排除任何液体。大多数分泌物是正常的，可以反映整个月经周期的生理

表16–5　**良性疾病引起的外阴瘙痒**

疾病	表　现	处　理
皮炎	瘙痒，红斑皮疹（内源性） 特应性/脂溢性 过敏或刺激引起的（外源性）	轻度至中度皮质类固醇减少（无论什么原因）
慢性单纯性苔藓	慢性刺激导致皮肤增肥增厚，有红斑和抓痕，不会影响黏膜	隔离和去除引发和加剧症状的因素 局部使用高浓度类固醇 减少后症状控制
假丝酵母菌病	痒瘙不适，排尿困难，外阴过敏反应，需要显微镜检查来确定诊断结果 白带，性交疼痛，白色渣样分泌物，性交困难	轻度症状：克霉唑阴道栓剂 中度症状：长期治疗±口服药物 重度/复发：2～3个月口服氟康唑。维持每周口服氟康唑150mg，或阴道用克霉唑栓剂500mg
苔藓硬化症	白色羊皮纸样斑块 经典的沙漏外挂 涉及肛周皮肤 前庭唇/阴蒂结构受损 阴道口狭窄 可能有撕裂或皮下出血瘀斑 不影响黏膜	高浓度的糖皮质激素 每晚治疗直到临床改善（1～2个月）然后减少治疗次数 维持每周1～2次 如果症状复发，则增加到原始强度治疗周
扁平苔藓症	慢性的扁平苔藓症和苔藓硬化症非常相似，会影响到阴道 手术分割可能也解决不了粘连和侵蚀 会影响口腔和牙龈	高浓度的糖皮质激素 除了非常抗拒治疗的轻病例
银屑病	成片的瘙痒鳞状红色斑块。检查头发/头皮，指甲	治疗银屑病的一般方法：高浓度的糖皮质激素加上焦油产品 他克莫司

变化，一些感染或创伤会导致阴道分泌物增加。白色的分泌物通常发生在月经开始和结束周期的激素变化过程中，排卵期、雌激素水平过高，分泌物是清亮的。外阴分泌物的常见原因和治疗在表16–6中总结。生殖道的常见感染因素和治疗具体在第19章中描述。

宫颈息肉

良性息肉起源于宫颈内口，有蒂，包括宫颈上皮细胞和宫颈纤维组织。息肉呈鲜红色，血管增生，常规检查即可发现。症状包括不规则阴道出血和性交后出血。

宫颈起源于鳞状上皮不常见，外观与阴道上皮很相似。

小息肉可以在妇科门诊使用宫颈息肉钳夹息肉360°切下。大息肉需要在全身麻醉下切除息肉蒂部和息肉。

外阴和阴道的良性肿瘤

外阴的良性囊肿包括皮脂腺、上皮包涵和中肾管囊（图16–24），起源于阴唇、尿道区、前庭大腺囊肿（见下文）。罕见的囊肿沿圆韧带腹膜延伸，形成阴唇鞘膜积液。良性肿瘤包括纤维瘤、脂肪瘤和汗腺腺瘤。真正的鳞状上皮乳头状瘤表现为疣状增生，很少发生恶变。所有这些病变都可经单纯活检切除术治疗。

阴道囊肿

先天性

胚胎残余引起的阴道囊肿，最常见的病变是来

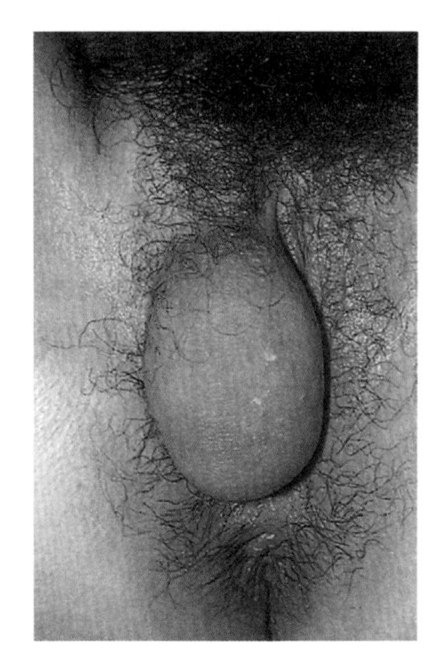

图16–24 沃尔夫氏管引起的外阴良性囊肿

自加特纳管（中肾管残留）。这疾病并不罕见且发生在阴道前壁，在常规检查中即可发现。

组织学上，囊肿内衬立方上皮但有时可见平层、复层鳞状上皮。

囊肿可经简单的手术切除治疗，很少引起困难。

阴道包涵囊肿

包涵囊肿起源于阴道上皮表面下的包涵体或小岛。囊肿通常出现在会阴切口瘢痕处，含有黄色黏稠液体，单纯手术切除即可。

子宫内膜异位症

子宫内膜异位病变可能出现在阴道的任何地方，但最常见于后穹窿。病变表现为暗褐色斑点或

表16–6 产生阴道分泌物的原因和治疗方法

分泌物的特征和相关症状	原　因	治疗方法
厚、白色，无瘙痒感	生理性的	
厚、白色干酪状，外阴瘙痒，外阴疼痛，刺激，不适	白假丝酵母菌	外用或口服抗真菌药物
黄绿色，瘙痒，带有泡沫和臭味（鱼腥味）的阴道分泌物	阴道滴虫	甲硝唑，同时要治疗性伴
薄、灰色或绿色，带有鱼腥味	细菌性阴道病	甲硝唑
分泌物呈白色，厚，排尿困难，盆腔疼痛，宫颈糟脆	淋病	头孢类药物

变红的溃疡病变，经活检病理确诊。如果病灶较多，则应在病灶上进行治疗。

实性良性肿瘤

此种病变是罕见的，但阴道各层组织皆可出现肿瘤。因此息肉样肿瘤包括纤维肌瘤、肌瘤、纤维瘤、乳头状瘤和腺肌瘤。这些肿瘤皆可通过单纯手术切除。

阴道上皮的肿瘤病变

阴道上皮内瘤变

阴道上皮内瘤变（VAIN）通常是多发性的，且与宫颈病变相似。病变往往无症状，经涂片检查或阴道镜检查发现病变，经常出现在全子宫切除术后。病变有进展为浸润性癌的可能，但疾病维持在阴道上皮表面，可通过手术切除、激光或冷冻治疗。

阴道腺肌病

此疾病出现在阴道上皮柱状上皮中且在成年女性其母亲在妊娠期间接受己烯雌酚治疗被发现。通常疾病可恢复到正常鳞状上皮，但约4%的病例进展到阴道腺癌。所以追踪患者系列细胞学检查很重要。

妇科急症

盆腔感染

盆腔炎（PID）是女性上生殖道感染性疾病，主要由宫颈或阴道上行感染所致，急性盆腔炎在第19章中详述。

巴氏腺脓肿/囊肿

前庭大腺的腺体位于阴道口的阴道后壁，其分泌的黏液经导管进入阴道。这些腺体通常是豌豆粒大小，但当导管阻塞后可能形成囊肿。这些囊肿可能表现为位于后阴唇的椭圆形状的肿块，有时尺寸会增加到像高尔夫球甚至更大。这些囊肿往往单侧发生引起步行、坐和性交的不适。当腺体由皮肤或泌尿生殖道细菌（如金黄色葡萄球菌、大肠埃希菌），引起感染后，会加剧脓肿。这些问题比巴氏腺囊肿更为严重，而且非常痛苦。

小的无症状囊肿可能不需要治疗，脓肿有时可以用抗生素解决。然而，大的囊肿和脓肿需要开窗减压术治疗。过程为：在腺囊肿壁切开一个小袋，然后将其缝合到上覆的皮肤，以确保腺体内脓液持续从该开放处流出（见第19章，图19–13）。

外阴和阴道创伤

外阴和阴道受伤可能会导致严重出血及血肿形成。外阴擦伤常常由跨落导致，由于阴唇静脉丛丰富，擦伤可能引起严重出血。阴道裂伤往往与性交相关。外阴血肿通常采用非手术治疗就可以消退，但有时需要排水。缝合阴道裂伤非常重要，并要确保损伤没有穿透入腹腔。

来源不明的急性腹痛

对育龄妇女出现急性腹痛的情况，问清楚疼痛及相关症状的病史是至关重要的。彻底检查将确定最大压痛的部位、反跳痛及肌紧张。最重要的是要排除妊娠，尤其是宫外孕。妊娠试验阴性且伴随急性盆腔疼痛的妇科疾病包括PID，生理性卵巢囊肿，卵巢癌或腹腔子宫内膜异位症和附件扭转。最常见的由于胃肠道原因导致急性盆腔疼痛的情况包括阑尾炎、急性乙状结肠憩室炎和克罗恩病。

PID、卵巢扭转和阑尾炎：排除那些需要紧急干预的诊断对女性急性盆腔痛的评估非常重要。PID的调查和诊断上面已经讨论过。卵巢扭转通常存在卵巢增大（见第20章中卵巢囊肿）。妇女扭转目前有突然发作的尖锐单侧盆腔疼痛常伴有恶心、呕吐。超声表现卵巢扭转是可变的。卵巢增大，并且出现在不正常的位置，比如子宫上或子宫后。缺乏血液流动是一个重要标志，多普勒超声缺乏静脉波形具有较高的阳性预测值。然而动脉和静脉血流的存在不排除扭转和其他需要临床腹腔镜观察附件的情况。如果在早期就停止扭转，则卵巢可能被挽救。

急性阑尾炎

厌食和脐周疼痛，随后出现恶心的症状，右下腹（RLQ）疼痛，呕吐发生在只有50%的病例。恶心存在于患者61%～92%；厌食症的存在患者74%～78%。

急性重度不定期的阴道出血

急性HMB最近被FIGO定义为非孕重度子宫出血量要求严重或紧急医疗干预。女性急性出血最常呈现有排卵功能障碍，但也可能有潜在的凝血功能障碍。急性AUB/HMB的管理可能需要刮宫术，但通常可以管理非手术与性腺激素的处理和（或）宫腔填塞。先前，肠胃外用雌激素剂，用最近口服孕激素，有时双剂量的复方口服避孕药已被证明是成功的。更安全的选择是高剂量的孕激素，有时与抗纤维蛋白溶解剂，氨甲环酸组合。炔诺酮的5mg TDS的方案可以用来解决出血。后续需要解决出血的原因。真正严重的情况下，一个小充气导尿管球囊对子宫腔的插入可以有效的实现子宫内膜填塞。

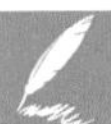

基本信息

青春期

- 正常顺序是乳房发育、肾上腺功能初现、井喷式增长、月经初潮
- 初潮通常发生在11～15岁
- 早期月经期无排卵
- 大多数性早熟的病例与体质相关
- 原发性闭经与青春期延迟不等同

继发性闭经

- 月经停止来潮大于等于6个月
- 生理原因——妊娠、哺乳期
- 病理性原因——下丘脑功能紊乱、垂体缺血病变、多囊卵巢综合征
- 病史询问——体重、应激、慢性疾病、药物治疗、避孕药
- 应行检查——妊娠试验、FSH、LH、催乳素、超声检查

月经量过多

- 月经量过多或过长
- 最常见的诊断是子宫内膜功能紊乱
- 唯一常规检查是全血分析
- 药物治疗是关键

经前期综合征

- 月经周期中黄体期开始，止于月经来潮
- 常见症状——情绪变化、乳房胀痛、腹胀和消化道症状
- 治疗选择是吡哆醇、月见草油来抑制排卵
- 高安慰剂率

绝经

- 更年期的一部分
- 开始于50～51岁
- 促性腺激素高分泌，低性腺激素
- 与血管舒缩不稳定有关，生殖道、乳腺萎缩，心血管变化与骨质疏松症
- 激素替代疗法在缓解骨质疏松症的作用

子宫先天性异常

- 中肾管融合过程中异常
- 通常无症状，除非使月经流出受阻
- 可能导致流产，胎位不正或胎盘滞留

子宫良性肿瘤

- 最常见的是子宫内膜息肉和子宫肌瘤
- 30岁以上女性25%出现子宫肌瘤
- 症状取决于肌瘤的大小和部位，包括月经失调，压迫症状和妊娠期并发症
- 可发生继发病变，包括坏死或恶性变（发生率0.13%～1%）

子宫内膜异位症和腺肌病

- “异位”的子宫内膜
- 常见部位为卵巢、骶骨韧带、盆腔腹膜
- 可能产生液体或种植
- 表现为不孕和（或）继发性痛经

17

第17章

不孕症

原著者　*William Ledger*　　　　翻译　尚　鹊　审校　刘朝晖

学习目标

学习本章后，您应能掌握：

知识点

- 描述男性不孕和女性不孕的常见病因
- 描述不孕夫妇评估的适应证和解释检查结果
- 讨论不孕症治疗常用方法的原理、适应证和并发症

临床能力

- 采集不孕夫妇病史
- 为不孕夫妇制订合理的初步检查计划

职业技能和态度

- 能够反思不孕对夫妻的影响
- 能够反思不孕治疗相关的社会和伦理问题

在世界不同地区进行的不孕症发病率的估算显示出惊人相似的结果，在发达地区年发病率为3.5%～16.7%，在欠发达地区6.9%～9.3%，平均发病率估计为9%。无论在发达地区还是欠发达地区，均只有一半不孕夫妇寻求医疗帮助。根据估计的发病率和目前的世界人口计算，全世界现有7240万妇女为不孕症患者，其中，4050万寻求不孕症相关的医学帮助。尽管很难找到强有力的证据，但西方国家不孕症的发病率似乎在增加。很多因素与这一趋势有关，包括年轻人性传播疾病患者数增加、肥胖人数增加、推迟生育年龄的女性增加。

原发不孕指既往从未妊娠或活产；继发不孕指曾经有过妊娠此后未妊娠，既往的妊娠包括成功活产、流产、异位妊娠或自愿终止。改进不孕症检查方法，经常发现夫妻双方一方存在问题，从而引发“相对不孕”的概念。生育力极强的女性经常能够弥补男性精子质量欠佳，不会出现怀孕困难；反之亦然。

规律性生活的夫妇1年内80%能够妊娠，如果超过12个月仍未妊娠，应考虑为潜在不孕。此时应开始不孕相关检查。这种定义只适合常见情况。如果女性已经因为异位妊娠失去了双侧输卵管，或者男性知晓自己在年幼时发生过睾丸扭转，就应该尽早开始检查和治疗。

由于不孕即可以是男性因素也可以是女性因素造成的，还可以是双方共同因素造成的，因此夫妻双方均要进行检查。接受过全部检查后，约1/4的患者被诊断为“不明原因不孕”。长期随访研究发现，30%～40%的不明原因不孕夫妇在诊断后7年内妊娠。很多“不明原因”的病例为超过35岁的女性，如果进行体外受精（IVF）治疗将显示卵巢刺激低反应和卵母细胞异常。年龄，特别是女性年龄，是影响生育力的确定因素。IVF的成功率在35岁及以上年龄的女性中显著下降（表17–1），自然

表17-1 **英国女性年龄和IVF结局（2007年和2008年）**

	<35	35～37	38～39	40～42	43～44	超过44
2007	32.3%	27.7%	19.2%	11.9%	3.4%	3.1%
2008	33.1%	27.2%	19.3%1	12.5%	4.9%	2.5%

数据来源www.HFEA.gov.uk.

表17-2 **不孕症病因**

诊断*	原发不孕组（n=167）N（%）	继发不孕组（n=151）N（%）	P 值
排卵障碍	54（32.3）	35（23.2）	0.069
精子质量问题	49（29.3）	36（23.8）	0.268
输卵管阻塞问题	20（12）	21（13.9）	0.607
不明原因不孕	49（29.3）	45（29.8）	0.928
子宫内膜异位症	19（10.7）	15（10）	0.677
其他	23（13.8）	32（21.2）	0.081

* 女性报告多个病因

数据来源于一项苏格兰基础调查（Bhattacharya et al.2009）。在诊断为不孕的女性患者中进行病因自我报告（North East Scotland）.该数据反映了不孕时间超过12个月和（或）已经寻求医学帮助后妊娠的患者

妊娠率下降相对较慢，但也从接近30%不可逆转的降低。男性年龄的影响不像女性那样明显，高龄男性出现精子异常和DNA碎片的比例更高。

不同病因的相对发生率很大程度取决于国家以及原发还是继发不孕。此外，很多夫妇有多个不孕因素。表17-2显示了西方国家原发不孕人群的病因构成比率。

病史和检查

初次咨询应包括夫妻双方。有些诊所使用标准问卷获得基础信息，从而将更多的时间用于咨询。基础检查包括夫妻双方的基本血液检查、精液检查，可以通过常规检验在初次就诊时就拿到结果。

病史应包括如下内容：

- 夫妻双方的年龄、职业、教育背景。
- 未避孕而未妊娠的时间以及既往的避孕情况。
- 夫妻双方任何一方的妊娠史，包括与现伴侣和前性伴的全部妊娠情况。
- 既往妊娠、分娩及产褥期并发症的详细情况。
- 妇科全部病史，包括月经是否规律、周期、月经性质、宫颈涂片、月经间期出血、阴道排液。
- 性生活史，包括性生活频率、性交痛、性交后出血，勃起或射精功能障碍。
- 性传播疾病病史及治疗过程。
- 一般疾病史，包括现有或既往的严重疾病或手术，特别是女性阑尾炎相关病史，男性疝气相关病史；是否有隐睾和行睾丸固定术病史。

应进行夫妻双方的体格检查。即使在精液检查正常的男性很可能查不到有意义的体征，同样，满意的盆腔超声检查正常的女性也查不到有意义的体征。无精症的男性应进行与囊性纤维化基因突变有关的先天性双侧输精管缺失（CBAVD）相关的检查。

女性不孕

引起女性不孕的一般因素包括年龄、严重的系统疾病、营养不足、过度运动和情绪应激。大部分女性不孕的病因是输卵管或子宫结构或功能异常，

或卵巢功能异常导致排卵障碍，其次是宫颈黏液“抵抗精子”、子宫内膜异位症和性交痛。

排卵障碍

世界卫生组织将排卵障碍分为四种类型：

- Ⅰ型——低性腺激素性性腺功能减退症，由垂体脉冲式分泌促性腺激素障碍引起。这种相对少见的情况既可以是先天性疾病（如Kallman综合征），也可以是后天获得，如垂体肿瘤手术或放射治疗后。患者血清黄体生成素（LH）、卵泡刺激素（FSH）和雌激素明显低于正常或无法测出，出现闭经或极偶尔月经来潮。
- Ⅱ型——正常促性腺激素性排卵障碍，主要由多囊卵巢综合征引起（PCOS，见第16章）。血清中FSH浓度正常，LH正常或升高。抗苗勒管激素（AMH）浓度升高，血清睾酮和游离雄激素指数也可能升高。
- Ⅲ型——高促性腺激素性性腺功能减退症，由于四十岁前卵泡池耗尽而停止排卵，常描述为“卵巢早衰”。血清促性腺激素显著升高，AMH降低或无法测出，雌激素降低，呈绝经后水平。
- Ⅳ型——高泌乳素血症，血清泌乳素水平升高，FSH和LH正常或降低，通常由于垂体微腺瘤引起，但通过垂体MRI或CT除外占位的大腺瘤也很重要。

排卵障碍通常引起闭经、月经稀发。月经周期改变常与一段时间应激有关，也与超重或肥胖加重PCOS对排卵的影响有关，其他一些极端情况如神经性厌食症、过度运动也会引起低性腺激素性排卵障碍（Ⅰ型）。

输卵管因素

输卵管应第一时间捡拾从格拉夫卵泡排出的卵子，并运送到卵子受精的壶腹部。受精卵必须被准确的在月经周期中子宫内膜能够允许种植（种植窗）的时间段运送到子宫腔。不孕病例中10%～30%为输卵管因素。由于包含的人群不同，数据变异范围也比较大。少数患者是先天畸形，多数患者是因为感染造成了输卵管损伤。感染可以造成输卵管伞端阻塞，输卵管蓄积液体（输卵管积水）或脓液（积脓）（图17-1）。

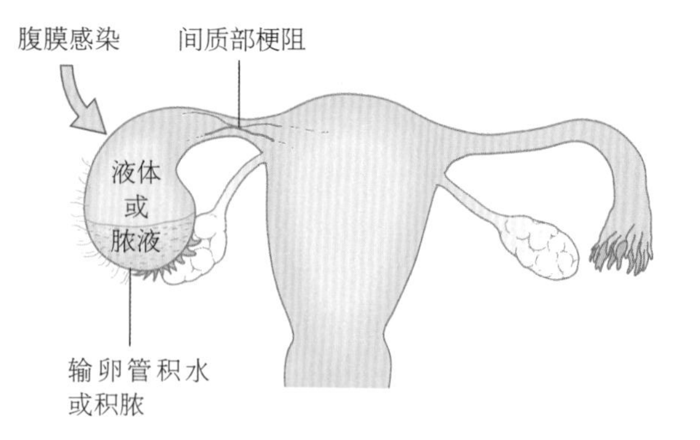

图17-1 输卵管阻塞和生育力减低的发病机制;输卵管间质部阻塞是宫内感染的结果

在英国引起急性输卵管炎最常见的病原体是沙眼衣原体感染，也可以是其他病原微生物，如淋病奈瑟菌、大肠埃希菌、厌氧菌和溶血链球菌、葡萄球菌、魏氏梭菌。第1次盆腔感染后输卵管损伤发生率约为8%，2次和3次感染后发生率则分别上升为16%和40%。在英国的移民人口及其亲属中，输卵管或子宫结核越来越多见。

与腹膜炎相关的阑尾炎等疾病以及克罗恩病、溃疡性结肠等炎症状态可能导致输卵管和卵巢周围粘连，而输卵管内部结构不受影响。

> **即使输卵管外观正常，输卵管内部结构破坏，如纤毛耗竭、蠕动减慢均能造成输卵管功能丧失。**

子宫因素

如果子宫腔形态失常，胚胎就不易着床，比如黏膜下肌瘤、子宫纵隔等先天畸形。这些异常通常适合手术纠正。浆膜下和完全肌壁间肌瘤不影响着床。尽管子宫腺肌病与反复着床失败和流产有关，但该疾病对着床的影响并不十分清楚。过度刮宫或感染导致宫腔粘连（Asherman综合征）将引起子宫内膜发育不良或缺失、月经量少和反复着床失败。

子宫内膜异位症

子宫内膜异位症是一种令人困惑的疾病，其病因相关理论众多，对不孕的解释不十分明确。重症患者出现卵巢巨大囊肿，广泛粘连，破坏输卵管解剖，潜在干扰输卵管纤毛接近成熟卵泡，从而出现卵巢排卵障碍和输卵管拾取卵子困难，造成生育能力减弱。大规模随机研究显示，轻症患者同样出现生育力下降，手术治疗Ⅰ期Ⅱ期子宫内膜异位症能够有效提高自然妊娠率和活产率。

宫颈因素

在排卵时，宫颈上皮细胞分泌大量清澈水样黏液，含水量高，其内拉长的糖蛋白分子中含有促进精子进入子宫腔的通道。精子穿透发生在沉积2～3min。性交后约24h内精子在宫颈黏液中保持100 000～200 000个。约200个精子达到输卵管。排卵后，宫颈黏液在孕激素的影响下对抗精子穿透。宫颈感染或宫颈黏液和精液中含有抗精子抗体，可抑制精子穿透，导致不孕。

不孕症检查

女性检查

所有不孕的女性均应检查风疹病毒的免疫状态，如果血清抗体为阴性，应该在进行不孕症深入治疗前注射风疹疫苗。还要建议这些女性从开始进行不孕相关检查和治疗时，就补充叶酸，从而降低孩子发生脊柱裂的风险。

排卵检查

月经史是评价排卵的依据。月经规律的女性可以通过监测基础体温变化、宫颈粘液、激素水平、子宫内膜活检或超声检查了解排卵情况。要注意的是，很多女性很难测量基础体温（BBT），每日绘制图表相当于每天提醒患者妊娠困难，增加患者压力。因此，已经不再推荐使用BBT。很多女性认为观察黏液变化很有难度，这种方法也不再推荐。排卵期可以通过检测血液或尿液中黄体生成素推断，出现高峰后24h排卵。现代商用黄体生成素检测试剂盒可以指导性交时间。黄体形成可以通过检测黄体期血清黄体酮证明。尽管不同实验室间检测值有差异，通常认为黄体中期黄体酮浓度超过25nmol/L是排卵的证据。

> ✓ 如果没有出现溢乳或甲状腺疾病症状，不需要测量月经周期正常的妇女甲状腺功能或泌乳素水平。

超声检查

经阴道超声可以了解卵泡的生长过程。卵泡直径从排卵前5d的11.5mm增长到排卵前1d的20mm，在排卵后1天缩小大约50%，残余部分形成回声浑浊的黄体。这是监测排卵时间的有效方法，但花费时间较多。超声检查对PCOS和子宫内膜异位症具有诊断价值。

排卵检查

如果有证据显示没有排卵，进一步检查应包括：

- 自然月经或诱导产生的月经的第2～3天检测血清FSH、LH和雌激素，同时检测AMH。
- 血清PRL和甲状腺功能。
- 如果泌乳素水平升高，应进行蝶鞍MRI或CT检查。

评价卵巢储备

女性年龄增加是IVF成功与否最重要的预后因素。检测血清AMH水平和（或）经阴道超声检查窦卵泡数量（AFC）进行卵巢储备功能检测是估计患者的“卵巢储备”。 年龄相关的AMH或AFC降低预测IVF治疗中的获卵数低，妊娠率低于平均水平。而AMH或AFC高于平均值预测卵巢对促性腺激素刺激反应更好。然而，尽管这些标记识别有益于预测刺激后获得卵母细胞的数量，它们对预测卵母细胞质量不具有相同的精度。质量（受精和着床后健康活产潜能）似乎与女性的年龄更密切相关。一个年轻的卵巢“低反应”患者妊娠的概率仍然很高，而高龄的“高反应”女性尽管可以比大部分患者获得更多的卵母细胞，但妊娠概率仍然较低。

检查输卵管潜能

在开始促排卵或进行宫腔内人工授精前评价输卵管潜能是重要步骤。如果夫妇需要直接进行IVF治疗，如严重的男性因素引起不孕，则不需要进行输卵管功能检查。但必须进行高分辨率的经阴道超声或子宫输卵管造影（HSG）检查子宫解剖。

子宫输卵管造影

将射线不透过的造影剂注入子宫腔和输卵管，不需全身麻醉。对比剂能够勾勒子宫腔形态，显示充盈缺损。它也将显示输卵管是否梗阻和梗阻的部位（图17−2）。HSG应在月经周期的前10天进行，以避免新的受精胚胎受到意外照射。为了减少激活感染导致盆腔脓肿形成的风险，女性在HSG前应该筛查沙眼衣原体感染，或选择适当的抗生素预防性使用。

子宫超声造影

子宫超声造影（HyCoSy）是用阴道超声观察子宫腔和输卵管充盈情况，是近来引入的一种替代HSG的检查方法。HyCoSy避免电离辐射暴露，能够实时观察子宫和输卵管解剖。高质量的超声设备和一定程度的技术知识是获得良好图像的必要条件。

腹腔镜检查和染料染色检查

腹腔镜能够直视盆腔脏器情况，评价盆腔病变，如子宫内膜异位症、粘连。通过子宫颈注射亚甲蓝可以检查输卵管通畅性。腹腔镜手术可以联合宫腔镜评估宫腔情况。“看到和治疗”策略可用于轻微程度的子宫内膜异位症或粘连的快速手术治疗。由于手术可能导致盆腔结构损伤，最好与患者及其伴侣充分讨论手术的意义后，再另外手术。腹腔镜手术几乎无一例外需要全身麻醉，存在损伤盆腔结构，如肠管、膀胱、输尿管的风险。损伤风险

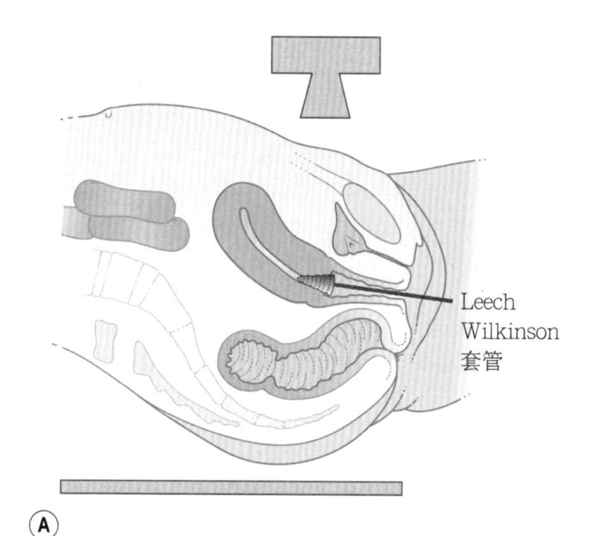

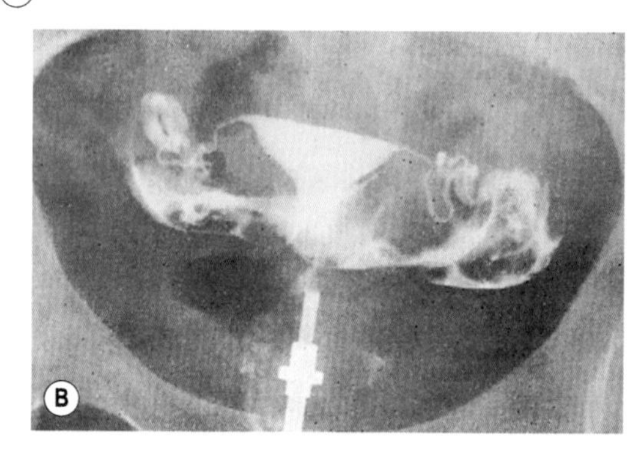

图17−2 A. 子宫输卵管造影术能显示输卵管阻塞的部位及宫腔存在的病变；B. 可以看出子宫腔的三角形轮廓，染料从输卵管伞端向两侧扩散。染料扩散到相邻的肠间隙

虽然小，但一旦发生就很严重，因此除非有特殊适应症，如盆腔炎或伴腹膜炎的阑尾炎病史，侵入性更小的方法是首选的一线检查（图17−3）。

检查宫颈因素不孕

由于没有正常标准及结果与生育率之间的相关性较差，不建议在不育夫妇例行宫颈因素不孕检查，如性交后试验。宫腔内人工授精或体外受精等不孕症现代治疗方法能够绕过宫颈黏液和规避任何可能引起不孕的宫颈因素。

男性检查

男性伴侣检查的最有效方法是精液分析（框17−1），禁欲3d后通过手淫将精液标本收集到无菌

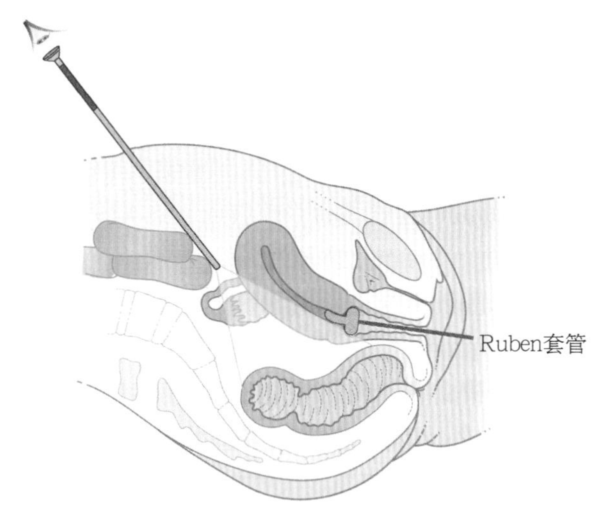

图17–3 腹腔镜染色检查输卵管功能

框17–1 正常精液分析（WHO参考值）

- 体积：2～5ml
- 计数：>20×10^6/ml
- 活力：1h时前向运动超过50%（25%linear）（25%线性运动）
- 形态：>30%正常
- 液化时间：30min内
- 标本内白细胞数目：<10^6/ml

容器中，2小时之内检验。样品最好在相邻的男科实验室私密场所获得，运送过程中避免冷却，并保证男性伴侣准确。

在表17–3给出了最近修订的精子参数（WHO 2010）的低参考值和95%置信区间。

精液分析的主要特征如下．

- 体积：80%育龄男性射精量为1～4ml，体积过少提示雄激素缺乏，体积过多提示附属腺功能异常。
- 精子浓度：完全没有精子（无精症）提示不育，即使精子可能能通过经皮附睾穿刺、睾丸穿刺或睾丸活检获得。正常低限是每毫升1500万～2000万个精子，由于精液在不同时间波动显著，一次异常结果不能作为结论。浓度异常升高，每毫升超过两亿个精子也与生育力降低有关。

表17–3 精液特性的参考值下限（5百分位和95%置信区间）

参数	参考值下限
体积（ml）	1.5（1.4～1.7）
精子总数（10^6每次射精）	39（33～46）
精子密度（10^6/ml）	15（12～16）
总活力（PR+NP，%）	40（38～42）
前向运动（PR，%）	32（31～34）
活性（活精，%）	58（55～63）
精子形态（正常形态，%）	4（3.0～4.0）
其他协商一致的阈值	
pH	≥7.2
过氧化酶阳性白细胞（10^6/ml）	<1.0
MAR实验（结合颗粒的运动精子，%）	<50
免疫珠实验（结合珠的运动精子，%）	<50
精浆果糖（μmol/射精）	≥13
精浆中性葡萄糖苷（mU/射精）	≥20

（数据来源 Cooper TG，Noonan E，von Eckardstein S，et al（2010）World Health Organization reference values for human semen characteristics.Human Reproduction Update 16：231–245.）

- 活力：正常的精液应该在采集后1h内60%的精子活力良好。前向运动是同样重要的特征。世界卫生组织根据以下标准进行精子活力分级。①一级：快速直线前向运动；②二级：慢速或缓慢的线性运动或非线性运动；③三级：非进行性运动；④四级：不动。
- 形态：即使是生育力正常的男性，精子形态也显现出明显变异，其对生育力下降的预测能力低于精子数目和活力。出现白细胞提示存在感染，因此在标本中寻找白细胞十分重要。如果出现脓细胞，精液标本要进行细菌培养。

精子生成和精子功能可以受到多种毒素和药物治疗的影响。多种毒素和药物可作用于生精小管和附睾抑制精子生成。化疗药物，尤其是烷化剂，抑制精子功能，常用来治疗克罗恩病的柳氮磺胺吡啶，降低精子活力和密度。需要接受化疗或盆腔放疗的患者在治疗前应提供精子进行冷冻保存，一旦疾病成功治愈，能够在以后的生活中组建家庭（图17–4）。

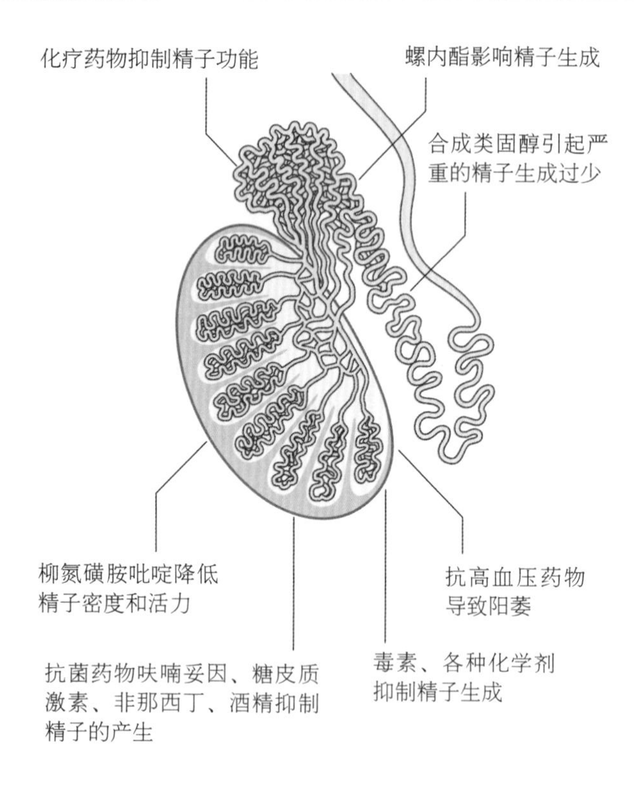

图17-4 化疗药物对精子生成的影响

此外，降压药物会引起勃起功能障碍，用于身体塑形的合成代谢类固醇可能产生严重的生精障碍。

精子DNA分析

精子密度、活力和形态这些基本检测不能有效预测夫妇受孕能力。精子染色体DNA的完整性是正常受精和父系遗传信息传递的要素，精子DNA完整性常和精液常规的变量相关，包括精子密度和活力降低。精子从男性输送到女性生殖道的过程中，精子DNA要受到保护，避免损伤。精子DNA损伤可能会导致生育能力受损。

最常用的检测精子DNA损伤的方法是精子染色质结构分析（SCSA），在酸性介质中与吖啶橙测量精子染色质的稳定性。当结合到完整的DNA时，染料产生绿色荧光，而结合到DNA片段时产生红色荧光；通过流式细胞仪测定精子DNA片断比例，以DNA碎片指数（DFI）表示。其他常用的测试包括脱氧核苷酸转移酶介导的dUTP缺口末端标记（TUNEL）分析，该方法以荧光激活细胞通过流式细胞仪分类；单细胞凝胶电泳分析（彗星），电泳和光晕（SCD）试验测量单链和双链DNA断裂，通过混合水琼脂糖并依次酸/盐处理后，精子没有产生特征性光晕，确定精子携带DNA片断。每种方法都有其优势和欠缺，不同方法可能显示的结果不一致。

临床研究中，和生育力正常的男性比较，不孕男性的精子DNA完整性下降，伴随精液质量下降。在生育力看似正常的夫妇中进行的时间-妊娠研究中，在停止避孕时进行SCSA检测，结果与妊娠的概率显著相关。然而，体外受精和卵胞浆内单精子注射（ICSI）的研究显示，精子DNA完整性与受精或妊娠率的相关性决定意义较差。目前，精子DNA损伤检测应该作为一种研究工具，要等到有进一步的证据该检测能够区分能够或不能妊娠的夫妇时才能作为常规监测。

男性内分泌评估

血清高浓度的FSH和低浓度的AMH提示睾丸损伤，正常水平激素则提示梗阻性疾病。血清FSH和LH浓度低或检测不到的男性常为垂体功能减退患者，可进行FSH/LH替代治疗。高FSH，低AMH合并无精症需要进一步检查，这些结果常提示精子生成障碍。即使FSH升高和AMH抑制，如果睾丸活检提示睾丸小灶内有精子生成，回收后可以进行ICSI治疗。

高泌乳素血症出现在男性可能与垂体腺瘤有关，并可能导致阳萎或少精子症。

细胞遗传学研究

无精症男性染色体分析可能发现XXY或 XYY核型，偶尔可以在少精子症的患者中发现常染色体易位。少精子症患者（少于5百万有活力精子）应筛查囊性纤维化基因突变。该基因携带者可以是健康者，如果其配偶也是突变携带者，其经IVF治疗获得的后代可能是囊性纤维化患者。

睾丸/附睾活检

即使有促性腺激素浓度升高，睾丸活检可发现精子存在。精子抽吸后冷冻保存，在今后的ICSI治疗中使用。男性的输精管梗阻，如输精管结扎术后，可进行PESA获得合适ICSI的精子机会更高。

逆向射精

逆向射精是引起不孕的少见病因。应该怀疑是否为经尿道前列腺切除术后。通过性高潮后尿液检测到了精子诊断。精子可以从性高潮后的碱化尿液样本收集，用于ICSI。

男性不孕的免疫检查

男性可能产生精子免疫：对精子抗原的自身免疫可能与不孕相关。抗原抗体反应可以消除精子获能或阻断卵透明带表面的精子受体从而导致免疫性不孕。可以使用混合凝集反应（MAR）检测精浆是否出现IgG和IgA类抗精子抗体。精子结合抗体超过50%的精子时，对生育率有显著的负效应。

女性生育力低下治疗

如果双方的病史、查体和系统检测都正常，且不孕时间少于18个月，恢复夫妻信心，对性交频率提出建议和单纯的生活方式改变就可以提高受孕的概率。双方都应戒烟、限制酒精摄入。无论男性或女性如果体重指数超过30，应进行有监督的减肥。

如果女方年龄超过30岁，这种“等待和观察”的策略就是不明智的。这种延迟对其接受IVF获得妊娠的有效机会具有显著的不良影响。应建议该夫妇尽快到不孕症专业诊所接受辅助生育技术（ART）的全面评估，包括IVF、ICSI、宫腔内人工授精（IUI）和供精供卵治疗。

排卵障碍

具有PCOS典型症状、FSH和泌乳素水平正常的WHO Ⅱ型排卵障碍患者，首先药物仍然是枸橼酸氯米酚（克罗米芬）。80%的患者能够通过克罗米芬诱发排卵，其中大约一半的患者能够妊娠。克罗米芬在月经周期的第2～6天开始服用，起始剂量为每天50mg，如果需要可以增加到每天100mg或每天150mg。尽管月经周期的恢复常由于排卵恢复很快妊娠，可以通过第21天孕激素水平监测排卵。报道的双胎妊娠率为6%～10%，多胎妊娠率约为1∶1000例。建议进行超声监测卵泡发育，如果有两个以上的卵泡发育成熟，建议放弃性交，减少多胎妊娠的发生率。近来，芳香化酶抑制药来曲唑已被用来作为替代克罗米芬口服，女性排卵比例增加，妊娠率增加的百分比可能更大。然而，来曲唑还没有获得治疗不孕许可。

排卵障碍的二线治疗包括腹腔镜下卵巢打孔（LOD），PCOS患者中70%能诱导排卵。LOD的优势是诱导天然单卵排卵，多胎妊娠率不高于背景人群，成功获得的妊娠不需要用药，更自然。另外，诱导排卵可能每日注射重组或尿源FSH，这种方法昂贵，为避免过度反应和多胎妊娠的风险，需要监测超声和血液检查。小心使用低剂量递增方案可以获得比较满意的妊娠率，同时多胎妊娠率较低。

伴有高泌乳素血症的排卵障碍，如果没有垂体大腺瘤，可以使用多巴胺受体激动药如卡麦角林治疗。卡麦角林比溴隐亭使用方便，副作用的发生率低，优先选择。

输卵管病变

在输卵管性不孕的治疗中，输卵管显微外科已几乎完全被IVF取代。腹腔镜手术可能仍然有必要，在IVF中存在输卵管积水时，为减少子宫内膜腔被“有毒”的输卵管内的分泌物污染的机会进行输卵管切除术或输卵管夹，或卵巢囊肿切除术或子宫肌瘤剔除术。

如果输卵管伞端保存完好，输卵管粘连分离术解除输卵管周围粘连有一定意义。但是如果女人超过30岁，最重要的是不要浪费太多的时间。有时阻塞的输卵管末端可以打开，即行输卵管造口术（图17-5）。各种形式的输卵管手术都有增加异位妊娠的风险。

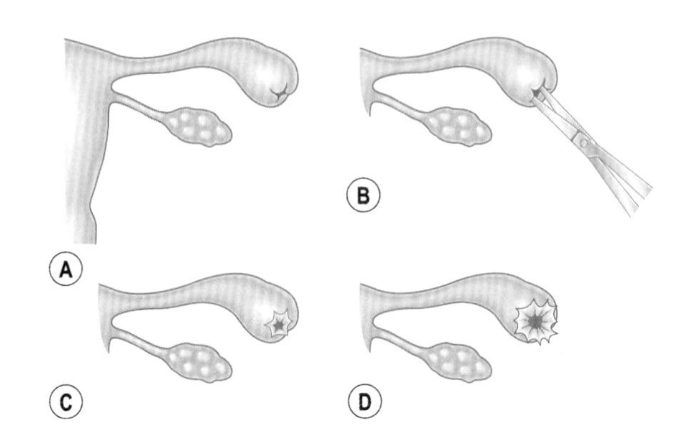

图17–5 对输卵管伞端梗阻和输卵管积水进行输卵管复通术 A. 完整的输卵管积水；B、C. 打开输卵管伞端；D. 缝合打开的输卵管

宫腔内人工授精

用一个柔性软导管将精子推入子宫腔内已经进行了很多年。该技术已通过洗涤精液标本，分离活动精子制备了增强的精液，利用低剂量促性腺激素促排卵。宫腔内人工授精可以被视为治疗性交功能障碍和宫颈黏液异常的一个特殊治疗，也常用于治疗不明原因不孕、轻度男性因素不孕。宫腔内人工授精需要健康通畅的输卵管。质量控制良好的中心IUI每周期出生率在15%～20%，由于促性腺激素剂量较低，监测较少和实验室的要求简单，仍不失为有效的替代IVF的一种治疗方式。

体外受精和胚胎移植

自1978路易丝布朗的诞生，体外受精（IVF）及其衍生技术革新了不孕不育治疗。目前在全球范围内，已有超过5百万的孩子通过IVF技术诞生，IVF、ICSI、胚胎冻存具有可靠的安全数据，已编入欧洲人类生殖和胚胎协会和美国生殖医学协会。该技术的核心是，以重组或尿促性腺激素刺激，促使卵巢内多个卵泡发育，同时使用促性腺激素释放激素（GnRH）激动药或拮抗药防止过早LH峰和取卵前排卵。经阴道超声引导下穿刺卵泡抽吸术，获得卵母细胞。卵母细胞从卵泡液中分离，和洗涤的伴侣的精子标本共培养。受精卵（胚胎）可以培养5d，此时，它们达到分裂囊胚阶段，使其形态质量的详细评估成为可能。“最好”的一个或两个囊胚，使用一个简单的导管转移到子宫腔，剩余的胚胎冻存。如果新鲜周期未妊娠，再考虑使用。

这一过程可以有许多变化–可以转移的2d或3d胚胎，而不在体外发育成囊胚再移植，如果有卵巢过度刺激综合征（OHSS）的风险，可以胚胎冷冻保存。胚胎可以取活检进行胚胎植入前遗传学诊断（PGD），检查的染色体或基因异常，只有那些经过筛选正常的胚胎才移植。ICSI在中重度男性因素不育患者中广泛使用，将单独一个精子直接注入卵母细胞胞质，受精率和妊娠率与IVF相似。女性年龄仍然是预后的重要决定因素。越来越多的女性由于自己的卵巢储备太低，无法让他们有健康的妊娠和活产的机会，只能通过接受来自年轻女性的捐赠卵母细胞妊娠。使用供体卵母细胞有很高的机会得到一个健康的孩子，但孩子没有他或她的生母的DNA。缺少公益的捐赠者，使得买卖卵子发展成国际市场。尽管人类受精和胚胎管理局（HFEA）协商时进行评估了这一伦理困境的社会态度，在英国买卖卵子或精子仍是非法的。

英国人类辅助生育技术（ART）是由HFEA负责调节，涵盖了IVF治疗的所有方面。已经证明HFEA是一个有效的交流平台，政府与公众为一方，IVF诊所为另一方，允许伦理辩论和实施在临床和实验室安全领域的“最佳方案”。HFEA也收集英国所有诊所的治疗结果，提供ART能够发挥作用的简介。IVF治疗后受精率在60%～80%，这主要取决于女性的年龄，大多数进行IVF的患者移植一个胚胎。植入率仍然相对较低，多数中心周期活产率为30%～40%。

体外受精造成的多胎导致的早产，是最常见的产科和儿科问题。在一个IVF周期中将2个、3个，甚至更多胚胎在辅助生育技术开展早期司空见惯的。但以斯堪的纳维亚国家为首的许多国家，已经制定在大多数IVF周期采用单胚胎移植（single embryo transfer，SET）的政策。英国多胎妊娠率仍然在20%左右，但在稳步下降（表17–4）。使用玻璃化冷冻技术后，冷冻胚胎移植成功率得到提高。因此移植一个新鲜胚胎，不成功再移植一个冷

表17-4 **治疗后多胎率——HFEA数据**

	<35	35～37	38～39	40～42	43～44	超过44
单胎	4555	2509	1259	813	143	97
多胎	1694	681	255	136	31	38
多胎比例	27.1	21.3	16.8	14.3	17.8	28.1

冻胚胎获得的成功率是与移植两个新鲜胚胎获得活产的机会等价，且序贯移植的方案没有多胎妊娠的风险。这使得单胚胎移植成为不孕夫妇更有吸引力的选择。多胎妊娠在高龄组比例较高，这反映了这组患者妊娠总体概率较低，使得患者和医师为了能够妊娠采取了孤注一掷的措施。

卵巢过度刺激综合征

卵巢适度刺激维生（ouarian hyperstimulation syndrome，OHSS是超过剂量促性腺激素导致卵泡过度发育，循环中高浓度的雌激素与血管内皮生长因子（VEGF）引起的并发症。OHSS具有潜在致命，如果采用保守的卵巢刺激方案是几乎完全可以避免的。重症患者出现卵巢明显肿大，液体从血管内转移到第三间隙，导致腹水、胸腔积液、钠潴留、少尿。患者可以出现低血容量和低血压，可发展为肾衰竭以及出现血栓栓塞和成人呼吸窘迫综合征。出现这种病理生理状况的机制，似乎与血管通透性增加有关。

治疗

如果血细胞比容低于45%，症状轻微，患者可以在家里治疗，但如果超声检查判断明显腹水，就要住院治疗。应评估电解质，肝、肾功能的基础值。出现腹水增多时，可以使用人血白蛋白治疗，有时可以合用晶体。此外，如果有严重的腹水或胸腔积液，应进行引流减少流体载荷。吲哚美辛和血管紧张素转化酶抑制药等药物有利于减轻症状的严重程度。囊肿最终会吸收，卵巢也会恢复到正常大小。再次进行卵巢刺激时应考虑出现卵巢过度刺激综合征使用的剂量方案。

男性不育治疗

只有一小部分的不育男性患者可以进行特异性治疗。睾丸体积是重要指标。睾丸小，无精，高FSH、低AMH，任何的治疗都将是无助的。

FSH水平正常，睾丸大小正常，应怀疑输精管阻塞，进行睾丸活检。如果有正常的精子生成的证明，则必须进行阴囊输精管造影和探查，吻合手术重建生育功能。促性腺激素对罕见的男性低促性腺激素性性腺功能减退症病例有效，多巴胺受体激动药可用于男性高泌乳素血症。未经证实的但广为应用男性不育的治疗包括结扎曲张的精索静脉、补充抗氧化剂降低精子DNA碎片。

男性不育最有效的治疗方法是ICSI。ICSI是将一个固定的精子直接注入卵母细胞胞质内。该技术的妊娠率与体外受精相同。经ICSI治疗受孕的孩子出现焦虑的比率略高。观察到的子代异常主要在生殖道的发育（尿道下裂、睾丸下降不良）。此外，印迹疾病如Angelman和Beckwith-widemann综合征病例，在ICSI获得的子代中似乎也更常见。

供精人工授精

如果获得的精子不能进行ICSI，或者男性为遗传性疾病携带者，夫妻双方希望避免遗传给后代，此时要和患者夫妇探讨选择供精人工授精。

应该从法律和个人观点方面，就该治疗的含义和夫妻双方进行独立的深入讨论。2004年开始英国取消了精子匿名捐赠，由此造成英国捐献的供精不足，许多夫妇辗转去国外就医，或从丹麦、美国和其他地方进口的精子。2004年后出生的由供卵或供精受孕的孩子们，法律允许当他们达到18岁时，在监督下与他们的遗传学父母相见。他们还可以查阅HFEA数据库，检查其可能的配偶是否是同一供体的后代，如果已经进行了治疗，按照法律根据匿名进行的调整，这个人的名字不会发布。

供精治疗在英国需要漫长的等待，但这也给了患者足够的时间思考。

基本信息

不孕症

- 西欧发病率约9%
- 如果没有避孕12个月没有妊娠，考虑为潜在的不孕患者
- 从25岁开始生育力逐步下降
- 病因（原发/继发）：
  - 排卵障碍 32/23%
  - 输卵管 12/14%
  - 子宫内膜异位 10%
  - 男性 29/24%
  - 不明原因 30%
- 多囊卵巢综合征是排卵障碍的常见病因
- 垂体肿瘤可以引起继发性闭经
- 感染（衣原体常见）是输卵管损伤最常见的病因
- 与宫内节育器、流产和产褥期有关的感染，常引起宫角处的阻塞
- 感染、抗精子抗体和黏液异常常引起精子穿透宫颈困难

不孕症检查

- 黄体期孕激素水平是检查排卵的最有效的方法
- 排卵障碍时激素水平
- HSG/腹腔镜/超声可以检查输卵管
- 精液分析：
  - 每次射精精子总数>5千万
  - 60%活率
  - 形态
- 不孕男性患者激素水平
- 无精症患者染色体分析——异常核型

不孕症治疗

- 排卵障碍
  - 克罗米芬或他莫烯酚
  - 如果没成功，hMG（警惕卵巢过度刺激综合征）
- 低促性腺激素性性腺功能减退症-GnRH
- 输卵管病变：
  - 手术
  - IVF
- 只有少部分男性不育患者能够治疗

第18章 18

妊娠早期护理

原著者 *Ian Symonds* 翻译 陈 曦 审校 刘朝晖

学习目标

学习本章之后，你应该能够：

知识点

- 列举妊娠初期出血和（或）疼痛的原因
- 描述流产、宫外孕和葡萄胎的流行病学、病因学和临床特点
- 讨论妊娠初期问题中超声波和内分泌评估的使用
- 描述妊娠初期常见并发症的治疗，包括流产（含宫颈休克）、反复流产、宫外孕、葡萄胎和妊娠剧吐的保守、药物和手术治疗

临床能力

- 采取妊娠初期主诉阴道出血和（或）腹痛女性的相关妇科病史
- 进行尿液妊娠试验并说明结果
- 对妊娠初期出现问题的女性进行血循环评价和腹部检查，并确定需要立即干预的患者
- 对妊娠初期出现心衰女性开始适当的复苏
- 能够与患者和亲属有效小心地沟通

专业技能和态度

- 考虑对支持性环境（解决围绕早期妊娠丢失的宗教和文化问题）的需求

妊娠早期出血

前20周，多达25%的妊娠会出现阴道出血。这是所有女性焦虑的一个主要原因，特别是这些之前经历过流产的女性，有可能是出现危及生命的情况的主要症状，如宫外孕。妊娠期出血应一直视为异常并进行适当调查。

受精后5～7，囊胚植入子宫内膜，可能会有少量出血（植入出血）。如果这出现在预期的月经期，可能会混淆，从而影响根据末次月经期计算胎龄。

妊娠初期出血的常见原因有流产、宫外孕及下生殖道良性病变。不常见情况可能是葡萄胎或宫颈恶性肿瘤的主要症状。

流产

对于妊娠<24周的妊娠丢失，建议的医学术语为“流产”。在一些国家（如美国），该术语用来

描述胎儿成活之前或胎儿体重<500g的妊娠丢失。在澳大利亚的一些州，该术语用于任何妊娠不到20周的妊娠丢失。大多数流产都出现在第2个月或第3个月，并且10%～20%的临床妊娠中会出现。研究表明，如果诊断是基于β－人绒毛膜促性腺激素（hCG）的血浆水平高，那早期妊娠流产的比例会更高。

流产的病因

在很多情况下，无法确定流产的确切原因。因为未来妊娠的预后一般比平均水平高，所以确定这一组很重要。

遗传异常

染色体异常是早期流产的常见原因之一，可能导致胚胎发育失败（孕囊形成，但胚胎未发育或后来排出畸形胎儿）。任何形式的流产，55%的妊娠物都有核型异常。最常见的染色体缺陷为正染色体的三体性，占异常情况的50%；而多倍体和单体X分别占20%。虽然染色体异常在阵发性流产中很常见，但是仅3%～5%的反复流产中存在父母染色体异常。这些是最常均衡的相互或罗伯逊易位或嵌合。

内分泌因素

妊娠最初8周，黄体酮产生主要依赖黄体，然后功能由胎盘承担。黄体对妊娠维持很重要，且黄体早期衰竭可能导致流产。但是，很难确定什么时候下降的血浆黄体酮水平表示流产的主要原因以及什么时候它们是妊娠失败的指标。与一般人群中的女性相比，反复流产女性的多囊卵巢综合征（PCOS）患病率明显较高。糖尿病控制不佳以及甲状腺疾病未治疗的女性流产和胎儿畸形的风险较高。

母体疾病和感染

涉及感染的严重母体发热性疾病，如流感、肾盂肾炎和疟疾，易发生流产。特定的感染，如梅毒、单核细胞李斯特菌、支原体和弓形虫也会导致流产。但没有证据表明这些生物体会导致反复流产，特别是在妊娠中期。已有报道，细菌性阴道病是早产和妊娠中期（不是妊娠初期）流产的风险因素。其他严重的疾病也可能导致流产，如心血管、肝和肾系统疾病。

母体生活方式和药物史

流产与抗抑郁药物使用及非甾体抗炎药（NSAID）有关。吸烟、酒精（超出每周5个单位基数）、咖啡因（超出每天3杯）、可卡因和大麻使用增加了流产风险。有证据表明，妊娠丢失可能也与压力有关。

子宫异常

子宫腔先天性畸形，如双角子宫或不全纵隔子宫可能导致流产（图18－1）。15%～30%经历反复流产的女性表现出子宫畸形。畸形的影响取决于异常的性质。如果子宫有膈膜，并且最糟糕的是出现单角子宫，胎儿存活率为86%。另外，必须记住的是，超过20%的先天性子宫畸形女性也有肾系统异常。子宫内膜和子宫壁损伤后，表面可能变得粘连，从而在一定程度上使子宫腔闭塞（宫腔粘连综合征）。这些粘连可能导致反复流产。

宫颈功能不全

临床上，宫颈功能不全导致妊娠中期流产或早产。流产往往很快，无痛且不流血。在没有妊娠的女性身上，很容易通过Hegar 8扩张器通路确诊，或通过超声检查或通过经期前子宫照片。宫颈功能不全可能是先天性的，但更常见的原因是宫颈的机械扩张成分娩时的宫颈损伤。

自身免疫因素

15%的反复流产女性身上带有抗磷脂抗体－狼疮抗凝物（LA）和抗心磷脂抗体（aCL），但只有2%的女性有正常生育史。患有原发性抗磷脂综合征的女性，不进行治疗的活产率可能只有10%。妊娠丢失被认为是由于子宫胎盘血管形成血栓及滋养层功能受损。除了流产，宫内生长受限、子痫前症

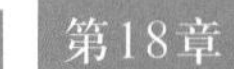

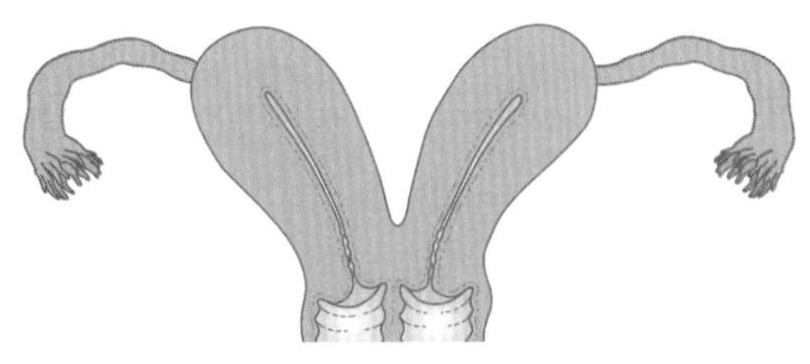
双宫颈双角子宫

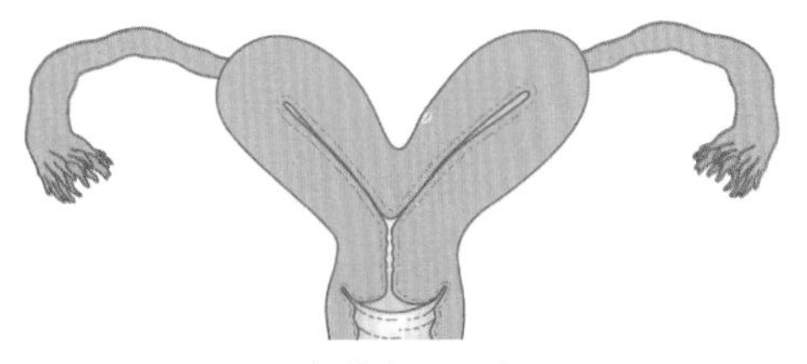
双角单宫颈子宫

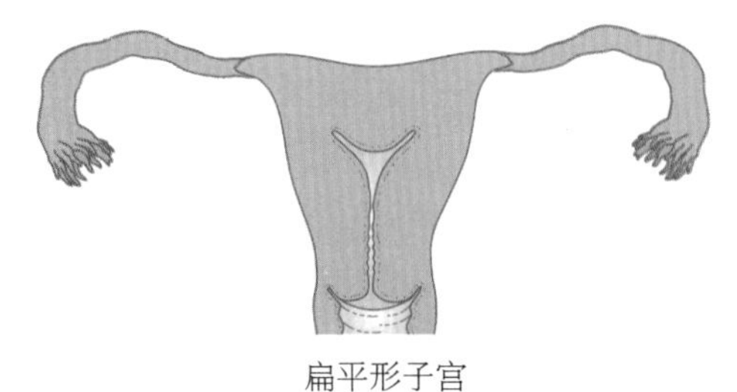
扁平形子宫

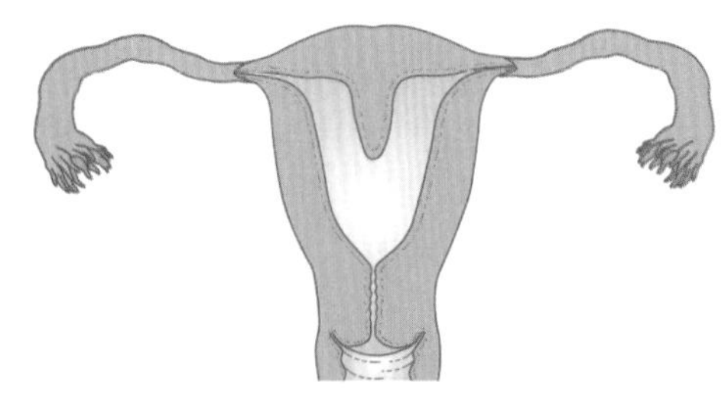
不全纵隔子宫

图18–1 生殖道异常

和静脉血栓的风险增加。

血栓形成倾向方面的缺陷

反复流产女性出现天然凝血抑制药（抗凝血酶Ⅲ、蛋白质C和蛋白S）缺陷较为常见。大部分活性蛋白C缺乏是由于因子V（Leiden）基因突变。

同种免疫因素

反复流产免疫学基础可能性研究通常探讨无法增强正常的保护性免疫反应的可能性，或通过滋养层细胞，相对无免疫性抗原表达是否可能导致胚胎异体移植出现排斥。有证据表明，原因不明的自发性流产与夫妻共享异常数量的HLA抗原（A、B、C和DR位点）有关。已经证明，用父亲淋巴细胞和免疫球蛋白治疗没有效果，并且可能存在危险。

流产的临床类型

先兆流产

即将发生流产的第一个迹象就是妊娠早期阴道出血（图18–2）。据临床发现，孕妇子宫扩大且宫颈口闭合，有或没有轻微下腹痛。大多数出现先兆

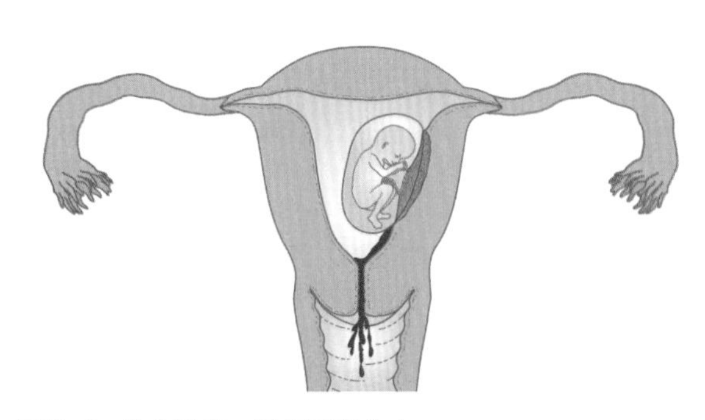
图18–2 先兆流产：妊娠早期失血

流产的女性经过处理后将会继续妊娠。

不可避免/不完全流产

患者出现腹痛，通常与阴道出血增加有关。子宫颈打开，最终妊娠物进入阴道。但是，如果一些妊娠物滞留，流产仍不完全（图18–3）。

> **！通过妊娠物扩张子宫颈管能够引起低血压和心动过缓（子宫颈休克）。**

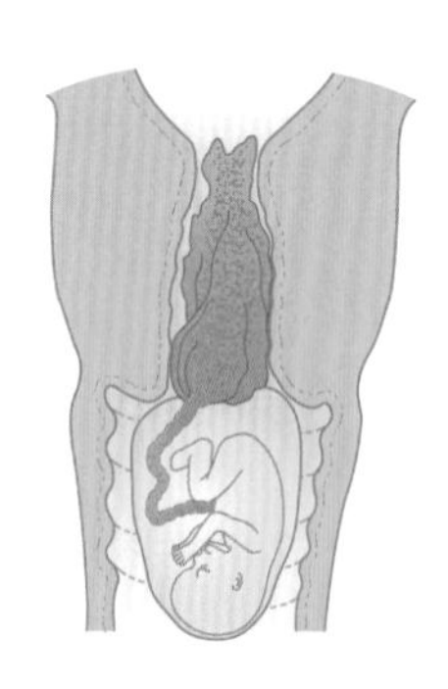

图18–3 不完全流产：排出部分孕体的进程伴随着疼痛和流血

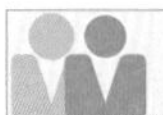

不完全流产

某32岁的亚洲女性，闭经12周，阴道出血，随后出现严重的下腹痛。住院时，患者冒汗、脸色苍白、血压低，脉搏为68次/min。该患者主诉弥漫性下腹痛。一开始，因为疼痛和休克，怀疑是输卵管妊娠破裂，直到阴道检查显示很多妊娠物从打开的宫颈口伸出。去除这些妊娠物大大缓解了疼痛，允许子宫收缩，从而减少失血。适当的复苏和准备后，进行了后续的滞留妊娠物清除。

完全流产

随着子宫复旧，当疼痛停止且阴道出血消退时，不全流产可能自然地成为完全流产。胎盘部分滞留很常见，与妊娠8～16周的流产相比，妊娠超过16周的流产中更有可能出现流产自然完成。

感染性流产（化脓性）

流产过程中或终止妊娠治疗后，子宫腔可能会感染。感染性流产的临床发现与不完全流产类似，外加子宫和附件压痛。阴道失血可能会化脓，并且患者发热。如果出现严重的爆发性化脓，可能发生内毒素休克以及严重有时致命的低血压。其他临床表现包括肾衰竭、弥散性血管内凝血及多处出血。侵袭子宫腔的常见微生物包括大肠埃希菌、粪链球菌、葡萄球菌和金黄色葡萄球菌、克雷伯菌属、梭菌属和产气荚膜梭菌。

稽留流产（空孕囊、胚胎死亡、早期和晚期胎儿死亡）

空孕囊（无胚胎妊娠或萎缩卵）中，超声扫描时见≥25mm的孕囊（图18–4）。但是，7d后，重新扫描时没有证据表明胚极或卵黄囊或孕囊大小变化。如果胚胎大小≥7mm，没有心脏活动，或者7d后超声扫描，胚胎大小没有变化，则诊断为胚胎死亡。当超声波确定子宫内妊娠，时间为8～12周，但是没有看见胎儿心跳，则出现早期胎儿死亡。这可能与出血和腹痛有关，或者没有症状，在超声波扫描时诊断出。临床丢失的方式可能表明潜在病因，如抗磷脂综合征容易出现反复的胎儿死亡。

自发性妊娠中期流产

尽管有胎儿心脏活动，但12～24周出现妊娠丢失，与胎膜自发性破裂或宫颈扩张有关。

反复流产

反复流产的定义为存活前，3次或3次以上连续妊娠丢失。这个问题影响着1%的女性，这大约是单独偶然预料到的人数的3倍。大部分有过2次或更多连续流产的女性都急于进行调查，保证没有发生流产的潜在原因。但要谨记一点，两次连续流产之后，第3次成功妊娠的可能性仍约为80%。即使3次

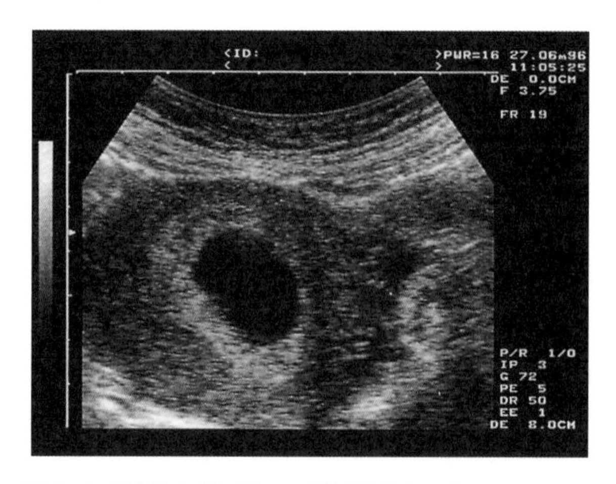

图18–4 超声波扫描时见无胚胎妊娠的空孕囊

连续流产后，仍然有55%～75%的成功概率。这意味着，反复流产不大可能是随机事件，需要找到原因。

处理

患者检查应包括轻柔的阴道和窥器检查以确定有无宫颈扩张。如果出现发热，应取阴道拭子进行细菌培养。

一些女性可能由于这样的忧虑不愿意检查，即检查可能促进流产，应尊重他们的意愿。专门的妊娠早期评价单位（EPAU）降低了入院需求及住院时间。在确定胎儿是否成活、正常方面，超声波扫描很有用。使用超声波扫描的一个作用是在有任何迹象表明妊娠异常之前确定流产诊断。有时，与直接进行药物或手术清宫相比，更好的做法是一周后重复扫描，让母亲接受诊断。

流产可能伴发出血和剧痛，可能需要输血及使用麻醉药缓解疼痛。如果有证据表明感染，应立即开始抗生素治疗，如果培养确定的微生物对常用的抗生素不敏感，应加以调整。

> ! **伴发内毒素休克的脓毒性流产应通过大量的抗生素及充足且仔细控制补液进行治疗。**

> ! **如果有证据表明宫颈休克，任何通过子宫颈口伸出的滞留产物应用持组织钳夹住移出。**

对于妊娠超过12周发生的流产及所有清宫的流产（不管是药物还是手术），非敏化Rh阴性的女性应接受抗D免疫球蛋白。

对于妊娠不到12周的先兆流产，大出血或涉及疼痛时才应该给予抗D免疫球蛋白。对于妊娠不到12周的完全流产情况，还没有正式干预进行清宫时，不需要给予抗D免疫球蛋白。

> ✔ 对于面临很高的妊娠中期丢失风险的女性，卧床休息可能有益于延长妊娠，但没有证据表明如果发生先兆流产，或如果因宫颈功能不全出现膜下垂至子宫颈管，卧床休息能改善预后。

手术治疗

流产后滞留产物的手术清除包括子宫颈扩张以及抽吸刮除术，来清除滞留产物（图18–5）。当出现大出血或持续出血，生命体征不稳定或有感染的滞留组织，这是首要治疗方法。2%的案例出现严重的手术治疗并发症，包括子宫穿孔、宫颈撕裂、腹腔内创伤、子宫腔粘连和出血。宫腔感染可能造成输卵管感染和输卵管堵塞，导致不孕。应考虑包括沙眼衣原体的感染筛查，如果临床上有指征，应给予抗生素预防。如果怀疑子宫穿孔且有证据表明腹膜内出血或肠道损伤，则应进行腹腔镜手术或剖宫手术。

药物治疗

当子宫内容物还没有开始自然排出，可通过使用前列腺素类似物加速这一过程，如米索前列醇或地诺前列酮，使用或不使用抗孕酮米非司酮。产物通路通常将会48～72h完成。但出血可能会继续3周。根据流产类型、孕囊大小以及前列素的剂量，药物治疗的成功率为13%～96%。高剂量前列腺素阴道给药治疗的不完全流产成功率较高，优点是避免了全身麻醉，跟清宫的潜在并发症一样。接受药物治疗的患者应24h直接得到医院服务，以便征求意见或住院。

> ✔ 在确认的流产中，药物和期待疗法是一种有效的手术替代疗法。

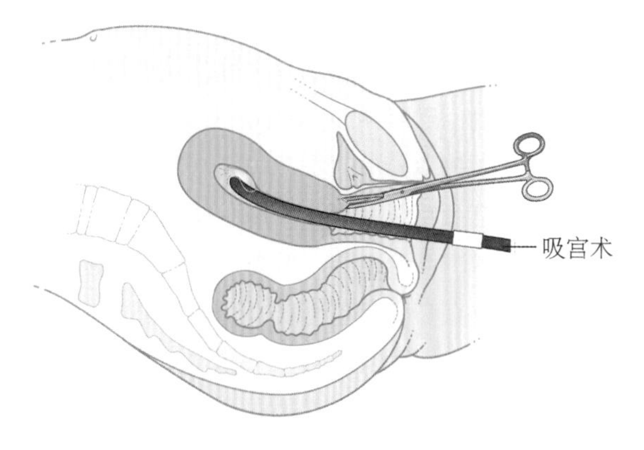

图18–5　滞留妊娠物清除

保守治疗

子宫很小时，或扫描时有极小的滞留产物证据，保守治疗是最合适的不完全流产方案。对于不想接受前面方案中的任何一种的稽留流产女性，这是可接受的治疗。成功率取决于跟药物治疗类似的因素，但是患者应该注意的是，完全流产前可能需要几周的时间。

不管选择哪种方法，滞留产物应送去进行组织学检查。因为少数将会证明是妊娠滋养细胞疾病。

胎儿组织的敏感处置

应该使女性或夫妇意识到，如果他们想获得处置方案的信息，有这方面信息可供使用。火葬规定不适用于妊娠24周以下的胎儿，但是火葬官方机构可能自行决定对其进行火葬。埋葬立法下没有法律义务要求，埋葬（或火葬）妊娠24周前一出生就死亡的婴儿，但是没有任何理由来阻止任何一种方案。允许胎儿组织进行集体埋葬。

如果符合一定条件，女性或夫妇也可以选择埋葬在家里。

不管胎龄为多久，任何生下来是活的，后来很快死亡的婴儿，都属于婴儿安全出生，新生儿死亡，登记和处置应得到相同的对待。

反复流产

应通过检查双亲的染色体组型（如有可能，任何胎儿产物），对反复流产就行调查。母体血应至少间隔6周检查2次狼疮抗凝物和抗心磷脂抗体。应安排进行超声波扫描，以评估PCOS的卵巢形态以及子宫腔。再次妊娠期间，带有持续狼疮抗凝物和抗心磷脂抗体的女性可采用小剂量阿司匹林和肝素进行治疗。核型异常的女性应移送至临床遗传学家处。如果宫颈功能不全，第14～16周进行宫颈环扎术减少了早产的发生率，但尚未证明提高胎儿存活。预防性宫颈环扎使用的另一种方法是连续超声测定宫颈管长度，如果宫颈管长度少于25mm，只进行治疗。越来越多的证据表明，黄体酮（具有抗炎特性）对于延长高风险妊娠很有效。细菌性阴道病与中期妊娠丢失以及早产有关。这种情况用克林霉素（不是甲硝唑）进行治疗的确降低了早产的风险。但是没有证据来支持经验型抗生素使用，以治疗中期妊娠丢失或其他感染。

遗传性异常是个别流产最常见的原因，是反复妊娠丢失相对少见的原因。

ABC 流产的心理因素

在西欧，与前几代人相比，大部分女性都确认妊娠相当早。在医学上，自发流产通常视为不严重，且第一次发生时，很少进行检查。随访通常留在初级治疗，且很少有女性受到妇科关注或对他们妊娠丢失的说明。虽然没有证据表明，流产与心理疾病发病率的整体风险增加有关，但几乎50%的女性在流产后6周都会非常痛苦，且经常会感到愤怒、孤独和内疚。之前有过流产且没有存活的孩子，曾经终止妊娠及之前有过精神病史的女性大部分都会在流产后几个月内变得抑郁。有过很多次流产的女性尤为脆弱，应得到妇科支持和咨询。

宫外孕

“宫外孕”指任何子宫腔外出现的妊娠。

子宫外植入的最常见部位是输卵管，可能发生在卵巢，形成卵巢妊娠；在腹腔，形成腹腔妊娠；或在子宫颈管，形成宫颈妊娠（图18–6）。

虽然这种发病率在不同人群中差异很大，但在英国，100例妊娠中有一例输卵管妊娠。从英国的情况来看，妊娠早期宫外孕仍然是产妇死亡（每300 000例中有1例）的重要原因，每3年有10～12名女性死亡。遗憾的是，有证明表明在大部分案例中缺乏标准的处理。输卵管妊娠可能出现在壶腹部、峡部和输卵管的间质部，结果取决于植入部位。

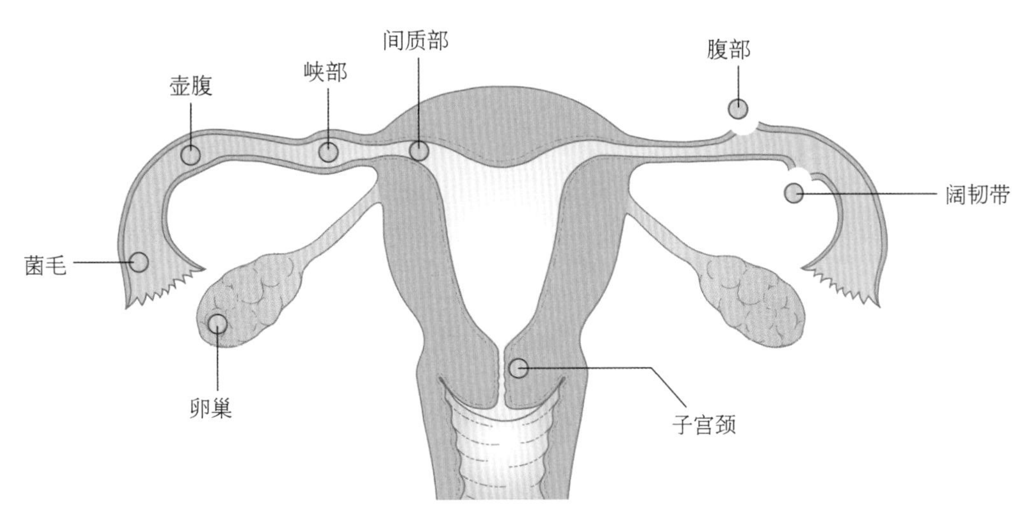

图18–6 宫外孕植入部位

发病诱因（表18–1）

大部分宫外孕案例没有可明确的发病诱因，但是之前有过宫外孕、绝育、盆腔炎（PID）和生育能力低病史都会增加宫外孕的可能性。尽管有子宫内避孕器（IUD），IUD风险增加只适用于发生的妊娠。因为其作为避孕药的有效性，IUD使用者中每年的异位率低于不使用避孕的女性。

临床表现

急性表现

常见症状包括闭经、下腹痛和阴道出血。下腹痛通常在发生阴道出血开始前，可能开始于下腹的一侧，但是迅速变成弥漫性，因为失血发展到腹腔。通过血进行膈下刺激作用，产生牵涉性肩端疼痛且可能出现晕厥。

表18–1 宫外孕风险因素

	相对风险
PID过往病史	4
输卵管手术史	4.5
绝育术失败	9
原位IUCD	10
宫外孕史	10～15

闭经期通常为6～8周，但如果植入发生在输卵管的间质部或腹腔妊娠，闭经期可能更长。一位休克的女性临床表现有低血压、心跳过速和假性腹膜炎迹象，包括腹部膨隆、肌紧张和反跳痛。因为急性疼痛和不适，盆腔检查通常不重要，且应谨慎进行。25%的案例中出现这种急性表现。

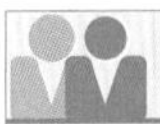

急性表现

某18岁女性突发下腹痛。入院时，她出现血压为80/40mmHg、脉搏为120次/分、且腹部压痛紧张等休克表现。阴道检查显示少量的红色出血，子宫大，并且有宫颈举痛。开腹手术时，腹腔中有800ml鲜血，发现破裂的右侧输卵管异位妊娠。随后发现其有反复盆腔炎和月经不调史。

亚急性表现

闭经一小段时间后，患者经历反复的阴道出血和腹痛。闭经间隔一段时间后，任何发展成下腹痛的女性应视为可能发生异位妊娠。在亚急性阶段，后穹窿中可能会触及包块。

亚急性表现

闭经8周后，某22岁女性阴道出血住院。她报告了在家验孕棒测试呈阳性，并描述经阴道排出一些组织。超声扫描显示，虽然血清β-hCG仍是阳性，但子宫内未见孕囊。诊断为不完全流产，并顺利清宫。患者第二天出院，但是当天晚上又因下腹痛住院。剖腹手术时发现破裂的壶腹部异位妊娠。几天以后，原来的刮宫术组织学报道为"带有Arias-Stella型反应的蜕膜，未见绒膜绒毛"。

病理学

植入可能出现在多个部位，妊娠结果将取决于植入部位。腹腔妊娠可能由孕体在腹腔或卵巢直接植入引起，在这种情况下被称为原发性腹腔妊娠，或者可能由输卵管妊娠挤出至腹腔内继发性植入引起，被称为继发性腹腔妊娠。输卵管中孕体的植入导致模拟正常妊娠的激素变化！子宫扩大且子宫内膜经历蜕膜变化。伞端内植入或输卵管的壶腹部允许破裂发生前扩张更大。然而，间质部或输卵管峡部植入呈现出血或疼痛早期症状（图18-7）。

滋养层细胞侵入输卵管壁并侵蚀血管。这个过程将会继续成为输卵管妊娠，直至妊娠侵入腹腔或阔韧带，或胚胎死亡，在这些情况下，可能出现被吸收或输卵管流产。腹腔内清除胚胎或部分流产也可能出现，且持续输卵管出血。

诊断

如果妊娠早期并发疼痛和出血，应怀疑异位妊娠。

急性异位妊娠的诊断很少出现问题，而亚急性阶段的诊断可能很困难。可能会被误解为先兆或不完全流产。也可能与急性输卵管炎或阑尾炎与腹膜炎混淆。有时，可能与卵巢囊肿的破裂或出血混淆。

如果腹腔内出现了大量失血，血红蛋白水平将会很低，且白细胞计数通常将会正常或略有升高。如果呈阴性，特异性>99%，且采用现代试剂盒（可在病房里使用）测出的尿液hCG将会检测出97%的妊娠，血清hCG测定将排除异位妊娠。85%的可成活的宫内孕案例中，血清hCG水平将会在48h内加倍（与15%的宫外孕相比）。如果血清hCG水平超过1000U/L（有差别的区域），正常的宫内孕通常将会通过扫描可视化。85%的案例中，血清hCG水平的连续测定以及超声诊断能够从流产或异位妊娠区分出宫内早孕。在2%的案例中，盆腔超声波扫描可能证实输卵管妊娠（图18-8）或通过其他特征提示，如腹腔内游离液体，但是主要有

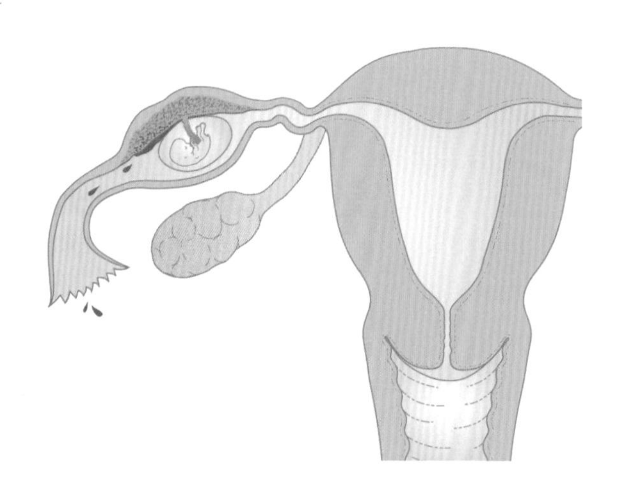

图18-7 通过滋养层组织渗透输卵管管壁

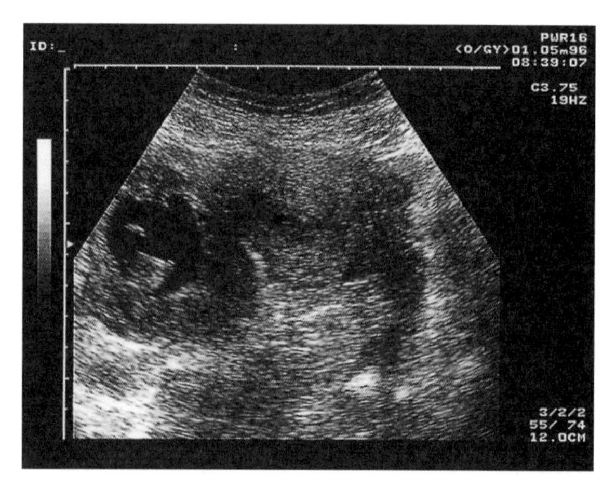

图18-8 宫外孕超声图像。可在中心见子宫和子宫内膜腔。子宫腔左边可见胎极

助于排除宫内孕（表18–2）。妊娠6周，宫内孕通常可通过经腹扫描确定，妊娠5～6周，通过经阴道扫描，能更快确定。偶尔，异位妊娠可能没有临床迹象，但是如果提交的组织病理学刮除术样品表明蜕膜迹象，且呈现Arias–Stella现象，腹腔镜检查是明智的。

表18–2 经阴道扫描子宫内和子宫妊娠特点

宫内孕	异位妊娠
子宫内孕囊（4～5周）	空子宫
卵黄囊（5～6周）	界定不清的输卵管环，Douglas窝中有液体
双蜕膜征（5周）	子宫内伪囊
胎儿心跳（7周）	输卵管出现胎心跳动

ABC 进行尿液妊娠测试

虽然各种国内试剂盒的准确配置有所不同，但原则性步骤如下（图18–9）：

（A）患者尿液样品放置在样品区域。

（B）通过毛细管作用，尿液沿着试剂盒绘图，向含有结合至hCG分子的小鼠免疫球蛋白（如果尿液中存在）的区域移动。这些抗体也可以与催化色变的酶偶联。

（C）通过毛细管作用，结合与未结合鼠抗体在试剂盒上绘图，向含有固定多克隆抗体（对hCG和染料）的第二个区域移动。任何结合至hCG的鼠抗体将会在这里被卡住，且与它们偶联的酶将会产生色变（阳性结果）。

（D）剩余未结合抗体将会继续越过这个区域，到达控制条区域，在这里它们将会被抗鼠抗体卡住，并催化色变（不管尿液中是否含hCG，这都将会出现），但有助于表明测试正常工作，且第一个区域中阴性结果是由于缺乏hCG。

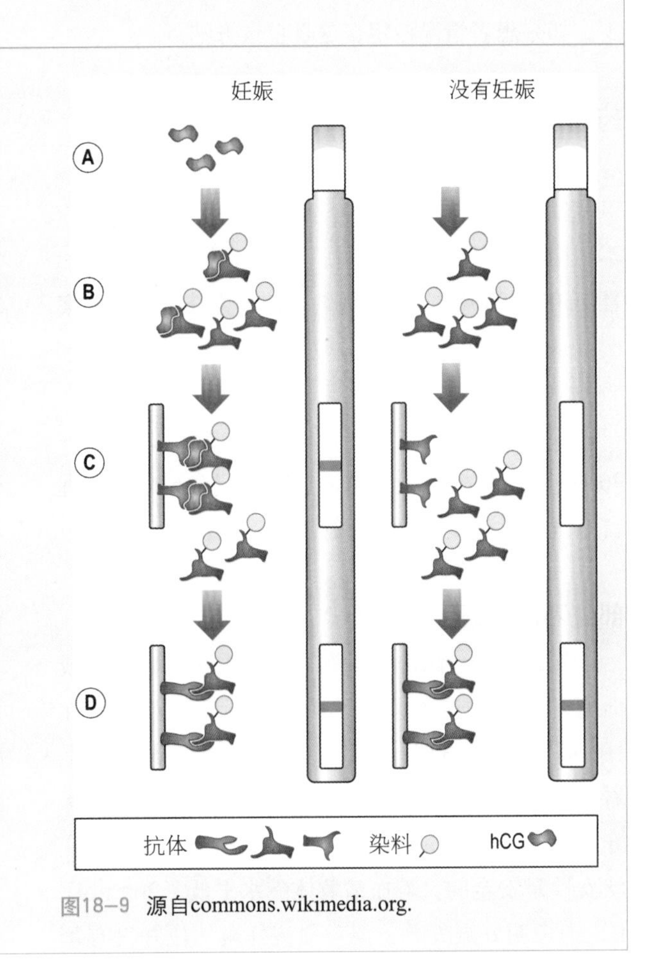

图18–9 源自commons.wikimedia.org.

治疗

血流动力学受损的患者，应采血进行紧急交叉配血和输血。应尽快进行开腹手术，去除受损的输卵管。

不管治疗方式是什么，任何异位妊娠中，Rh阴性的女性应接受抗D免疫球蛋白。

手术治疗

一旦确诊，治疗方案如下。

- 输卵管切除术：如果输卵管严重受损或对侧输卵管外形正常，应切除受影响的输卵管。如果植入出现在输卵管的间质部，除了去除输卵管，有必要切除部分子宫角。

- 输卵管切开术：如果宫外孕包含在输卵管内，可通过去除妊娠和输卵管重建保留输卵管。如果另 侧输卵管已经没有了，这就尤其重要。缺点是6%的案例中滋养层组织的持久存在需要进一步随访或药物治疗。

虽然输卵管切开术后出现反复宫外孕的风险较高，但两种类型的治疗，以后子宫内受孕率类似。两种方案都可以通过开腹手术或腹腔镜进行。腹腔镜手术法恢复时间快、住院时间短且黏附形成较少。如果患者情况稳定，这是首选方法。

药物治疗

宫外孕药物治疗包括通过腹腔镜或超声引导，甲氨蝶呤全身给药或注射至妊娠部位。药物治疗不适合所有的宫外孕案例。如果宫外孕直径<2cm且hCG<1500U/L，这是最有佳的方法。20%的案例出现全身性不良反应，75%的案例出现腹痛；5%～10%的案例输卵管破裂，需要进行手术。

采用任何方法对宫外孕进行治疗后，85%～90%的再次妊娠都会是宫内孕，但是仅60%的女性自然妊娠，这反映出输卵管总体疾病。

部位不明妊娠

其定义为，超声波没有显示宫内孕或宫外孕或滞留的妊娠物迹象，而孕检呈阳性。并且出现在10%的妊娠中。这可能代表宫内孕太小，超声波上看不到，但是需要进行随访，从而排除宫外孕。保守治疗及连续hCG测定和重复超声波检查对无症状女性是安全的。若血清黄体酮水平低于20nmol/L，则表明妊娠失败，但对预测妊娠部位并没有帮助。

其他形式宫外孕治疗

腹腔妊娠

腹腔妊娠会对母亲产生威胁生命的危害。胎盘在子宫外植入，并可能穿过肠和盆腔腹膜。尝试将其清除将会导致大量出血，非常难控制。应通过剖腹手术取出胎儿，胎盘留在原位，自然吸收。

宫颈妊娠

宫颈妊娠经常表现为宫颈部位自然流产。偶尔，有可能通过刮除术清除孕体，但是出血会更严重；且50%的案例中，必须进行子宫切除术，以便充分止血。

滋养细胞疾病

早期滋养层异常可能作为一种胎盘组织发育异常出现，并导致大量的水肿和无血管绒毛形成。一般没有胎儿，但是有胎儿的情况下也可发现这种情况。葡萄样囊泡（被称为葡萄胎）代替了胎盘（图18−10）。

16%的良性葡萄胎案例中出现未全身蔓延子宫肌层侵袭，称为侵袭性葡萄胎或恶性葡萄胎；而2.5%的案例中出现恶性病变，称为绒毛膜癌。

发病率

在英国，这种情况的总体患病率约是1000个妊娠中有1例，但是在亚洲和东南亚患病率较高。极端生育年龄相对更常见。

病理学

葡萄胎妊娠被认为是由于两个精子受精引起，可以是双倍体，没有女性遗传物质（完全性葡萄胎）或可能显示三倍体（部分葡萄胎）。良性葡萄胎仅限于子宫腔和子宫蜕膜。组织病理学可见绒毛

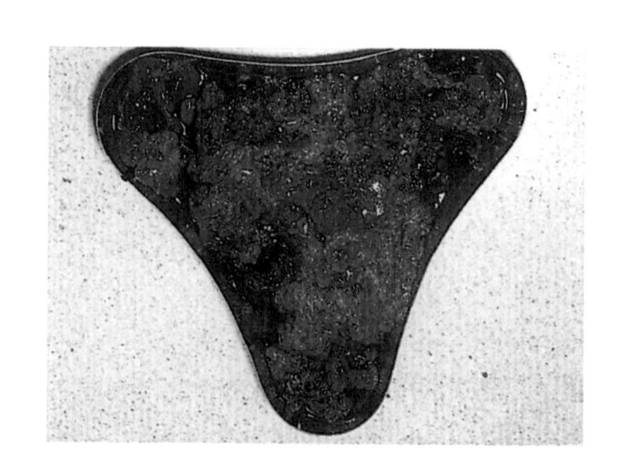

图18−10 水泡状胎块囊泡

结，侵袭性葡萄胎中也能发现。但是，侵袭性葡萄胎组织深深地穿透子宫肌层，可能导致严重的出血。绒癌组织不含绒毛结构，是由丛状的滋养细胞团组成。血源性转移是该疾病的一大特征，死亡率很高。阴道局部可能出现转移，但最常出现在肺部。因循环中hCG水平高，所以约1/3的案例中出现黄素化囊肿。清除葡萄胎组织后这些囊肿可自然消失。50%的绒毛膜癌案例与葡萄胎妊娠无关。

临床表现

葡萄胎妊娠通常表现为孕期前半阶段出血，且怀孕大约20周时经常出现自然流产。偶尔，排出葡萄状绒毛通路预示着葡萄胎的可能。约50%的案例中，子宫比妊娠周数大。但这不是一个可靠的迹象，因为有时可能比妊娠周数小。严重剧吐、先兆子痫和原因不明的贫血都是暗示这种紊乱的因素。通过超声扫描以及血液或尿液中高水平hCG确诊。

治疗

一旦确诊，需采取负压吸引术终止妊娠。术前准备充足的血源至关重要。虽然手术中出血风险较高，但仍不推荐常规应用缩宫素，因为它可能增加病灶血行传播风险。如果确实需要用，应在手术结束病灶清除干净后应用。如果术后持续阴道出血，hCG水平升高，必要时需二次清宫。常规二次清宫对治疗并无帮助。英国所有葡萄胎患者均需要在滋养细胞疾病筛查中心进行登记，以便于后续的随访。血hCG的监测需持续到术后6个月至2年，初期每2周随访1次。如果血hCG在术后8周内降至正常，则需要随访至术后6个月。否则需随访至术后2年，病情稳定后3个月随访1次。

如果组织学证据表明恶性病变，可使用甲氨蝶呤和放线菌素D进行化疗，效果良好。在英国，这些案例的管理集中在专业中心。

> **! 务必记住的是，流产或正常宫内孕之后，有时会发生绒毛膜癌。**

血清hCG水平降至正常值后6个月内忌怀孕。hCG水平一正常，就可以使用含雌激素的口服避孕药和HRT。以后妊娠复发风险为74例中有1例，且任何再次妊娠后6周，应检查血清hCG水平。

滋养层疾病

某27岁闭经12周的初次妊娠女性去门诊就医，主诉阴道有鲜红色失血以及下腹不适。腹部检查显示，子宫底大小为16周。阴道有鲜血，宫颈闭合。尿液中有高滴度hCG，且超声扫描显示暴风雪征，子宫腔充满回声，但是没有胎儿部分的证据（图18–11）。第二天进行葡萄胎组织吸宫，恢复顺利。

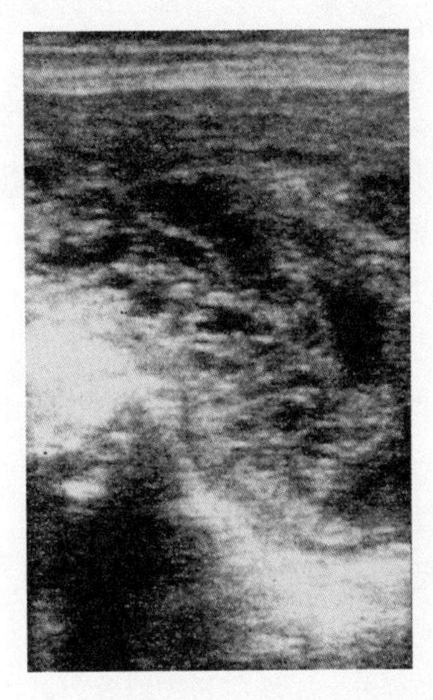

图18–11　水泡状胎块。葡萄胎组织的典型外观很明显

妊娠初期呕吐

恶心和呕吐是妊娠早期常见症状（分别影响80%和50%的女性），通常在妊娠4～10周开始出现，并在20周前消退。13%的案例中，症状持续超过20周，但是第12周后出现的新症状不属于妊娠剧吐。妊娠剧吐的定义为持续性妊娠相关呕吐，伴发体重减轻超过5%和酮症。妊娠女性发病率0.3%～3%。妊娠剧吐常伴有脱水、电解质紊乱及硫胺素缺乏。

病因学

剧吐的病因不确定，由多方面因素引起，如内分泌、胃肠和心理因素。多胎妊娠和葡萄胎更经常出现剧吐，这表明与hCG水平相关。虽然短暂的甲状腺功能异常很常见，但没有甲状腺功能亢进的其他临床特点时，不需要进行治疗。感染幽门螺杆菌，有可能表现为胃溃疡。之前有过剧吐史的女性有可能会在再次妊娠中经历剧吐。

诊断

重要的是询问呕吐的频率、触发因素及是否其他家庭成员受影响。应找出前一次妊娠或宫外孕中的呕吐史。吸烟和酒精都能使症状加剧，应进行询问。如果这次妊娠是因为生育治疗或近亲有双胞胎史，很有可能出现多胎妊娠。妊娠早期出血或既往滋养层疾病史可能表明是葡萄胎。

脱水的临床特征包括心跳过速、低血压和皮肤干瘪。不是由于妊娠的呕吐原因需要排除，如甲状腺问题、尿路感染或，肠胃炎，所以应触诊腹部压痛区域，特别是右上腹、下腹和肾部位。应对酮类、血或蛋白质进行尿液试纸测试。

常规调查应包括全血计数、电解质、肝和甲状腺功能测试。血细胞比容提高、电解质水平变化和酮尿与脱水有关。尿液应送去培养，以排除感染，并安排超声波检查，寻找多胎妊娠或妊娠滋养细胞疾病。

处理

如果是轻中度呕吐，且没有引起脱水的迹象，通常需要的就是安慰和劝告。

简单措施包括：

- 摄取少量糖类，避免高脂肪食品。
- 姜根粉或吡哆醇（维生素B_6）。
- 避免大体积的饮料，特别是牛奶和碳酸饮料。
- 如果出现逆流问题，抬高床头。

持续严重呕吐，且有证据显示脱水，需要住院进行症状评估和治疗。

低血容量和电解质紊乱应通过静脉输液进行调整。应通过电解质溶液或生理盐水平衡。

> ! **用5%葡萄糖过度快速补液可能导致水中毒或脑桥中央髓鞘溶解症。**

应考虑用压力袜和低分子量肝素预防血栓。24～48h，采用这些辅助措施，大部分女性都会解决这个问题。一旦呕吐停止，可以摄入少量液体及食物。

通过辅助措施没有缓解症状或持续复发的女性，应服用止吐药。当发现了萨力多胺和严重的先天儿童畸形（服用药物治疗孕吐）之间的联系，妊娠期使用止吐药得到了广泛应用。目前，抗组胺是建议的一线药物治疗呕吐方法，没有止吐药被批准用于治疗。多巴胺拮抗药（甲氧氯普胺）和吩噻嗪类（普鲁氯嗪）还未证明会产生人类畸形（虽然甲氧氯普胺用于动物）。虽然患者安全数据有限，但已使用5HT−选择性血清素拮抗药，如恩丹司琼。因为它可以通过贴片给药，为不能忍受其他口服疗法的患者提供了另外一种肠胃外投药。

应服用维生素补充剂（包括硫胺素），特别是持续剧吐。如果呕吐继续，且病史暗示着有严重的逆流或溃疡病，内镜检查会非常有用，这是一种安全的妊娠期检查。如果确认了严重的食管炎，可进行适当的藻酸盐和胃复安治疗。虽然妊娠期治疗溃疡病的经验有限，但需要进行H_2拮抗药治疗（雷尼替丁），或如果非常严重，使用奥美拉唑进行治疗。

在极偶然的情况下，女性没接受以上措施。虽然治疗仍在持续，但其中一些女性可能通过甾类激素治疗得到改善。特别是肝功能错乱的女性可能受益。必须结合甾类激素治疗给予H_2拮抗药。对于一些发展成严重蛋白质/卡路里营养不良的患者，肠外营养很有必要。在这种情况下，专门的营养品非常有帮助。

如果剧吐不加以治疗，母亲的情况会恶化。韦尼克脑病是一种与缺乏维生素B_1（硫胺素）相关的并发症。因为肝和肾损害，已有昏迷和死亡的报道。妊娠终止可能扭转这一情况，并对预防产妇死亡率发挥作用。持续至妊娠晚期的剧吐应进一步调查，因为可能是重病的症状，如妊娠急性脂肪肝。

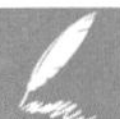

基本信息

流产

- 24周之前妊娠丢失
- 使10%～20%的妊娠变复杂
- 通常与染色体异常有关
- 不一定需要手术治疗

反复流产

- 定义为3次连续妊娠丢失
- 调查应包括抗磷脂抗体、染色体异常和多囊卵巢综合征筛选
- 不用任何治疗，以后成功妊娠的可能性>60%
- 带有抗磷脂抗体的女性应接受小剂量阿司匹林和肝素治疗

宫外孕

- 1%的妊娠是异位妊娠
- 妊娠早期产妇死亡的最主要原因
- 非典型表现很常见
- 宫外孕最常见的部位为输卵管的壶腹区
- 通过结合超声和hCG测定能够准确地诊断
- 腹腔镜治疗与较低发病率有关

滋养层疾病

- 在英国，影响650例妊娠中的一例
- 部分胎块是三倍体，完全性葡萄胎双倍体
- 通过手术清宫进行初步治疗
- 没有葡萄胎历史，50%的绒毛膜癌发生
- 需要随访以及连续的hCG测定

妊娠剧吐

- 与体重减轻和酮症相关的妊娠期前20周开始的持续呕吐
- 通常在妊娠中期消退
- 可能导致脑病、肾和肝衰竭
- 如果存在脱水或电解质紊乱迹象，要住院

19

第19章

性与生殖健康

原著者 *Roger Pepperell*

翻译 吴文湘 审校 刘朝晖

学习目标

通过学习此章掌握如下内容:

知识点

- 描述各避孕措施的有效性、益处、风险及不良反应
- 描述终止妊娠的手术及药物选择
- 讨论计划生育政策涉及的伦理及法律问题
- 描述常见性传播疾病（如HIV）的病因、诊断、预防及管理
- 描述男性及女性性功能障碍的常见病因检查及处理。

临床技能

- 采集避孕工具的使用及性保健需求方面的病史
- 解释各避孕方式的益处、风险及副作用
- 向一名女性提供口服避孕药的咨询服务
- 向一名女性及其性伴侣提供绝育的咨询服务
- 向一名女性提供紧急避孕药的咨询服务
- 为患生殖系统感染的人群制定合理的调查报告
- 提供健康性行为的咨询服务

专业技能及意见

- 回顾易感人群的性保健需求，如年轻人、性工作者及吸毒人群
- 回顾性传播感染疾病及意外妊娠的社会心理学影响
- 认识到尊重各文化及宗教信仰的需要，以及尊重性的多样化

避孕工具及终止妊娠

使用人工用具达到避孕目的的能力，已在社会学及流行病学等方面改变了人类生殖活动。家庭人员数由许多因素决定，包括社会及宗教传统、改善经济状况的需求、避孕工具的知识及节育手段的可获性。

人工避孕用具主要通过以下途径发挥作用

- 抑制排卵。
- 阻止受精卵着床。
- 屏障避孕工具通过隔离精子进入宫颈发挥作用。

避孕措施的有效性是通过百名女性使用避孕工具的数年期间意外妊娠的次数衡量的，如100名有正常生育能力、并规律性生活的女性、在1年内使用避孕工具发生妊娠的次数。这被称为“珀尔指数”（表19-1）。

表19–1 每百名女性年意外妊娠次数

	WHO使用的美国数据：第1年使用避孕措施的女性出现意外妊娠[a]		牛津/FPA研究（所有年龄超过25岁的女性）[b]		
	经典用法	最优用法	总体	25～34岁（使用时间≤2年）	35岁+（使用时间≤2年）
绝育术					
男性（精子缺乏后）	0.15	0.1	0.02	0.08	0.08
女性（使用Filshie夹）	0.5	0.5	0.13	0.45	0.08
皮下埋植剂 Nexplanon®	0.05	0.05	–	–	–
可注射的（DMPA）	3	0.3	–	–	–
合剂药					
50μg 雌激素	8	0.3	0.16	0.25	0.17
<50μg 雌激素	8	0.3	0.27	0.38	0.23
Evra® 贴	8	0.3	–	–	–
NuvaRing®	8	0.3	–	–	–
Cerazette® 只含孕激素药片		0.17‡	–	–	–
老型 POP	8	0.3	1.2	2.5	0.5
宫内节育器					
左炔诺孕酮释放宫内节育器系统（LNG–IUS）	0.2	0.2	–	–	–
T–Safe® 铜 380 A	0.8	0.6	–	–	–
其他>300mm的铜线宫内节育器（Nova–T 380®, Multiload® 375, Flexi–T® 300）	≈1‡	≈1‡	–	–	–
男用避孕套	15	2	3.6	6.0	2.9
女用避孕套	21	5	–	–	–
隔膜（所有子宫帽相似）	16	6	1.9	5.5	2.8
体外射精	27	4	6.7	–	–
单用杀精剂	29	18	11.9	–	–
避孕意识	25				
安全期避孕法	–	5	15.5	–	–
排卵期避孕法	–	3～4	–	–	–
Persona	6‡		–	–	–
不使用避孕措施，年轻女性	80～90		–	–	–
不使用避孕措施，40岁	40～50		–	–	–
不使用避孕措施，45岁	10～20		–	–	–
不使用避孕措施，50岁	0～5		–	–	–

[a] Trussell J (2007) Contraceptive efficacy. In：Hatcher RA，Trussell J，Nelson AL，et al. (eds). Contraceptive technology：nineteenth revised edition. Ardent Media，New York.

注：①年龄会影响：表格中第5列妊娠率无证小于第4列。我们推测45岁以上女性这一概率可能更小。②在哺乳期这种相对妊娠率低的时期，可能上述措施效果更好。③牛津/FPA研究纳入的受试者在入组时即能规范应用屏障法避孕——这极大增加了屏障法的成功率（QS 1.19，4.9）。④皮下埋植剂，只含孕激素药片及Persona这三种避孕措施的诊断指数是通过药物进入市场前的研究获得的。

经典用法：受试夫妻规律应用此种避孕措施第1年的意外妊娠率，无论是否是初次使用该措施

最优用法：开始应用此措施或一直坚持应用此措施的受试夫妻第1年的意外妊娠率

屏障避孕工具

这类物理屏障工具可减少精子进入女性的上生殖系统。屏障工具也可减少性传播感染疾病（STIs）的发生。使用此类工具，减少性传播感染疾病引起的盆腔炎性疾病的相对风险值是0.6。建议使用其他避孕工具的女性，同时也使用避孕套来减少性传播感染疾病的发生。

男用避孕套

最基本的避孕套是由可拉伸的乳胶薄膜塑形成鞘状，经过润滑后包装在锡箔材料中的。鞘的前端设计为奶嘴形以收纳精液。鞘形避孕套的弊端是它们需在性交前戴好，而这减少了男性性交时的感觉；益处是它们方便使用，对女性无不良反应，并可预防感染。尽管可出现一年内每百名女性避免失败15次。合理使用避孕套的有效避孕性达97%～98%，常见失败原因包括阴茎撤出时精液外渗、性接触后使用避孕套、使用润滑液致避孕套机械损伤及乳胶破裂。性交前应将避孕套完全打开、套到阴茎上，并在阴茎撤出阴道时用手扶好以防精液渗出。阴茎需在勃起消失前撤出阴道，否则精液会无法避免地流出。

女用避孕套

女用避孕套使用率少于男用避孕套，其保护感染及失败率方面与男用避孕套类似。它们由聚氨酯材料制成，同男用避孕套一样，只用于单次性交。

子宫帽及阴道隔膜

现代的阴道隔膜是由薄的乳胶帽附在圆形金属环上组成。这些隔膜的直径波动于45～100mm。隔膜的型号由对女性的检查后确定。需通过双合诊获得子宫的大小及位置，以及阴道后穹窿与耻骨联合的距离。合适的环直径为70～80mm。在合适的位置时，环的前缘应在耻骨联合后方，后缘应在后穹窿处（图19–1）。

建议女性在仰卧位或前倾跪位放置阴道隔膜。隔膜可以简单的通过用示指勾住环缘并拉出。隔膜双面应涂避孕膏，并建议隔膜圆顶朝下使用。然而，一些女性倾向于圆顶朝上使用。

阴道隔膜应在性交前使用，并在性交后6h以上取出。阴道隔膜的益处是它没有对女性的不良反应，少有女性对避孕膏有不良反应。主要的弊端是阴道隔膜需在性交前使用，百名女性年意外妊娠次数达6～16次。主要失败原因是阴道隔膜的号码过小，或女性发生高潮时阴道急剧扩张，阴道隔膜号码相对不够。

有各式各样的子宫帽，直径较阴道隔膜小，适合宫颈管长或有一定程度脱垂的女性，相对阴道隔膜来说没有明显的不良反应。

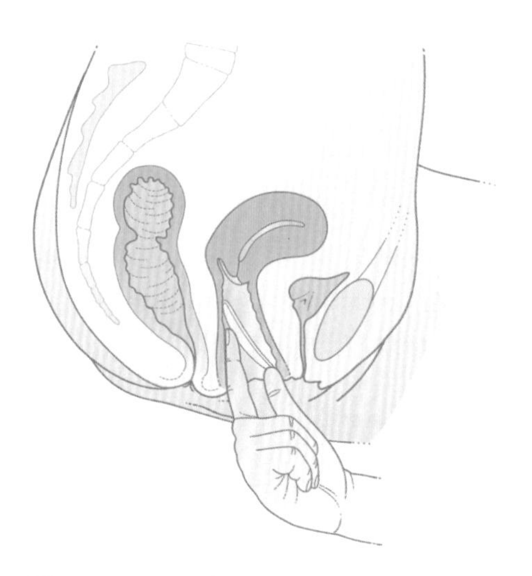
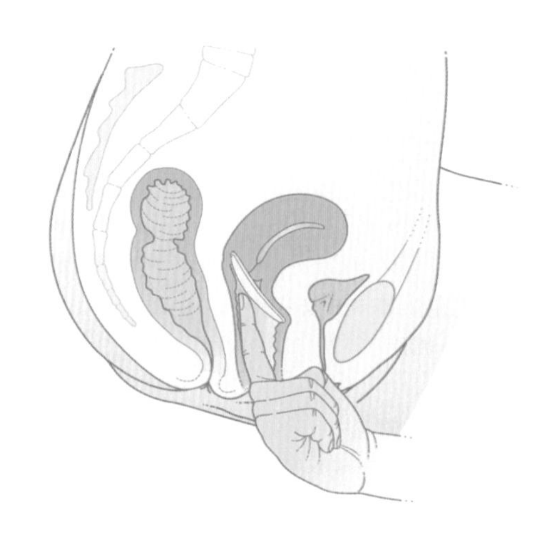

图19–1 置入阴道隔膜以覆盖宫颈及阴道前壁

杀精剂及杀精海绵

总的来说，杀精剂只用合并屏障避孕工具时有效。有水溶的或蜡制基地的子宫帽或子宫栓含有杀精剂。它们需在性交前15min放置。常用杀精剂是壬苯醇醚-9和苯甲羟铵。杀精膏包括乳化脂肪以减少扩散。屏障工具的位置很重要，以使杀精剂能够覆盖住子宫颈。

凝胶剂或糊剂有水溶性，可以在体温下迅速扩散于阴道，因此优于杀精膏。妊娠率随不同杀精剂用品而不同，百名女性年妊娠失败次数9～10次。

杀精海绵由浸壬苯醇醚-9的聚氨酯泡沫组成。失败风险9%～32%，因此相对不推荐单独使用杀精海绵。它们应在性交前15min使用，存留时间不超过12h。

宫内节育器

宫内节育器（IUDs）在英国女性中的使用率为6%～8%。有多种多样的的宫内节育器（图19-2）。这些节育器的益处是一旦放置，无须使用其他避孕措施。宫内节育器主要通过阻止受精发挥作用。它们减少了卵细胞的活性及进入输卵管的精子数量。

最早使用的宫内节育器是由铜银合金制成格拉芬贝格环。在19世纪30年代，此环带来了相当程度的出血、感染、流产及子宫穿孔问题。其后，惰性塑料材质的宫内节育器如利珀环明显的减少了使用者的月经血量。铜制宫内节育器的避孕效果也明显提高，并减少了月经血量。

节育器类型

宫内节育器是惰性材料或含药物的。

惰性材料节育器

利珀环、Saf-T线圈及马古利斯螺旋圈是塑料或塑料衣材质的。它们有尾丝通过宫颈，女性们可以由此检查节育器位置。惰性节育器相对大一些。它们现在已经不普及了，但在一些较老的使用者中仍旧可以找到。

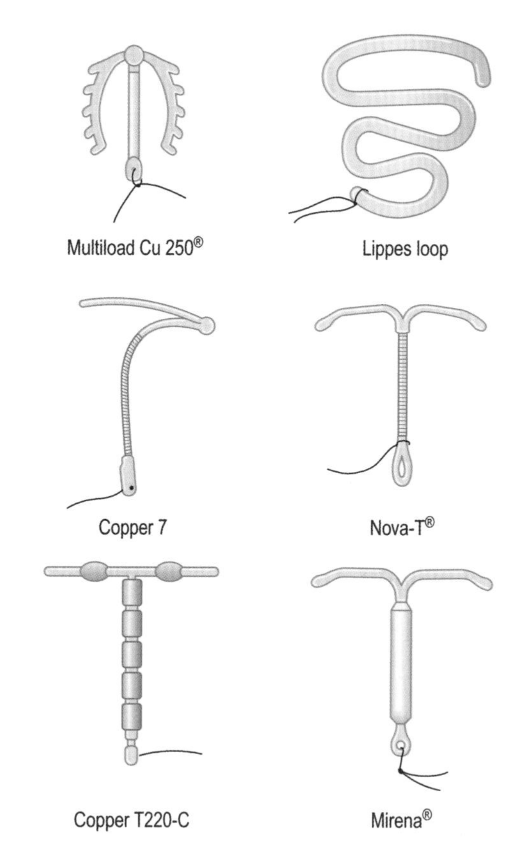

图19-2　宫内节育器；右侧是左炔诺孕酮宫内系统

药物活性节育器

宫内节育器上的铜材料可以直接作用于子宫内膜，干扰内膜上的雌激素结合位点及阻止摄取腺苷合成DNA。铜材料也减少内膜糖原储存量。此类宫内节育器包括the Copper-T及Copper-7（一代），Multiload Copper-250（二代）及Copper-T 380（三代）。

含孕激素节育器

释放左炔诺孕酮的宫内节育器或曼月乐（Mirena）含有52mg左炔诺孕酮（图19-2），可以抑制子宫内膜的增殖，因此不像大多数宫内节育器，此类节育器可减少月经血量。然而，在用此类宫内节育器的前3个月仍然有可能出现不规则阴道出血。不像从前的孕激素释放节育器，此节育器的异位妊娠率降低。第三代铜宫内节育器及孕激素释放节育器的高效性意味着它们成为理想选择。

宫内节育器使用年限

Copper-T 380在英国及澳大利亚使用年限是8年（在美国是13年）。其他铜制宫内节育器及曼月乐环可使用5年。然而宫内节育器对超过40岁女性不需更换。若节育器在50岁达到使用年限，应在停经2年后取出。

放置宫内节育器

放置宫内节育器的理想时间是月经周期的前半段。对于产后女性，理想时间是产后4~6周。在治疗性流产的同时放置宫内节育器是安全的，且可在患者节育动机最强的时候放置。在自然流产的同时放置宫内节育器存在感染的风险，是不合理的。在产后几天内是可以放置宫内节育器的，但有节育器脱落的风险。

理想来说，放置宫内节育器时女性应处于膀胱截石位。若有感染迹象，应做宫颈抹片、宫颈分泌物培养。应通过双合诊检查子宫的大小、形状及位置。应消毒宫颈，并用宫颈钳钳夹宫颈前唇，尽管这可能造成一些不适。

使用探针测量子宫腔的深度和方向，也可以通过一些设备评估宫腔的长度和宽度（如cavimeter）。许多宫内节育器是有不同尺寸的，cavimeters可以帮助选择合适的宫内节育器。

宫内节育器虽然结构各不同，但均包括塑料管，即可推出宫内节育器（线形或已折叠的IUDs）的助推器。宫内节育器被放置入宫腔，务必注意不要使节育器超过宫底。

若宫颈管狭窄，可能在放置节育器时导致迷走神经性晕厥，需特别注意。在放置过程中出现急性疼痛意味着子宫穿孔可能。女性应学会定期检查尾丝，若未触摸到尾丝应立即告知其医生。

并发症

宫内节育器的并发症总结如图19-3。

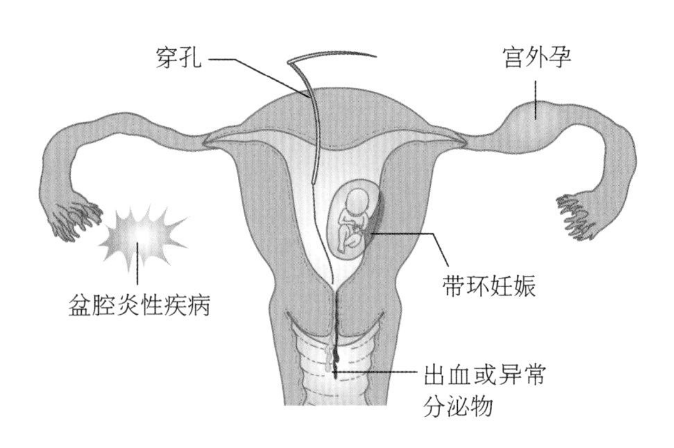

图19-3 宫内节育器的并发症

意外妊娠率

根据宫内节育器的类型意外妊娠率对于不含药物的宫内节育器来说是2~6次/每百名女性年意外妊娠次数，对于第一代铜制节育器来说是0.5~2次/每百名女性年意外妊娠次数，对于第三代铜制节育器或曼月乐来说是0.3/每百名女性年意外妊娠次数。若宫内节育器位置正常且有尾丝时，发生了意外妊娠，取出宫内节育器可减少感染性流产。带环妊娠的流产率较高。若尾丝不可及，可保留宫内节育器，在分娩时取出，尽管有流产及胎膜早破的风险。宫内节育器的失败率随带环年限增加而减少。

子宫穿孔

有0.1%~1%宫内节育器导致子宫穿孔。在许多案例中，局部穿孔发生在宫内节育器放置时，随后节育器移动导致完全穿孔。若女性意识到节育器的尾丝消失了，有可能的情况如下：

- 节育器脱落。
- 节育器在宫内移位，将尾丝向上牵拉。
- 节育器导致子宫穿孔，节育器部分或全部进入盆腔。

若未妊娠，应行盆腔彩超。若宫内节育器位于宫腔内（图19-4A），除非部分环或线可视，可在全身麻醉或局部麻醉下扩张宫颈，取出宫内节育器。若节育器不在宫腔内，需摄腹部X线片以显示盆腹腔（图19-4B）。建议通过开腹或腹腔镜取出宫外节育器。惰性宫内节育器常不会导致损伤，但铜制节育器可导致腹膜感染，必须要取出。

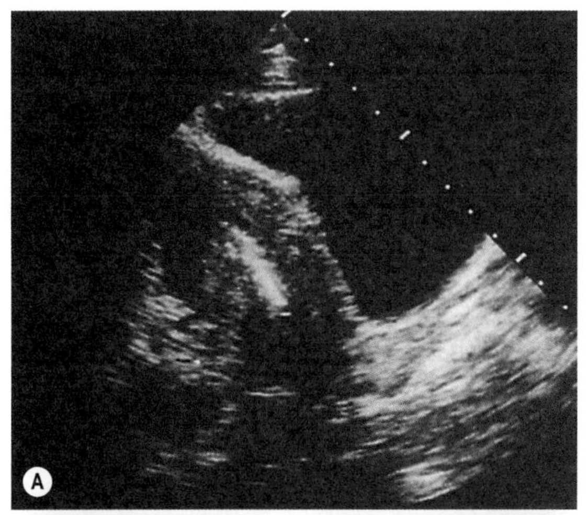

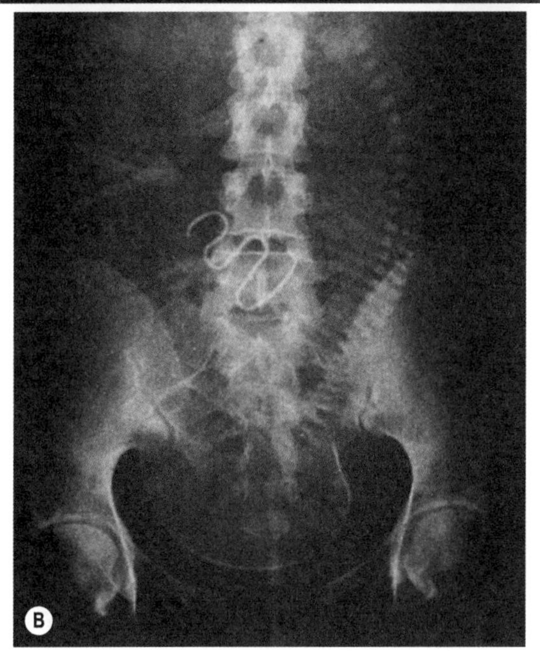

图19–4 A. 塑料宫内节育器的超声诊断；B. 腹平片显示宫内节育器和足月妊娠

盆腔炎

潜在盆腔炎是宫内节育器放置的禁忌证。在宫内节育器使用的人群中，急性盆腔炎的发生率是有小幅升高的，但主要发生在放置节育器的前3周。若发生了盆腔炎，应开始抗菌治疗，若疗效较差，应取出宫内节育器。若感染变得严重，应完成24h的抗炎治疗后取出宫内节育器。为没有症状的宫内节育器使用者查宫颈抹片不易发现放线菌感染的证据。此类感染是由于宫内节育器表面的微生物导致。目前并没有针对在宫颈抹片上查到此类微生物时的处理措施的共识。在一些案例中会取出宫内节育器，3个月后复查宫颈抹片，若阴性，再次放置宫内节育器，而在另一些案例中，会保留宫内节育器，并使用2周的青霉素治疗。

异常子宫出血

在大多数使用惰性或铜制宫内节育器的女性中出现月经血量增加，但可以为大多数人耐受。然而，在15%此类女性中，出血严重需取出宫内节育器。出血可以通过药物如凝血酶或甲芬那酸控制。月经间期阴道出血也常发生，但若出血量少，可保留宫内节育器。在少于20%的使用曼月乐的女性中出现停经，平均出血量减少超过90%。

盆腔痛

盆腔痛可呈慢性隐痛或严重的痛经。使用宫内节育器的女性中，超过50%发生盆腔痛。然而，若疼痛不严重是可以接受的，需由患者考虑到此避孕方式的方便性进行决定。

阴道分泌物

使用宫内节育器的女性可能由于感染出现水样或黏稠的阴道分泌物。

异位妊娠

与无保护性交的女性相比，宫内节育器位置正常的女性发生妊娠的风险较低（1.2/每百名女性年意外妊娠率）。然而，一旦妊娠发生，异位妊娠的可能性较高（达10%）。因此，需考虑到宫内节育器位置正常的女性发生腹痛及异常阴道出血时，应考虑异位妊娠的可能性。

> **！ 应用宫内节育器的女性，妊娠须排除异位妊娠。**

激素类避孕药

口服避孕药是雌激素及孕激素的合剂，或单纯孕激素。

避孕药合剂

大多数目前的避孕药合剂包含20～30 μg的炔雌醇及150～4000 μg的孕激素。孕激素是17羟孕酮或19去甲类固醇的衍生物（框19−1）。药物常用21d，然后停用7d，会出现撤退性出血。也可每天使用1粒安慰剂，用7d。激素的浓度在21d粒是相同的（单向）或呈周期性变化（双向或三向），以减少撤退性出血。

孕激素制剂

孕激素制剂含炔诺酮或左炔诺孕酮，每天口服1粒。由于孕激素剂量低，应每天在同一时间服用。

避孕药的作用方式

双相及三相避孕药通过抑制促性腺激素释放激素（GnRH）及促性腺激素释放，特别是抑制黄体生成素峰以抑制排卵，并使内膜不适合着床，使宫颈黏液不易怀孕。孕激素制剂即主要可减少宫颈黏液的数量并改变其性质，也可以改变内膜状态。排卵在40%的女性中被完全抑制。

禁忌证

避孕药的使用有禁忌证，其中部分是绝对禁忌证。

绝对禁忌证包括妊娠、既往肺栓塞、深静脉血栓、镰状细胞性贫血、卟啉症、活动性肝脏疾病及既往胆汁淤积（特别是在前次妊娠时合并出现）、偏头痛合并乳腺癌。静脉曲张、糖尿病、高血压、肾病及慢性心脏病是相对禁忌证，需提高警惕。当然在一些案例中，妊娠的危险远大于药物的不良反应。35岁以上吸烟的女性的冠心病及血栓栓塞性疾病的风险增加。

第一次出现偏头痛、严重头痛、视觉缺损或短暂神经系统改变应马上停止使用药物。有一些微弱的副作用有时可通过用一个不同的类固醇合剂来抵消。

框19−1 避孕药的孕激素含量
合剂：
炔诺酮、甲级炔诺酮、左炔诺孕酮、去氧孕酮、孕二烯酮、环丙孕酮、屈螺酮、地诺孕酮
孕激素：
炔诺酮、左炔诺孕酮

其他治疗用途

避孕药除了避孕作用，也可以治疗月经过多、经前期综合征、子宫内膜异位症及痛经。

主要不良反应

静脉血栓的发生率在用避孕药的女性中由5/100 000增加至15/100 000，在吸烟者及既往发生过静脉血栓的女性中发生率进一步增加。在妊娠及产后女性中静脉血栓的发生率为60/100 000。几项研究显示，“第三代及第四代”含去氧孕酮、孕二烯酮或屈螺酮的合剂型避孕药较含孕激素避孕药，静脉血栓的风险增至2倍，尽管静脉血栓的风险已经较既往文献报道的要低。

动脉疾病的风险也增加，卒中的风险增加了1.6～5.4倍，心肌梗死的风险增加了3～5倍（尽管在25岁以下的非吸烟女性中没有明显的增加）。然而，这些情况在35岁以下的女性发生这些情况的可能都较小，所以总体的风险较低，由口服避孕药导致的静脉血栓死亡不超过1～2人/百万女性。

表19−2 口服合剂避孕药的轻微不良反应

雌激素作用	孕激素作用
水钠潴留和水肿	经前抑郁
经前紧张易怒	阴道干涩
体重增加	痤疮、油发
恶心和呕吐	提高食欲、体重增加
头痛	乳房不适
宫颈黏液增多，柱状口皮外移	腿和腹部绞痛
月经过多	性欲减退
疲劳	
静脉不适	
突破性出血	

尽管一些报道显示，在口服避孕药使用的人群中，乳腺疾病及宫颈癌的相对风险小幅增加（乳腺疾病的相对风险为1.24，宫颈癌的相对风险为1.5～2），在第1次妊娠之前使用口服避孕药，乳腺癌增加的风险并未被证实，而且宫颈癌的风险很有可能是由于HPV感染以及没有使用口服避孕药（OCP）导致。

发生胆结石、胆囊炎及葡萄糖耐受不良的风险是增加的。

孕激素制剂避孕失败的风险增高，更有可能导致不规则出血。若失败，异位妊娠的风险增加。

益处

口服合剂避孕药不但可以避孕，也可以减少月经血量30%，发生异位妊娠的风险低（0.4/1000），并可以减少盆腔炎及卵巢良性囊肿的发生。用药者患子宫内膜及卵巢癌的风险减少50%，取决于使用时间，停用口服避孕药后此益处可持续10年。

药物与避孕药的相互作用

许多药物影响避孕药的效果，因此需额外注意（表19-3）。呕吐和腹泻也导致药物丢失和妊娠可能，特别是现在广泛使用的小剂量药物。孕激素药物需每天使用以保证有效。

失败率

合剂避孕药的失败率是0.27～25人/每百名女性意外妊娠率。孕激素失败率更高，可达0.3～8～25人/每百名女性意外妊娠率。

药物和手术

药物提高深静脉血栓的风险，应在大手术前至少6周停用。在小的手术操作时不需要停用避孕药——特别是腹腔镜下绝育手术。意外妊娠的风险实际上较静脉血栓的风险高。

药物和哺乳

哺乳期最好避免应用合剂避孕药，因为其会抑制泌乳。此时应选用孕激素制剂，其对泌乳的不良反应最小。

注射用避孕药

目前有两类常用的避孕药：醋酸甲地孕酮制剂和依托孕烯制剂。醋酸甲地孕酮制剂含150mg的醋酸甲地孕酮，每3个月行1次肌内注射。依托孕酮制剂是一个硅橡胶棒，含依托孕酮，可埋入上臂皮下，3年有效。上一代的皮埋剂是左炔诺孕酮释放硅胶棒，已经不再使用了。这些注射用避孕药可以通过改变宫颈黏液状态、内膜营养不良及抑制排卵发挥作用。

避孕失败率低，在第1年低于0.1人/每百名女性年意外妊娠次数，5年后上升至3.9人/每百名女性意外妊娠次数。避孕失败的大多数女性在注射用醋酸甲地孕酮时及植入依托孕酮制剂时已经妊娠，因此在月经周期的前5天用药及在终止妊娠时开始使用。

注射用孕激素避孕药是长效的且可逆的，避孕效果好，且无肝的首关作用，不需要较高依从性，而且可以避免孕激素的不良反应。然而这可能导致阴道不规则出血或闭经，可能是对意外妊娠可能性产生的焦虑导致的。取出皮下植入剂是困难的，且应该由接受专业训练的医师进行操作。一些女性会出现孕激素全身症状，如情绪改变、体重增长或雌激素缺乏症状。

激素类避孕药的新用法

近几年出现了结合激素透皮贴剂及阴道避孕环。这些与口服避孕药效果相似，也有充分的证据显示这些用法后血液内的激素水平较口服避孕药稳定，且水平较低。透皮避孕贴剂每周更换，用3周，第4周不需要使用。阴道环放置3周，然后取出1周，然后放置一个新的阴道环。用这些方法，或用口服避孕药，经期均在停药期间发生。

紧急避孕药

无保护性交后，漏服避孕药或避孕套破裂时，在性交后72h内使用单剂量的750mg左炔诺孕酮，在12h后用第二剂。单用左炔诺孕酮的不良反应少

ABC 对要求使用口服避孕药的人群保健

应在采集完整的病史及检查后，给患者口服避孕药，并每年行妇科检查及宫颈细胞学检查。市面上有大量的商业复合物，一些药物由不同的公司生产，但含有相同浓度的药物。采集的病史包括有无上述的禁忌证。检查应包括乳腺检查、血压评估、宫颈抹片检查及HPV评估，以及对有性生活的女性使用窥器检查。为患者选用合适的避孕药，并对如下内容提供咨询：

应该使用哪种避孕药？

常一线选用含30μg炔雌醇的药物，因其有效且价廉。但更多的患者更倾向于用20μg的剂型，其不良反应常少，在使用的前几个月常见突破性出血。若女性有高雄激素血症、多毛及临床多囊卵巢综合征，应使用达英35，因为其含醋酸环丙孕酮，可以抑制雄激素。若患者有液体潴留问题，建议使用含屈螺酮的避孕药。

若女性既往使用口服避孕药，出现过突破性出血，或在用药期间妊娠，或用抗癫痫药物治疗，建议使用含炔雌醇的避孕药。

什么时候开始用药？

最好在下次月经周期的第2～3天开始用药，实际上任何时候开始用都可以。许多避孕药包括7天的安慰剂（糖丸），所以使用者可以每天用一片药，以避免忘记7天后重新开始下一周期的避孕药（有时标记为“ED”或everyday preparations）。避孕药包装中有一张日历，列出了用安慰剂的时间，安慰剂药片也有不同的颜色（图19–5）。使用者应在她下一个月经周期的第1天开始用药，先用无药物活性的药片。在由高剂量转化为低剂量避孕药时，女性应在用完高剂量避孕药周期后马上开始低剂量避孕药周期，不需停药7d。

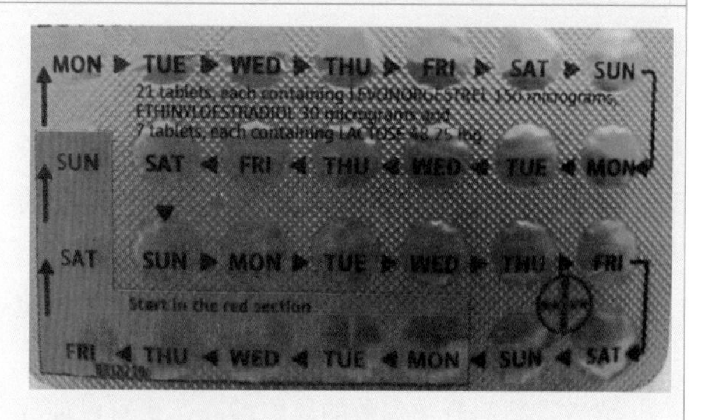

图19–5 口服避孕药里的安慰剂

什么时候有避孕效果？

连续使用7片有活性的避孕药后产生效果。

药片漏服时应怎么处理？

如果在应服药时间12h后发现药片漏服，则不再服用该药片，可继续正常服用本周期其他剩余药物，同时在未来7d加用其他措施避孕。如果在应服药时间后12h内发现漏服，可立即补服，并正常继续该周期用药。如果在本周期即将结束时漏服药片，则可以不再补服，同时停止该周期用药，5～6d后重新开始下一周期。此时不需加用额外避孕措施。

用药的潜在不良反应是什么，如常见的突破性出血以及在出血发生时应采取什么措施？

最恼人的不良反应是突破性出血，主要表现为用药期间出现少量阴道出血。这通常可以在开始用药的前3个月得到缓解，但如果持续出血，应换用高剂量避孕药。

应何时进行随访，为什么？

使用者应在2～3个月后接受随访，以检查使用者是否出现异常、血压是否升高。随后应每年查血压及乳房检查、妇产科评估包括宫颈抹片等。

表19-3 不同药物与口服避孕药的相互作用

作用药物	作用效果
镇痛药	可能提高对哌替啶的敏感度
抗凝血药	可能减少抗凝血药的作用-提高抗凝血药的剂量
抗痉挛药	可能减少避孕药的可靠性
三环类抗抑郁药	减少抗抑郁药的反应：提高抗抑郁药的毒性
抗组胺药	可能会减少口服避孕药的可靠性
抗生素	可能会减少口服避孕药的可靠性 可能出现突破性出血（很有可能发生在利福平）
降糖药	对糖尿病的控制减少
平喘药	哮喘情况通过口服避孕药加剧
系统用激素	提高使用激素的剂量

于提前使用激素合剂，在一些国家，可由药师向16岁以上女性提供。不良反应包括轻度恶心、呕吐（若首剂后的2～3h出现呕吐可加用1片）及出血。用紧急避孕药的女性应了解：

- 她的下一个月经周期可能会提前或推迟。
- 她需要在下次月经周期前使用避孕套。
- 如果她有腹痛、下次月经推迟或异常，应就诊。

若下次月经推迟5d，应排除妊娠。紧急避孕药可阻止85%的妊娠。避孕效果随性交后使用避孕药时间的延长而降低。

若女性在性行为72h后使用避孕药，左炔诺孕酮治疗是无效的，不过在受精卵可能着床前使用宫内节育器是有效的。

非药物避孕方式

排卵期是月经周期中最易受孕的时期。在28d月经周期中，发生在第13～14天。排卵期宫颈黏液改变，女性可以通过自我检查及家用尿液试纸条来测排卵期。避免在排卵期发生性行为是很有效的安全措施。

家庭避孕计划如下。

- 安全期避孕法：避免在月经周期的中期，排卵的前6天及后2天发生性行为。安全期避孕法的效果取决于预测排卵的准确性。如果是28d月经周期，排卵期是第14天，应自第8～16天节欲。若周期变化大，波动于24～32d，最早可于第10天排卵，最晚可于第18天排卵，所以应在第4～20天节欲。
- 监测排卵法：这需要女性识别出排卵前的阴道分泌物增加，并在分泌物增加的时候及其后的2d避免发生性行为。这种方法比安全期避孕法更好，因为许多女性提前4d排卵，所以在前2天发生性行为是可能发生意外妊娠的。
- 体外射精法：这不是非常可靠，因为男性最有活力的精子常在男性射精前到达阴茎头，男性有可能忘记体外射精。
- 哺乳期避孕：排卵通常发生在女性哺乳4～6个月以后，对于分娩后6个月哺乳期女性，这是有效的避孕措施。若停止喂奶，宝宝加用辅食及女性持续闭经，意外妊娠率可达1/100。

绝育

避孕措施的最大优势是可以随时终止，而且避孕效果好，弊端是需要在性生活前要有意识的准备。当家庭人数已定，或有妊娠的医学禁忌证时，绝育成为首要选择。约30%的夫妇使用绝育措施，这在40岁以上的夫妇中发生率超过50%。

咨询

有必要对双方介绍避孕措施的机制、适应证，以及讨论是由男方还是女方接受绝育手术。在许多案例中，只有一方接受绝育手术，在此种情况下，只需要考虑一方观点，需告知其可选择的所有绝育手段。

需介绍避孕措施的一些参考指标，包括风险、失败率（女性绝育的失败率是1/200，男性绝育的失败率是1/2000)。女性应明白避孕失败时发生异位妊娠的风险较高。

> **!** 女性绝育手术与使用第三代/左炔诺孕酮宫内节育器的意外妊娠风险类似，男性绝育手术后意外妊娠风险低。

微创手术带来了许多进步，绝育手术已不再是不可逆的，患者应了解各避孕方式。应综合考虑以选择接受节育手术的一方。若一方因患慢性病减少了预测生存期，应由其接受绝育手术。

应建议女性继续使用其他避孕措施，直到绝育手术后恢复月经以后。也应建议男性使用避孕措施，直到两项间隔2～4周的精液检查显示精子缺乏，在此之前，应避免至少10次射精。

手术时机

可在月经周期中的任何时候，但最好在周期中的卵泡期。若女性的月经推迟，应行尿妊娠测试排除妊娠。

技巧

女性绝育手术

绝育手术的最重要步骤是断开输卵管，手术小可为钳夹输卵管，大者可为子宫切除术。总体来说，操作越彻底，失败可能越小。可逆性的操作有非常低的失败率，也应作为选择之一。

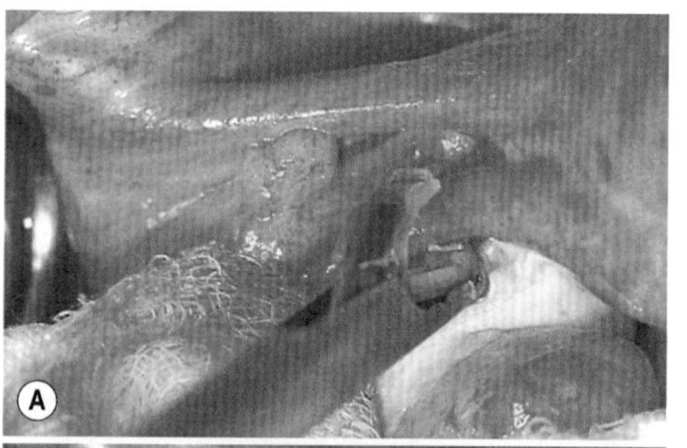

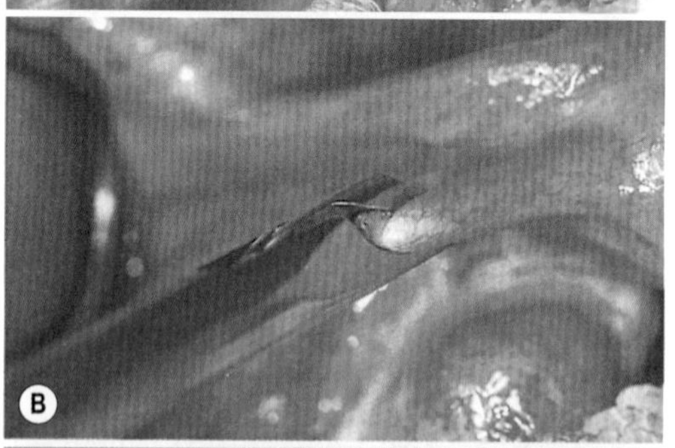

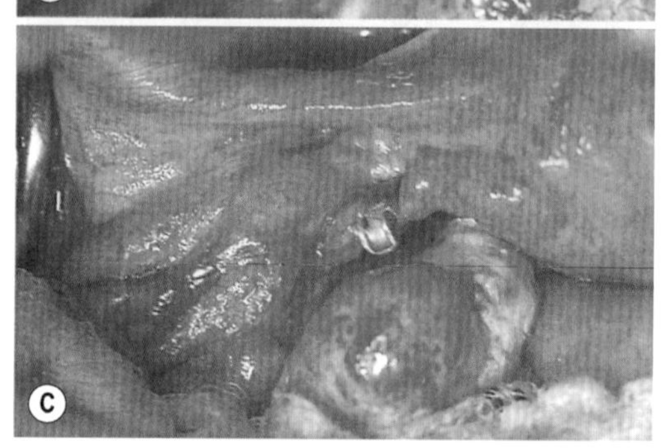

图19–6 钳夹阻塞输卵管以绝育（A）右侧输卵管被夹子夹住（B）夹子夹闭，输卵管变形（C）Filshie夹关闭阻塞了输卵管

腹腔镜下绝育术

使用腹腔镜行绝育术大大地减少了住院时间，这是许多发达国家中的主要选择，但在内镜设施及训练有限的地区，小切口绝育手术更加合适。

- 夹闭输卵管：这是英国及澳大利亚最普及的绝育手术。输卵管夹由塑料及惰性材料制成，可以固定于输卵管上（图19–6）。它们的好处是减少对输卵管的损伤，但弊端是失败率较高，可由于夹子固定于错误的位置，不慎将夹子挤掉，夹子断裂脱离导致输卵管再通。Filshie夹由硅橡胶及钛制成，失败率低（0.5%），且更容易使用。Yoon或Fallope环通过环形管工作，用与Madlener相似的步骤（见下文）。这项技术可能导致术后明显腹痛，且失败率为0.3%～4%。环不适用于产褥期女性，此时输卵管水肿程度重。
- 输卵管凝固和分离：在一端或两端的输卵管上距输卵管子宫结合部1～2cm处进行热凝。这种技术可以破坏绝大多数输卵管。分离并热凝输卵管可减少异位妊娠。失败率取决于输卵管破坏的长度。由于有可能灼伤肠道造成损伤，造成排泄物的泄露和腹膜炎，热凝不应该作为输卵管绝育术的首选方案，除非机械夹闭输卵管的措施失败。

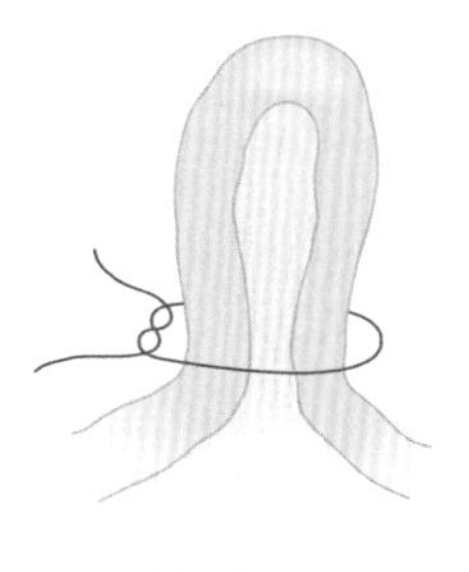

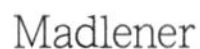

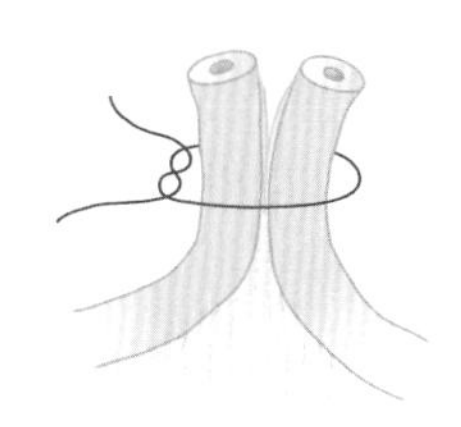

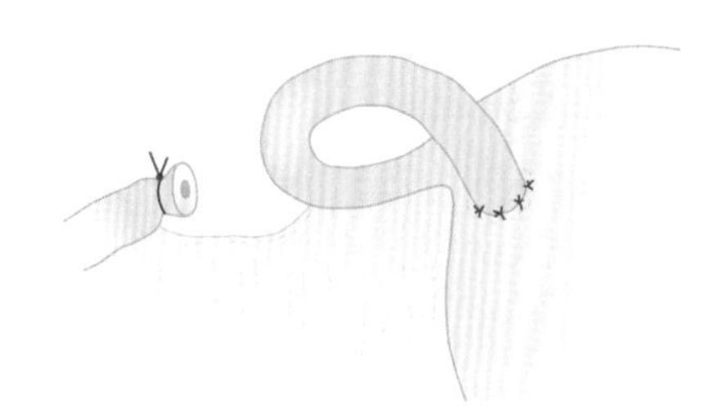

图19—7 输卵管结扎节育术

输卵管结扎（图19-7）

此操作常通过腹部小切口手术，或在剖宫产的同时实施。它们随着腹腔镜使用的增加，应用减少。尽管腹腔镜在一些情况下是有相对禁忌证的，但是仍常在腹腔镜下行输卵管夹闭。

最基础的手术操作包括输卵管的结扎，也就是Madlener操作，但是失败率达3.7%。Pemeroy操作的失败率相似，但输卵管是切断的，并用可吸收材料进行结扎。也有此技术的几种衍生技术，包括对侧阔韧带及输卵管断端分离。应确保输卵管已被离断。

输卵管粘堵术

此操作包括在宫腔镜检查时，将小设备置入双侧输卵管，这可导致双侧输卵管的纤维化及阻塞。此置入操作常不需麻醉，且不需腹腔镜。置入的小设备有不锈钢尾丝，可保持小设备在输卵中合适的位置，以及聚乙烯对二苯酸酯纤维可以在3个月后诱导出无菌炎症。成功的输卵管阻塞可由子宫输卵管造影得到检验。

并发症

与腹腔镜的适应证不同，若此操作的目的是为了绝育，那么长期并发症是输卵管再通及妊娠、异位妊娠、月经不规则、性欲减少。

输精管结扎术

输精管结扎术在局部麻醉下施行。在精索上行两个小切口，切断输精管3～4cm长度（图19—8）。此操作简单，弊端是不能马上绝育，需待所有精子通过射精排出后进行评估。平均来说，需要10次射精。

输精管切除术

图19—8 输精管切除术

输精管结扎术较女性绝育术更难以逆转，且即便满意地吻合后，由于已经出现精液固定及精液凝集抗体，只有50%的患者可恢复生育。该措施的失败率是1/2000。

失败可能由于偶发的再通，以及输精管不全切除导致。应该系统的检查切除的部分，以证实输精管确实被切除。操作的并发症包括血肿形成、切口感染及附睾炎。也可能在输精管断端通过精子介导的排异反应形成痛性肉芽肿。

绝育措施的生理并发症

女性绝育手术被认为可导致心理学问题，并可损害性能力，现代研究没有证实这种说法。当然，现代研究倾向于使用前瞻性标准化方法学，而21世纪的绝育人群与40年前的人群明显不同。绝育手术过去主要对妇科条件差、有许多孩子、处于社会弱势群体的老年女性实施，这是在医学推荐下实施的，常在分娩后不久、流产或其他妇产科操作后实施。现代的绝育术为所有年龄及社会阶层的女性广泛接受，因此她们更代表总体人群。绝育术常由女性要求进行，与分娩及流产无关。接受绝育术的女性生育的孩子少，处于更好的健康状态。

绝育术后的精神疾病发生率，总体来说，不比总体女性人口发病率高。然而，对于分娩后马上接受绝育术的女性来说，发生产后抑郁的风险增高。既往采集过心理学病史及对于绝育术模棱两可或不确定的女性发生精神疾病的风险增加。产后状态、既往心理疾病史、夫妇不和均为性心理功能恶化的风险因素。一些学者也认为，在女性与生理功能紧密联系的社会，避孕被认为是最错的和羞耻的，应该给予各种适当护理，以使患者为绝育做好准备。后悔常表现为患者提出逆转绝育的要求、婚姻关系破裂及再婚。

终止妊娠

在英国，终止妊娠需在有资质的中心，严格按照1967年终止妊娠法案执行。这要求两名医师同意继续妊娠对母亲和孩子的身体及心理健康产生较终止妊娠的更大风险，或婴儿异常可能出现严重的残疾（框19–2）。最新修订案（1991）将妊娠终止的时间限制在24周以前，尽管大量的妊娠终止发生在孕20周以前。

框19–2 终止妊娠指征
A.若妊娠继续，对母亲的生命风险增加
B.阻止对母亲的身体和精神的长期影响
C.若妊娠继续，对母亲健康*的风险增加
D.若妊娠继续，对家庭*其他孩子风险增加
E.孩子严重畸形风险增加

*注：仅用于孕周<24周者

英国所有终止妊娠应该进行登记。英国年堕胎数在1990年达到峰值为170 000，其后降低，并在1996年由于恐慌“第三代”避孕药的静脉血栓风险再次上升。

方法

所有进行妊娠终止的女性应该接受性传播感染疾病筛查和（或）预防性使用抗生素治疗。妊娠终止后，应给所有Rh（–）血型孕妇注射抗D免疫球蛋白。所有女性应接受随访，以检查是否有身体问题，以及避孕措施是否合适。

! 接受终止妊娠的女性发生衣原体感染的风险是12%。若在手术时未使用抗生素，这些女性中有30%发生盆腔炎。

手术终止妊娠

主要在早孕期使用手术终止妊娠。将宫颈扩张数毫米，到与其孕周相适应的水平，使用吸引器和刮匙将胎儿及附属物取出。在中孕期也会用大的胎儿钳将胎儿组织零碎的取出（扩张宫颈及妊娠物排出）。尽管在英国大多数步骤是在全身麻醉下进行的，很多国家小于孕10周的孕妇可在局部麻醉下终止妊娠，以减少住院时间。

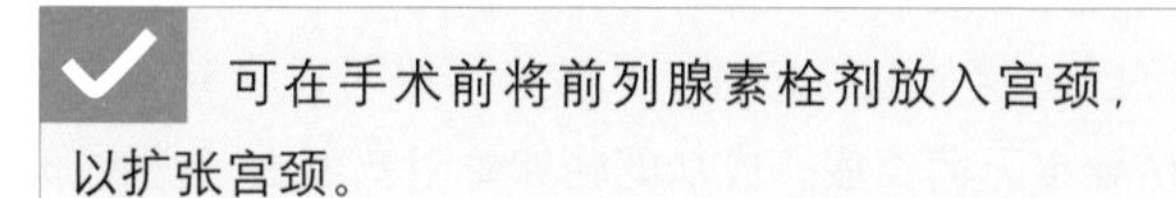

可在手术前将前列腺素栓剂放入宫颈，以扩张宫颈。

药物终止妊娠

小于14孕周的妊娠常用药物终止；对于小于9孕周的妊娠，药物终止妊娠越来越多的替代手术终止妊娠。早孕期终止妊娠的标准流程是使用口服的孕激素拮抗药米非司酮（RU 486），在36～48h后使用前列腺素阴道栓剂。有一些不同的药物剂型，但成功率总体来说超过95%。中孕期妊娠可通过每

3小时使用阴道前列腺素或通过经宫颈的羊膜外球囊导管终止妊娠。使用米非司酮预处理，显著减少了引产到流产的时间间隔。分娩后，应在全身麻醉下检查是否已取出胎盘。

并发症

早期并发症包括阴道出血、子宫穿孔（可能损坏盆腔脏器）、宫颈裂伤、妊娠物清除不全及脓毒血症。所有操作均有小的失败风险（总体失败率是0.7/1000)。晚期并发症包括不育、宫颈功能不全、同种免疫作用及精神疾病发生。充分的咨询（尽量落实到纸面）及对步骤的解释是十分必要的。

终止妊娠的心理学后遗症

大多数女性发现意外妊娠后十分沮丧。尽管如此，证据表明大多数女性没有经历中等-长时间心理学后遗症，也没有发生精神疾病发病率增加。证据表明，终止妊娠后的精神疾病较继续妊娠是减少的。

早孕期不良后遗症的危险因素

结婚及分娩后终止妊娠可导致负罪感及后悔，这种情况下的女性在终止妊娠前需要详细接受咨询服务。模棱两可、强迫、前次终止妊娠、精神疾病史使妊娠终止后发生精神疾病的风险增加。

妊娠晚期终止妊娠

在12孕周后接受终止妊娠的女性中，社会-心理学原因下降。中孕期终止妊娠占所有治疗性终止妊娠的8%。少数的女性由于社会心理学原因进行终止妊娠，大多数由于胎儿异常。

与早孕期终止妊娠不同，晚期的终止妊娠与明显的心理低落和精神疾病发病率增加有关。由于胎儿异常进行终止妊娠的女性中，39%的女性心理低落3～9个月，尽管1年后变为正常。对于由于社会-心理学原因接受此措施的女性来说，沮丧的发病率增加的主要原因是延误终止妊娠。年龄小、有精神疾病、慢性精神疾病及对于妊娠模棱两可的孕妇可在此组患者中。

对于由于胎儿异常，接受终止妊娠的女性来说情况有所不同。这常是一些非常渴望妊娠的年龄较大的女性，已经通过既往妊娠或筛查诊断出问题，接受终止妊娠的决策是经历了充分的思考和痛苦的。终止妊娠更像是意外妊娠丢失，类似于经历一场默哀，可通过给孩子取名字及举行葬礼帮助她们的心理恢复。大多数较晚的妊娠丢失涉及引产和分娩过程延长，这可能是令人沮丧的和创伤性的经历，她们的心理可通过医护人员敏感的富有同情心的护理得到恢复。

终止妊娠后的避孕

终止妊娠时是讨论进一步避孕方案的机会，保证终止妊娠后能有充分的准备。妊娠终止的的同时也可接受绝育手术。益处是预防没有生育需求的女性进一步终止妊娠。有微弱的证据表明，这与并发症增加及接下来的避孕失败有关。然而，由于绝育的“后悔率”增加，常推荐经过一个间隔后进行，或在终止妊娠时置入宫内节育器，并不增加穿孔或置入节育器的风险。若使用口服避孕药，可在当天或第二天开始使用。

非法堕胎

由多种技术手段实施的流产，构成了一些国家流产的绝大部分比例。在合法流产的适应证宽松的地方，非法堕胎并非频繁，但在许多国家构成了的自发流产的大部分比例。世界卫生组织估计每年有约250000名女性因流产而死，大多数是非法堕胎。英国的流产死亡率自1967年来由每百万37例降至每百万1.4例。自1982年以来，英国没有因非法堕胎而死的患者。

生殖系统感染

女性生殖系统通向腹腔，感染可能会经生殖系统上行，一旦到达输卵管，就常是双侧的。

生殖系统的血管及淋巴管吻合丰富以减少感染，特别是在妊娠期间。

ABC 采集病史

采集准确的性相关病史对于生殖系统感染的管理是十分重要的，性生活的各方面对于不孕、盆腔痛及性功能失调有关。详细的病史应包括：

- 识别高危行为
- 评估症状以进行检查和测试
- 对有风险的解剖位置进行检查
- 评估其他的性相关健康问题，如妊娠风险及避孕需求
- 介绍咨询的过程，需要的健康教育及对接触者进行追踪

患者（学生）常常焦虑，所以创造一个放松友爱的环境和有公正的尊重的态度是十分重要的。介绍自己的身份，保持视线接触，有合适的肢体语言是采集病史时交流的重要方面。介绍患者的咨询服务是有保密性质的。要使用患者可以理解的语言，不要使用术语及作评价。先问概括的问题，使用开放性问题。进一步过渡到对一些问题原因的探讨，以及特定性问题（见下文）。向患者解释有一些“普遍性”问题是对每个人必须问的，避免仅从表面对性有关问题做出假设。

特定问题

患者就诊原因：存在的问题，包括症状。

对于症状直接提出的问题包括：

- 症状的持续时间和严重程度
- 尿道和阴道分泌物：数量、颜色、气味、性质
- 异常阴道和直肠出血
- 生殖道及外生殖器疹、肿块及疼痛
- 会阴，肛周阴部的瘙痒不适
- 下腹部疼痛和性交困难
- 排尿、排便或性交困难/疼痛

性行为风险评估：

- 最后一次性交（LSI）
- 无保护性交历史
- 在最近的3～12个月性接触的次数及性伴侣性别（应所有男性是否与其他男性有过性接触）
- 性行为的方式（经口、经肛、经阴道）
- 性传播感染疾病预防措施的使用，是否持续使用，以及是否保持完整（如避孕套）
- 性伙伴（规律的、随意的、已知的、未知的）
- 最近是否有性交及有任何感染的症状

性传播感染疾病及血液病毒风险测试：询问检查的时间，进一步评估和管理计划：

- 前次性传播疾病及血液病毒测试的时间和结果
- 现在或既往的注射药物使用史，是否公用针头，耳洞及其他身体穿孔，和（或）烟草使用及使用国家、时间及消毒措施的使用
- 是否与其他国家的人有性行为
- 性工作者，或与性工作者有过性行为
- 使用甲肝、乙肝及HPV疫苗

其他相关信息：确定其他可能有关患者管理的问题

- 目前或最近的药物治疗
- 过敏史，特别是对青霉素的感染
- 避孕及生殖健康病史，包括口服避孕药的使用以及末次月经（LMP）
- 宫颈细胞学检查病史，包括最后一次检查的结果，过去的异常细胞学结果
- 过去的医学及手术史（包括跨境医学检查及输血）
- 酒精、烟草及其他药物使用

（来自NSW性传播感染项目单元2011，NSW性健康服务标准操作手册2011.）

有以下的防感染天然屏障：

- 大阴唇及阴道壁的物理屏障。
- 阴道酸度–性成熟女性阴道的低pH可预防大部分细菌感染，这种抵抗力可以在青春期前及绝经后女性中减弱。
- 宫颈黏液也是预防感染上行的屏障。
- 规律的子宫内膜脱落。

下生殖道感染

最常见生殖道感染会影响阴唇及阴道。

影响阴道的感染也会引起急性及慢性宫颈炎。

症状

外阴皮肤水肿和发红，常伴疼痛、瘙痒及性交痛苦。若出现阴道炎，症状包括阴道分泌物异常、瘙痒、性交痛及排尿困难。宫颈炎与化脓性分泌物、骶骨后痛、下腹痛、性交困难及排尿困难有关。宫颈距膀胱较近，常导致合并膀胱三角区炎及尿道炎，特别是在淋病奈瑟球菌感染时。

慢性宫颈炎常在50%～60%的经产妇中发生。在许多案例中，症状很轻微。有可能有轻微的黏液脓性分泌物，没有引起女性的重视，即便发现，也没有进行积极的治疗。在更严重的情况中，有大量阴道分泌物，慢性骶骨后区疼痛、性交困难及偶然的性交后出血。分泌物的细菌学培养常显示无菌。由于阴道分泌物可阻止精子进入，可导致不孕。

临床表现

取决于病因。外阴皮肤变红，有时合并溃疡及表皮脱落。对于性成熟女性来说，阴道壁可能出现溃疡，有片状的白假丝酵母菌分泌物附着在皮肤上，或原生动物感染，分泌物呈黄绿色泡沫状。

前庭大腺位于小阴唇后方，腺体及腺管的感染导致腺管阻塞，前庭大腺囊肿或脓肿形成。常复发，导致外阴的疼痛及瘙痒。前庭大腺炎可通过水肿的位置及性质诊断。

在慢性宫颈炎中，宫颈呈红色，可因合并疱疹感染出现溃疡，常有黏液脓性分泌物，常涉及子宫颈内膜炎。通过妇科检查及宫颈抹片培养做出诊断。

导致下生殖道感染的常见微生物

外阴阴道假丝酵母菌病

白假丝酵母菌是一种真菌病原，常在皮肤及肠道出现。感染可能是无症状的，或出现阴道分泌物增多，伴外阴的疼痛和瘙痒。没有男性向女性传播的证据。附着在阴道上皮的白色腐苔样分泌物可通过窥器检查发现，尽管不一定在所有病例中表现。

假丝酵母菌在孕期、服用口服避孕药及免疫抑制状态下易感，如HIV感染、糖尿病及长期用类固醇激素。在每个病例中，阴道酸度高于正常值，细菌在阴道中的生长受到抑制，以促进白假丝酵母菌的生长。白假丝酵母菌的菌丝及孢子可以在涂片及培养中看到。

滴虫阴道炎

滴虫阴道炎是由具有鞭毛的单细胞原生病原体感染到宫颈、尿道及阴道导致。在男性中滴虫感染发生在尿道及前列腺，且是性传播感染疾病。即使没有症状，病原体可以在宫颈抹片上看到。最常见的症状是阴道出血、疼痛及瘙痒。阴道pH常高于4.5，分泌物生理盐水涂片可以看到活动的滴虫（图19–9）。鞭毛的运动容易识别，且可在培养中得到证实。

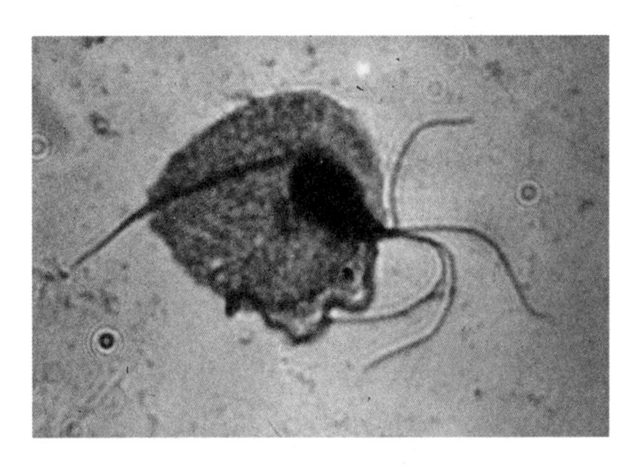

图19–9 滴虫阴道炎

生殖器疱疹

常由单纯疱疹病毒（HSV）2型及少见的一些1型感染导致。这是性传播感染疾病。初发HSV感染常是系统性感染，出现发热、肌痛及偶然的假性脑膜炎。局部症状包括阴道分泌物、外阴痛、排尿困难及腹股沟淋巴结病。不适可能严重到导致尿潴留。外阴破损包括皮肤水疱及多发的浅表溃疡（图19–10）。感染也可与宫颈发育不良有关。性伴侣可能没有症状，潜伏期是2～14d。

诊断常通过送检囊泡液行病毒分离或抗原检测得出。病毒首次感染以后会在骶神经节潜伏。可由于压力、月经期及性活动引起病毒感染的复发，常历时较短，且症状严重程度减轻。血清抗体在皮肤破损处增加。

细菌性阴道病

常由于大量厌氧菌感染如加德纳菌引起。细菌性阴道病不是性传播感染疾病。可能是无症状的，也可导致阴道分泌物异味，及外阴刺激性症状。也增加患盆腔炎症、尿道感染及产褥期感染的风险。可通过以下三项得出诊断：

- 阴道pH超过4.5。
- 典型的稀薄的阴道分泌物。
- 将分泌物加入10%的氢氧化钾溶液，出现鱼腥味。
- 阴道分泌物革兰染色涂片上出现线索细胞（图19–11）。

淋病奈瑟菌及衣原体所致下生殖道感染

这些病原体可导致盆腔感染（见下文），也可无症状，或仅仅表现为阴道分泌物增多和排尿困难。衣原体是最常见的性传播感染疾病。

梅毒

接触梅毒螺旋体后的10～90d出现最初的病损，病损或下疳是硬的丘疹，可出现溃疡，其边缘较坚硬。病损常见于外阴，也会出现在阴道及宫颈。病损可伴有腹股沟淋巴结病。下疳在2～6周愈合。

在下疳消失的6周后，继发表现出现。皮肤上出现斑丘疹，常合并斑形脱发。丘疹常出现在肛门生殖器区及口周，常被认为是扁平湿疣。

可从原发或继发病损处取抹片，在暗视野显微镜下检查，可看到梅毒螺旋体。血清学检查可见第7章。

疾病可由第二阶段进展到第三阶段。它可出现全身各系统的感染，常见的长期病损是心血管及神经病损。

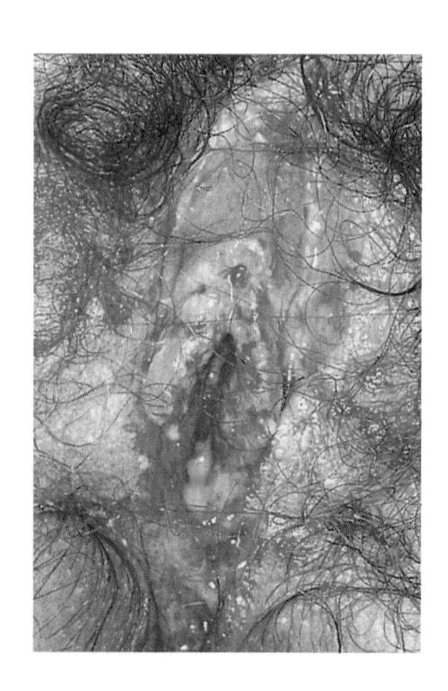

图19–10 疱疹性外阴炎，病损可在宫颈及会阴区出现

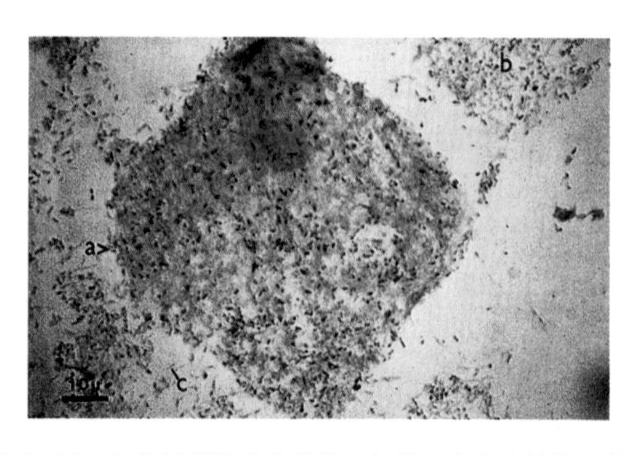

图19–11 细菌性阴道病中的线索细胞，有上皮鳞状细胞及多种细菌附着在其上

生殖器疣（尖锐湿疣）

外阴及宫颈湿疣（图19–12）常由人乳头瘤病毒（HPV）感染导致。这很常见，尽管不是一成不变的，是可通过性接触传播的。潜伏期长达6个月。在过去的15年生殖器疣的发病率上升，特别是在16～25岁女性中。

生殖器湿疣的表现与其他皮肤位置上发生的湿疣是类似的，在外阴皮肤湿润的环境中，湿疣生长迅速——特别是在妊娠期。常出现瘙痒及阴道分泌物改变。病损可扩散到肛周。常通过妇科检查得到诊断。

> **! 孩子的阴道分泌物可由于异物导致，需要首先排除。**

下生殖道感染的治疗

通过妇科检查及细菌学检查可得到诊断及制定合理的治疗方案。对淋病奈瑟菌及衣原体引起上生殖道感染的治疗讨论见下文。当性传播感染疾病的诊断建立，有必要筛查患者（及其性伴侣）是否患有其他感染。

外阴及阴道的假丝酵母菌感染可以通过局部或口服药物治疗。包括单一剂量的克霉唑栓剂或口服氟康唑。再发感染可以通过口服氟康唑等治疗。患者的伴侣可以同时治疗，应纠正卫生环境差及糖尿病等危险因素。

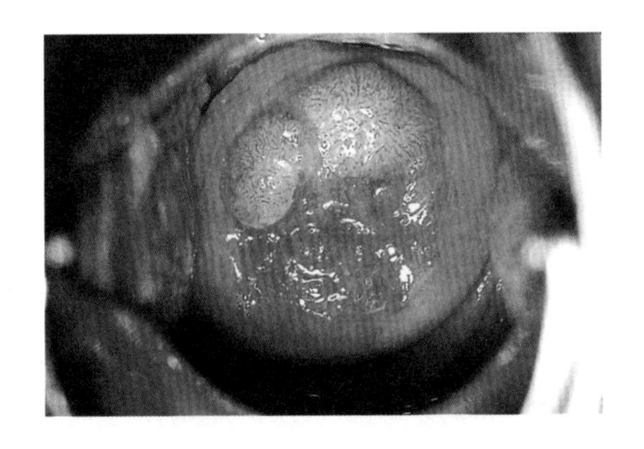

图19–12 乳头瘤病毒感染宫颈：尖锐湿疣

滴虫感染及细菌性阴道病可以通过甲硝唑400mg，每天2次，使用5d，可以通过伴侣同服避免感染的再次发生。可以单用甲硝唑2g，但高剂量的甲硝唑治疗应在妊娠期间避免。局部甲硝唑凝胶或克林霉唑药膏对细菌性阴道病有效。

若患者无症状，临床检查没有发现阴道炎的证据仅是滴虫及真菌由常规的宫颈抹片发现者，不需要治疗。

非特异性阴道感染是常见的，可通过阴道药膏治疗，包括汞加芬聚维酮–碘酒及磺胺类药物。

梅毒首先用青霉素治疗，若失败，如有合并感染，有青霉素抵抗的淋病奈瑟菌株，可用盐酸强力霉素及其他抗生素。

绝经后阴道萎缩发生的感染由激素替代疗法治疗，使用口服或阴道雌激素制剂，若雌激素禁忌，可使用乳酸栓剂。对于青少年可使用相同的治疗，局部使用雌激素软膏。

前庭大腺感染应针对病原菌选用合适的抗生素，若脓肿形成，脓肿应该通过椭圆形切开皮肤，将皮肤边缘缝线形成“造口”，以开放脓腔，形成引流道（图19–13）。这减少了脓肿再发的风险。

外阴疣可以给予物理或化学治疗，比如将足叶草碱直接涂抹于疣表面进行热疗。如同时合并阴道炎症，应同时给予恰当的治疗。

疱疹感染对治疗可能无效，且容易复发。最好的疗法是200mg的阿昔洛韦片每天5次，使用5天，或局部使用5%的药膏。

急性宫颈炎常发生在生殖系统感染中，由细菌学进行诊断和治疗。药物治疗在慢性宫颈炎中可能无效，由于难以鉴别感染的微生物、抗生素难以穿透宫颈腺体的细菌性脓肿。若宫颈抹片是阴性的，最有效的管理方式是宫颈内膜在局麻下行透热疗法。透热疗法可结合放置于阴道的抗菌药膏，女性应了解她们的阴道分泌物在2～3周会增加，但之后就会减少。她们应该在3周内避免性生活，否则会造成阴道出血。

上生殖道感染

急性子宫内膜、子宫肌层、输卵管及卵巢的感

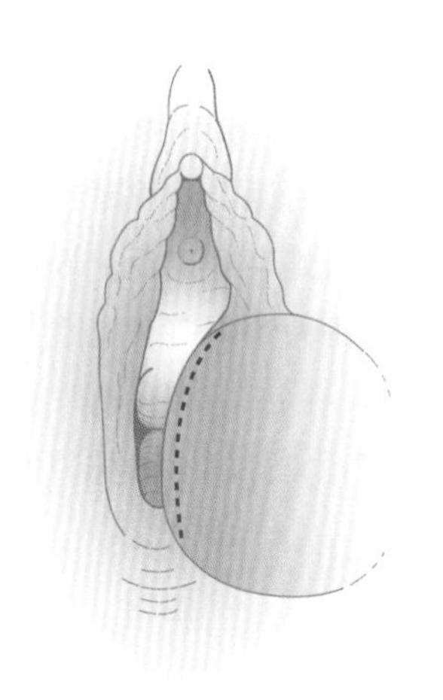
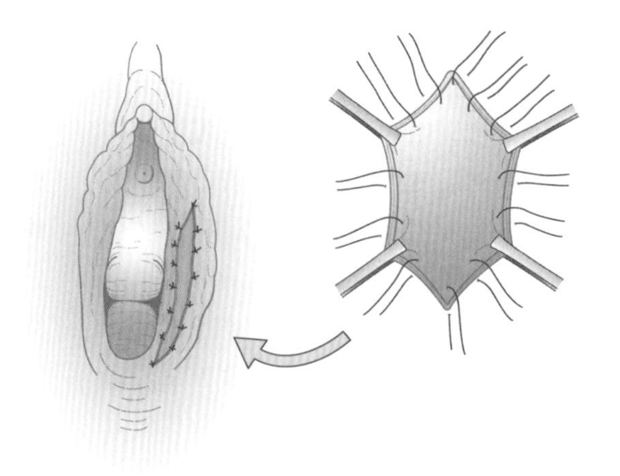

切开　　　　表腔的袋形留口缝合

图19-13　巴氏腺囊肿或脓肿的造口术
在囊的黏膜面行切口（左），将内衬缝合到皮肤上（右），外因是由通过物理或化学的盾叶鬼臼树脂透热疗法直接应用于湿疣表面治疗。任何再发的阴道分泌物需要接受恰当的治疗

染常是下生殖道感染上行导致盆腔炎引起的。

然而，感染可能继发于阑尾炎或其他的肠道感染，可导致盆腔脓肿的产生。阑尾穿孔导致的盆腔脓毒感染是输卵管阻塞及不孕的常见原因。盆腔脓毒症可发生于产褥期妊娠终止或宫颈手术操作后。残留的胎盘组织和血液提供了肠道病原菌的良好的培养基，包括大肠埃希菌、魏氏梭菌、产气荚膜杆菌或粪链球菌。

盆腔炎在发达国家每年影响1.7%的15～35岁女性。患盆腔炎的超过20%的女性会在2年内再发。盆腔炎常见于15～24岁女性，危险因素包括多个性伴侣，经过宫颈的手术操作。盆腔炎是不孕的重要原因。第1次患盆腔炎会导致8%的女性发生输卵管不孕，复发会使这个风险加倍。患4次盆腔炎的女性更容易出现宫外孕。

40%的患过3～4次盆腔炎的女性有输卵管损伤。

症状及表现

急性输卵管炎症状包括：

- 急性双侧下腹痛：输卵管炎常是双侧，若为单侧，应考虑其他诊断。
- 深度性交困难。
- 月经异常。
- 阴道脓性分泌物。

体征包括：

- 系统性疾病的表现，如发热和心跳过速。
- 腹膜炎出现的板状腹、反跳痛及肌紧张（若有腹腔内出血、板状腹及肌紧张是很少见，这可由异位妊娠引起，然而无腹膜炎时也可出现腹痛及腹部压痛）（图19-14）。
- 当出现脓性输卵管炎引起的输卵管表性肿胀时，盆腔检查可发现后穹窿增厚及宫颈举痛等。Douglas腔的胞满感可能提示盆腔脓肿。
- 在患衣原体盆腔炎的女性中，急性肝周炎发生率为10%～25%，也可引起右上象限腹痛，肝功能检测异常及多发肝表面硬性病损及腹膜壁层，称之为Fitz-Huge-Curtis综合征。
- 发热超过38℃，有时合并寒战。

常见病原体

盆腔炎是多种细菌感染的结果，首发感染是沙眼衣原体或淋病奈瑟菌（或两项同时），引起了继发的需氧及厌氧菌感染。

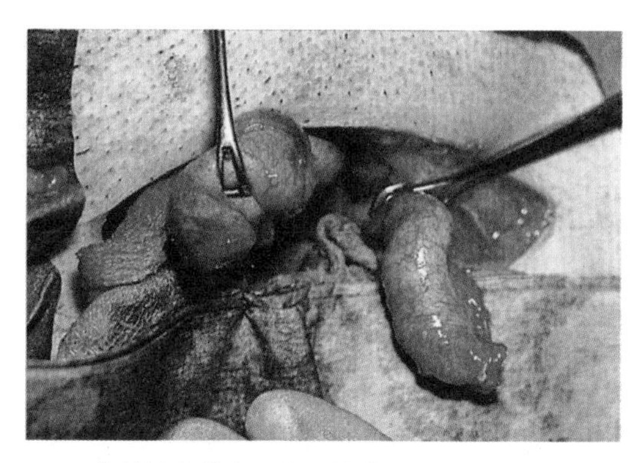

图19—14 急性输卵管炎：输卵管肿胀充血

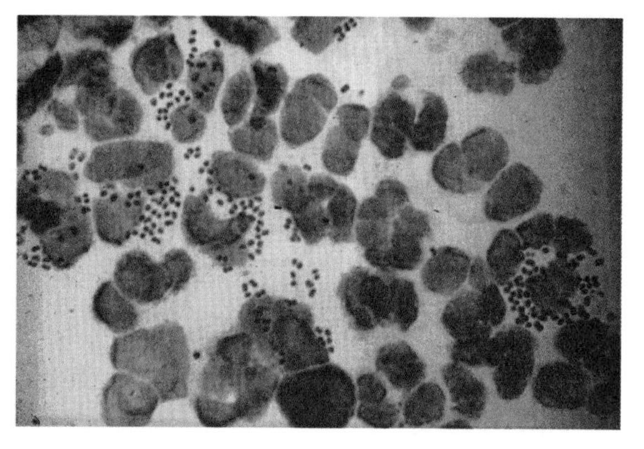

图19—15 淋病奈瑟菌

衣原体

沙眼衣原体是一种胞内革兰染色阴性细菌。它是欧洲、澳大利亚、北美最常见的性传播感染疾病，并被认为是至少60%的盆腔炎的病因，在英国20～24岁女性中发病率最高。感染的主要部位是子宫颈内膜的柱状上皮细胞、尿道及直肠。但许多女性是无症状的。宫颈感染上行到上生殖道发生于20%的女性。

淋病奈瑟菌

淋病奈瑟菌是胞内革兰染色阴性双球菌（图19—15）。感染常是无症状的，出现阴道分泌物的改变。在盆腔炎的案例中，淋病奈瑟菌在1～3d扩散到宫颈、子宫内膜及输卵管感染。14%的盆腔炎案例主要病因是淋病奈瑟菌感染，其中8%同时合并衣原体感染。

鉴别诊断

急性盆腔炎常难以通过某一确定指标确诊。临床表现及症状的预测价值较腹腔镜下诊断可达65%～90%。鉴别诊断包括：

- 输卵管异位妊娠：首先发生单侧腹痛，可能出现晕厥或横膈膜刺激征伴肩痛。白细胞数常正常或轻度升高，但血红蛋白较低，与失血量有关，然而急性输卵管炎时白细胞数量增加，血红蛋白正常。
- 急性阑尾炎：病史最重要的区别是单侧。盆腔检查常无明显压痛，若出现压痛，说明合并其他疾病，特别是感染邻界右侧输卵管时。
- 急性泌尿系统感染：这可出现轻微的症状，很少出现假性腹膜炎症状，常合并泌尿系统症状。
- 卵巢囊肿的扭转或破裂。

分析

若诊断急性输卵管炎，经尽快去医院。完成病史采集及查体后，取阴道及宫颈管分泌物涂片送实验室做培养及抗菌素敏感性。中段尿应该送尿培养以排除可能的尿路感染。另应做子宫颈内膜抹片用酶联免疫试验（ELISA）或用聚合酶链式反应（PCR）查衣原体。尿道口抹片可以鉴别出未被宫颈抹片查出的衣原体感染。尿样PCR分析比较生殖道抹片来说，有很好的敏感性（90%），且可为无症状女性提供筛查。

血常规检查中的白细胞计数、血红蛋白及C反应蛋白可以明确诊断。若有发热，需行血培养。基于病史及盆腔检查诊断的轻-中度盆腔炎是不可靠的，而在无法诊断时，可用腹腔镜进行诊断。

> ! **抹片阴性无法排除盆腔炎。**

处理

当患者不舒服，表现为腹膜炎、高热、呕吐或盆腔炎性包块时，患者应进入医院接受如下处理：

- 静脉内液体置换治疗——呕吐和疼痛常导致脱水。
- 临床怀疑盆腔炎时，应开始用抗菌治疗。应用抗滴虫、淋病奈瑟菌及细菌性阴道病的厌氧菌的抗生素开始治疗。若女性突发不适，治疗应以头孢呋辛、甲硝唑静脉使用配合口服强力霉素，直到感染的急性期开始得到缓解。应继续口服甲硝唑及强力霉素7～14d。
- 用非甾体类抗炎药缓解疼痛。
- 若子宫内有宫内节育器，应在抗菌治疗开始前尽快取出宫内节育器。
- 卧床休息–应制动直到疼痛缓解。
- 避免性生活。

> **! 症状出现3d才就诊的女性，较症状出现后马上就诊的女性，盆腔炎后生育能力受损的风险增加3倍。**

全身症状轻的患者可以在门诊治疗，用单剂量阿奇霉素及7d的强力霉素，48h后复查。

> **! 在所有确定性传播感染疾病的案例中，治疗性伴侣及制定合理的随访计划很重要。**

外科手术干预的适应证

在多数案例中，非手术治疗导致完全缓解。腹腔镜的适应证是症状不能通过非手术治疗得到改善，以及仍有盆腔包块。

在多数案例中，包块是由于输卵管积脓及输卵管–卵巢脓肿。这可以通过引流或输卵管切除得到治疗。

慢性盆腔感染

急性盆腔感染可能进展为慢性状态，导致输卵管的扩张和阻塞，形成双侧输卵管积水及多发盆腔粘连（图19–16）。

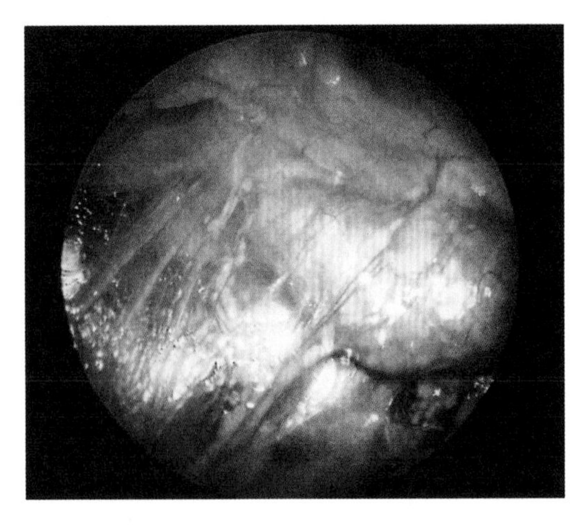

图19–16 慢性盆腔炎：覆盖输卵管及卵巢的一系列粘连

表现及症状

症状可包括：

- 慢性盆腔痛。
- 脓性阴道分泌物。
- 月经过多和痛经。
- 深层性交痛。
- 不孕。

慢性输卵管炎也常与盆腔连接组织的感染有关，如子宫旁组织炎。

在检查中，可出现宫颈黏液脓性分泌物。子宫常出现后屈固定及双合诊时触及增厚及压痛。

> ✓ 慢性盆腔痛出现在25%～75%的既往有盆腔炎感染的女性。

处理

这种情况的保守治疗很少有效，且问题常通过盆腔器官摘除得到最终的解决。有盆腔炎的女性较普通人群的子宫切除率高8倍。若问题主要是输卵管疾病导致的不孕，最好的治疗是IVF。若出现输卵管积水，在IVF前移除输卵管可增加妊娠率。

人类免疫缺陷病毒

人类免疫缺陷病毒（HIV）–1及HIV–2是RNA反转录病毒，对人类的$CD4^{+}$淋巴细胞有亲和力。感染细胞数量最初较少，随后出现感染及临床症状出现之间的潜伏期。主要通过性行为、接触感染的血液制品、公用针头、哺乳及分娩时。高危人群包括静脉毒品使用者及其性伴侣、双性恋的性伴侣、血友病患者、性工作者及高危地区的移民者。尽管HIV感染在发达国家的男性中更普遍，匿名测试显示伦敦的0.3%的孕妇感染了HIV，且成为24～35岁的美国非裔妇女最常见的死亡原因。在非洲撒哈拉地区，20%～30%的孕妇是HIV阳性的。垂直传播风险可通过产前使用现代抗反转录病毒药物、使用选择性剖宫产分娩措施及避免哺乳由40%降至1%。尽管HIV感染对发达国家的大多数人来说是致死性的，因为他们感染HIV几年后患获得性免疫缺陷综合征（AIDS），现代持续性治疗可将HIV感染控制住，并使HIV感染进展为AIDS减少。

最主要的临床表现：

- 感染3～6个月后出现“流感样”症状，同时发生血清学转化。
- 无症状免疫受损。
- 持续进展的淋巴结肿大。
- AIDS可合并特定的感染及肿瘤。

常见的机会性感染包括假丝酵母菌、HSV、HPV、分枝杆菌、隐孢子虫、卡氏肺孢子虫、巨细胞病毒。与感染无关的症状包括发热、腹泻、体重减轻及痴呆，卡波西肉瘤及宫颈癌。

通过检测病毒抗体诊断HIV感染，需待3个月出结果。

女性性功能异常

女性性功能异常出现在1/3的女性中。有时同时伴有潜在异常如情绪障碍，即使对于患者来说，病因和结果之间的联系是模糊的。性问题可能表现为精神及身体疾病，或行为及关系问题掩盖，因此形成一种医师及护理者们的一种工作体验。缺少性知识及生殖系统解剖知识会引起患者的焦虑。

最常见的主诉：

- 性交痛。
- 阴道痉挛。
- 缺少性欲。
- 性高潮障碍。

应注意咨询及检查中的非语言交流。

性交痛

性交困难定义为性活动时疼痛，主要是女性问题。病因需根据是否为表面问题（在阴道入口），或深部（只发生在阴茎插入时）进行分类，因此准确的采集病史特别重要。

表面性交痛

疼痛常发生在阴茎插入时，常合并外阴及阴道病损

有以下原因。

- 感染：外阴及阴道的局部感染常包括真菌及滴虫外阴阴道炎。感染包括导致性交痛的巴氏腺囊肿。
- 阴道口狭窄：可能是先天性的，处女膜环狭窄或阴道狭窄。有时合并阴道隔膜。阴道入口狭窄的最常见病因是外阴切开后缝合的过紧，或外阴裂伤，或脱垂后进行了阴道修补。
- 更年期改变：萎缩性阴道炎、阴道入口狭窄及雌激素缺乏的阴道改变可导致性交痛。萎缩性外阴病，如硬化性苔藓可导致疼痛。
- 外阴痛：外阴的持续疼痛可由于未知原因。
- 功能改变：缺乏足够的性刺激、缺少润滑及情绪问题，会导致性交痛。

深部性交痛

阴茎插入时引起的深部性交痛常合并盆腔炎症。任何在享受正常的性生活以后有深部性交痛的女性应考虑是否患有实质性病因，除非证明不是。最常见的性交痛病因如下。

- 急性或慢性盆腔炎症：包括宫颈炎、输卵管积脓及输卵管-卵巢脓肿（图19-16），子宫

可能变得固定。异位妊娠必须进行鉴别诊断。

- 后倾子宫及卵巢脱垂：若卵巢脱垂入道格拉斯窝，并变得固定，在阴茎插入时出现深部性交痛。
- 子宫内膜炎：活跃的病变或子宫内膜炎的慢性伤瘢可导致疼痛。
- 宫颈及阴道的上皮内瘤变：部分此部位的疼痛与继发感染有关。
- 术后伤痕：这可能由于阴道穹窿狭窄，以及子宫失去活动度造成。狭窄常发生于阴道裂伤修补后。阴道伤瘢可能由化学物质如岩盐，在一些国家，会放到阴道里以避孕。
- 异物：偶尔，会有阴道及子宫内的异物导致男性或女性的性交痛。如断裂的针的残留，或宫内节育器的部分脱出可导致男性性交痛。

无法性交

无法性交诊断为性活动缺失或无法进行性生活。

- 阴道先天异常。
- 处女膜闭锁。

治疗

准确的诊断需要详细的病史采集及全面的盆腔检查。治疗需要考虑病因。先天性阴道缺失可以成功地通过外科手术纠正（阴道成形术），闭锁的处女膜需要被切除，这是有效的。

深部性交痛的治疗包括抗菌药物及抗真菌药物的使用，对于绝经后萎缩性阴道炎的患者使用局部或口服激素疗法。子宫内膜异位的治疗见第17章。外科手术治疗包括纠正狭窄，切除痛性伤瘢，对于性功能异常的女性来说，提供咨询很重要。

阴道痉挛

阴道痉挛常由于盆底肌肉及内收肌的痉挛导致，可以表现为阻止阴茎进入或在阴茎进入时产生疼痛。物理屏障可以使用。女性可能不允许任何人触摸外阴。阴道痉挛常主要是由于对性交的害怕。继发的原因是感染后性交、性骚扰及手术产后产生的性交痛。即便在条件改善后，害怕或进一步的疼痛可导致阴道壁肌肉的不自主收缩，又导致了疼痛，形成了恶性循环。鼓励患者了解她自己的阴道，并自己认识到没有异常或疼痛。手术更有可能确认患者对畸形的害怕，但常不能改变问题。

性欲减少

在主诉为性功能障碍的女性中，性欲减少是最常见的症状。如果这种症状常出现，可能是由于性想法的抑制，如培养环境或宗教信仰让她们认为性是肮脏的或不适宜的。它有可能呈现夫妇双方的期待不同。在夫妇关系中，新出现的减少性欲更有可能是由于：

- 较大的生活事件——结婚、妊娠。
- 生病、沮丧或悲伤。
- 内分泌或神经系统异常。
- 性交痛。
- 药物（框19–3）。
- 担心妊娠或感染。
- 压力或慢性焦虑。

治疗

帮助夫妇发现潜在原因可能帮助改变现状。夫妇关系治疗可适合部分夫妇。缺少性欲是进入围绝经期的表现，常用激素替代疗法，偶尔采用低剂量雌激素治疗。

高潮障碍

5%～10%的女性到40岁仍没有经历过性高潮。

框19–3 损害性欲的药物

- 抗雄激素——环丙孕酮
- 抗雌激素——他莫昔芬及其他避孕药
- 细胞毒药物
- 镇静药
- 麻醉药
- 抗抑郁药
- 酒精和非法药物使用

性高潮障碍常与误认为男性会对女性出现高潮有责任。问题是应该打破自我刺激的禁忌，鼓励在前戏和性交中有更好的交流。

男性性功能异常

正常男性的性功能在很大程度上是由自主神经系统调节的。勃起的发生是由于副交感神经导致血管收缩，高潮与射精主要是由交感神经控制。前列腺、输精管及精囊分泌的液体进入后尿道后，然后得到释放。膀胱颈的开放与关闭是由α－肾上腺素系统控制，开放外括约肌（允许射精）是由阴部体神经控制的。射精是通过支配阴茎的骶神经调节，且涉及球海绵体肌、坐骨直肠肌及后尿道的收缩活动。这些反应很容易被大脑皮质的活动、受损的激素水平、神经或血管机制影响。

主要的男性性功能异常的特征：

- 无法勃起。
- 射精出现问题。
- 性欲减少。

以上任何症状可在青春期第一次性活动时发生，也会在有过一定性行为的人发生。性欲较少的原因，先前在女性性功能异常的部分已描述过。

勃起障碍

勃起障碍或阳萎，是男性无法勃起以使性交令人满意的最常见的问题。

现在认识到高比例的此类患者（50%），特别是在40岁以上的人群中，有潜在的功能问题。其中糖尿病是对大小血管及神经造成的损伤的最常见原因。神经功能异常也可能是由于脊髓、脑及前列腺的损伤及多发硬化导致。高泌乳素血症与勃起障碍及性欲减少有关。尽管雄激素对勃起来说不是必需的，但是影响着性欲及海绵体释放一氧化氮。娱乐药品如酒精，可导致勃起障碍以及超过200名使用处方药的患者显示了副作用。最普遍的是降压药及利尿药。其他包括抗抑郁药及镇静药。

在年轻人中，病因常为精神性。沮丧，反应性或内心问题是常见的病因。通过排卵时进行性行为引起的压力导致的勃起障碍在很多夫妇中出现，并接受着不孕的治疗。

治疗

轻度的心理学原因案例常对咨询、性行为治疗及注意力集中训练有效。

在泌乳素升高的案例中，使用甲磺酸溴隐亭片治疗可以恢复性功能。

海绵体内注射前列腺素E_1是有效的，无论是对心理学原因还是功能障碍导致的勃起障碍，尽管疼痛和对于注射的恐惧使患者拒绝治疗。口服西地那非是一种有效的疗法，使用西地那非的患者有超过70%的勃起障碍得到缓解，而安慰剂组只有22%。它可以通过调节血管平滑肌内的一氧化氮，增加阴茎血流，最终改善勃起障碍。同时使用硝酸盐治疗心肌梗死可以导致低血压。

射精问题

射精障碍的原因包括过早、延迟、退化及射精缺失。不射精症及过早射精常见于年轻患者。逆行射精常是术后或器质性原因，如前列腺手术后。常根据病史做出诊断。

治疗

对于早泄来说，尽管成功率较低，提供挤压技术及给阴茎头施压可以减少射精的欲望。其他方案包括局部麻醉下性行为，以及使用选择性5－羟色胺再摄取抑制剂。无精子症及延迟射精可以通过学习自慰、夫妇接受咨询、专注力训练得到改善。逆行射精是生育问题，治疗包括手术或α－肾上腺素术受体激动药治疗。

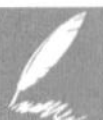

基本信息

宫内节育器

- 阻止受精卵形成及植入
- 惰性或药物活动
- 最适用于年纪较大的经产妇女
- 可以在分娩时置入
- 3～5年后更换
- 失败次数为0.20～0.8人/每百名女性年意外妊娠次数
- 并发症：穿孔、盆腔炎、异常出血、异位妊娠

口服合剂避孕药

- 抑制性腺激素，但有其他作用
- 雌二醇和孕激素
- 妊娠、血栓形成及肝病是禁忌证
- 1.3/100 000死亡率
- 失败率0.3/每百名女性年意外妊娠次数

绝育手术

- 失败率1/200（女性）
- 若失败增加异位妊娠的风险
- 持久
- 手术风险
- 其他措施

终止妊娠

- 方法：
  - 手术
  - 药物
- 并发症：
  - 出血
  - 感染
  - 不孕
  - 组织残留
  - 后悔

外阴阴道炎

- 最常见的生殖系统感染
- 表现为瘙痒、性交困难及分泌物异常
- 常见原因是滴虫、细菌性阴道病及假丝酵母菌
- 预处理原因包括妊娠、糖尿病及口服避孕药
- 可通过阴道分泌物涂片诊断

生殖器疱疹

- 由单纯疱疹病毒引起
- 表现为阴道及外阴的疼痛、出血、滤泡及溃疡
- 合并宫颈发育不良
- 倾向于低严重程度的再发
- 可通过阴道分娩传染给新生儿

宫颈感染

- 急性（合并全身感染）或慢性
- 分泌物异常、性交疼痛、下腹痛、背痛、泌尿系症状及性交后出血
- 可导致不孕
- 慢性炎症难以确定病原
- 治疗包括合适的抗生素使用

上生殖道感染

- 常由下生殖道感染上行引起
- 可导致流产、正常分娩或宫颈手术治疗
- 通常由于性传播的沙眼衣原体或淋病奈瑟球菌
- 表现为疼痛、发热、异常分泌物及不规则经期
- 下腹痛及白细胞计数增加
- 鉴别诊断包括异位妊娠、泌尿系感染及阑尾炎
- 管理包括液体置换、抗生素、麻醉和休息
- 手术（腹腔镜或开腹）可用来诊断、盆腔肿物引流，以及对非手术治疗无反应的慢性疾病行盆腔清理
- 是全球不孕最主要的原因，3次以上复发后导致40%的输卵管阻塞

HIV感染

- T辅助细胞及中枢神经系统的反转录病毒感染
- 由性接触、血液制品传播或垂直传播（分娩或哺乳）
- 通过血清学、淋巴细胞亚群分类诊断HIV感染及机会性感染
- 可能是无症状的，导致全身不适、淋巴结病及AIDS
- 垂直传播的发生率可以通过药物治疗、选择性剖宫产及避免哺乳得到避免
- 在异性恋中上升
- 用抗反转录病毒的药物可减缓进展为AIDS

性功能异常

- 性交困难：
  - 常由于感染、润滑剂减少的萎缩状况导致
  - 深性交痛提示盆腔病理
- 阴道痉挛及性欲减少是常见的病因
- 器质性（50%）或心理性勃起障碍

第20章 20

妇科肿瘤学

原著者 *Hextan Y.S. Ngan and Katen K.L. Chan* 翻译 冯兆亿 审校 刘朝晖

学习目标

学习本章内容后，应该掌握如下内容：

知识点

- 掌握妇科癌症的流行病学、病因、诊断、治疗及预后
- 描述常见女性生殖道肿瘤的病因、流行病学及表现，包括：
  - 外阴和宫颈上皮内病变
  - 外阴和阴道癌
  - 宫颈癌
  - 子宫内膜增生
  - 子宫内膜腺癌
  - 卵巢上皮性和生殖细胞肿瘤
- 讨论治疗妇科癌症中操作和诊断的作用：
  - 宫颈和子宫内膜取样
  - 超声
  - 腹腔镜
  - 宫腔镜
  - MRI和CT
- 列举妇科癌症药物和手术治疗的短期及长期并发症
- 讨论筛查和免疫在预防女性生殖道恶性肿瘤中的作用

临床资质

- 劝告女性进行宫颈癌临床前期的筛查
- 对生殖道恶性肿瘤症状的女性进行初始检查计划
- 与患者及家属进行妇科癌症诊断方面的沟通

专业技能和观点

- 讨论妇科癌症的姑息治疗原则

外阴病变

外阴上皮内瘤变

外阴上皮内瘤变（VIN）是一种以上皮细胞结构异常和丢失的、扩展上皮全层的病变。过去，WHO根据异常细胞累及正常上皮的层度将其分为VIN−1、VIN−2和VIN−3。但是，自从认识到VIN−1主要是疣状病变而不是癌前病变，VIN−1的说法被放弃，目前VIN仅指ISSVD VIN分类中的VIN−2和VIN−3。

VIN根据组织学特征可分为普通型（传统的VIN或Bowen病）和分化型（d−VIN）两型（框20−1）。普通型VIN通常发生在30～50岁年轻女

框20-1 外阴上皮内瘤变

鳞状VIN
  普通型（传统的VIN或Bowen病）
  分化型VIN
VIN鳞状VIN
  Paget病

性，与吸烟和HPV感染相关。患者可无症状或表现为瘙痒、疼痛、排尿困难或溃疡。病变可能是白色、粉色或色素沉着，表现为斑块或丘疹，主要部位在阴唇或后阴唇系带处。3%～4%的普通型VIN可进展为浸润性疾病。

分化型VIN发生在绝境后女性，占所有VIN的2%～10%。其发病与鳞状细胞增生、硬化性苔藓、慢性单纯性苔藓相关。目前认为分化型VIN是HPV阴性的浸润性角化型鳞状细胞癌的前体。患者与硬化性苔藓有相似症状。可能表现为灰色、白色或红色的斑点、斑块或溃疡。70%～80%的相邻部位癌症中可发现分化型VIN，它比普通型VIN有更高的恶性潜能。因此，当发现分化型VIN时，除外恶性肿瘤非常重要。

VIN起源于鳞状上皮，而乳房外的Paget病起源于分泌性腺上皮。Paget病的表现多样，常表现为白色、灰色、暗红色、不同程度褐色的丘疹、隆起，可局限或扩展。发病罕见，发病率为0.53/100 000，通常发生在50岁以上女性。Paget病与外阴下层的腺癌有关，20%的病例与其他部位（主要为乳房和肠道）的原发恶性肿瘤有关。

处理

通过活检（图20-1）来明确诊断非常重要，并且要寻找其他部位如宫颈和阴道是否合并上皮内瘤变，特别是发现普通型VIN时。普通型VIN的治疗包括咪喹莫特（一种免疫调节剂）、激光治疗和皮损表浅切除。药物治疗对分化型VIN无作用，手术切除治疗分化型VIN更彻底。分化型VIN的复发常见，并且有向恶性进展的风险，因此长期随访非常重要。

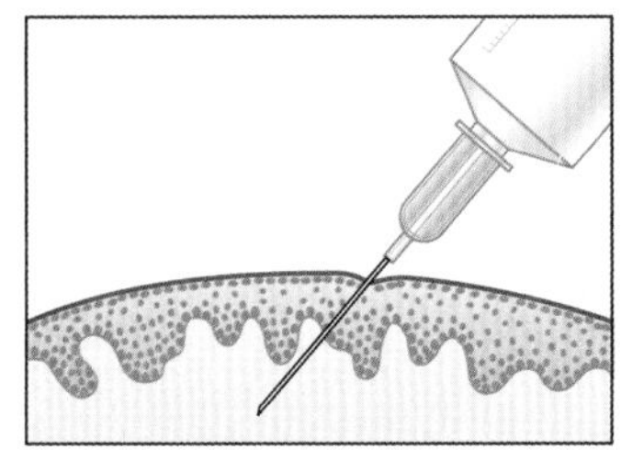

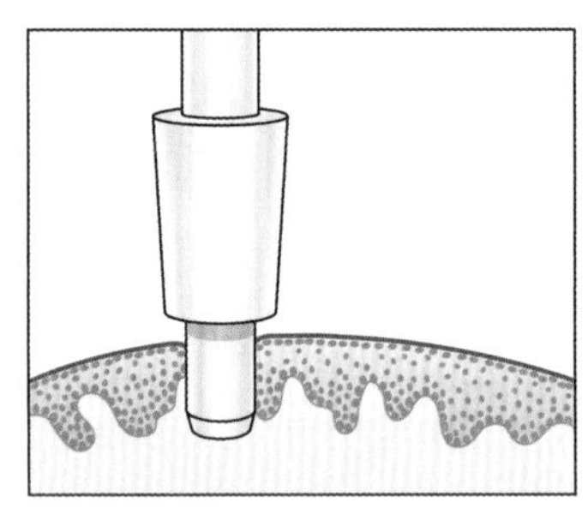

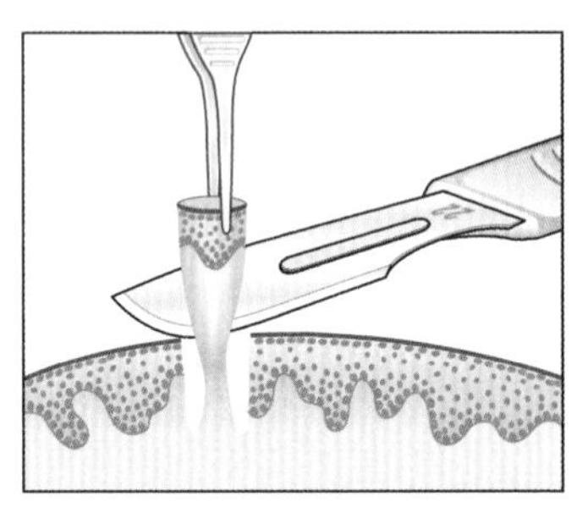

图20-1 局部麻醉下Keye活检诊断外阴皮肤病变

外阴癌

外阴癌占女性恶性肿瘤的1%～4%。90%为鳞状细胞癌、5%为腺癌、1%为基底细胞癌、0.5%为恶性黑色素瘤。外阴癌常见发病年龄为60～70岁。

外阴癌的两种不同的病理类型有两种不同的危险因素。常见的基底样或疣样型癌主要发生于较年轻的女性，其发病与普通型VIN和HPV感染相关，跟宫颈癌有相似的危险因素。角化型癌发生于较年长的女性，与硬化性苔藓相关。如前文所述，外阴癌周围可能有分化型VIN的病灶。

症状

外阴癌的患者可表现为瘙痒、外阴凸起性病灶、溃疡或出血（图20-2）。恶性黑色素瘤通常表现为单发、高度色素沉着、溃疡。外阴癌通常长在大阴唇（50%的病例），但也可长在阴蒂、小阴唇、

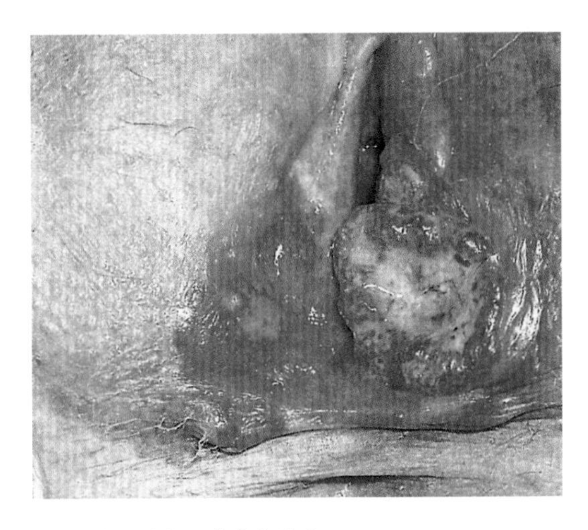

图20-2 外阴鳞状细胞癌的溃疡

巴氏腺、阴道前庭。

转移途径

转移主要是局部蔓延和淋巴扩散。淋巴结受累常为腹股沟浅、腹股沟深及股淋巴结（图20-3）。盆腔淋巴结（除原发病灶累及阴蒂外）通常仅为继发性受累。血行播散罕见，常为晚期。疾病通常进展缓慢，终末期常伴有广泛的溃疡、感染、出血及远处转移。在30%病例中，双侧淋巴结受累。肿瘤分期是基于手术的FIGO分期，而非临床分期（表20-1）。

治疗

IA期行局部病灶扩大切除。IB期行局部广泛切除（切缘距肿瘤至少2cm）及单侧腹股沟淋巴结切除。其他期别行广泛根治性病灶切除或根治性外阴切除及双侧腹股沟淋巴结切除（图20-4）。前哨淋巴结切除今后可能替代传统的淋巴结切除。术后放疗对肿瘤接近切缘或淋巴侵犯的患者非常重要。术前放疗可能用于广泛性病灶来缩小肿瘤体积。根治性外阴切除及淋巴结切除的并发症包括伤口裂开、淋巴囊肿和淋巴水肿（30%）、继发性出血、血栓栓塞、性交困难及心理疾病。化疗（博来霉素）效果差。患者前5年需每3～6个月随访1次。

预后

外阴癌的预后取决于原发病灶大小及有无淋巴转移。无淋巴转移的手术患者总生存率为90%，若病灶<2cm，可达98%。淋巴结转移患者生存率降至50%～60%，双侧淋巴结转移者生存率<30%。恶性

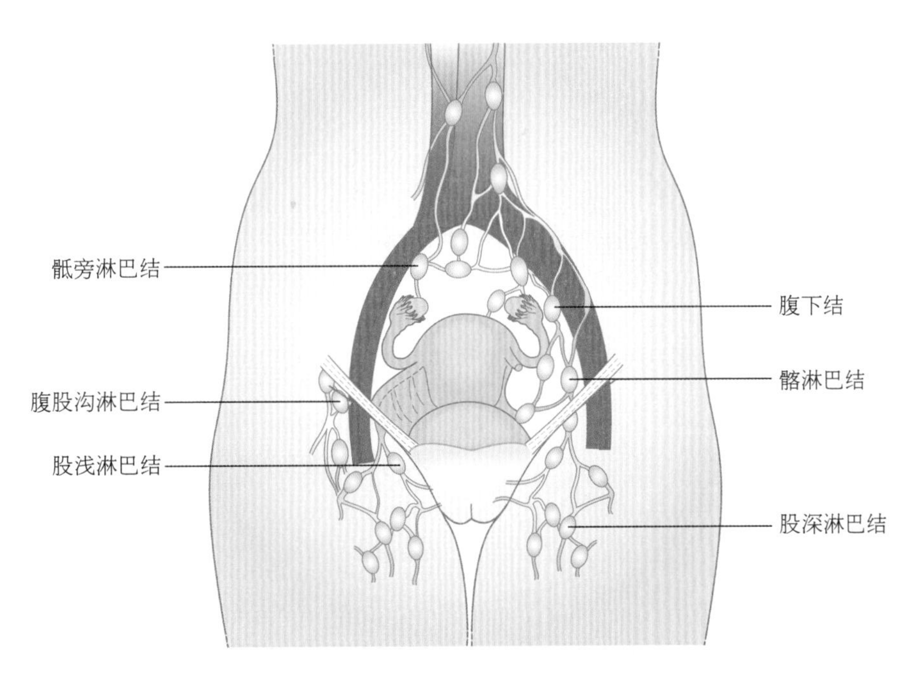

图20-3 外阴的淋巴回流

表20-1 外阴癌的FIGO分期（2009）

Ⅰ期	肿瘤局限于外阴，淋巴结未转移
	ⅠA期：肿瘤局限于外阴或外阴和会阴，最大径线≤2cm，间质浸润≤1.0mm
	ⅠB期：肿瘤最大径线>2cm或局限于外阴或会阴，间质浸润>1.0mm
Ⅱ期	肿瘤侵犯下列任何部位：下1/3尿道、下1/3阴道、肛门、淋巴结转移
Ⅲ期	肿瘤有或无侵犯下列任何部位：下1/3尿道、下1/3阴道、肛门，有腹股沟-股淋巴结转移：
	ⅢA期：（i）1个淋巴结（≥5mm），或1～2个淋巴结转移（<5mm）
	ⅢB期：（i）≥2个淋巴结（≥5mm），或≥3个淋巴结转移（<5mm）
	ⅢC期：阳性淋巴结伴囊外扩散
Ⅳ期	肿瘤侵犯其他区域（上2/3尿道，上2/3阴道）或远处转移
	ⅣA期：（i）肿瘤侵犯以下任何部位：上尿道和（或）阴道黏膜、膀胱黏膜、直肠黏膜或固定在骨盆壁，或（ii）腹股沟-股淋巴结出现固定或溃疡形成
	ⅣB期：以下可累及盆腔淋巴结的远处转移

注：肿瘤浸润深度指肿瘤从接近最表层乳头上皮-间质连接处至最深浸润点的距离

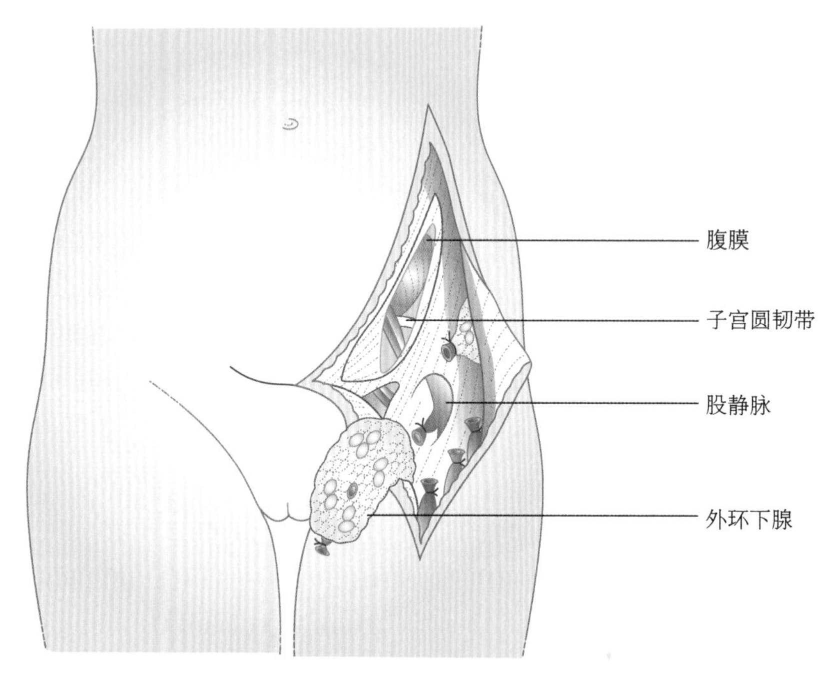

图20-4 外阴恶性疾病手术治疗时淋巴结的阻断性切除

黑色素瘤和腺癌预后差，5年生存率为5%。

阴道上皮的肿瘤病变

阴道上皮内瘤变

阴道上皮内瘤变（VAIN）通常是多中心的、倾向于多病灶的、与宫颈相似病变相关的疾病。VAIN常无症状，常在宫颈刮片或阴道镜检查时发现异常细胞学结果、行子宫切除后诊断。VAIN有进展为浸润癌的风险，但疾病通常表浅，能通过手术切除、激光或冷冻手术去除。

阴道腺病

此病为阴道上皮里出现柱状上皮，在成年女性中发病，患者母亲在孕期接受过己烯雌酚治疗。此病通常可逆转为正常鳞状上皮，但在4%的病例中，病变进展为阴道腺癌。因此对此类患者严密连续的细胞系随访非常重要。

阴道恶性肿瘤

浸润性阴道癌可能为鳞癌或腺癌。原发病变常发生在60～70岁，英国发病罕见。腺癌（传统上称为透明细胞癌）与宫内暴露已烯雌酚相关，自已烯雌酚退市以后，腺癌发病率下降。继发性病变来自宫颈癌，有时可能从淋巴转移至阴道下段。

症状

症状包括异常阴道出血，当肿瘤坏死或感染时，表现为恶臭的阴道分泌物。局部转移至直肠、膀胱或尿道可能形成瘘。肿瘤可表现为外生型病灶或溃疡、硬结状肿物。

转移途径

如前所述，肿瘤转移可直接浸润或淋巴蔓延。肿瘤侵犯阴道上1/2表现为与宫颈癌相似的转移途径。阴道下1/2的肿瘤与外阴癌转移途径相似。

治疗

阴道恶性肿瘤根据肿物活检诊断。开始治疗前应确定分期（表20-2）。

主要的治疗方法为放疗——外照射及内照射均可。

手术治疗可在特定的患者中考虑。例如，根治性子宫切除或阴道切除加盆腔淋巴结切除可用于I期阴道上段肿瘤的患者，I期阴道下段肿瘤可行根治性外阴切除，盆腔廓清术可用于病灶局部转移至膀胱或直肠而无宫旁或淋巴转移的患者。

表20-2 **阴道癌临床分期**

0期	原位癌
Ⅰ期	肿瘤局限于阴道壁
Ⅱ期	肿瘤累及阴道下组织但未扩散到骨盆壁
Ⅲ期	肿瘤扩散到骨盆壁
Ⅳ期	ⅣA期肿瘤侵犯临近器官，ⅣB期肿瘤扩展远处器官

预后

治疗结果取决于最初的分期和治疗方法。Ⅰ和Ⅱ期5年生存率约60%，Ⅲ和Ⅳ期降至30%～40%。阴道腺癌（通常发病与年轻女性）对放疗效果好。

宫颈病变

宫颈癌筛查

宫颈筛查是对于无症状人员的关于宫颈癌、宫颈上皮内瘤变（CIN）的无创性操作，目的是降低宫颈癌的死亡率和发病率。NHS国家宫颈筛查计划于1988年被引入英格兰和威尔士，至1991年，80%的20～65岁女性被筛查。自此之后，宫颈癌死亡率每年下降7%。目前25～65岁的所有女性每3～5年筛查1次。在澳大利亚，筛查从18岁开始，或自性生活开后2年开始，每2年复查1次。取宫颈细胞时，应使用窥器并蘸取少量润滑剂。取细胞时应使用Ayres或Aylesbury压舌板或塑料宫颈刷在宫颈转化区、360°旋转，并适当固定（见第15章）。宫颈细胞学（图20-5至图20-7）主要用于用于鳞状病变筛查，但不能依赖此除外宫颈管内的病变。

宫颈细胞学分类

英国目前使用的宫颈刮片命名是1986年英国临

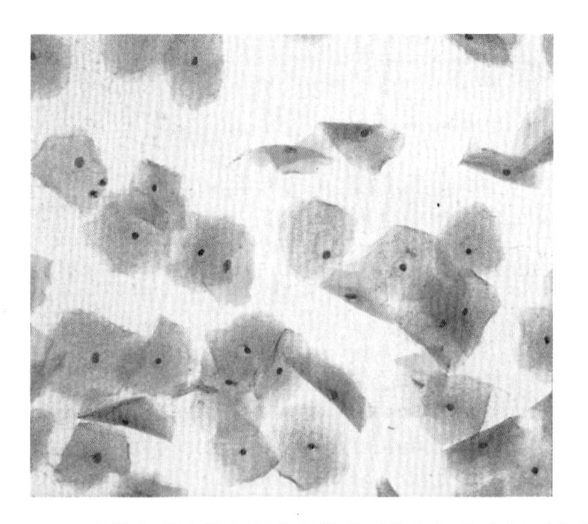

图20-5 正常宫颈涂片显示出的浅表（粉色）和中间（蓝色或绿色）的脱落宫颈细胞

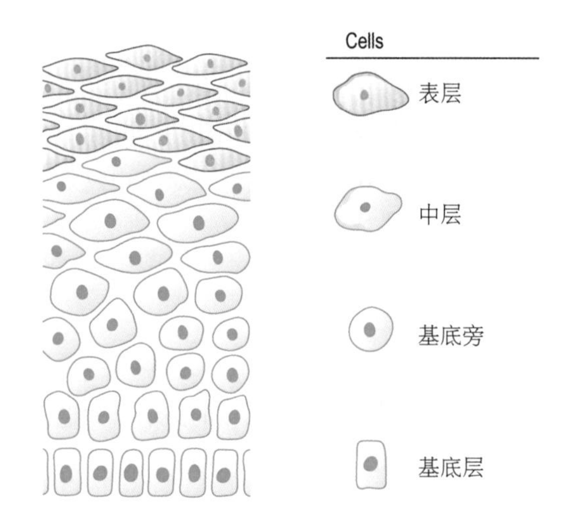

图20-6 宫颈和阴道的复层鳞状细胞上皮层

表20-3 宫颈涂片分级

英国系统	美国巴氏系统
阴性	正常范围
边缘性核改变	不确定意义的鳞状细胞/不能除外高级别上皮内病变/可疑低级别鳞状上皮内病变
疣状病毒改变	低级别鳞状上皮内病变
轻度核异型	低级别鳞状上皮内病变
中度核异型	高级别鳞状上皮内病变
重度核异型	高级别鳞状上皮内病变
腺性肿瘤	
可能的浸润性癌	浸润癌
满意的取样	

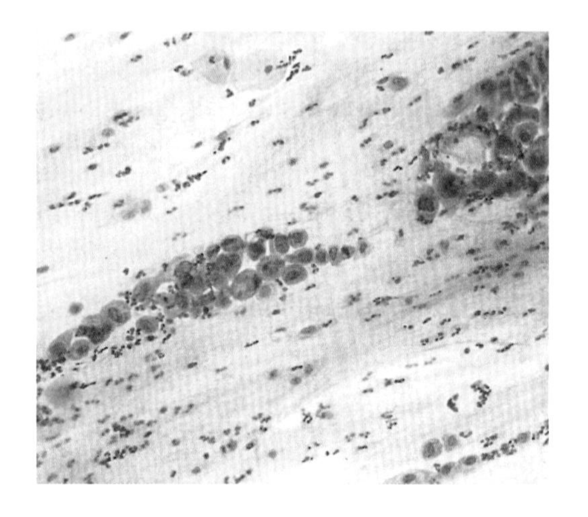

图20-7 中度核异质。与正常细胞壁相比，细胞更小，核浆比增大

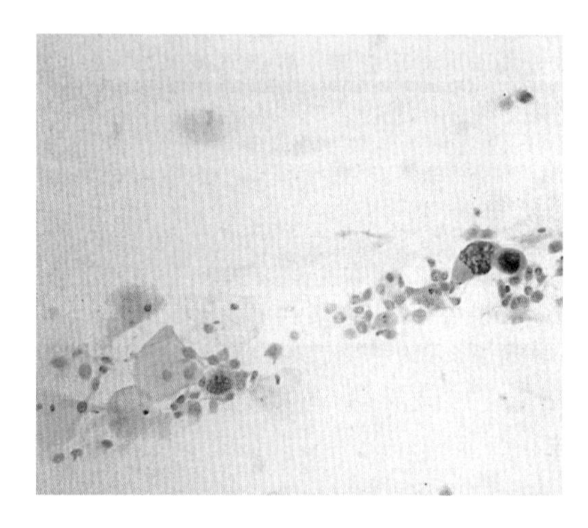

图20-8 癌细胞。注意增大的细胞核和异常分布的染色体

床细胞协会引进的（表20-3）。

核异质用于描述介于正常鳞状上皮和恶性细胞之间的细胞，呈现出恶性疾病之前的细胞核改变（图20-7）。缺乏核异型的异常细胞被描述为交界。非典型腺细胞可能表现为宫颈内膜或子宫内膜的癌前疾病。

恶性细胞表现为细胞质团的核增大（图20-8）。细胞核可能为分叶状。可能有细胞核染色强度提高或有丝分裂象增加。

英国使用的Bethesda系统把中度和重度核异质作为高级别鳞状上皮内病变（HSIL）、把不确定意义的鳞状细胞（ASCUS）。在目前的分类系统中，重点强调试图把边缘性的病例与有高级别病变潜能的病例区分开来。这组边缘性病变被称作不典型鳞状细胞、不能除外高级别上皮内病变（ASC-H）。澳大利亚和新西兰使用的改良分类方法来区分HSIL和LSIL，但使用可能低级别鳞状上皮内病变（PLSIL）和可能高级别鳞状上皮内病变（PHSIL）替代ASCUS和ASC-H。

宫颈细胞学和组织学的相关性差，中度核异质的女性30%～40%合并CIN-2或更高级别病变。总的假阴性率为2%～26%。CIN将在2%～3%的筛查人群中发现。

阴道镜

在英国，发现核异质或恶性细胞是阴道镜检查的指征。交界性的结果应在6个月后复查，如果交界性结果持续3次存在或高危型HPV阳性，应做阴道镜。患者在一次中度核异质后应行阴道镜，但也可复查宫颈涂片。对于发现交界性核改变的宫颈管细胞，应行阴道镜。此外，如果患者发现中度或重度核异质、可疑浸润或可疑腺肿瘤，均应行阴道镜。对于连续三次取样不满意者，也应行阴道镜。

> 巴氏涂片的处理指南在不同国家均有区别。在澳大利亚，发现一次HSIL或PHISL或>35岁发现LSIL和2年内无正常的涂片结果，均应做阴道镜。因此，LSIL或PLSIN的女性在12个月后复查宫颈涂片，当第二次图片结果仍异常时，应做阴道镜。

阴道镜使用带光源的双目显微镜检查宫颈，通常为使用窥器显露宫颈的门诊操作。鳞状肿瘤通常发生在邻近鳞柱交界的位置。如果阴道镜不能看到宫颈整体，CIN就不能通过阴道镜来排除、需要行宫颈锥切术。

病生理

鳞柱交界的移动与解剖学的宫颈外口相关。雌激素在青春期、妊娠期或口服避孕药后发生变化，继而鳞柱交界外移，使柱状上皮暴露于阴道的低pH环境。这通过鳞状化生转化回鳞状上皮。当前的鳞柱交界区和宫颈阴道部之间的区域叫作转化带，浸润前期的病变最常发生于转化带。

阴道镜表现

肿瘤细胞跟正常鳞状上皮细胞相比，细胞核增大，表面糖原减少。这可能与其下方的血管过度生长有关。当暴露于5%的乙酸时，细胞核蛋白凝固，肿瘤细胞呈典型的白色表现（图20–9）。上皮细胞下方的小血管可能呈点状或镶嵌状，因为毛细血管增多。肿瘤细胞跟复方碘液（希勒碘液）不起

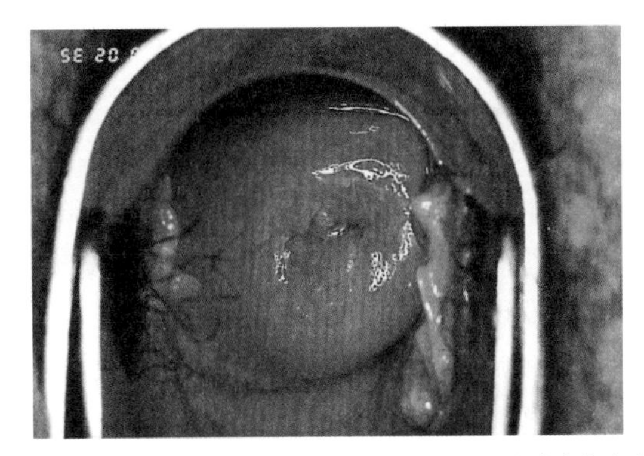

图20–9 CIN1的阴道镜表现。宫颈前唇CIN1的醋酸白表现

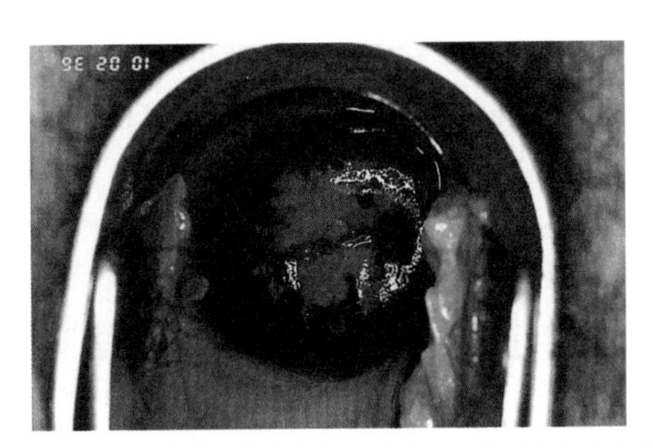

图20–10 CIN2的阴道镜表现。异常上皮细胞无法被碘染色

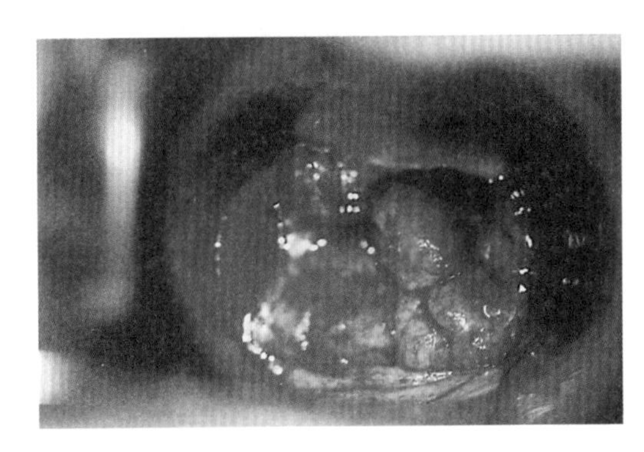

图20–11 浸润性宫颈癌的阴道镜表现

反应，而正常细胞会被染色（图20–10）。在外观最异常区域取活检可确定诊断。早期浸润性癌的特点为带有异常血管的凸起或溃疡、糟脆组织、或有明显嵌合体的粗糙点，触诊质硬，常有接触出血。在进展性疾病中，宫颈固定、被疣状肿物占据（图20–11）。

人乳头瘤样病毒

某些分型的HPV与宫颈肿瘤病变相关。6型和

11型HPV与低级别CIN和尖锐湿疣相关，但有14种高位亚型包括最常见的16型和18型与高级别CIN和宫颈癌相关。HPV被认为是宫颈癌的必要原因而不是唯一病因。在95%的鳞状细胞癌和60%的腺癌中存在HPV，但是必须指出，在10%～30%的正常宫颈中会发现HPV DNA存在于宫颈上皮。

在宫颈筛查中检测高危型HPV的意义已被广泛研究。这一检测对发现宫颈病变的敏感性远高于传统的细胞学，但是并不是所有感染高危型HPV的女性都会进展为临床疾病。高危型HPV的检测用于为阴道镜进行交界性细胞学的分类提供参考、高级别宫颈病变治疗后的随访评估和宫颈细胞学检测时的初筛工具。但是，其成本-效果仍在研究，因此HPV检测在英国并不常规开展，在澳大利亚仅用于随访。

理论上来说，因为预防特定高危型HPV感染可以避免宫颈癌的发生，因此宫颈癌可以通过免疫阻断HPV的办法来减少。预防16型和18型HPV感染理论上可以避免超过70%的宫颈癌。避免16型和18型HV感染的国家疫苗计划于2000年后期被引入，为12～13岁女性提供疫苗，但是可能需要很多年才能观察到宫颈癌发病率的下降。

宫颈上皮内瘤变

这是组织学诊断，通常来源于阴道镜直视下活检，表现为鳞状上皮不同程度的分化减少、分层和核异型（图20-12）。它可通过浸犯转化区的角化上皮，延伸至宫颈表面下方5mm，但不会超过基底层。发病机制与浸润性癌相同，但高峰年龄早10年。在英国，根据异常细胞替代上皮细胞的比例，CIN分为轻度（CIN 1）、中度（CIN 2）和中度（CIN 3）。25%的CIN 1在2年后会进展为更高级别病变，30%～40%的CIN 3在20年后会进展为癌。在年轻组，约40%的低级别病变（CIN 1）在未治疗情况下，6个月会逆转为正常。

宫颈腺上皮瘤样病变（CGIN）是在柱状上皮发生的同等病变，与宫颈腺癌的发生相关。2/3的病例与CIN并存。不能依赖宫颈细胞学检测宫颈腺癌或CGIN，筛查对发病率无影响。

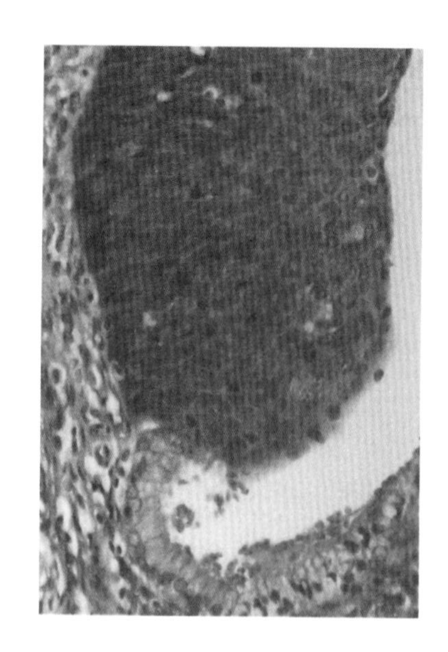

图20-12 CIN3的组织学

治疗

低级别CIN可每6个月行细胞学和阴道镜监测，因为其不会在6个月内进展为浸润性癌。也可被作为高级别病变治疗。

高级别病变（CIN-2和CIN-3、核异常的腺细胞）是直接治疗的指征，可切除或破坏感染区域（通常是整个转化区）。

破坏性治疗包括激光消融、冷灼术和凝固热疗。消融技术仅适用于整个转换区均可被暴露，没有证据证明腺异常或浸润性癌适用，对于细胞学和组织学结果无差异。切除可通过手术刀、激光或热环（转化区大环形切除术，LEEP，图20-13）。激光和LEEP可在局麻下开展。子宫颈阴道部病变的治疗应去除深达至少7mm组织。当无法看到鳞柱交界区或疑似腺上皮病变时，需行深锥切来保证所有宫颈管被取材（图20-14）。建议患者术后禁性生活和禁用卫生棉条4周以避免感染。CIN很少行子宫切除，但当有其他指征时可行子宫切除。

锥切并发症

最常见的并发症是出血，可能在术后12h原发，在术后5d和12d继发。出血可能很丰富，但可通过阴道填塞、烧灼或宫颈缝合止血。继发性出血

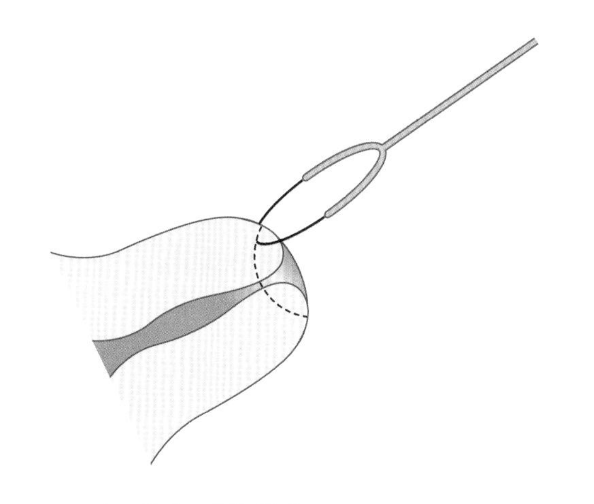

图20–13 宫颈的大环形切除术

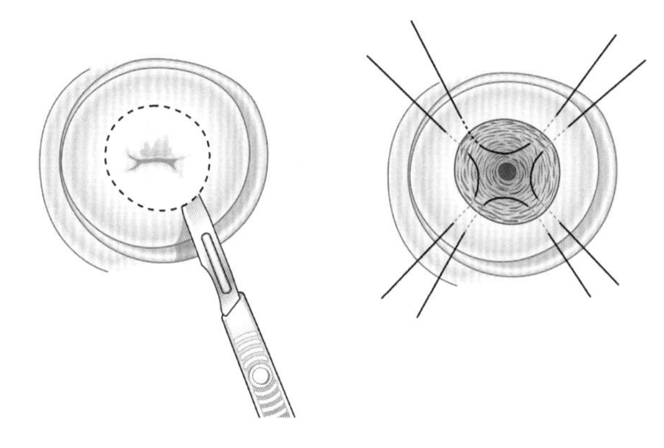

图20–14 宫颈锥切活检（左），四点褥式缝合法用于控制宫颈残端出血（右）

通常与感染相关，因此可通过输血和抗生素治疗。

远期并发症包括宫颈狭窄，伴痛经和子宫积血。锥切和LEEP可能导致宫颈功能不全和继发性孕中期流产、早产和早产型胎膜早破。

随访

约5%的女性在治疗后疾病持续或复发。宫颈细胞学可用于随访。在英国，CIN–2和CIN–3或GIN的女性，在接受治疗后6个月和12个月应行宫颈刮片，接下来9年内每年复查，9年后每3年筛查。在澳大利亚，患者一旦连续1年间隔的细胞学正常或高危型HPV阴性后，回到正常的筛查。如果高级别病变在随访中存在，应行进一步切除治疗。对于低级别病变治疗后的患者，应6个月、12个月和24个月复查，然后回到常规筛查计划。如果低级别病变在第一次阴道镜后持续存在2年，至少应行活检。

宫颈癌

宫颈癌是全球范围内第二常见的女性恶性肿瘤。在很多国家，宫颈癌是女性癌症死亡的首要因素。在英国，2007年的发病率为9.1/100 000，其中2279个新发病例，2008年有759个死亡病例。宫颈癌与性行为直接相关。相关危险因素，包括初次性生活过早、性伴数目多、吸烟、社会经济地位低、感染HPV和免疫抑制。

跟其他妇科癌症相比，宫颈癌影响着年轻女性，高峰发病年龄为35～39岁。

病理

宫颈浸润性癌分两种类型。70%～80%病变为鳞状细胞癌，20%～30%为腺癌。从组织学上讲，浸润程度决定了疾病分期（表20–4）。

肿瘤转移

宫颈癌通过直接局部蔓延和淋巴及血管转移。淋巴转移发生于约0.5%的ⅠA1期女性，在ⅠA2期上升至5%，Ⅱ期上升至40%。首先转移至髂外、髂内和闭孔淋巴结。继而也可能转移至腹股沟、骶骨和主动脉淋巴结。血管–骨髂转移可发生于肺、肝脏、骨骼和肠道。

临床表现

ⅠA期通常无症状，在常规宫颈细胞学筛查中发现。浸润性宫颈癌主要症状为同房后出血，稀薄、水样、有时为血性的臭味分泌物，当肿瘤坏死时有不规则阴道出血。晚期侵犯宫旁时可能侵犯输尿管，导致输尿管梗阻和肾衰竭。侵犯神经和骨骼会导致剧烈、持续疼痛，侵犯淋巴管会导致淋巴梗阻，伴难治性下肢水肿。

肿瘤可能分别向前或向后侵犯膀胱或直肠。侵犯膀胱可产生尿频、排尿困难和血尿，侵犯肠道可引起里急后重、腹泻或直肠出血。肿瘤可能原发于宫颈管，导致宫颈的柱状或桶状增大而没有外生肿

表20-4 宫颈癌的FIGO分期（2009）

I期	肿瘤严格局限于宫颈（扩展至宫体可以被忽略）
	I A：镜下浸润癌，间质浸润深度≤5.0mm，水平浸润范围≤7.0mm
	I A1：间质浸润深度≤3.0mm，水平浸润范围≤7.0mm
	I A2：间质浸润深度>3.0mm，但不超过5.0mm，水平浸润范围>7.0mm
	I B：临床肉眼可见病灶局限于宫颈，或是临床前病灶大于 I A期 *
	I B1：临床肉眼可见病灶最大直径≤4.0cm
	I B2：临床肉眼可见病灶最大直径>4.0cm
II期	肿瘤已经超出宫颈，但未达盆壁，或未达阴道下1/3
	Ⅱ A：无宫旁组织浸润
	Ⅱ A1：临床肉眼可见病灶最大直径≤4.0cm
	Ⅱ A2：临床肉眼可见病灶最大直径>4.0cm
	Ⅱ B：有明显宫旁组织浸润
III期	肿瘤侵及盆壁和（或）侵及阴道下1/3和（或）导致肾盂积水或无功能肾
	ⅢA：肿瘤侵及阴道下1/3，未侵及盆壁
	ⅢB：肿瘤侵及盆壁和（或）导致肾盂积水或无功能肾
Ⅳ期	肿瘤超出真骨盆或（活检证实）侵及膀胱或直肠黏膜。泡状水肿不能分为Ⅳ期
	ⅣA：肿瘤侵及邻近器官
	ⅣB：肿瘤侵及远处器官

* 所有肉眼可见病灶，即使是浅表浸润也都定义为 I B期。浸润癌局限于测量到的间质浸润范围。最大深度为5mm，水平范围不超过7mm。无论从腺上皮或者表面上皮起源的病变，从上皮的基底膜量起浸润深度不超过5mm。浸润深度总是用mm来报告，即使那些早期（微小）间质浸润（~1mm）。无论脉管间隙受侵，均不改变分期

** 直肠检查时，肿瘤与盆腔壁间没有无肿瘤浸润间隙。任何不能找到原因的肾盂积水及无功能肾病例都应包括在内

瘤的症状。

外生型肿瘤可蔓延至宫颈阴道部以外，表现为菜花样肿瘤。肿瘤最终溃烂、替代正常宫颈组织，向外蔓延至阴道壁。

晚期患者死于双侧输尿管梗阻导致的血尿、败血症、全面的恶病质和消耗导致的出血。

辅助检查

宫颈癌的诊断依靠肿物活检后的组织学，通常应该取至少5mm的深度以鉴别微小浸润癌和浸润性癌。诊断性LEEP可能是必要的。除 I A1期外，通常建议行麻醉下的阴道和直肠检查伴或不伴阴道镜。腹腔和盆腔核磁检查用于评估宫旁和淋巴结情况。若怀疑肺部转移，也可行胸腔CT。PET-CT的作用仍在评估，但可考虑用于晚期疾病。

浸润癌的治疗

采用手术治疗或放疗/放化疗或二者联合。

对于 I A其要求保留生育功能的患者，行锥切术。对于 I A1期已经完成生育者，行单纯子宫切除术。

对于 I B～Ⅱ A期，行扩大子宫切除或放疗。手术和放疗的治愈率相似，但手术可能减少远期阴道狭窄的发生率。对于绝经前的患者，手术也可保留卵巢功能。Ⅱ～Ⅳ期患者通常行放化疗，以铂类为基础的每周化疗和腔内和外照射放疗。

手术-根治性子宫切除和盆腔淋巴结切除

根治性子宫切除（图20-15）包括子宫、宫旁和上1/3阴道的切除。卵巢可以保留。这种方法联合髂内、髂外和闭孔淋巴结切除适用于 I B1和早期Ⅱ A1的患者。并发症包括出血、感染、盆腔血肿、淋巴囊肿/水肿、膀胱功能障碍和损伤输尿管、膀胱（其中2%～5%可能形成瘘），但是，阴道狭窄的发生率低于放疗，因此，性功能更好的得到保留，使这种治疗方法成为年轻女性的选择。根治

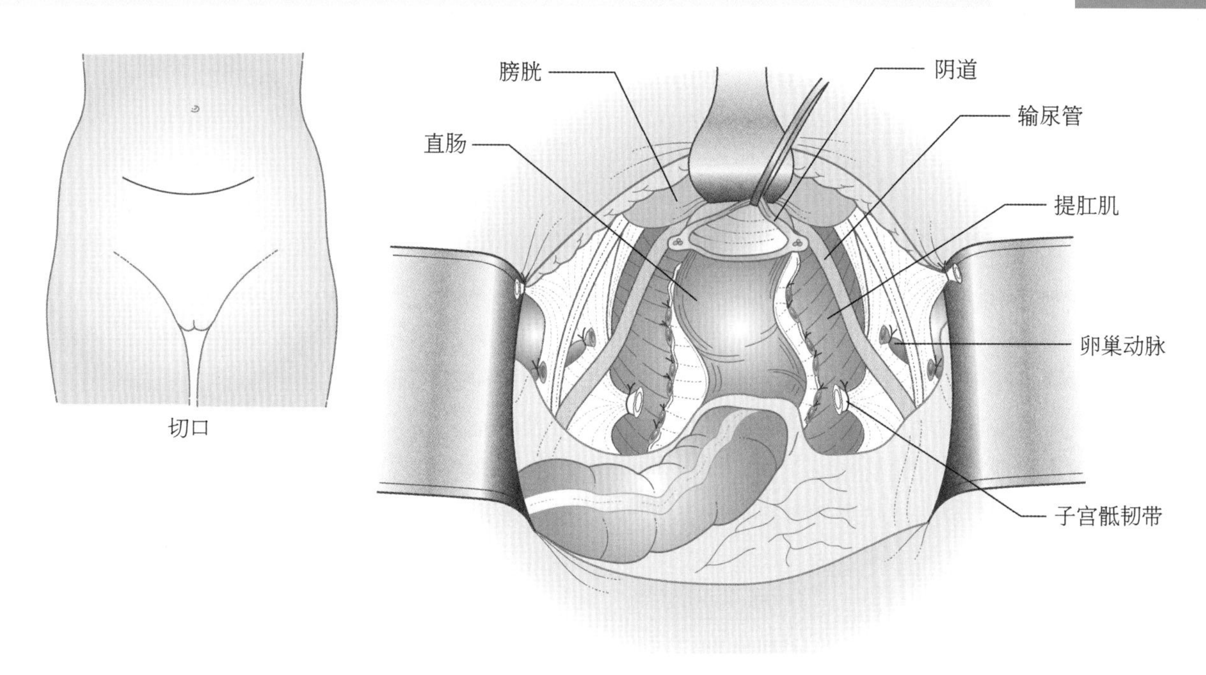

图20–15 根治性子宫切除包括子宫、宫旁和阴道上1/3的切除

性宫颈切除加盆腔淋巴结切除加预防性宫颈环扎术可用于要求保留生育功能的ⅠB1期、肿瘤病灶小（<2cm）的患者。

放疗/放化疗

这种方法用于治疗其他期别的宫颈癌和大病灶的IB期患者或不适于手术的患者。早期病变的相应分期的生存情况与手术相似。辅助放化疗也被用于术中发现淋巴结受累的患者。

化疗以铂类为基础的每周疗法，并结合放疗。

放疗为将镭、铯或钴–60的放射源植入宫腔和阴道残端和外照射骨盆壁。并发症包括对正常组织的过度辐射、放射性膀胱炎或直肠炎、形成瘘和阴道狭窄。

预后

主要取决于分期和淋巴结情况。5年生存率分别为：Ⅰ期85%，Ⅱ期60%，Ⅲ期30%，Ⅳ期10%。

经放疗的Ⅰb期患者五年生存率可达90%。

少量放疗后4～6周行根治性手术得到相似的数据，Ⅰ期的5年生存率为77%，ⅡA期为69%。

1/3的宫颈癌患者复发、预后差。

局部复发累及膀胱或直肠但未到达其他器官者，有时可通过根治性切除或全膀胱切除和直肠切除来行治疗性手术。

子宫恶性疾病

子宫内膜癌

在发达国家，子宫内膜腺癌是最常见的妇科癌症之一。在英国，列妇科癌症的第4位，占5%的所有女性癌症，标准化计算后的年发病率在过去15年内增长了超过40%，主要发生于绝经后女性，发病高峰年龄为60～75岁。

子宫内膜癌与特定的因素相关，如未产、绝经晚、糖尿病和高血压，也可为遗传相关。患有遗传性非息肉性结肠直肠癌（HNPCC）综合征的女性，其子宫内膜癌和卵巢癌及结直肠癌风险增加。但是，最重要的危险因素为高雌激素状态。

- 肥胖：卵巢基质于绝经后持续分泌雄激素，它可在脂肪中转化为雌酮。雌酮作为无抵抗的雌激素作用于子宫内膜，导致子宫内膜增生或恶变。
- 外源性雌激素：无抵抗的雌激素作用，特别是绝经后激素替代治疗与子宫内膜癌的发病率增加相关。每月至少补充10d孕激素可降低患病风险，雌孕激素联合的口服避孕药可降低发病率。

- 内源性雌激素：分泌雌激素的卵巢肿瘤如颗粒细胞肿瘤与子宫内膜癌的发病风险增加相关。
- 乳腺癌治疗中的他莫昔芬：使用他莫昔芬治疗乳腺癌会轻度增加子宫内膜癌风险，但大多数可早期发现并预后良好。
- 子宫内膜增生：无对抗的雌激素对子宫内膜的长期刺激可能导致子宫内膜增生，表现为严重或不规则阴道出血后的闭经。子宫内膜增生可分为单纯、复杂和不典型增生。不典型增生的女性有高达50%的概率并发子宫内膜癌、30%的概率未来会进展为癌。这些女性通常行子宫及双附件切除。对于单纯或复杂性增生不伴不典型增生的患者，内膜癌的发病率<5%，这类患者可给予孕激素保守治疗。

症状

最常见的症状为绝经后出血。但是，对于绝经前女性，子宫内膜癌与不规则阴道出血和进行性增多的月经相关。绝经后宫腔积液的女性也应怀疑子宫内膜癌，这些女性常表现为脓性阴道分泌物。

病理

子宫内膜癌可分为两型。I型指子宫内膜样腺癌，此型与高雌激素状态相关，因此其危险因素为各种原因的高雌激素，如肥胖、糖尿病、无对抗的雌激素等。II型表现为其他病理类型，如浆液性乳头状癌和透明细胞癌。这些癌倾向于恶性行为高、伴预后差。

大多数子宫内膜癌为子宫内膜样（I型）癌，镜下表现包括多角细胞的聚集，伴细胞核深染和大量核分裂。

子宫内膜癌局部生长（图20–16），肿瘤直接蔓延入肌层，经宫颈、脉管和癌性物质转移。也可淋巴转移至盆腔和主动脉旁淋巴结。

检查

主要检查包括经阴道超声来评估子宫内膜厚度和子宫内膜吸管来获取子宫内膜组织行组织学检查。但是，通过子宫内膜厚度来评估对于绝经前和围绝经期女性是不可靠的，以为子宫内膜厚度会随月经周期改变。对于超过40岁阴道出血的女性，子宫内膜抽吸可作为评估子宫内膜的一线检查。子宫内膜抽吸使用不同类型的子宫内取样器，如Pupelle取样器。Pipelle取样器是一种直径小（如

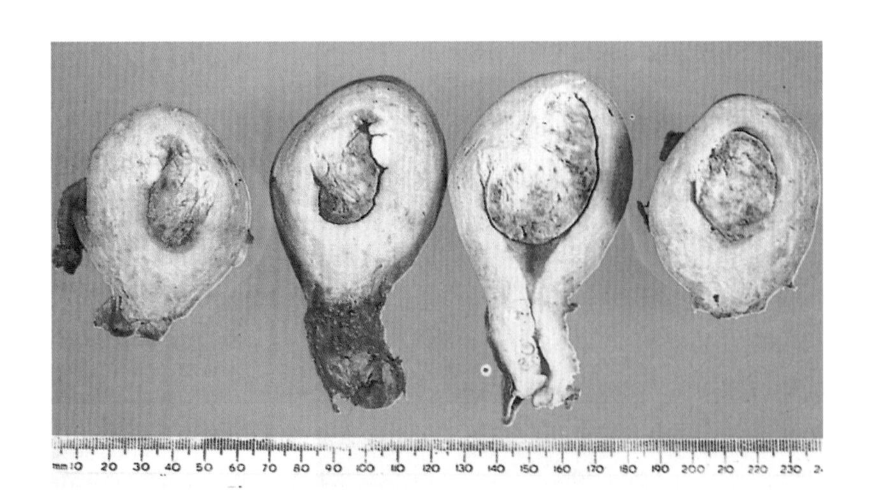

图20–16 子宫内膜腺癌。多步切除显示子宫内膜癌侵犯肌层实质

3mm）的透明塑料管，能在不麻醉、不扩张宫颈的情况下进入宫颈口。但是，如果内膜取样不成功或不确定或取样结果为阴性但症状持续存在，应行诊断性宫腔镜和活检。行诊断性宫腔镜检查时，宫腔镜是一种狭窄、坚硬的内镜，可通过宫颈口，宫腔可被气体或液体膨胀。宫腔可被直视，任何部位的子宫内膜病变可被直视下活检。操作的危险性小，但并发症包括子宫穿孔、宫颈裂伤、盆腔感染和膨宫介质反应。子宫内膜活检的组织学结果可明确子宫内膜癌的诊断。

治疗

主要的治疗方式为全子宫加双附件切除术。对所有患者常规行盆腔加腹主动脉旁淋巴结切除存在争议。检查包括全血细胞分析、肝肾功能检查、X线胸片；此外，根据患者的个体状况，还包括心电图、血糖等。CA125在进展期疾病中可能升高，术前水平有助于随后的疾病监测。术前可评估子宫外疾病的风险，包括高级别病变、不良病理类型（如浆液或透明细胞癌）、肿瘤大小及子宫肌层浸润深度。肿瘤大小和子宫肌层浸润深度术前可通过影像学如超声、CT或MRI来评估。目前，MRI是应用最广泛的技术，它能帮助评估子宫肌层浸润、宫颈浸润和淋巴结转移。然而，MRI的准确性有限，可能不对所有患者有价值。全子宫切除可以通过开腹、腹腔镜或阴式完成。需个体化评估患者来决定最佳途径。

对于有复发高危因素的患者常辅助放疗。阴道近距离放射疗法可降低局部残端复发。虽然此法不能提高患者长期预后，但能减少阴道和盆腔复发风险。晚期患者应行肿瘤细胞减灭术加化疗，加或不加放疗。细胞毒药物如卡铂和多柔比星用于治疗复发性疾病，但有效率低（20%）。

预后

子宫内膜癌的分期为手术分期（表20–5）。预后主要取决于疾病分期和其他预后因素，包括年龄、病理类型和分级。对于ⅠA期患者，浅肌层浸润者，5年生存率能超过90%；深肌层浸润和Ⅲ期的患者，如果病变仅位于子宫，5年生存率只有约60%。对于Ⅱ期、Ⅲ期和Ⅳ期患者，5年生存率分别为70%～80%、40%～50%和20%。浆液性乳头状癌和透明细胞癌预后更差，5年生存率分别为50%和35%。

表20–5 **子宫内膜癌手术病理分期（FIGO，2009）**

分期	描述
Ⅰ期*	癌局限于宫体
	Ⅰa无或<1／2肌层浸润
	Ⅰb≥1／2肌层浸润
Ⅱ期*	肿瘤累及宫颈间质，未超出子宫**
Ⅲ期*	肿瘤局部播散
	Ⅲa：肿瘤累及子宫浆膜和（或）附件
	Ⅲb：阴道和（或）宫旁受累
	Ⅲc：盆腔和（或）腹主动脉旁淋巴结转移
	Ⅲc1：盆腔淋巴结
	Ⅲc2：腹主动脉旁淋巴结转移
Ⅳ期*	膀胱和（或）直肠转移，和（或）远处转移
	Ⅳa：膀胱和（或）直肠转移
	Ⅳb：远处转移包括腹腔外和（或）腹股沟淋巴结

* G1、G2、G3任何一种

** 仅有宫颈内膜腺体受累应当认为是Ⅰ期，而不再认为是Ⅱ期

\# 细胞学检查阳性应单独报告，并没有改变分期

子宫恶性间质肿瘤

非上皮性肿瘤占子宫恶性肿瘤的3%。总体来说，它们起源于子宫平滑肌（平滑肌肉瘤）或子宫内膜间质（间质肉瘤）。混合性恶性苗勒管瘤或癌肉瘤包含来自子宫内膜上皮细胞核间质的恶性成分。

间质肉瘤

这些肿瘤来源于子宫内膜间质，占子宫肉瘤的15%。发病年龄比其他子宫肿瘤年轻，45～50岁，表现为阴道分泌物和出血。子宫内膜间质肉瘤与子宫腺肌病和子宫内膜异位症相关。根据分裂象的数目和子宫内膜非腺性成分的相似度，被分为高级别和低级别。恶性混合性中胚层肉瘤包含平滑肌和间质的成分。

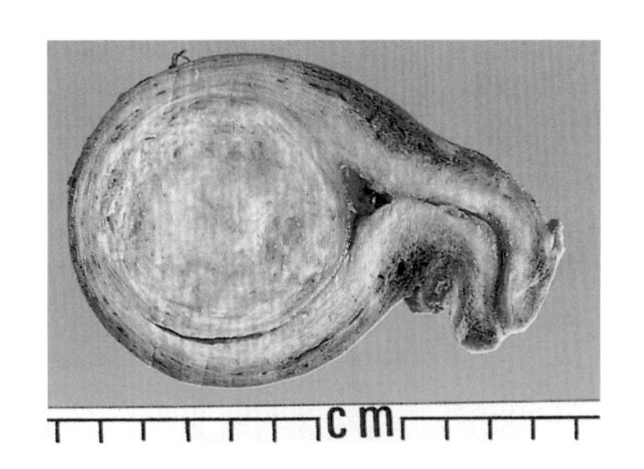

图20–17 巨大的混合性苗勒管肿瘤

混合性苗勒管肿瘤（癌肉瘤）

这些肿瘤（图20–17）包含上皮和间质成分。上皮成分通常是子宫内膜样的，但可为鳞状细胞或混合性的。其间质成分可是异源的（软骨母细胞瘤、骨肉瘤或纤维肉瘤）或同源的（平滑肌肉瘤、肉瘤前体）。平均发病年龄为65岁。检查时常发现增大的、形态不规则的子宫，伴肿瘤长出宫颈口。子宫外转移发生较早，仅有25%的患者确诊时病灶局限于子宫内膜。

平滑肌肉瘤

这类平滑肌肿瘤源自子宫肌层，仅占子宫恶性肿瘤的1.3%，发病罕见（0.7/100 000），高峰发病年龄为52岁，比子宫肌瘤高峰发病年龄晚10年。虽然子宫肌瘤的恶变率低（0.3%～0.8%），但5%～10%的平滑肌肉瘤发生于已存在的子宫肌瘤。临床上可能表现为疼痛、绝经后出血或快速增大的肌瘤，但经常无典型症状或因子宫肌瘤行子宫切除后诊断。治疗方法为子宫加双附件切除。辅助放疗和化疗能降低局部复发，但不能改善长期预后。快速增大的肌瘤、尤其是伴有疼痛和阴道不规则出血时，可能提示恶变。

> ! 肌瘤快速增大，尤其是出现了腹痛或阴道规则生血时，可能提示恶变。

治疗

子宫切除加尽可能的肉眼病灶切除，加放疗。低级别子宫内膜间质肉瘤与子宫内膜样癌类似，但其他类型预后差（5年生存率为20%～40%）。

卵巢病变

卵巢增大通常无症状，卵巢恶性肿瘤的无症状特点是其常在疾病晚期才被发现的主要原因。卵巢肿瘤可能为囊性或实行、功能性、良性或恶性，这是卵巢肿瘤临床表现、合并症的主要因素，在无直接检查的情况下，通常很难判断卵巢肿瘤的性质。

症状

卵巢肿瘤在小于10cm前很少表现出症状。常见的症状包括：

- 腹部增大——出现恶性表现，也可能与腹水相关。
- 压迫周围脏器如膀胱和直肠出现的症状。

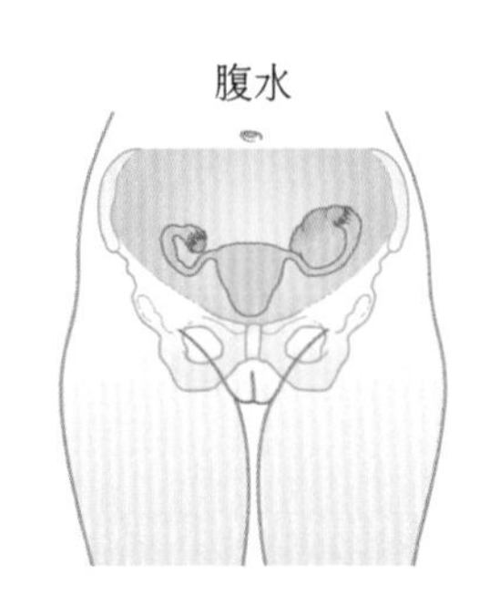

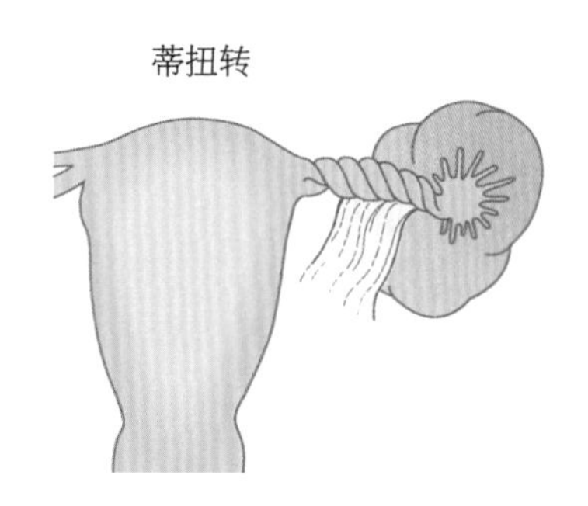

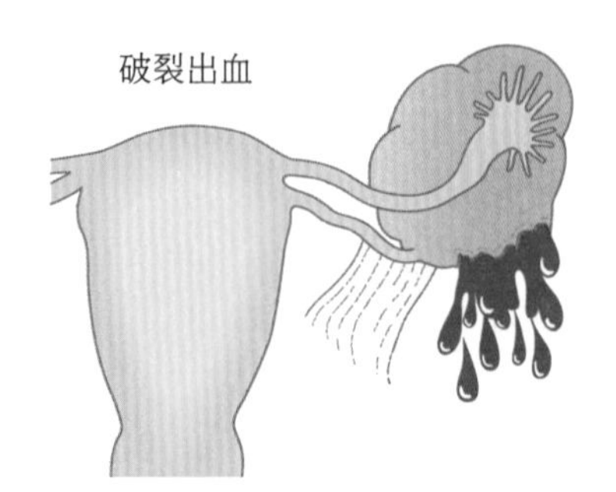

图20–18 常见的需要医学干预的卵巢肿瘤合并症

- 肿瘤合并症（图20–18）相关的症状如下。①扭转：急性卵巢蒂扭转导致肿瘤坏死，表现为急性腹痛和呕吐，当肿物坏死时疼痛好转。②破裂：囊肿内容物流至腹腔导致全腹疼痛。③肿瘤内出血为罕见并发症，但可能会导致腹痛，若出血严重可休克。④分泌激素的肿瘤可表现为月经周期紊乱。分泌雄激素的肿瘤可表现为多毛症。虽然大部分性索间质肿瘤无明显内分泌功能，但临床上最常见的内分泌肿瘤为上皮性肿瘤。

体征

查体可看到腹腔增大，叩诊隆起处中央呈浊音、两侧可共振。这些体征可能因腹水而模糊。小的肿瘤可在盆腔检查时发现，可在一侧或双侧穹窿部触及。但是，当肿物增大时，肿物可能更靠近中部，对于皮样囊肿，常位于子宫前方。大部分卵巢肿瘤触诊时质地不软，如果触诊时疼痛，可能怀疑感染或扭转。触诊时，良性卵巢肿瘤与子宫分离，活动度好。

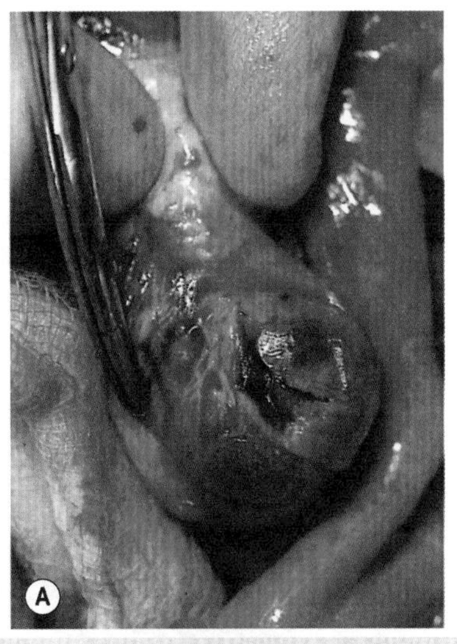

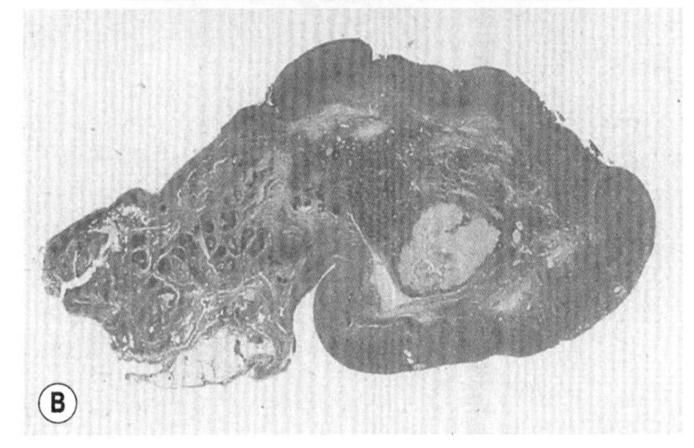

图20–19 A. 近月经中期的小滤泡囊肿；B. 组织学表现

卵巢良性肿瘤

功能性卵巢囊肿

这些囊肿只在月经周期中出现，直径很少超过6cm。

滤泡囊肿

滤泡囊肿（图20–19）是最常见的卵巢功能性囊肿，可能多发或位于双侧。囊肿直径很少超过4cm，囊壁包含颗粒细胞层，囊液为清亮液体，内富含性激素。这些囊肿通常使用氯米芬或促卵泡激素时出现（图20–20），可能对子宫内膜产生长期的雌激素作用，导致子宫内膜的囊腺性增生。

处理

这些囊肿能自然消退，但如果诊断后60d仍未消退，需修改诊断。可通过超声监测囊肿的大小及生长。

若持续的雌激素导致月经周期延长或经量增多，可注射孕激素1周行药物性撤退，或通过宫颈扩张及刮宫行手术干预。

黄体囊肿

黄体囊肿分为两种类型：

- 卵巢颗粒黄体囊肿是黄体的功能性囊肿，直径可能为4～6cm，发生在月经周期的后半期。持续分泌孕激素可导致闭经或月经延迟。这些囊肿通常带来疼痛，因此鉴别诊断困难，病史和差异可类似输卵管异位妊娠。有时囊肿内部出血而导致囊肿破裂形成腹腔内出血，囊肿扭转通常自然逆转，只有当腹腔内出血时需手术干预。
- 卵泡膜黄素化囊肿通常与在高绒毛膜促性腺激素的情况下产生，因此可在葡萄胎中发

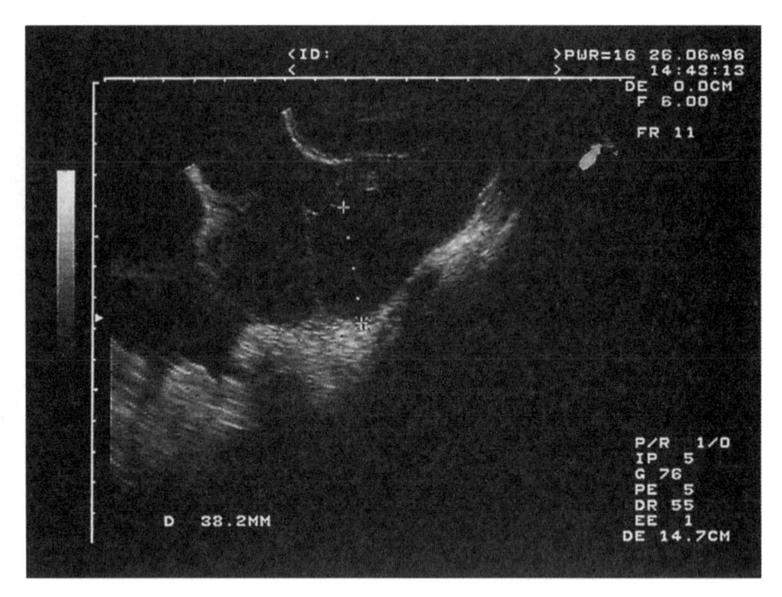

图20-20 盆腔超声提示多囊样卵巢过度刺激

现。囊肿可能为双侧，有时可破裂出血。一旦囊肿形成，可在超声下发现。通常可自然消退，但当发现明显卵巢出血时应手术干预。

良性肿瘤性囊肿

这类肿瘤可能为囊性或实性，来源于卵巢特殊细胞系。WHO卵巢肿瘤分类描述了卵巢源性肿瘤的复杂性，本章节仅讨论常见肿瘤。

上皮性肿瘤

浆液性囊腺瘤

这类肿瘤和黏液性囊腺瘤形成了卵巢囊性肿瘤最常见的类型。这类肿瘤可为单房，被立方上皮包裹，也可为多房，肿瘤的内外层均有乳头生长。通常难从外观鉴别良恶性。肿瘤壁有时含有钙化颗粒，称为沙砾体。其生长可为双侧，有时可增大并占据整个腹腔。

肿瘤常替代所有正常卵巢组织，此种情况应切除整个卵巢。若肿瘤小，可能行局部切除并保留卵巢组织。若双卵巢广泛受累或有恶性的证据最好行双附件加子宫切除术。

黏液性囊腺瘤

这类肿瘤为多房性，通常直体积巨大，文献报道最重可超过100kg。内容物由黏液组成，上皮细胞形成囊肿，细胞的典型特点为高柱状、分泌型上皮细胞，伴假复层表现，这种表现与宫颈管的上皮细胞相似，上皮细胞核基质可明显区分，很少形成乳头。这类肿瘤比浆液性囊腺瘤更不易变为恶性。

唯一的治疗方法是手术切除肿瘤。

> **! 应注意避免囊肿破裂，因为黏液性上皮会种植在腹膜腔，形成腹膜假黏液瘤。巨大的胶冻样物质可能在腹腔聚集。**

Brenner细胞瘤

Brenner细胞瘤是常见的实体肿瘤，发生在50岁以上的女性，很少为恶性。组织学特点为纤维结缔组织包绕的上皮细胞巢。

肿瘤切面呈淡红色，除此之外与卵巢纤维瘤类似。有时为双侧，局部切除为安全的治疗方法。

性索间质肿瘤

分泌激素的卵巢肿瘤很少但非常重要。

颗粒细胞瘤

这些肿瘤起源于卵巢颗粒细胞，能产生雌激素，占卵巢实性肿瘤的3%（图20−21）。约25%表现为恶性。由于颗粒细胞瘤可出现在任何年龄，症状与发病年龄有关。青春期前的肿瘤可导致性早熟，生育期女性延长的雌激素会导致囊腺性增生和不规则及延长的阴道出血。约50%病例为绝经后女性，表现为绝经后阴道出血。若肿瘤为组织学良性，手术可进行卵巢切除。若有恶性证据，则有指征行盆腔清除术。

卵泡膜细胞瘤起源于纺锤形的卵泡膜细胞，但常混有颗粒细胞并分泌雌激素。一侧卵巢的卵泡膜细胞瘤通常伴有对称卵巢的卵泡膜细胞增生。

卵巢睾丸母细胞瘤

这类肿瘤为Sertoli−Leydig细胞瘤，是罕见的能分泌雄激素的肿瘤，常发生在20−30岁。临床表现包括闭经、乳房不发育、面部和体部多毛、声音低沉、阴蒂增大。诊断需鉴别分泌雄激素的肾上腺肿瘤，并发现卵巢肿物。治疗方法为患侧卵巢切除。约25%为恶性。

生殖细胞肿瘤

生殖细胞肿瘤可能源于早期胚胎。

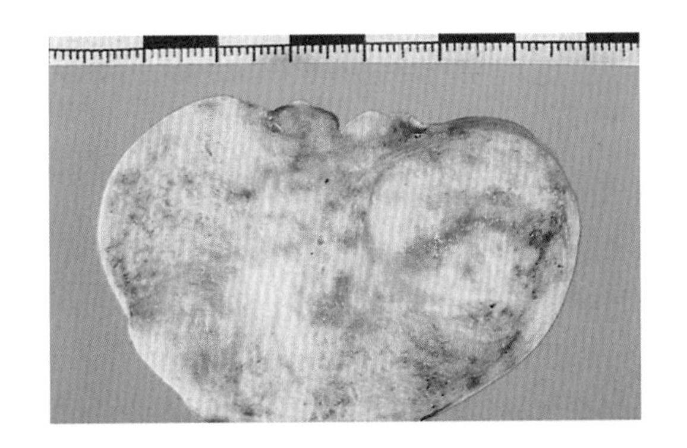

图20−21 颗粒细胞瘤，实性肿瘤的白色切面周围的出血区域

成熟性囊性畸胎瘤（皮样囊肿）

良性囊性畸胎瘤占卵巢实性肿瘤的12%～15%，它包含大量胚胎成分，如皮肤、毛发、脂肪和肌肉组织、骨骼、牙齿和软骨（图20−22）。有些成分可在影像学检查发现。

这些肿瘤通常被偶然发现，因为它们常无症状，除外发生扭转或破裂，释放脂肪物质引起化学性腹膜炎。皮样囊肿常在子宫前方。12%为双侧，虽然常为良性，但约2%为恶性。某种特定成分占主要优势。甲状腺组织（卵巢甲状腺肿）的生长可能导致高甲状腺激素血症。

这些囊肿可被手术切除并保留卵巢组织。通常为双侧，故手术切除前检查双侧卵巢非常重要。

皮样囊肿是年轻女性最常见的卵巢实性肿瘤。

纤维瘤

这类卵巢实性肿瘤罕见。可能伴腹水或胸腔积液，称为Meigs综合征。

瘤样囊肿

这组疾病包括子宫内膜异位性囊肿、妊娠黄体瘤和生殖细胞囊肿。治疗取决于肿瘤的性质，单纯囊肿切除即可。

子宫内膜异位性囊肿

子宫内膜异位症含有积血的巧克力样液体、增

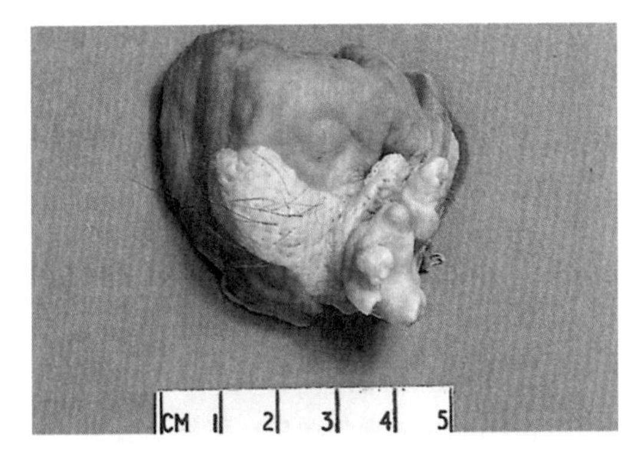

图20−22 皮样囊肿（良性囊性畸胎瘤）内含牙齿和毛发

厚的纤维样囊壁（参见图16-13）。囊壁有子宫内膜细胞组成，在陈旧囊肿中可能消失。后面将讨论治疗方法。

卵巢恶性肿瘤

卵巢癌是英国女性的第5大肿瘤，是英国女性死亡的第4位原因。虽然排在子宫内膜癌之后，在妇科癌症中第2常见，是妇科癌症死亡的首要原因。2008年，英国女性卵巢癌的终生患病风险为约1/54。发病率随年龄增长而增长，80%患者在50岁后确诊。预后差部分是由于诊断晚，很多患者早期缺乏明显症状。

病因学

虽然卵巢癌病因不明确，但有一些公认的危险因素。

遗传

约1%卵巢癌患者的家族呈乳腺癌和卵巢癌的常染色体显性遗传。这些家族的女性成员终生有40%的患病风险，他们中很多女性已发现BRCA1或BRCA2基因缺陷。

产次和生育

多产妇比未产妇患卵巢癌的风险降低40%，但是治疗不孕症失败的女性可能患病风险增加。口服避孕药能减少60%的发病率。

病理

原发性卵巢癌

卵巢癌的组织学类型分布如下。

上皮性

这类占卵巢恶性肿瘤的85%，上皮性癌包括以下亚型。

- 浆液性囊腺癌是卵巢癌最常见的组织学类型（占40%），通常为单房，可能为双侧。这类肿瘤比相应的良性肿瘤更易含有实性成分。

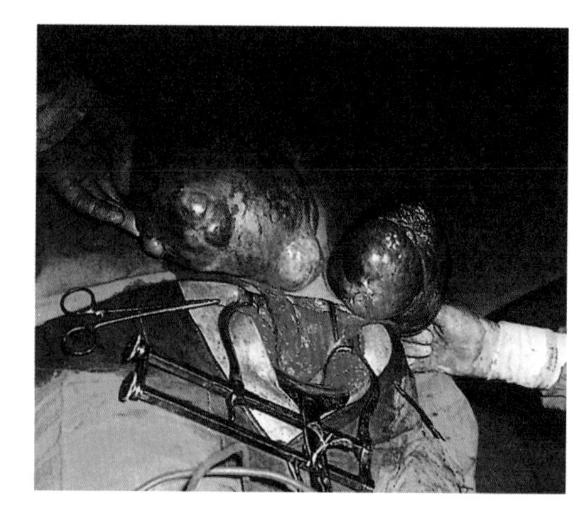

图20-23 双侧的多囊性卵巢恶性肿瘤

- 黏液性囊腺癌：这类多囊性肿瘤（图20-23）是被柱状腺细胞包裹的充满黏液性囊肿的肿瘤，可能与阑尾肿瘤相关。
- 子宫内膜样囊腺癌跟子宫内膜腺癌相似，20%的病例与子宫癌相关。
- 透明细胞囊腺癌是最常见的与子宫内膜异位症相关的卵巢恶性肿瘤。特点为被鞋钉样表现和透明胞浆的上皮细胞包绕的薄壁、单房性囊肿。
- Brenner或移行细胞囊腺癌常与黏液性肿瘤相关，比膀胱来源的类似肿瘤预后更好。

低度恶性肿瘤或交界性肿瘤占原发上皮性癌的10%～15%。主要为浆液性或黏液性肿瘤。恶性肿瘤的细胞学表现包括分裂象增多及多层的细胞异型性、但不伴浸润。此类肿瘤比浸润性疾病预后明显改善，Ⅰ期的5年生存率超过95%，但晚期复发率为10%～15%。

性索间质肿瘤

这类肿瘤相对少见，仅占原发性卵巢癌的6%。

- 颗粒细胞瘤：为实性、单侧、出血性肿瘤，是最常见的分泌雌激素肿瘤。组织学特点为存在卡-埃氏小体。
- 支持-睾丸间质细胞肿瘤：约25%的此类肿瘤为恶性，可能表现为雄激素过度分泌。

生殖细胞肿瘤

- 无性细胞瘤：这类实体肿瘤可能为体积小，也可大至充满腹腔。肿瘤切面呈灰粉色，镜下表现为肿瘤被纤维组织隔断、由排列在腺泡或巢周围的大多角形细胞组成。
- 畸胎瘤：恶性或未成熟畸胎瘤是最常见的实性、单侧、多组分异型性恶性肿瘤。这类肿瘤可分泌人绒毛膜促性腺激素、甲胎蛋白或甲状腺素。
- 内胚窦瘤或卵黄囊瘤，虽然这类肿瘤仅占生殖细胞肿瘤的10%～15%，但它是儿童最常见的生殖细胞肿瘤。表现为实性，肿块含有被扁平间质细胞包绕成小囊。

继发性卵巢癌

卵巢是原发于乳腺、生殖道、消化系统和造血系统的恶性肿瘤的常见继发转移场所。

Krukenberg肿瘤是消化道肿瘤的转移瘤。它是实性肿瘤，几乎为双侧。间质常富含细胞、可能表现为肌瘤样。上皮成分表现为明显着色的浆液样细胞，称之为印戒细胞。

卵巢癌分期

卵巢原发肿瘤的转移可为直接蔓延、淋巴或血管转移。卵巢癌的分期（表20-6）对于决定预后和治疗非常重要。理想情况下，应该在手术时通过探查和腹膜、膈、腹水细胞学、盆腔及腹主动脉旁淋巴结切除来确定分期。

诊断

早期卵巢癌常无症状。最常见的症状为腹部不适或腹胀。临床上，可能有盆腔包块和腹水。超声能除外其他原因如纤维瘤导致的盆腔包块并发现恶性特征（见下文）。应行X线胸片来发现胸腔积液。CT或MRI（图20-24）可发现转移。CA125是卵巢上皮性癌最常用的肿瘤标志物，但是15%的卵巢癌CA125正常，只有50%的早期癌会升高。

表20-6 **卵巢癌FIGO分期**

分期	描述
Ⅰ期	肿瘤局限于卵巢
	ⅠA：肿瘤局限于一侧卵巢，包膜完整，表面无肿瘤；腹水或腹腔冲洗液未找到恶性细胞
	ⅠB：肿瘤局限于双侧卵巢，包膜完整，表面无肿瘤；腹水或腹腔冲洗液未找到恶性细胞
	ⅠC：肿瘤局限于单或双侧卵巢并伴有如下任何一项：包膜破裂；卵巢表面有肿瘤；腹水或腹腔冲洗液有恶性细胞
Ⅱ期	肿瘤累及一侧或双侧卵巢伴有盆腔转移
	ⅡA：病变扩展和（或） 转移到子宫和（或）输卵管；腹水或腹腔冲洗液无恶性细胞
	ⅡB：病变扩展到其他盆腔组织；腹水或腹腔冲洗液无恶性细胞
	ⅡC：ⅡA或ⅡB病变，腹水或腹腔冲洗液找到恶性细胞
Ⅲ期	肿瘤侵犯一侧或双侧卵巢，并有显微镜证实的盆腔外腹膜转移和（或）局部淋巴结转移
	ⅢA：显微镜证实腹膜转移超出盆腔外
	ⅢB：盆腔外腹膜大块转移灶最大径线≤2cm
	ⅢC：盆腔外腹膜转移灶最大径线>2cm，和（或）区域淋巴结转移
Ⅳ期	远处转移，肝实质转移或胸膜渗出液有恶性细胞

治疗

治疗主要为手术和化疗。手术包括开腹子宫、双附件、大网膜切除加腹膜后（盆腔和腹主动脉旁）淋巴结切除，仔细探查并行腹膜活检，目的是去除肉眼病灶。预后与初次手术后的病灶残留量多少有关。

生殖细胞肿瘤常发生在年轻女性。应考虑患者生育力保留（如单侧输卵管卵巢切除、保留子宫和对侧卵巢），即使在发现转移病灶时也可考虑保留，因为肿瘤对化疗高度敏感。

化疗

有复发高危因素的患者应接受辅助化疗，高危因素包括高级别、不良组织学类型、IC期或更高期别等。以铂为基础的药物顺铂和卡铂是目前主要方法。主要的不良反应包括骨髓抑制、神经毒性和肾毒性。卡铂目前广泛替代顺铂，因其不良反应

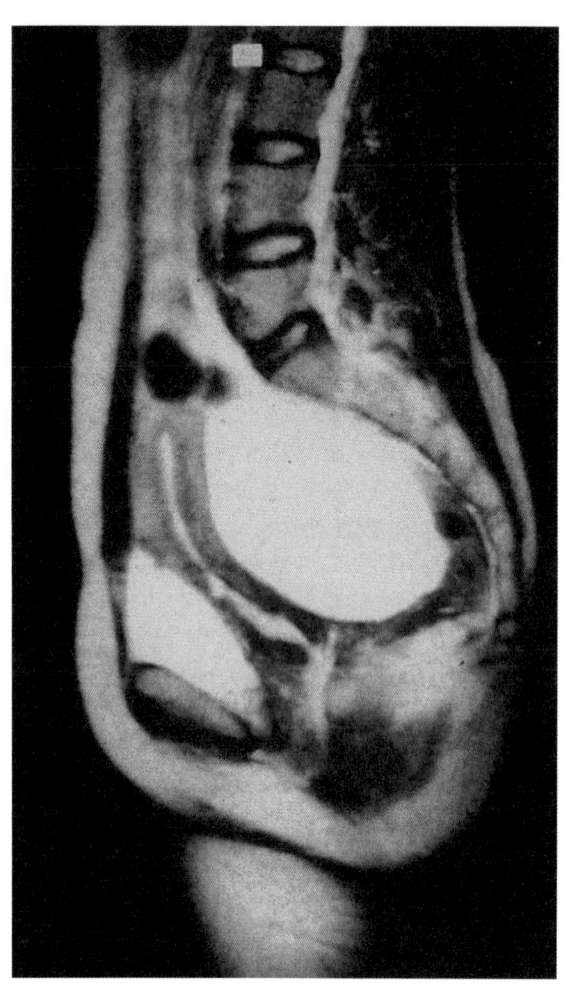

图20-24 巨大卵巢囊肿的MRI。肿瘤使子宫增大、延伸至子宫内膜

更小，通常应联合另一种卵巢癌敏感药物——紫杉醇。总的有效率高达80%。

交界性肿瘤

对于要求保留生育功能的年轻女性，可行单侧卵巢切除，并行严密的长期随访。

生殖细胞肿瘤

患者通常为年轻女性，可行化疗、不用切除子宫。

随访和复发的治疗

患者出现任何异常，如腹部不适、肿瘤标志物和临床检查异常都应随访。如果怀疑复发应行影像学检查。化疗是复发的主要治疗方法。若病灶局限并且复发间隔长，可行减瘤手术。对于铂敏感的患者，如初次治疗后大于12个月后复发，推荐再次使用一线化疗（卡铂和紫杉醇）。否则，虽有很多二线化疗方案，如脂质体多柔比星、吉西他滨等，但反应率仅为20%～30%。

预后

5年生存数据取决于分期和肿瘤是否被完整切除（表20-7）。

卵巢癌的筛查

由于早期卵巢癌预后比晚期好，如果疾病在无症状时可被早期诊断，总体预后就能改善。但是，最佳筛查策略目前仍不清楚。两个主要的筛查方法是超声和CA125检查。

由于很多绝经前女性的卵巢囊肿为功能性（滤泡或黄体），因此可能需要不止一次的超声检查。疑似恶性的症状包括肿瘤增大、囊肿内有分隔或实性成分、多普勒下血流增加。经阴道超声对于发现卵巢包块是敏感的，但它不能准确的鉴别卵巢癌和良性囊肿。这导致很多不必要的手术。

CA125是85%的上皮性肿瘤释放的糖原。通常对于绝经后女性使用的临界值为35U/L。单独使用

表20-7 **卵巢癌生存率**

分期	5年生存率（%）
Ⅰ期	89
Ⅱ期	66
Ⅲ期	34
Ⅳ期	18

CA125缺乏特异性。在其他部位恶性肿瘤（肝脏、胰腺）、子宫内膜异位症、盆腔炎、早孕期都会出现假阳性。

经阴道超声联合CA125的连续监测可能作为筛查策略。一些大规模多中心的研究目前正在进行中，研究将女性进行随机分为筛查组和非筛查组。这些筛查方法可能在早期检测出卵巢癌，但是是否能改善整体预后目前还是未知的。

妇科癌症姑息治疗的原则

虽然有很好的初始治疗，但疾病复发和进展在一定比例的妇科癌症患者中是不可避免的。在很多情况下，治愈已经是不现实的，多学科联合姑息治疗团队为患者提供支持治疗是非常重要的。姑息治疗的目的是提供身体和心理的支持，并且为最终的死亡结局做准备。患者的生活质量、自主权和尊严在生命的最后阶段是非常重要的方面。在患者与医护人员之间进行良好的共同和形成信任关系是实现治疗目的的关键。理想地说，姑息治疗的观念应该在适当的时机引入，不应该在治疗的关键时期，以便患者及其家属有时间接受和期待。决定是否继续抗癌治疗需要考虑对生活质量的整体获益，并应忍耐治疗带来的精神上的额外压力和不良反应。

无法控制的症状会带来严重的痛苦，所以症状控制是姑息治疗的重要领域之一。患者几乎都会经历疾病或治疗带来的疼痛。疼痛是主观感受，因此为了很好的控制疼痛，一方面要减少疼痛刺激，一方面要提高疼痛阈值。减少疼痛刺激需要根据病史仔细评估原因。治疗方法需根据机制靶向用药，如非甾体抗炎药能减少炎症产生的疼痛、抗副交感神经药物能治疗肠痉挛、三环类抗抑郁药或抗惊厥药如加巴喷丁能减少神经源性疼痛。

提高疼痛阈值可采用心理支持，可能辅以抗抑郁或抗焦虑药物。WHO提出缓解癌性疼痛的三阶梯疗法。使用药物要遵循如下顺序：非阿片类（如对乙酰氨基酚和阿司匹林）、弱阿片类（可待因）、强阿片类（如吗啡)。辅助药物是除止痛外有原发用药指证的治疗，但在某种程度上能帮助止痛，如抗惊厥和抗抑郁药。阿片类药非常有效，但它需要在合适的时机使用适当的剂量。它需要有规律地间隔给药，当疼痛反弹时，应额外加药。常见的阿片类药物副反应包括恶心、呕吐和便秘，因此当使用阿片类药物时，需常规使用缓泻药。患者可放心使用阿片类药物，因为适当的使用不会导致成瘾。

对于有广泛腹腔内病灶如晚期卵巢癌的患者，常发生肠梗阻和腹水。肠梗阻的症状很难完全消除。手术干预是最好的姑息方法，但由于广泛病灶的多处梗阻，很难实施手术。保守性治疗的目的是通过止吐药加或不加胃管联合静脉输液来减少恶心和呕吐。有时短期的皮质醇药物能减少肠道周围的炎性水肿来缓解梗阻。腹膜病变产生的腹水可行腹腔穿刺术，但腹水可能会再积聚并经常需反复穿刺。利尿药如螺内酯可能用于减少腹水增长速率。最终，当患者非常接近死亡时，治疗计划应集中在为患者和家人提供平和的有尊严的环境。当不适症状能被控制时，无用的医学干预应减少。最后，满足患者的文化和精神喜好非常重要，这样患者及其家人能感觉到她“走得很好”。

基本信息

恶性外阴疾病

- 通常在60岁左右发病
- 主要为鳞癌（92%）或腺癌（5%）
- 表现为瘙痒和病灶出血
- 局部蔓延或通过腹股沟和股淋巴结转移
- 主要治疗为根治性外阴切除和腹股沟淋巴结切除，并行个体化调整
- 若病灶局限于外阴，预后良好

恶性阴道肿瘤

- 罕见的原发恶性肿瘤，起源于阴道上1/3的鳞癌
- 转移常见部位为宫颈和子宫
- 表现为疼痛、出血和瘘
- 局部蔓延和淋巴转移
- 通常可放疗

宫颈筛查和疫苗

- 25～65岁女性每3～5年行细胞学检查
- 异常的细胞学需要行阴道镜和活检
- 12～13岁的女孩行HPV16和18型疫苗接种

宫颈癌

- 常见于低社会阶层、吸烟、初次性生活早和多性伴者
- 与疱疹和人乳头瘤病毒感染相关
- 可无症状，或表现为阴道出血、疼痛、肠道或膀胱症状
- 局部蔓延或髂、闭孔淋巴转移
- 早期的治疗方法为根治性子宫切除加盆腔淋巴结切除，否则行放化疗
- 不同分期的5年生存率为10%～90%

子宫内膜癌

- 绝经后女性的疾病
- 危险因素包括肥胖、未产、绝经晚、糖尿病和无抵抗的雌激素
- 常表现为绝经后出血
- 通过直接蔓延转移，但一般局限于子宫内
- 高分化的早期疾病可仅通过手术治疗，晚期疾病需要化疗和（或）放疗
- 早期的5年生存率为90%

恶性卵巢肿瘤

- 在英国，是女性死亡第4位原因
- 75%的患者发现时即为晚期
- 多数为上皮性
- 预后取决于诊断时的分期和初次手术后残留病灶的大小
- 5年生存率为35%～40%

姑息治疗的原则

- 多学科合作来控制症状，行身体和精神支持
- 三阶梯疗法缓解疼痛加或不加辅助药物
- 终末期应有治疗计划和家庭支持

第21章 21

脱垂及尿路疾病

原著者 *Ajay Rane and Jay lyer*

翻译 肖冰冰 审校 刘朝晖

学习目标

通过这章的学习你应该能够：

知识点

- 描述正常子宫和阴道的支持结构
- 描述正常控制排尿的机制和生理
- 描述尿失禁、尿频、尿路感染和泌尿生殖系脱垂的流行病学、病因和临床表现
- 评估常用于尿失禁和生殖器脱垂治疗中的和手术和非手术治疗，包括导管插入术、膀胱训练和盆底锻炼、药物治疗，包括无子宫切除的阴道修复、悬吊术。

临床能力

- 对有尿路症状或脱垂症状的女性进行病史采集
- 进行阴道检查来评估泌尿生殖系脱垂和盆底情况
- 选择用于评估尿失禁和脱垂的检查：微生物学，尿动力学，膀胱镜和影像学

专业技能和思维

- 思考尿失禁对于女性和社会的影响

子宫阴道脱垂

子宫和阴道的位置是通过多个牢固筋膜和韧带支持的（图21－1至图21－4）。我们对于盆底支持结构认识的转换加强了我们对盆底组织脱垂发展的病生理的理解。盆底器官分为3个水平支持，这在临床上和概念上容易掌握。宫骶韧带提供了阴道上部和宫颈（以及子宫外部）的第一水平的支持，从子宫颈和阴道上段连接处起始，走行于两侧直肠后面与第二、三和第四骶骨上有广泛连接。另一个重要结构是盆筋膜腱弓（ATFP，图21－3至图21－5），也被称为“白线”——闭孔内肌骨盆面的紧密骨盆结缔组织。盆筋膜腱弓从坐骨棘至耻骨结节，止于普通外科医师经常处理腹股沟疝和股疝的髂耻韧带（Copper韧带）。白线外面是紧固的盆腔结缔组织，提供第二水平的支持来悬吊阴道前后壁、膀胱和直肠。膀胱前面的支持以前被认为是耻骨膀胱宫颈筋膜或者“膀胱柱”，相对于直肠后面的支持也被称作直肠阴道筋膜。

第三水平的支持包括后面的会阴体和前面的耻骨尿道韧带。会阴体是复杂的纤维肌性组织，有多个结构与之连接。它的头侧边界是直肠阴道间隔（Dennonviller筋膜），近尾部是会阴部皮肤，前

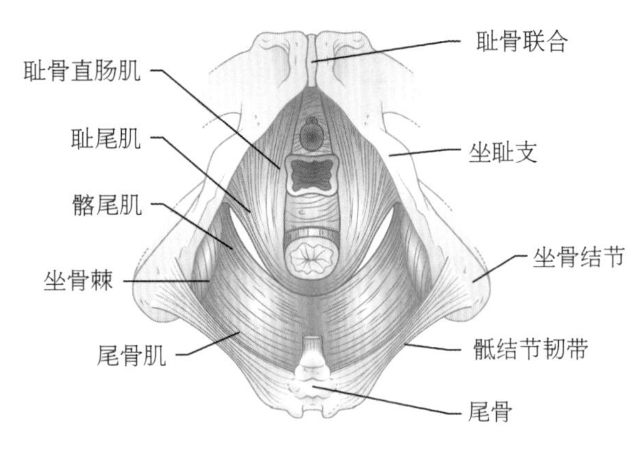

图21-1 盆膈下面观

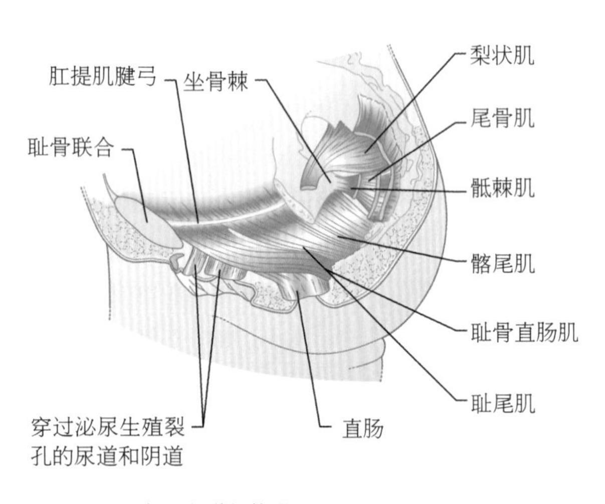

图21-2 盆底肌肉群矢状观

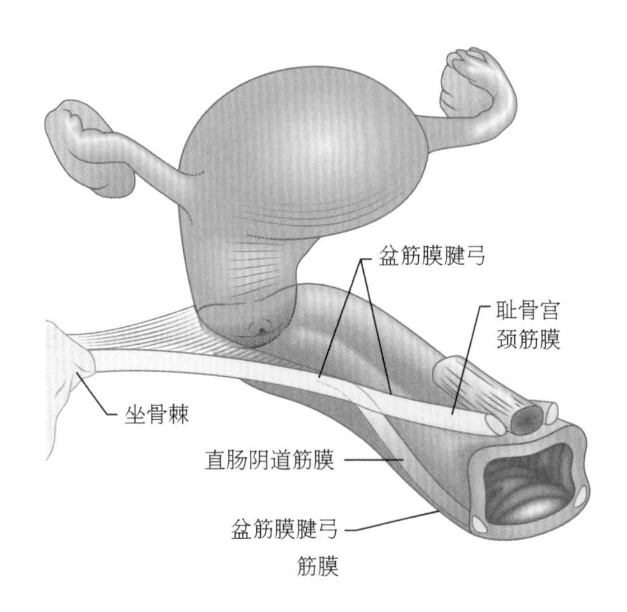

图21-3 耻骨宫颈筋膜（PCF）和直肠阴道筋膜（RVF）与骨盆侧壁的侧向连接。同时显示盆筋膜腱弓（ATFP），直肠阴道筋膜腱弓（ATFRV）和坐骨棘（IS）

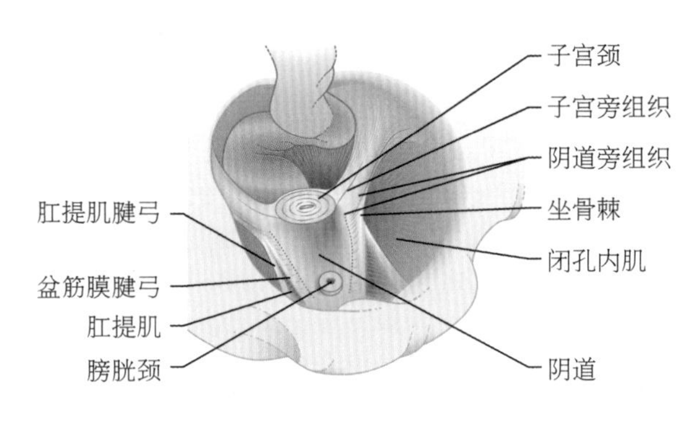

图21-4 盆内筋膜的三维视图
注意宫颈在阴道近前端的位置

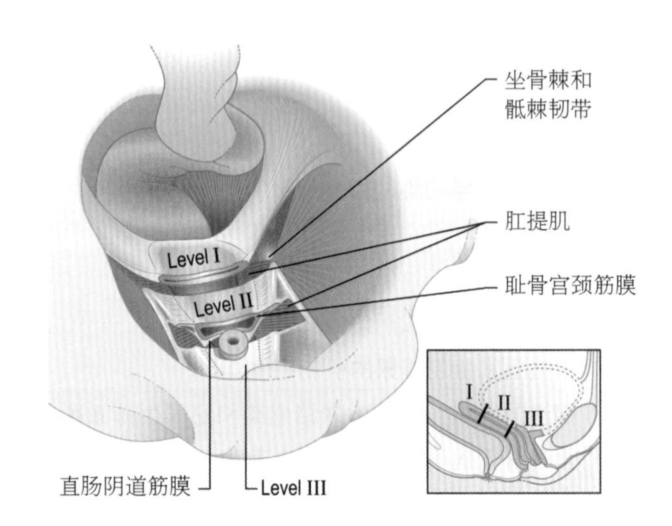

图21-5 子宫切除术后患者盆内筋膜的Delancey’s生物学等级：I级，近端悬吊；II级，旁固定；III级，远处融合[DeLancey JO（1992）Anatomic aspects of vaginal eversion after hysterectomy.Am J Obstet Gynecol 166：1717.© Elsevier.修订版）]

侧是肛门直肠壁，侧面是坐骨支。三维形式有些像红松木锥（pinus resinosa)，它形成了4cm× 4cm纤维肌性的盆底的基石，于前方提供了阴道壁的下1/3（部分生殖裂孔）和后方直肠外括约肌的支持。固定会阴体旁的是表面和深部的肌肉。

阴道前壁由耻骨膀胱宫颈筋膜支持，该结构从盆筋膜腱弓一端延伸到另一端，形成吊锤样的第二水平的支持。阴道后壁中部是由直肠阴道隔的纤维结构支持；旁边是由吊床样的ATFP提供支持。

子宫是由阴道壁间接支持，由宫骶韧带直接支持。但圆韧带和阔韧带提供的支持有限。阴道下1/3部分和子宫的间接支持来自完整的肛提肌（盆底）。后者的作用一直处于争议中，但提肛肌的耻骨直肠肌部分对于分娩过程中生殖裂孔的扩张起到了重要的作用，分娩使其容易损伤。该肌肉的损伤被认为是之后发生阴道脱垂的原因。

定义

阴道脱垂

阴道前壁脱垂可能影响尿道（尿道膨出）和膀胱（膀胱膨出，图21–6）。查体时，可见尿道和膀胱下降，突入阴道壁前方，严重者可见达到或者超过阴道口。尿道膨出是第三水平的支持（前方）损伤的结果，如耻骨尿道韧带损伤。膀胱膨出常是由第二水平支持的缺失和耻骨膀胱宫颈筋膜中线缺失导致的。直肠膨出有一系列因素：直肠从直肠阴道筋膜缺损以及从盆筋膜腱弓所提供的第二水平支持的旁边缺损中疝出。此情况在直肠从阴道壁后膨出时多见。经常合并有会阴缺陷和松弛。这是第三水平Ⅲ缺损（后面）影响会阴体的典型表现。

肠疝是小肠经直肠子宫陷凹即Douglas陷凹，经上部分阴道穹窿脱垂形成的（图21–6），此情况可单发，也可合并子宫脱垂。肠疝也可在子宫切除术后阴道穹窿的支持力缺乏时发生。这代表着第一水平的支持的损伤。

子宫脱垂

当第一水平的支持缺陷时子宫脱垂可单发，也常常合并连接处的阴道壁脱垂。子宫一度脱垂经常合并子宫后屈和阴道内宫颈下降。如果宫颈下降至阴道口，即为二度脱垂。宫颈、子宫体以及阴道壁经阴道口突出被称之为脱垂。该词实际意为“下降”或“脱垂”，但是主要用于表述全部或者三度脱垂。

症状和体征

症状通常取决于严重程度和脱垂部位（表21–1）。

轻度脱垂在经产女性中常见，并可无症状。

脱垂的一些常见症状包括：

- 阴道胀满感和下坠不适感。
- 可见宫颈和阴道壁膨出。
- 平躺后骶背部疼痛缓解。

症状常常多样并且和脱垂性质相关。需注意脱垂症状和体征在每天晚间加重。因此，有典型症状但查体无明显体征的患者可在一天稍晚的时间再次检查。

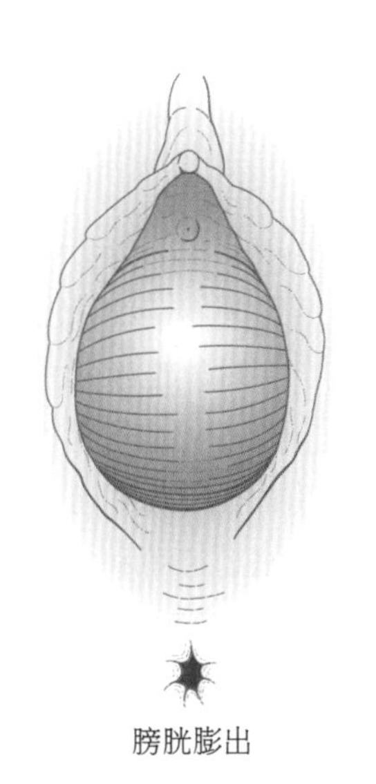
膀胱膨出

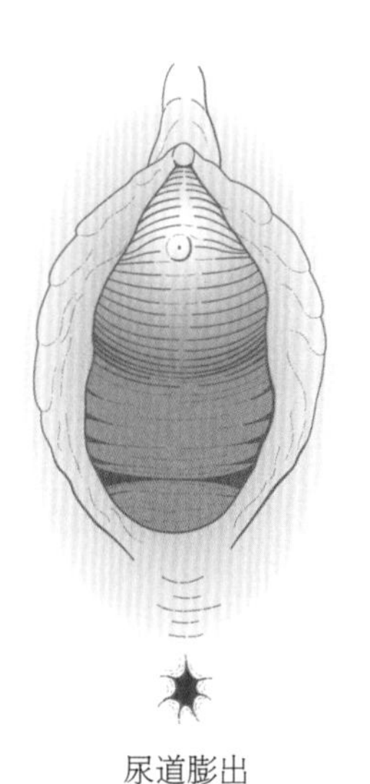
尿道膨出

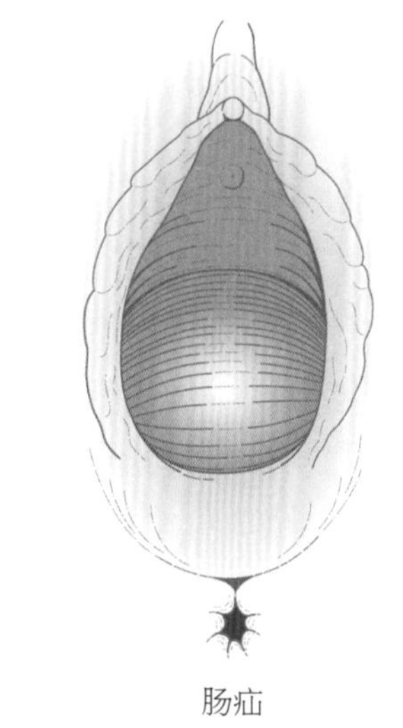
肠疝

图21–6 阴道脱垂的临床表现

表21-1 支持结构的水平、诊断和相关症状

盆腔器官的支持水平	受影响器官	脱垂类型	症　状
水平Ⅰ-子宫骶韧带	子宫/阴道穹(子宫切除术后)	子宫宫颈/阴道穹/肠疝	阴道压力，腰骶痛，“有东西下来”，性交痛，阴道分泌物
水平Ⅱ-盆筋膜腱弓(AFTP)	膀胱	膀胱膨出	“有东西下来”，尿频，隐匿性压力尿失禁，反复泌尿系感染
	直肠	直肠膨出	“有东西下来”，排便困难，指状突起
水平Ⅲ-前方（耻骨尿道韧带）	尿道	尿道膨出	“有东西下来”，压力性尿失禁
水平Ⅲ-后方（会阴体）	阴道下1/3/阴道口/肛管	生殖裂孔扩大	阴道松弛，性功能异常，阴道脱垂，需要对会阴施压来排便

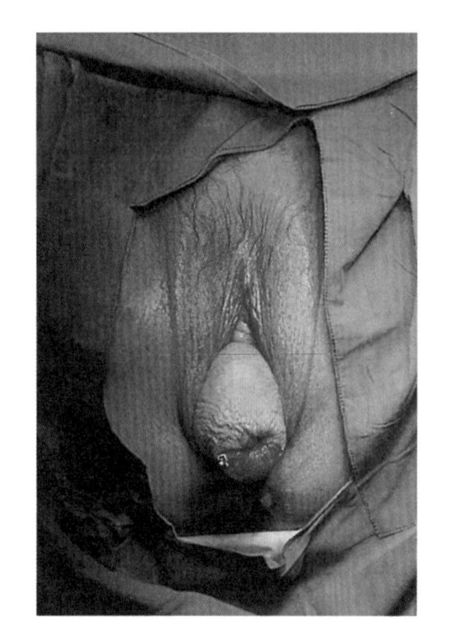

图21-7 脱垂：三度子宫阴道壁膨出

尿道和膀胱膨出

典型的患者会主诉在阴道“有东西下来”。偶尔可有膀胱排空不完全并且可合并尿频，即在排完尿后立刻又有尿意。患者可能有不得不用手还纳阴道内膨出物来排尿的病史。一些患者可因膀胱排空不完全有反复的尿路感染。偶尔患者可主诉压力性尿失禁，即在增加腹压后无意识的漏尿，这种情况并不一定在咳嗽时表现出来，可在还纳脱垂时出现。

诊断主要通过仰卧位查体。一个单刃的Sim窥器可以用于观察阴道壁前方。当要求患者用力时，可见阴道壁前方膨出阴道口。通过尿培养来排除感染非常重要。鉴别诊断主要是阴道壁前部囊肿或肿瘤，以及尿道或膀胱憩室。

直肠膨出

直肠通过阴道后壁膨出常与盆底功能不全、会阴体损伤和肛提肌撕裂有关。主要由于分娩过程中，阴道入口和盆底过度扩张导致。

直肠膨出的主要症状是排便困难，有时需要用手辅助。除此之外，患者还可感觉到突入阴道和脱出阴道口的团块可自行还纳。

外阴检查可见会阴缩短（长度短于3cm），导致后阴唇系带接近肛门外缘。患者可有阴道松弛感和性交障碍。阴道排气症状并不少见，但在直接问诊时可能被忽略。

肠疝

子宫切除术后的患者经常通过阴道后穹窿Douglas陷凹形成疝。有时很难区分是高位的直肠膨出还是肠疝，因为阴道压迫症状是相同的。对肠疝的女性进行检查，有时站立位或者双合诊可能无明显脱垂症状，但有盆底坠胀感和低位背痛。极少情况下，肠疝会出现在阴道前穹窿，类似膀胱膨出。

大的肠疝可能包含肠管，可能出现肠嵌顿或肠梗阻。

子宫脱垂

子宫脱垂最早表现为宫颈延长和子宫体的下降。最常累及的是阴道上部的宫颈部分，如阴道穹窿以上的水平。常见的症状包括阴道压力增高，最终子宫完全从阴道外口脱出。在这个阶段，脱垂的子宫可能会导致站立时候的不适感，也可出现溃疡导致出血。有时轻度脱垂或者先天脱垂的患者可能有低位宫颈延长，这常导致脱垂分期的困扰，因为它表现得会比实际的情况更重。

尿路感染也时有发生，因为子宫压迫引起膀胱排空不全，导致肾盂积水。患者也常有性交困难，但这一主诉较难问询到。

子宫脱垂的分期

Baden–Walker halfway系统（图21–8和表21–2）

这个系统旨在更为客观的反映盆腔脏器的脱垂情况，如用厘米的单位代替主观的分级。9个特殊的测量指标在图21–9中列出。

脱垂可能的机制：

- 先天性：年轻或未生育女性子宫脱垂是由于子宫和阴道穹窿的支撑结构薄弱。常有轻度的阴道壁脱垂。
- 获得性：获得性脱垂是最常见的，引起脱垂有多方面的因素。脱垂包括子宫脱垂和阴道脱垂，值得注意的是阴道壁脱垂也可以不伴有子宫下降，脱垂的危险因素如下。①高位损伤：子宫阴道脱垂常见于经产妇，盆底为阴道壁提供直接和间接的支持，当盆底支持结构由于撕裂或者过度牵拉而破坏就会导致阴道壁脱垂。用产钳或胎头吸引的方式器

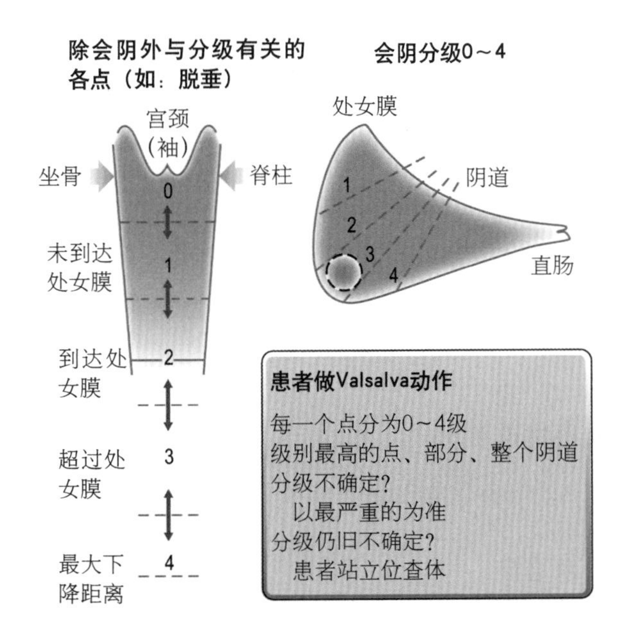

图21–8　Baden-Walker 分级系统

表21–2　Baden–Walker halfway系统每个解剖位置的原发和继发症状

解剖位置	原发症状	继发症状
尿道	压力性尿失禁	脱出
膀胱	排空困难	脱出
子宫	脱出、排尿困难等	
道格拉斯	骨盆压力	脱出
直肠	肠疝	脱出
会阴	肛门失禁	排尿/排便失禁

(Reproduced with permission from Baden WF, Walker T (1992) Surgical repair of vaginal defects. Lippincott, Williams & Wilkins, Philadelphia, p. 12.)

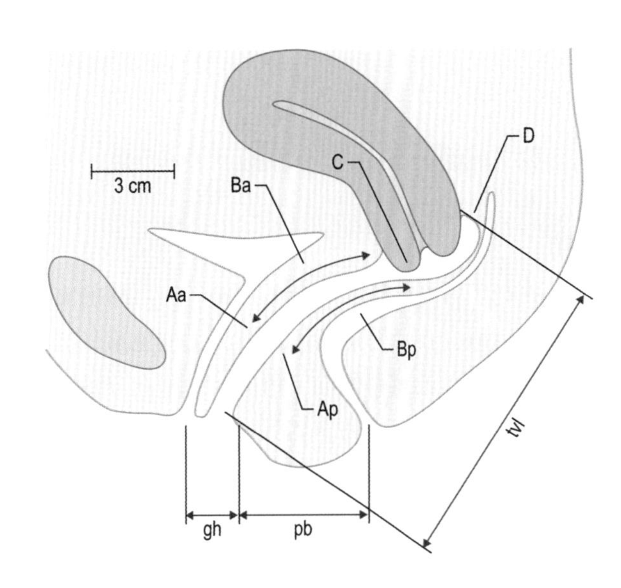

图21–9　盆腔器官脱垂评级系统（pop-Q）(Reproduced with permission from Baden WF, Walker T (1992) Surgical repair of vaginal defects. Lippincott, Williams & Wilkins, Philadelphia.)

械助产，尤其是中位产钳会增加日后尿失禁和子宫脱垂的发生。②腹腔内压力增高：肿瘤或者腹水可能导致腹腔内压力增高，但是更常见的原因是慢性咳嗽和长期便秘。③激素改变；子宫脱垂的症状常在绝经后迅速恶化，雌激素减少导致阴道壁和子宫的支持结构变薄。尽管子宫脱垂往往发生在绝经期之前，但在绝经期症状更为突出，脱垂的程度明显加重。第一次阴道生产的年龄与日后脱垂和尿失禁的发生有关。已有研究证实分娩年龄越大肛提肌损伤可能性越大，使得这部分女性更容易发生盆底疾病。

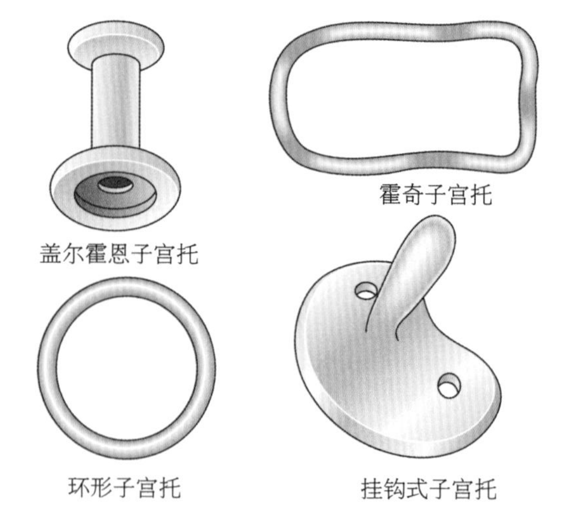

图21–10 各种子宫阴道脱垂非手术治疗所使用的子宫托类型

治疗

脱垂的治疗包括非手术治疗和手术治疗。

预防

在行子宫切除术时有效的保护阴道穹窿的支撑结构可以减少日后穹窿脱垂的发生。避免第二产程延长和不恰当或过早的向下用力；鼓励在分娩后进行盆底锻炼并恰当的使用器械助产和个体化选择会阴侧切都可以帮助减少日后脱垂的发生概率。

非手术治疗

> 对于无症状的轻度子宫阴道脱垂的女性，若脱垂只是偶然发现的，可以建议其不进行手术治疗。

生育后轻度的脱垂是很常见的，可以通过盆底锻炼或用子宫托治疗。手术治疗通常要在分娩后至少6个月后进行，因为在这期间组织血液丰富并可能自发缓解。

激素替代疗法可用于术前改善组织状态，但是单独应用对缓解症状效果有限。

对于需要短期支持或一般状况较差的手术治疗可能有潜在风险的女性，阴道壁和子宫脱垂可以通过子宫托治疗。若需要长期保留子宫托则有必要进行必要的盆底支持。

最常用的子宫托（图21–10）包括如下几种。

- 环形子宫托：这种子宫托是一种环形柔韧的塑料环，其直径分为60～105mm。子宫托放置在后穹窿和耻骨联合后面。扩张阴道壁支撑防止阴道壁脱垂。
- 霍奇子宫托：是一种硬的、狭长的、弯曲的卵圆形的物体，植入方式与环行子宫托类似，主要用于后倾的子宫。
- 盖尔霍恩子宫托：这种子宫托形似项圈，常被用于治疗严重的子宫脱垂。
- 挂钩式子宫托：这种子宫托形似衣服挂钩，主要用于治疗子宫和阴道穹脱垂。

长期应用子宫托最主要的问题是阴道后穹窿溃疡，如果 “忽视”或“忘记”子宫托的患者少数可形成瘘，常位于膀胱和阴道中间。子宫托需要每4～6个月重新放置，同时需要行阴道检查查看是否存在溃疡。绝经后女性可根据医嘱适当应用阴道用雌激素软膏或药片来预防溃疡。

盆底物理治疗

参见尿失禁章节。

手术治疗

手术治疗子宫阴道脱垂在近几年有很多变化。应用置入材料或者组织固定可以增加脱垂修复的耐久性。因此，脱垂的修复可以分为筋膜修补和移植物修复。

筋膜修补

膀胱膨出传统的手术治疗是阴道前壁修补术（图21－11）。这个手术包括脱垂脏器（膀胱）从阴道前部分离开，用耐用的延迟吸收缝线缝合耻骨膀胱宫颈筋膜作为支撑，然后关闭阴道壁。现在的术式不包括“多余阴道壁”的切除因为阴道可以自我重塑，这种松弛可以在6～8周的时间后消失。

直肠膨出的修补同样需要分离脱垂脏器（如直肠）和其表面的阴道壁，然后用延迟可吸收缝线重叠缝合直肠阴道筋膜的断端。有时，可以将筋膜撕裂端吻合至可靠的断端附着处。直肠膨出很少情况下可能伴有会阴体不全，会阴体处的会阴肌肉变薄回缩，进一步患者会有“阴道松弛”和性交障碍的主诉。经阴道会阴成形术主要用于治疗这些症状，首先分离侧方确定会阴肌肉的回缩端，将其在中线排列，将这些排列的肌肉缝合至切口尖端。这个术式可以帮助会阴体重建，减少生殖裂孔的大小进而增加阴道张力同时恢复阴道轴线。这个术式是会阴成形术的改良术式，在此术式中会阴皮肤先被切开然后被修补，但仍旧难以达到上述的目标。

对于肠疝的患者，首选是McCall后穹窿成形术。用延迟吸收缝线缝合骶子宫韧带切开的末端和其间的腹膜及其连带的阴道后穹窿。这个术式的目的不仅在于治疗直肠脱垂，同时可以防止穹窿脱垂的发生。

子宫脱垂治疗的选择取决于患者是否希望保留生育功能，若患者没有生育要求那么阴式子宫切除联合阴道壁修补是推荐的方案。如果希望保留生育功能，可以单纯切除延长的宫颈，使其保持适宜的长度，同时在宫颈前方缝合子宫主韧带，从而达到保留子宫的目的。这种术式称为曼氏手术或福瑟吉尔修补。阴道壁用圆周缝合线缝入宫颈残端。除此之外，术者可选择性的悬吊宫颈，可将宫颈悬吊在骶棘韧带上称为骶棘子宫颈或者骶棘子宫固定术。

相似的术式也可以用来治疗子宫切除术后的穹窿脱垂；这种术式被称为骶棘韧带阴道固定术（colpos Gk：vagina）

移植物修复

最早的修补术是用网片修补来治疗穹窿脱垂（图21－12）。阴道穹脱垂可以通过从骶骨前纵韧

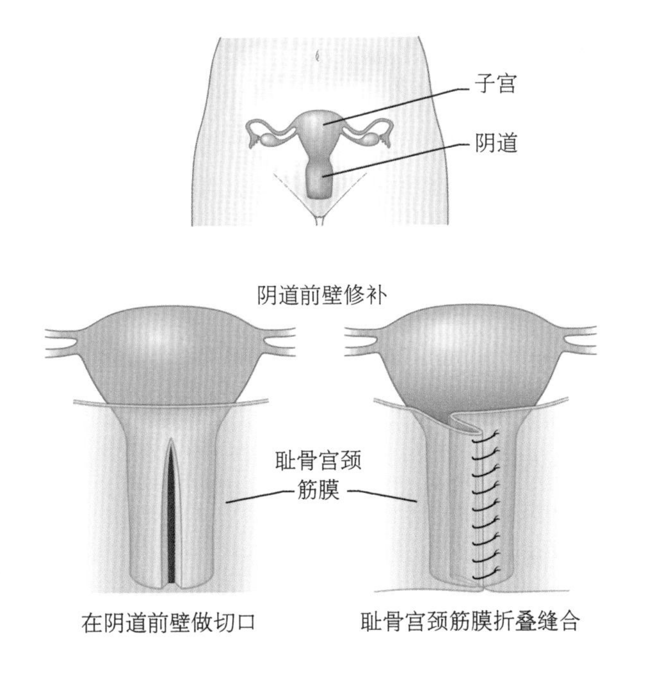

图21－11 膀胱脱垂前筋膜修补

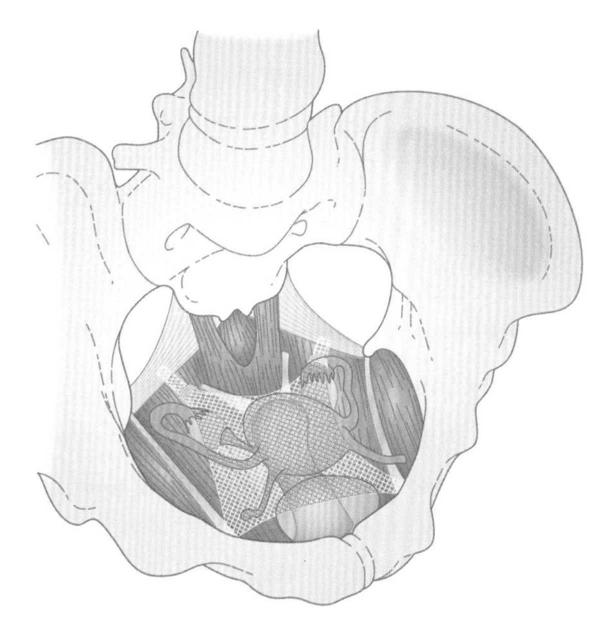

图21－12 补片（网片）用于阴道脱垂（膀胱脱垂）修补

带处分离阴道穹，用合成的网片修补。这个术式被称为阴道骶骨固定术，既可以在腹腔镜下完成也可开腹手术。近年来“针刺引导补片植入”在治疗阴道脱垂中应用更为广泛。最早的补片PERIGEE用于从盆筋膜腱弓两侧悬吊脱垂的膀胱，并在盆底形成吊床样结构防止脱垂的发生。另一个相似的装置称为APOGEE，是用于治疗较大的直肠脱垂和阴道穹脱垂。近几年，新的翻译称之为Anterior and Posterior Elevate，开始用于前、中和后间隔的修补，这种补片使用起来更安全，采用的材料生物相容性也更好。但其使用需要特殊的设备并接受使用前培训。

并发症

无论是对筋膜或者其他部位的修补都可能引起脏器的损伤，如膀胱、小肠、直肠和肛管。McCalls阴道后穹成形术也可能损伤乙状结肠和输尿管。新式针刺引导补片植入极少情况下可能损伤盆腔深部血管，更常见的是阴道网片暴露。这些术式都可能伴有原发的、反应性的、继发的失血，也可能发生感染等情况。阴式子宫切除术近期并发症包括出血、血肿形成、感染及相对少见的尿路梗阻。远期并发症包括性交困难和阴道缩窄，尤其是阴道壁被切除过多。筋膜修补尤其是前间隙修补，约有1/3的病例会复发。后间隙筋膜修补相对效果较好，约有20%复发率。阴道顶端不完全的支撑可能导致阴道穹窿脱垂的复发。网片修补相对更稳固，复发率更低。

尿道疾病

尿道的结构和生理学

膀胱是一个空腔肌性器官，外覆平滑肌层为膀胱逼尿肌，内层为移行上皮层。

膀胱的神经支配包括交感神经和副交感神经。交感神经纤维起自脊髓胸11～12和腰1～2节段，而副交感神经纤维起自骶2～4节段。

尿道起自膀胱外壁，其下2/3与阴道相贴，二者组织学来源相同。从膀胱颈至会阴黏膜，起自膀胱中外1/3连接处的尿道分为数层。最外层由环形骨骼肌层（尿生殖道括约肌）和少量环形平滑肌纤维交错组成。内层是纵行的平滑肌层，包绕黏膜下静脉丛和对雌激素敏感的未角化的鳞状上皮。控尿的机制主要取决于尿生殖道括约肌，也有尿道上皮黏膜的协助和黏膜下静脉丛的“扩张”效应。

在排尿期，膀胱内压升高超过尿道内压，尿道阻力下降。骶丛运动神经元受到中枢抑制引起膀胱颈周围肌纤维运动减少。膀胱以1～6L/分的速度充盈。膀胱内压保持低水平是由于膀胱壁的顺应性和逼尿肌反射受抑制所致。同时尿道内括约肌紧张和尿道黏膜的增强作用导致尿道口闭合。在腹压升高如咳嗽或打喷嚏时，升高的压力传导至近端尿道（正常情况下位于腹腔内），肛提肌的作用增强使得以控尿。

输尿管长25～30cm。沿腰椎横突，经腰大肌前方下行，与卵巢动脉交叉进入骨盆前方，跨越髂总动脉分叉处进入其前方，经髂内动脉前方至坐骨棘水平向子宫颈内侧走行。输尿管在距阴道穹窿前外方1.5cm处又绕过子宫动脉下方进入膀胱后壁。

> **!** **手术中容易损伤输尿管的两个位置。一个是输尿管进入骨盆入口时位于卵巢悬韧带起源下方的位置；在切除大的卵巢肿瘤时，由于肿瘤被推向中央，输尿管被提起离开侧盆壁，钳夹韧带可能会损伤输尿管。另外一个是输尿管进入膀胱之前跨越子宫动脉下方的位置，子宫切除术中钳夹或断开子宫动脉时可能损伤输尿管。**

膀胱功能障碍的常见疾病

膀胱功能障碍常见症状如下：

- 尿失禁。
- 尿频。
- 尿痛。
- 尿潴留。
- 遗尿。

尿失禁

尿失禁指不能由意志控制的流尿，与膀胱尿道功能障碍和瘘管形成有关。尿失禁分为以下类型：

- 真性尿失禁：指持续漏尿；通常与瘘管形成有关，有时也可能是尿潴留引起充溢性尿失禁的表现。
- 压力性尿失禁：是指腹腔内压突然升高时出现的尿液不自主流出。压力性尿失禁通常与前文提到的控尿机制的损伤和雌激素缺乏有关，因此一般更年期开始出现。体格检查发现，咳嗽时的不自主漏尿，通常伴有尿道过度活动和阴道前壁脱垂。
- 急迫性尿失禁：是由于膀胱逼尿肌突然收缩引起的不自主漏尿。这种尿失禁可能与特发性逼尿肌不稳定、泌尿系感染、尿路梗阻、糖尿病和神经系统疾病有关。特别要注意排除泌尿系感染。
- 混合性尿失禁：见于许多女性。对于急迫性尿失禁合并压力性尿失禁的妇女，在纠正压力性尿失禁之前治疗逼尿肌不稳定是非常重要的。否则会导致尿失禁情况加重。
- 充溢性尿失禁：发生在膀胱扩张或无力时，膀胱功能很小或无功能。这种情况在阴道分娩或不注意膀胱功能的脊髓麻醉后并不少见。膀胱扫描通常提示残余尿超过膀胱容积的一半。这样膀胱就会变“懒惰”，它只会在充满后才排尿。
- 其他类型的尿失禁：包括感染、药物、长时间制动、认知功能障碍和某些特定情况下突发尿失禁。

尿频

尿频指不能控制排尿次数，白天排尿多于7次或夜间排尿多于1次。在30～64岁的妇女中，20%出现该症状，其病因可能是妊娠、糖尿病、盆腔肿物、肾衰竭、利尿药、液体摄入过多，最常见的病因是泌尿系感染。尿频可能是白天或夜尿增多。

但是，膀胱收缩力增强并不一定合并感染。膀胱容量降低也可能导致排尿频率增加。

尿痛

尿痛是感染导致。局部尿道感染或外伤引起排尿时烧灼样、针刺样痛感，但膀胱感染多引起排尿后耻骨上区疼痛。由于尿道炎与阴道炎和阴道感染有相关性，故对于主诉排尿时烧灼感的女性建议进行阴道检查。

尿潴留

急性尿潴留在女性并不常见。但是仍可见于以下情况：

- 阴道分娩和会阴侧切后。
- 手术分娩后。
- 阴道修补术后，尤其是涉及阴道后壁及会阴部的操作。
- 更年期女性——自发尿路梗阻更易发生于围绝经期女性。
- 妊娠期女性——妊娠的最初3个月，盆腔后倾子宫的影响。
- 存在外阴炎症病变。
- 膀胱过度充盈（如分娩后）、神经源性膀胱及膀胱恶性肿瘤未经治疗的结果。

遗尿症或遗尿

遗尿指睡眠期间发生的尿失禁，可能从幼年就出现，有心理因素的影响。

诊断

尿失禁的诊断主要依靠病史。持续性漏尿提示生殖道瘘，但部分生殖道瘘不出现持续漏尿。瘘管位置通常位于膀胱阴道之间即膀胱阴道瘘，输尿管和阴道之间即输尿管阴道瘘。瘘管形成的原因：

- 难产相关的产伤。
- 手术损伤。
- 恶性疾病。
- 放疗。

其他类型的生殖道瘘包括肠道与泌尿道之间和肠道与阴道之间出现异常通道，但这些较为少见。

直肠阴道瘘的发病机制大致相同，其他原因包括会阴三度裂伤。

尿瘘位置的确定：

- 膀胱镜检查。
- 静脉肾盂造影。
- 通过导管向膀胱内灌注亚甲蓝；阴道内出现染料提示膀胱阴道瘘。

压力性和急迫性尿失禁的鉴别诊断是比较困难的，并且往往并不令人满意。如果想要正确的进行手术或非手术治疗，充分的术前评估很重要。用一个经过验证的患者问卷（如改良Bristol女性下尿路症状问卷）和3d的排尿日记与尿垫试验评估患者情况很重要。这些方法有助于临床医师深入了解患者尿失禁症状如何影响每天的生活。膀胱和尿道功能可以通过实验室的尿动力学进行评估。这个过程通常包括以下3个基本步骤。

1.尿流率 患者需将尿液排在特别设计的马桶中，这种马桶可以测量排尿量、最大和平均尿流率。尿流率>15ml/s可以接受，并且一般正常的膀胱可以完全排净。尿流率<15ml/s表示排尿功能障碍，在女性多为功能性梗阻而不是解剖结构的梗阻。有时强有力的逼尿肌会导致膀胱收缩，但同时尿道内口仍然关闭，引起排尿功能障碍，这种情况被称为“逼尿肌括约肌协同失调”。

2.膀胱内压测量（图21-13） 膀胱测压是经膀胱和阴道测量，经直肠测量不太常用。通道肌压力=膀胱内压-阴道内压。膀胱的初始尿意容量通常是150ml。正常膀胱通常在400ml时出现强烈尿意。较低的容量时逼尿肌压力就很高，代表膀胱异常敏感，与慢性感染相关。膀胱充盈过程不应该有逼尿肌收缩，若这种情况下出现收缩代表逼尿肌不稳定。逼尿肌活动低下表现为膀胱完全充盈后逼尿肌不收缩，代表神经系统控制异常。膀胱的平均容量为250～550ml，但容量不是代表膀胱功能的很好指标。因此，膀胱测压是评估逼尿肌功能或逼尿肌不稳定的一项有效方法，它可以用来诊断急迫性尿失禁。

出现尿道功能不全时，尿道静息压较低，尿道压力不会自发升高，无法中断尿流，降低的压力传递至腹部的尿道，并且频率-尿量测量的尿量很多。事实上压力性和急迫性尿失禁并没有明确的划分点，因为它可能是两种情况的综合。然而，鉴别膀胱颈无力与压力性尿失禁、逼尿肌不稳定与急迫性尿失禁之间的主要区别还是很重要的。

3.尿道压力 这一步骤是在膀胱内压测量的最后进行，测量尿道中段的压力，尤其是最大尿道闭合压（MUCP）。MUCP是预测抗尿失禁手术成功可能性的重要指标。压力<20cmH_2O预示手术效果较差。

在某些机构，膀胱内镜检查称为“膀胱镜”，盆底超声波扫描是评价女性尿失禁的附加检查。

治疗

尿瘘

在发达国家，大多数尿瘘是手术损伤造成的。最常见的尿瘘是膀胱阴道瘘和输尿管阴道瘘，一般由子宫切除术造成，有时也会由剖宫产手术引起。

膀胱阴道瘘通常会在术后一周变得明显。如果瘘口很小，它可能会自发闭合。

患者应留置导管持续引流治疗。如果治疗2～3个月后瘘口没有关闭，那么自发关闭的可能性小，建议手术治疗。进一步手术治疗的时机仍是有争议的话题。最近的推荐是6个月后手术，但越来越多的证据证明，早期手术介入可以取得很好的效果。然而，前提是瘘管部位没有感染。

手术修复瘘口可以经阴道手术细致的分离瘘口边缘，再逐层缝合膀胱和阴道。围术期护理包括持续留置尿管引流1周和使用抗生素。瘘口修复也可以经腹进行，其优点是如瘘口很大可以使用大网膜修补。

输尿管阴道瘘的治疗方法通常是将损伤的输尿管再植入膀胱。

压力性尿失禁

压力性尿失禁应首先进行盆底物理治疗。非手术治疗无效是手术治疗的适应证。若同时存在阴道前壁脱垂，则在膀胱颈起支持作用的位置进行阴道前壁修补缝合，这种方法具有简单的优点。该手术

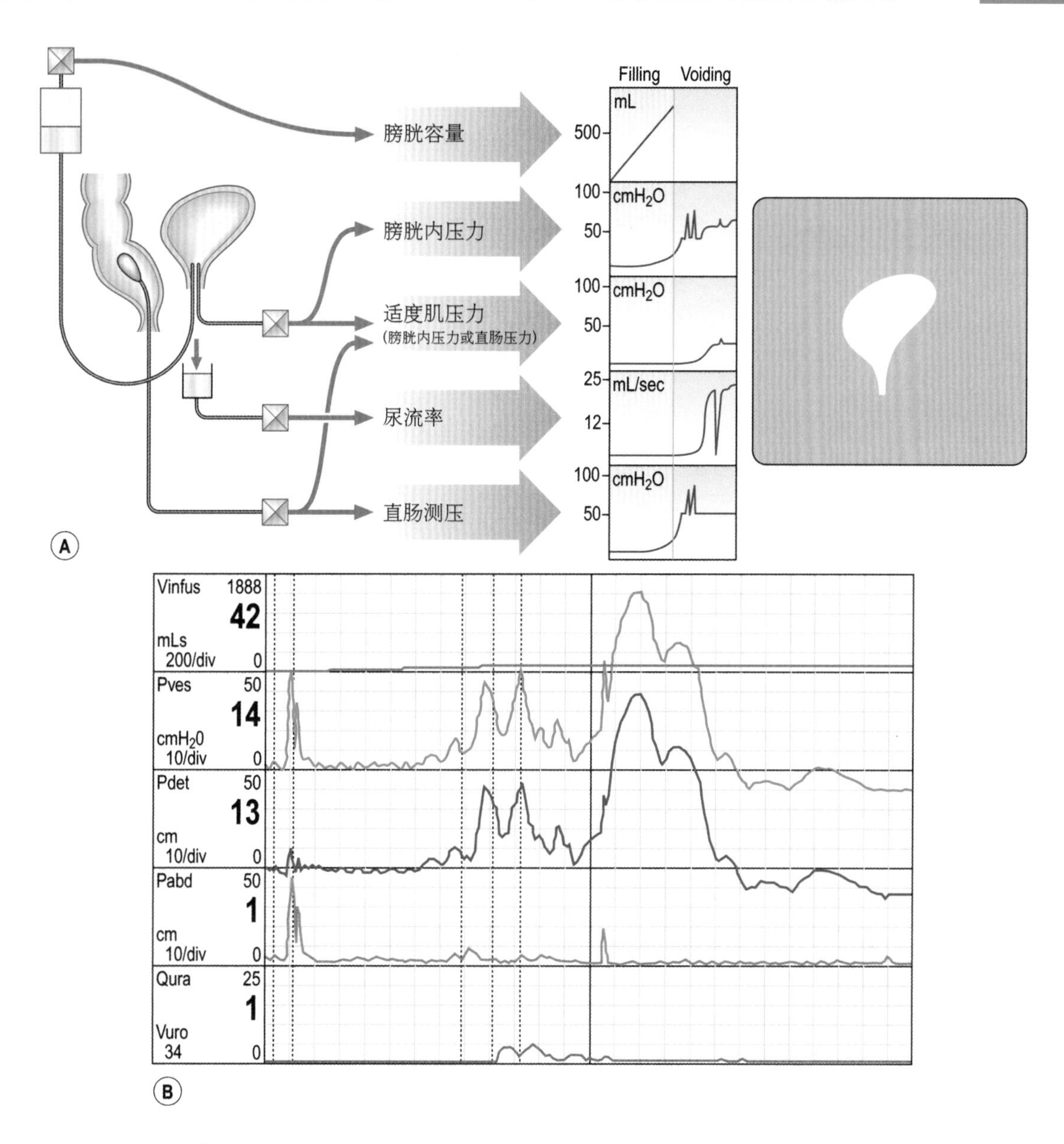

图21–13 A. 尿流率是对于下尿路症状的检查；B. 膀胱内压测量图取自一个特发性不稳定膀胱的患者

减轻脱垂效果肯定，但压力性尿失禁的缓解率有差异，为40%～50%。在没有脱垂证据的情况下这种手术是没有价值的。

以下是常用手段：

- 尿道中段悬吊带术（图21–14）
  - ◆ 无张力阴道吊带术（TVT[PM]）：提高膀胱颈可以通过放置一个无张力的阴道吊带实现。聚丙烯材料的吊带经尿道后方的阴道切口放入，经膀胱旁针的引导进入耻骨联合后穿出。这种手术可以在局部、区域阻滞或全身麻醉下进行，吊带以无张力的方式放在尿道中段。术中应行膀胱尿道镜检查，以排除膀胱和尿道损伤。该手术属于微创，大多数女性都能在1～2周恢复正常活动。手术长期成功率为80%左右。

最近的手术技术比之前更加无创，现在导引针可以通过闭孔穿出但仍然将吊带放在原位置，即尿道中段（MONARC）。最新版的吊带技术称为

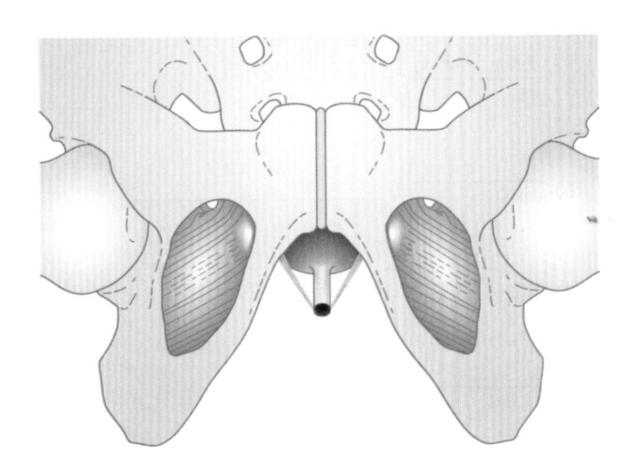

图21-14 治疗压力性尿失禁的尿道中段吊带

MINIARC。它是尿道中段吊带手术中创伤最小的方式，其增加的优点是不用穿过盲区如耻骨后间隙和闭孔。

- 经常使用的多种多样的手术方式
  - ◆ 腹腔镜下阴道悬吊术：Burch是在腹腔镜下将阴道侧穹窿筋膜缝合至髂耻韧带，提高膀胱颈位置。其成功率约60%，这种手术会导致大多数患者的排尿功能障碍。这种方式在一定程度上被更受欢迎和安全的尿道中段吊带术所替代。
  - ◆ 经尿道注射：注射剂型的膨胀剂可在膀胱镜下置于尿道中段。此法操作简单，围术期死亡率低，成功率为40%～60%。尤其对于复发或多次手术失败的患者，是尿道中段悬吊术的一项有力补充。最常用的注射用药品是胶原（戊二醛交联牛胶原蛋白）、硅（大颗粒型硅颗粒）以及碳颗粒Durasphere（热解碳包颗粒）。

不稳定型膀胱：膀胱过度活动症（OAB）

不稳定型膀胱的特点包括如下几项：尿频、尿急、夜尿增多和急迫性尿失禁。当患者有类似的病史时，非常重要的一点是获得她尿频的线索，比如液体出入量。因此，患者最好能够把与出入量之间的关系用图表的形式来表述，用以鉴别。

评估诱因的方法包括尿培养、尿流率，以及尿动力学研究。

治疗方面，首选显然是针对病因治疗，因此存在尿路感染的患者必须应用相应的抗生素治疗。对于绝经后妇女，阴道上皮萎缩、尿急和尿频等症状，小剂量雌激素替代疗法常有很好的效果。

病因不明的逼尿肌不稳定

如果病灶在大脑水平，此时所需的是精神心理治疗。膀胱训练（俗称“膀胱操”）中包括一种逐步增加排尿间隔的记录模式制度。这种方法在短期内有效，但复发率高。

在逼尿肌不稳定患者的治疗反应中，安慰剂效应的比例高达40%以上，并可以自行康复。

药物治疗

替代疗法：应用抗胆碱能药物使其作用在膀胱壁水平的M受体，松弛膀胱壁。其中一些药物可以特异性地结合M3受体。药物的选择性越强，相对地，其可能导致的不良反应就越少。表21-3中列出的药物按照特异性及不良反应多少，顺序排列。

盆底物理治疗：盆底肌功能训练

对于有轻至中度尿失禁症状的妇女，在未治疗的情况下，盆底肌肉训练（PFMT）也称为凯格尔（Kegel）运动，可达到改善症状的目的。盆底肌肉训练需要自主收缩肛提肌。每天需要做50～60次，以达到有效的临床效果。

许多患者发现仅仅运动肛提肌十分困难，从而经常用收缩腹肌来代替应有的训练。因此，这种方法急需从事盆底肌康复治疗专业的理疗师的帮助，给予患者正确的指导和解说。为了增强练习效果，在做凯格尔（Kegel）运动的时候会向阴道中放入阴道重锤等闭塞器。它们可以提供阻力，来帮助盆底肌肉正常工作。

电刺激（干扰波治疗）

作为盆底功能训练的辅助治疗，阴道探针可对提肛肌提供低频电刺激。尽管机制未明，但电刺激可用于改善压力性和急迫性尿失禁患者的症状。一

表21-3 膀胱过度活动症的药物治疗

药物名称	药物种类	剂 量	剂 型	不良反应
奥西布宁	抗胆碱能药物	2.5～5mg，口服，每天3次	5mg 片剂，5mg/ml 糖浆	口干、
奥西布宁（透皮）	同上	3.9mg/d，每周更换两次	36mg 贴剂	便秘、
托特罗定（短效）	M_3受体选择性拮抗药	1～2mg，口服，每天2次	1、2mg 片剂	眩晕、
托特罗定（长效）	同上	2～4mg，口服，每天1次	2、4mg 胶囊	心悸、
曲司氯胺	抗胆碱能季胺	20mg，口服，每天2次	20mg 片剂	厌食、
达非那新	M_3受体选择性拮抗药	7.5～15mg，口服，每天1次	7.5、15mg 片剂	恶心、
索利那新	M_3受体选择性拮抗药	5～10mg，口服，每天1次	5、10mg 片剂	弱视
盐酸丙米嗪	三环类抗抑郁药，抗胆碱、抗组胺、肾上腺素能	10～25mg，口服，每天1～4次	10mg、25mg、50mg 片剂	

般来说，对急迫性尿失禁的患者给予低频电刺激是恰当的，而压力性尿失禁患者则给予高频电刺激。

生物反馈疗法

许多行为技术——常和生物反馈治疗在一起讨论，需要测量生理信号（如肌张力），在测量的同时实时将结果展现给患者。在治疗过程中，视觉、听觉和（或）语言暗示都直接反馈给患者。这些可以给患者的行为表现提供即时的评价。具体来说，在盆底功能训练（PFMT）的生物反馈过程中，通常需要用到一个无菌阴道探头，来检测提肛肌收缩时阴道内的压力变化。所得结果可以评估肌肉收缩强度。治疗周期是基于每位患者基础情况个体化，并根据其对治疗的反应进行调整。在许多情况下，后续不同间隔的巩固治疗也有一定疗效。

饮食调整

患者应尽量避免摄入碳酸饮料、咖啡因和越橘锭剂/蔓越莓片，以帮助缓解尿频、尿急症状。

定时排尿

鼓励患者定时排尿，控制尿频症状发作，尤其是对于膀胱过度活动症（OAB）的患者。长此以往，膀胱储尿功能可以得到很好的恢复，改善漏尿。

阴道用雌激素

试验证明，雌激素能增加尿道血流量及α-肾上腺素能受体的敏感性，从而提高尿道对合面积和尿道闭合压。理论上，雌激素可以通过增加胶原沉积、增加尿道周围毛细血管丛新生血管形成，目的是使尿道闭合。因此，对于同时患有萎缩性阴道炎的尿失禁患者，雌激素替代疗法是一个合理的选择。

膀胱出口梗阻

女性原发性膀胱颈梗阻多由排尿时膀胱颈无法打开引起，可以用α-肾上腺素能受体阻滞药（如坦索罗辛）或尿道扩张术来治疗。继发性膀胱颈梗阻常与既往尿失禁手术相关，可以尝试行尿道扩张术，但效果欠佳。

神经源性膀胱

膀胱功能失调与许多影响中枢神经系统的情况相关。常伴有肠道功能失调、性功能障碍和下肢功能丧失。

临床表现

神经源性膀胱反应为膀胱逼尿肌与膀胱括约肌功能的不协调。临床表现多样，包括“自动性膀胱”、尿潴留合并漏尿、完全性压力性尿失禁等。该病还可以同时合并肾功能不全。

病因

脑桥上部疾病如脑血管意外、帕金森病和脑肿瘤。脑桥下部疾病如：脊髓圆锥损伤、神经压迫症状、多发性硬化和脊柱裂。外周自主神经病变，如影响膀胱功能常为特发性，或继发于糖尿病，偶尔可见于手术后患者。

诊断

神经源性膀胱的诊断基于系统性的病因学分析，包括尿动力学检查、尿流率分析、神经系统检查、脑部扫描、肾盂造影和肾同位素扫描。

治疗

原则上，治疗方案的选择取决于患者的病因，但在病因不明时，对症治疗则是我们的首选方案。包括非手术治疗（如使用吸收垫和清洁间歇导尿）、抗胆碱能药物。手术治疗包括使用人工括约肌和骶神经刺激器。

基本信息

脱垂

- 由于子宫脱垂程度不同，阴道前后壁均可累及
- 诱发因素包括多产、长期腹内高压和激素的变化
- 症状根据脱垂程度不同、是否有肠管及膀胱颈受累而不同
- 产后6个月可自行缓解
- 治疗方案为手术修复±子宫切除术
- 低级别无症状脱垂不需要治疗

压力性尿失禁

- 不自主漏尿会导致的社交及卫生问题
- 常伴发于前部的子宫脱垂
- 在30%的病例中与逼尿肌不稳定有关

逼尿肌不稳定

- 表现为尿急、尿频、夜尿增多和尿失禁
- 通常为特发性，但需要同尿路梗阻性疾病、糖尿病、神经系统疾病和感染相鉴别
- 可表现为压力性尿失禁
- 治疗方案包括膀胱训练、抗胆碱能药物和抗感染治疗

附录A

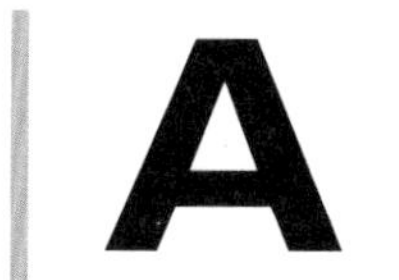

围术期管理原则

原著者 *Stergios K. Doumouchtsis*　　翻译 米 兰　审校 刘朝晖

学习目标

学习以下内容之后你应该能够：

知识点

- 罗列感染控制的原则
- 描述血液和血液制品的合理使用
- 探讨术后管理的常规病生理原则
- 描述液体–电解质平衡和伤口愈合的原则

临床能力

- 规划妇科常规手术患者的围术期管理
- 识别正常的术后过程
- 解释相关的术后检查
- 识别常见术后并发症的症状和体征
- 制定常见/严重术后并发症的处理计划

术前管理

患者咨询和知情同意（见附录C）

根据患者的病情选择合适的诊疗程序，应包括详细的咨询与知情同意。患者应了解该程序的风险和收益，不良事件和其他可能必要的程序、住院时间、麻醉、恢复、组织检查、保存和销毁、使用多媒体记录、教学，以及可采取的其他替代疗法，包括观察期待。任何患者特别不希望进行的程序都需要被记录下来。

风险应根据每个患者的风险因子评估并以频率或百分比的形式提供给患者。手术知情同意应该由有能力进行该操作或有操作经验的被手术医生或督导认可的人进行。

术前评估

临床病史和检查

术前筛查的内容包括既往病情和手术风险，需要进行心血管和呼吸系统的检查评估麻醉风险。

检查

术前化验包括全血细胞计数，有高血压、糖尿病和口服利尿药的患者需要查尿素和电解质筛查肾脏疾病，既往有酒精滥用或肝病的患者需要查肝功能，在有出血风险的操作前进行配血和血型筛查，如果出现严重出血或有血型抗体时应进行交叉配血。如果出现明显的出血应考虑采用自体血回输的可能。

血糖和糖化血红蛋白用来筛查糖尿病并评价血糖控制情况。凝血功能不作为常规筛查，除非患者有出血性疾病或口服抗凝药物。有胸部疾病的患者建议拍胸片。所有育龄女性均需要做妊娠试验。推荐有心脏病、高血压或高龄的患者术前做心电图。

药物

术前7～10d需停用阿斯匹林，因为它可以抑制血小板聚集，且不可逆，停药后血小板凝集试验可以持续异常10d。非甾体抗炎药可以抑制环氧化酶，这是可逆的。

硫酸氢氯吡格雷是一种口服抗血小板药物，会导致剂量依赖的血小板聚集抑制，且停药5d出血时间才能恢复正常。使用口服抗凝药的患者需要换为低分子量肝素（LMWH）。这些患者的管理应由含有血液学专家的多学科团队完成。

有静脉血栓栓塞（VTE）危险因素的妇女应接受低分子肝素预防血栓。复方口服避孕药应在大手术前4～6周停药，以减少VTE的风险并为患者提供其他的避孕措施。单纯孕激素避孕药被认为不增加VTE的风险。虽然激素替代疗法是术后VTE的危险因素，但是这种风险很小以至于不需要在手术前停止。手术当天，患者应被告知，他们可以服用哪些药物。

术前准备

贫血的治疗

缺铁性贫血应在术前补充铁剂治疗。重组促红细胞生成素（EPO）可以用来增加血红蛋白浓度。为提高效果，必须有足够的铁且铁剂应在EPO之前或与其同时使用。当大量失血的女性不接受血液制品时，可以在术前使用EPO增加血红蛋白浓度。

促性腺激素释放激素激动药可用于术前停止异常子宫出血及增加血红蛋白浓度。

自体献血能够避免人类免疫缺陷病毒（HIV）和肝炎感染的风险和输血反应。

预防应用抗生素

手术开始前应预防性使用抗生素静脉给药。如果手术时间延长或估计失血过多，应该追加应用抗生素。阿莫西林克拉维酸或头孢菌素联合甲硝唑是常用的抗生素。过敏患者，选择广谱抗生素包括克林霉素联合庆大霉素、环丙沙星，或氨曲南、甲硝唑联合庆大霉素，或甲硝唑联合环丙沙星。既往有MRSA感染或定殖史的患者，推荐加用万古霉素。有感染性传播疾病风险的女性建议术前筛查，并应给予覆盖衣原体的抗生素如多西环素或阿奇霉素。

皮肤准备采用消毒和无菌技术以降低感染风险。小手术不需要预防性使用抗生素。

糖尿病的管理

术前良好的血糖控制，对于预防糖尿病酮症酸中毒和伤口愈合不良及伤口感染非常重要。手术当天停用口服降糖药并替换为按比例使用的胰岛素，血糖控制良好的小手术患者可不更换。1型糖尿病患者手术当天推荐使用按比例增减的胰岛素。

术中并发症

局部麻醉和全身麻醉

局部麻醉和全身麻醉的并发症包括液体过负荷、电解质紊乱和气体栓塞。

局部麻醉

严重的不良反应很罕见，它们继发于疏忽的静脉注射，药物剂量过大以及延迟清除。中枢神经系统的不良反应包括口麻、震颤、眩晕、视物模糊、惊厥、呼吸抑制和窒息。心血管系统的不良反应如心肌抑制（心动过缓、心血管性虚脱）。

注射局部麻醉药物相关的不良事件可以通过注意药物总剂量和避免疏忽的静脉注射来减少。

外用药物也可以继发出现全身性的吸收，因此也可能与不良事件相关。

继发于患者体位的并发症

急性筋膜室综合征

发生于小腿的骨筋膜室综合征可能由于截石位时骨筋膜室内肌肉压力增加，造成缺血再灌注，缺血组织内的毛细血管渗漏，加重了组织水肿并导致神经肌肉妥协和横纹肌溶解症。腿架、加压弹力袜、高体重指数和手术时间延长均是骨筋膜室综合征的危险因素。减压技术和早期物理治疗可以减少远期后遗症。

神经损伤

腰骶神经丛中的运动神经损伤（股神经、闭孔神经、坐骨神经）和感觉神经损伤（髂腹下神经、髂腹股沟神经、生殖股神经、阴部神经、股神经、坐骨神经和股外侧皮神经）可在截石位手术时间延长时发生。

股神经损伤可能继发于过度屈髋外展和髋关节外旋时造成的神经压迫。坐骨神经和腓神经分别固定于坐骨切迹和腓骨颈。直膝屈髋和大腿过度外旋将造成这些点的伸展。过度屈髋将损伤坐骨神经。腓总神经也容易受到压迫损伤。

理想的截石位要求适当的膝关节和髋关节屈曲，并有限外展外旋。医生和助手应避免靠在患者的大腿上。

出血

术中出血指术中出血超过1000ml或需要输血的血液流失。大出血指急性出血超过患者血容量的25%，或者失血需要抢救措施。

失血量达到患者血容量的30%～40%会导致循环系统不稳定。超过血容量40%的出血将危及生命。严重出血可导致多器官衰竭和死亡，除非1h进行复苏。

第一步是压迫止血。在腹腔镜手术中可以应用无创的腹腔镜抓钳加压。大血管出血时通常需要开腹手术。

电凝、缝合或手术夹，可用于控制小血管出血。结扎血管前应将其与周围组织分离，以避免不必要的损伤。

如果最初尝试止血失败，应考虑结扎双侧髂内动脉，但手术只能由对该操作有经验的外科医生完成。

控制弥漫的小剂量的静脉出血的局部止血药物包括：明胶海绵/凝血酶，可吸收明胶基质；止血纱，氧化再生纤维素；FloSeal，由人血浆和明胶及凝血酶混合成的止血药物、Tisseel，一个凝血酶和高度浓缩的人纤维蛋白原组成的混合物。

患者的血流动力学状态应持续监测。考虑补液、输血及血制品。其他高年资妇产科医师、麻醉医师、额外的护理人员和手术室工作人员以及有血管外科经验的外科医生都是需要的。要做交叉配血，检测血红蛋白、血小板计数、凝血酶原时间、活化部分凝血活酶时间。如果PT和APTT超过标准值的1.5倍，应给予新鲜冰冻血浆。红细胞与新鲜冰冻血浆的比值应小于2∶1，创伤研究表明，二者比例为（1～1.5）∶1时与降低死亡率有关。如果纤维蛋白原含量低，应在血液科专家的指导下给予冷沉淀。

血小板计数<50 000/ml时，应给予输注血小板。应监测酸-碱平衡以及血浆钙离子和钾离子浓度。

收缩压低于70mmHg、酸中毒和低温均能抑制凝血酶，增加凝血功能障碍的风险。大量的液体输入和红细胞输入将稀释血小板和凝血因子，导致凝血功能障碍。当有临床证据支持凝血功能障碍或弥漫性微血管出血时可使用成分输血。

如果其他措施未能控制出血，可以加压包扎盆腔48～72h。盆腔引流可以监测盆腔内的持续出血。留置导尿管可以监测尿量。

输尿管和膀胱损伤

妇科大手术损伤输尿管和膀胱的概率分别为2～6/1000例和3～12/1000例。

膀胱损伤的危险因素包括子宫内膜异位症、感染、膀胱过度膨胀和粘连。在粘连的病例中，切除子宫时采用锐性分离非常重要，因为钝性分离可能造成损伤。在腹腔镜手术中，应使膀胱空虚避免套管穿刺损伤。侧方而不是耻上的套管穿刺会减少膀胱损伤的风险。膀胱热损伤可能会延迟出现，术后几天才出现临床症状。

<1cm的小缺损能够自行愈合，不需要修补。大的损伤可使用可吸收缝合线缝合两层关闭。膀胱的完整性可以通过膀胱充盈亚甲基蓝染料或靛蓝胭脂红来评价。输尿管通畅性是用靛蓝胭脂红染料静脉造影，染料从双侧输尿管流出来评价，或者用输尿管内支架置入术来评价。输尿管内支架应留置7～14d。

输尿管损伤的原因可能是直接切断、撞击损伤、血管损伤或热损伤。如果怀疑输尿管损伤，术中可以通过膀胱镜检查染料流出或输尿管内支架置入术评价其通畅性。如果有疑问，应咨询泌尿科医生，在确定损伤时可考虑进行输尿管端端吻合或输尿管再植。

应尽可能对所有脱垂或尿失禁手术在术中进行膀胱镜检查排除膀胱或输尿管损伤。未识别的输尿管损伤患者会出现腹痛、发热、血尿、腰痛及腹膜炎的症状。

胃肠道损伤

胃肠道（GI）损伤在妇科手术中的发生率为0.05%～0.33%。术中胃肠道损伤患者的死亡率为3.6%。损伤可能发生在气腹针或套管针穿刺时、粘连松解术、组织剥离、断流术和电切术。有腹部手术史的患者粘连的风险增加。在这些病例中，腹腔镜手术应采用开放式（哈桑）技术或通过左上腹（帕尔默点）进入。

如果怀疑损伤，应检查肠管，如有疑问应寻求外科医生的帮助。未识别的胃肠道损伤会在术后4天出现恶心，呕吐，腹痛和发热的症状。

气腹针损伤在没有出血或肠壁破损的情况下通常不需要修补。如大肠穿孔但无破损，反复的腹腔冲洗和抗生素治疗是很重要的，因为大肠内容物细菌含量很高。肠道损伤应修补两层。在延长裂伤时需进行肠管节段性切除。热损伤需要广泛切除因为有组织坏死的风险，这种情况几天以后才会有临床表现。

乙状结肠损伤可通过乙状结肠镜检测。

结肠广泛损伤或损伤累及肠系膜时需要进行结肠造瘘。

腹腔镜手术中胃穿孔可能发生在有上腹部手术史的患者中，或者是麻醉诱导过程中胃部潴留大量气体的患者。气腹针穿刺导致的破损如果没有出血可冲洗。套管穿刺导致的较大损伤需要由有胃部手术经验的外科医生进行双层修复。腹腔应冲洗消除任何胃内容物。术后应保留胃管直到胃肠功能恢复正常。

术后管理

镇痛

术后镇痛应在术前计划。腹部大手术可能需要硬膜外或患者自控镇痛（PCA）。这可以逐渐更换为普通的对乙酰氨基酚和非甾体抗炎药，合并或不合并阿片类药物对抗突破性疼痛。如使用阿片类药物，止吐药和大便软化剂应同时使用。

液体和电解质平衡

术后短期内保持液体平衡和监测血清电解质水平，对于静脉输液的患者十分重要。除正常约2.5L/24h的每日液体摄入外，还需要补充由于手术失血和不显性失水导致的液体丢失。对于高钾血症的患者需要做心电图评估心脏节律，准备葡萄糖酸钙预防和处理心律失常，以及葡萄糖-胰岛素降低血钾水平。低钾血症时需要静脉输液补钾治疗。低钠血症通常是由液体摄入量过多引起以及高钠血症的过度水化。尿量减少小于0.5ml/(kg · h)可能提示补液不足。可以用胶体进行补液实验来证实。对老年患者或有心脏病的患者进行补液实验需要谨慎，因为可能加重肺水肿。如果尿量没有改善，需要评估心脏和肾功能。

心血管稳定性

硬膜外镇痛、脱水和出血是术后低血压的常见原因。这可以导致组织低灌注和愈合不良，脑梗死、肾衰竭和多器官功能衰竭。除非患者是稳定的、定向力准确、脉率50～100次/分、外周循环温暖、毛细血管再充盈<2s、尿量不少，否则需要对患者进行进一步检查。

膀胱的护理

在术后留置尿管可用于准确测量尿量，预防继发于全身麻醉或疼痛的尿潴留。当患者能活动时应拔除尿管。评估膀胱是否排空需要测量排尿量和使用便携式膀胱超声估计残余尿量。如果残余尿量大于150ml，需要再保留尿管24～72h。持续性排尿困难的患者可能需要保留尿管后返家，7～10d后返回拔除尿管或学习自我间歇导尿直至膀胱功能正常，如有排尿控制。

进食

术后早期进食进水，可以降低患者住院天数且不增加肠梗阻风险。如果患者有呕吐，应推迟进食。如果患者持续呕吐，应排除肠梗阻。其他症状包括腹痛、停止排气排便。体征包括腹胀、肠鸣音亢进或减弱。腹部X线片显示肠管扩张。治疗包括禁食、补液和鼻饲管插入胃肠减压。如果没有改善，进一步对比成像需确定梗阻部位并手术干预。在麻痹性肠梗阻高风险的患者中（过度肠道手术或肠道损伤），应留置鼻饲管并从此缓慢摄入食物。

术后并发症

术后出血

腹腔内出血的体征包括低血压、心动过速、腹胀、尿少、意识模糊、出汗和腹痛。小的出血可严密监护下期待，必要时动态监测血红蛋白并输血。小的腹膜后血肿可能最终被吸收。伴有休克和腹围增加的患者需要立即手术探查。

动脉活动性出血但血流动力学稳定的患者，可以考虑盆腔动脉栓塞。

发热

术后24h内单独一次发热＞38℃通过非手术治疗能够解决，持续发热或术后24h后发热可能是感染。鉴别感染的来源和早期治疗能够降低病死率。检查胸部、心脏、腹部、切口和腿部后，应进行血液检查，包括全血细胞计数、C反应蛋白、尿素、电解质和肝功能检测，和血液及痰培养一起，中段尿或导尿尿液标本应送显微镜镜检，培养和药物敏感性检测。

胸部X线片能发现肺炎或肺不张。定时应用对乙酰氨基酚能减少发热，补液能弥补液体流失。

外科手术部位感染

外科手术部位感染（SSI）可以通过皮肤或阴道内菌群引起。在腹部切口感染常见的病原体是金黄色葡萄球菌、凝固酶阴性葡萄球菌、肠球菌和大肠埃希菌。阴道术后感染常见病原体包括革兰阴性杆菌、肠球菌、B组链球菌和阴道及会阴的厌氧菌。术后盆腔脓肿通常与厌氧菌有关。

手术部位感染的危险因素包括糖尿病、吸烟、全身激素治疗、放射治疗、营养不良、肥胖、长期住院和输血。手术部位感染相关的手术因素包括手术操作时间延长、失血过多、低体温、剃须脱毛、和外科引流。

SSI可发生于表浅切口、切口深部，涉及器官或腔隙，即阴道断端蜂窝织炎和盆腔脓肿。

SSI的最严重形式是坏死性筋膜炎，常由多种细菌感染引起，可迅速导致周围组织坏死，脓毒症和末端器官损伤。

实验室检查包括全血细胞计数、切口或脓肿引流液培养。怀疑当器官或腔隙SSI时，需要进行计算机断层扫描（CT），磁共振成像（MRI）或超声显示感染部位。

治疗

伤口蜂窝织炎患者，可在门诊口服抗生素治疗。对于发热、腹膜炎、腹腔内或盆腔脓肿、不能耐受口服抗生素，或具有其他脓毒症体征的患者，应收入院静脉抗生素治疗。对于局限的切口感染，应切开引流。如果没有脓肿、断端的蜂窝织炎，可口服抗生素治疗。

在深部切口或器官/间隙感染的患者，静脉注射广谱抗生素应持续至患者退热和临床症状消失后至少24～48h。如果患者全身症状没有改善或发热在48h内没有解决，应考虑重复成像检查并在咨询抗感染专家后更换抗生素。

没有脓肿或血肿的患者如果对广谱抗生素治疗没有反应，应除外盆腔感染性血栓性静脉炎。治疗包括抗生素和静脉注射肝素。

浅表脓肿应切开引流。坏死组织清除后，包扎、切口负压吸引或肉芽组织长出后再次缝合可促进切口愈合。对于深部切口和器官/间隙感染，有时需要清创引流术。

坏死性筋膜炎是致命的，需要立即进行局部清创及广谱抗生素静脉注射。

心血管和呼吸系统并发症

手术和全身麻醉增加心肌梗死的风险，尤其是那些有风险因素的患者。有胸痛的患者应做心电图查心肌酶；有心律失常的患者，鉴别诊断包括脓毒症、低血容量、电解质异常和药物毒性。

呼吸系统并发症包括呼吸道感染、肺不张、肺水肿和肺栓塞。需要测定血气确定严重程度，调整氧疗。患者的血氧饱和度＜90%或氧分压<8kPa时应考虑辅助通气并转入ICU 。

静脉血栓栓塞症

如果临床怀疑肺栓塞（PE），必须进行影像诊断。等待成像时应使用治疗量的低分子肝素（LMWH)。

如果临床高度怀疑深静脉血栓形成（DVT)，但腿部多普勒超声没有阳性发现，可继续治疗，1周后重复超声。

CT肺血管造影（CTPA）或胸部X线片后核素肺扫描是推荐的成像技术。如果诊断成立，推荐使用治疗量的低分子肝素，一旦病情稳定、出血风险降低，可以转为口服抗凝药物。患者应该在血液及抗凝专家门诊随诊。

出院

出院小结应提供患者的围术期事项、适当的镇痛药物和其他药物及出现并发症或其他问题时与医师联系的方式。

附录B

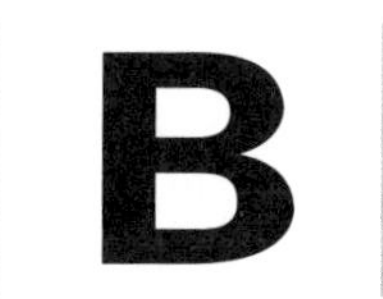

管理、审计和研究

原著者　*Tahir Mahmood*　　　　翻译　张　岱　审校　刘朝晖

学习目标

学习以下内容后，你应该能够：

获得知识的标准

- 理解存储、检索、分析和显示的数据的原则
- 讨论使用的临床数据，其有效的解释和相关的可信度问题的范围
- 能够逐条陈述数据保护法的基本原则
- 审计周期描述用于评价地区和全国范围的妇产科状况（特别是与孕产妇和围生期死亡率）
- 讨论指南的作用，综合护理路径和预案，比如，国家健康和临床研究所和英国皇家妇产科学院的指南
- 描述临床疗效的要素，包括以证据为基础的实践中，临床试验的类型、证据分类和等级的推荐
- 描述风险管理的原则，包括事件报告
- 对比审计和研究之间的差异

专业技能和态度

- 理解好的研究设计背后的原则和对研究的批判性分析，包括统计数据和伦理问题。

在国家卫生服务中的数据收集

患者与医师的联系不是在初级保健时就是在医院时。第一个会面通常发生在初级保健处置时，这也就是80%的患者和卫生系统之间的接触。

在医院处置时，患者或者在门诊或者在急诊。一小部分患者最终会被收住院，以便进一步的诊断检查或需要手术或医疗干预。在患者行程的每个阶段，信息被收集在纸质表单（病历记录）或进入电子数据系统（无纸化记录）。

医疗规划者面临的挑战是确保在初次和再级医患接触时信息可以被收集并链接于国家数据库，以便我们确定疾病模式的变化趋势，人口的需要和未来的健康服务计划。

数据还有助于进行流行病学研究，如孕产妇死亡率。这些数据还允许国际比较，比如世卫组织的孕产妇死亡率报告以及英格兰的关于剖宫产率以及子宫切除术率的地区报告。

数据收集的来源和计算系统

GP咨询和注册

所有患者与初级保健者的接触被收集起来分析为什么患者接触他们的全科医生（GPs），如抑郁症的诊断、上呼吸道感染、关节炎、轻伤、阴道出血、避孕需求等。此外还可以使用这些数据来评价国家质量控制目标，这可以通过设置警报信号例如：

- >90%适合宫颈细胞学筛查的妇女已经获得筛查。

出生和死亡登记

自1838年以来英格兰和威尔士一直存在出生和死亡登记的执行系统。作为一个初级医师，你可能会被要求完成一个死亡证明。仔细按照说明，做出正确的填写是非常重要。死亡证明有两个部分：①死亡的直接原因；②导致死亡的原因因素之一。

法律要求无论出生在哪儿均应登记。因此，我们可以准确地知道出生在产科医疗机构和在家分娩的婴儿的比例。

使用这些数据还可以详细研究每1000人口出生率和死亡率的变化。出生率减去死亡率就是人口的年增长率。

医院统计数据（HES）

HES通过病历收集患者的住院管理信息及临床数据，临床数据包括条件导致入院原因，其他相关状况以及执行任何操作的描述和日期。住院管理数据包括患者加入等候名单的日期、患者的来源和入院日期、专家、出院或死亡的日期、出院及转院的目的地。这些数据提供全面的动态的操作的数据如子宫切除、剖宫产，这些信息可用于规划医院服务，如当地产科床位的需求。

1.*死亡率的统计数据*　这些都是从住院中获得计算的数据。英国自1952年以来通过三年期报告报道孕产妇死亡率数据。这些报告告诉我们，产后大出血、妊娠高血压疾病、感染和静脉血栓性疾病仍然是孕产妇死亡的主要原因。NCEPOD年度分析数据结果对围术期死亡报告显示，只有22%的高危人群获得了围术期关键的护理，因此护理不足可能导致他们的死亡。

围生儿死亡率数据（PNMR）每年收集。它包括每1000次分娩妊娠期间死产和在生后第1周死亡的新生儿数量；它包括所有妊娠20周后的胎儿或500g以上的胎儿。早产是围生儿死亡的最常见原因，其次是出生缺陷和小于胎龄儿。PNMR是一个主要的评价指标，用于比较一个国家不同产科单位之间的卫生保健的质量，也可以用于全球产科质量的评估。

2.*患病率统计*　可以使用住院管理数据来分析特定疾病相关的发病率数据：如计算产后大出血的发生率（失血>2.5L）、分娩后进入重症监护室、在妊娠期间卒中、肺栓塞和深静脉血栓形成等以获得妊娠相关发病率数据。在苏格兰所有危重的产妇患病率均要上报给苏格兰国民保健服务质量的改进体系，并汇总为年度报告（近错过调查）出版以显示所有产科单位的数据比较。

研究和数据链接

链接的记录能够呈现给我们一幅完整的个体不同的疾病发生和疾病进程画卷。还可以使用记录链接之间不同的数据库来开发质量指标如患者28d内再入院率与诊断深静脉血栓形成或二次手术患者的数量。

数据保护法案

在英国和澳大利亚的数据保护法案企图在个人的权利和有利益矛盾的合法理由使用个人信息之间寻求平衡。员工持有或处理个人数据必须遵守以下原则。

个人信息必须：

- 公正、依法处理。
- 针对有限的目的使用。
- 充足、相关和不过度。
- 准确、及时。
- 没有超过必要的。
- 处理依照个人的权利。
- 时刻保持安全。
- 不转移到其他国家，除非国家对个人有足够的保护。

卡尔迪科特原则/Caldicott原则

在英国Caldicott报告（1997）建议在每个国民健康保险组织任命Caldicott监护人，他可以确保在处理患者身份信息传输符合Caldicott原则，无论通过口头、书面、电子或任何其他手段。

当你打算进行临床审计需要回顾病历记录，你必须寻求你医院的Caldicott监护人的许可。这个过程可以确保您遵守信息使用的原则，你得到的数据是隐去了患者姓名的。你不能在你的私人电脑上存储数据。您可以使用授权加密USB驱动器。

以证据为基础的医疗保健

循证实践是系统地寻找和使用同时代的研究成果作为临床决策基础的过程以及是临床治理框架的一个组成部分。为了方便基于证据实践的发展，以下流程需要被应用。

- 识别那些在临床实践中，可以提出明确的临床问题的领域。
- 从现有的文献如指南中识别最好的相关证据。
- 批判性评价证据的有效性和临床实用性。
- 实施和整合相关研究成果应用于临床实践。
- 随后评价这些临床实践是否取得预期的结果还是正相反。
- 确保员工通过足够的循证实践的资源、教育和培训项目获得支持和发展。

临床审计

临床审计是一种系统性和批判性的对临床服务质量的分析，包括诊断流程、治疗、相关的利用资源和对患者的结局。临床审计应该寻求改善患者医疗服务的质量和通过临床工作人员的检查和基于现有的最佳证据责任（框B-1）修改他们的临床实践的结果。

框B-1　有关临床审计的主要事实

- 临床审计不是科研，而是专注于改善患者的治疗。
- 临床审计需要时间和需要多专业的参与。
- 临床审计应该有一个依据最好的基于证据的实践明确定义的问题需要处理。
- 临床审计需要足够的规划时间，参与者利益相关，收集可靠数据，分析并将结果展示给团队。
- 对于传播最佳实践、实施、监控和演示的临床医疗改善，一个清晰的战略性的结论非常重要。

临床审计的4个步骤

1.*定义最佳实践*　这一标示的区域必须明确是关于临床质量的临床实践的重要方面如剖宫产后的高感染率。

下一阶段是描述当前的实践来说明问题，确定改进的区域。可以通过查看资源来完成，比如RCOG绿色指南，苏格兰校际指南网络（SIGN），国家健康和临床研究所（NICE），RANZCOG关于妇女健康的宣言和NHS证据网站。

确定最后一个特定的区域指的是指南将帮助定义一个“水准”（一个广泛的基于最好的证据的良好实践声明）而不是可以评估当前的实践（这称为“标准”）。标准是指用于成功的标准（结构）的成就的资源，必须进行的操作（过程）和结果（结果）。

2.*准备监控*　标准应该是容易测量/收集的数据和收集到的数据是对临床有用的。收集基线数据首次提供了一个起点，可以衡量进展。水准应该通过时事通讯、部门会议病房广泛地传播给临床工作人员。

3.*监控你的成就*　和你的上司就临床样本大小和时间框架来完成审计周期达成一致很重要。医院信息系统管理者可能掌握特定临床病症的患者的数量信息，这样您就可以估计可能会花多长时间来收集数据。下一步将是就以下问题达成一致，谁将收集数据，谁将会记录在审计软件包以便生成及时反馈。

4.*改进的计划*　一旦审计数据被收集，审计的总结就应该完成，结果应该仔细研究以便为临床团队提供建设性的反馈。讨论的结果应该与专业团体讨论，询问他们对结果的解释和行动计划。良好的实践部分清晰地被凸显，需要解决的部分被清晰地记录。可指定一名专人以便可以实现和监控适当的政策的变化。

重要的是要记住，临床审计是一个持续的过程，一个临床审计通常会导致第2个临床审计以证明第一个审计周期取得可衡量的变化导致重新定义单位政策、采用的新方法提供保健以达到国家标准。因此医生进行临床审计的职责是写一份详细的报告，做出适当的建议以确保下一组医生如何继续同样的主题，以确保第2次或第3次审计周期完成。

国家临床审计

孕产妇死亡率和发病率数据通常作为国内外对产科服务的质量指标。孕产妇死亡指的是由于产科原因死亡并且死亡发生在怀孕期间或产后42d内。直接孕产妇死亡的最常见原因是产后大出血、妊娠高血压疾病、社区获得性感染、深静脉血栓形成。死亡的间接原因包括非产科原因如发生在分娩后一年内的自杀。每一个孕产妇死亡由一个专家小组深入分析。同样，围产期死亡率数据也被收集。他们分析围生期死亡原因，提供数据和趋势，主要原因是原因不明的死产和与早产有关的死亡。

临床指南

临床指南已被定义为系统发展的声明，辅助医生对患者在特定的临床情况下做出决定以获得适当的医疗保健。皇家学院产科和妇科医生的绿色最高指导指南是一个很好的资源。

临床指南的建立是一个相当耗时的过程，从开始撰写指南到完成的任务可能在18～24个月。在早期阶段主要是列举合适的临床问题。它们提供系统综述以用作可用的证据。文献的整合和证据分级使用GRADE系统（Grading of Recommendations，Assessment，Development and Evaluation working group，分级的建议、评估、开发和评价工作组）。必须得承认，对于许多疗法来说，随机对照试验或随机对照试验的系统评价可能没有。在这些情况下观测性的数据可能是更好的证据，通常就是这样的结果。

分级证据的水平：分级从1级（系统综述的随机对照试验）到4级（专家意见）：更多的细节可以在（www.sign.ac.uk）找到。一旦证据整理为临床问题所收集，它就会经受评估和审查。

基于证据级别，在临床指南中会有不同的推荐。

推荐的分级：指南中的推荐是建立在基于证据分级为A级（荟萃分析的基础上，系统评价或随机对照试验）的基础上的。在好的临床机构，临床医生会做一个共识推荐（www.rcog.org.uk）。

整合的保健途径已被描述为一个患者通过医疗体系内的所有接口和应该获得的照顾的所有步骤的旅程，从初级保健直到二、三级护理。每个阶段的整合保健途径应该有一个明确的清单以确保保健提供者遵守这些建议并提供了适当的照顾。

临床指南的适应性原则体现在进行适合地区使用的调整（本地方案），因此可能会开发一个保健路径以方便在本地服务条款内、遵守当地协议照顾一个患者，并且地区方案可以被监控。

研究

研究的主要目的是推动新知识的普及，而审计的目的是衡量标准的护理。

对于临床研究，需要伦理委员会的批准才能开展研究，而临床审计通常不需要这样的批准。

法律和道德确保研究最大程度的尊重参与研究的患者和他们的隐私，即使研究与临床无关。人们普遍认为。使用可识别的个人资料用于医学研究应该获得明确的同意，特别是对多中心或再次的研究来说，某些不是直接参与临床研究的人员需要接触部分数据。技能、态度和管理和使用研究数据库的人的承诺对于需要保护隐私的研究数据主体来说是重要的。

关于广泛的不当的研究的行为人们十分关注。这种为了提升职业生涯或获得金融奖励而进行的不诚实临床研究发布削弱了公众对医学研究的信心。

研究的类型

1.*描述性的研究*　描述性研究提供信息，可以用来验证其他研究方法所产生的病因假设。例如，长期的烟草使用和肺癌的发病的相关性是流行病学研究首次发现的。描述性的研究经常被用来证实从其他来源的怀疑，如幼女阴道癌是由于母亲在孕期使用雌激素，胸膜间皮瘤是由于暴露于石棉。同样，多发性硬化症的数据表明，它在美国北部的非洲裔美国人和白种人具有相同程度的发病率。这个观察表明，环境影响对于确定疾病是否常见或罕见是至关重要的。

2.分析性研究　有两种类型的流行病学观察，个体分组而不是群体来提供证据表明一个特定事件可能是某种疾病的一个原因。病例对照研究比较患者和非患者。群组研究比较暴露在怀疑因素的人和那些没有暴露的人。这两种类型的研究回答两个不同的问题。

为了解释这个问题，假设需要调查产钳分娩以及随之而来的婴儿头部的创伤，会导致脑损伤，然后可以导致儿童期癫痫。

病例对照研究将涉及比较癫痫儿童与对照组非癫痫儿童的产科病史。如果发现癫痫儿童的使用产钳分娩的比例超过对照组，那就意味着产钳分娩可能是癫痫的一个高危因素。但是还有许多其他原因的癫痫，癫痫患者中只有一小部分病例可能归因于产钳分娩。这个比例可以用一个数学公式计算。

队列研究中相同的问题会比较一组产钳分娩的孩子和一组正常分娩的孩子。如果发现产钳分娩的儿童癫痫的比例超过了正常分娩的儿童，这将表明产钳分娩与癫痫相关，可能是癫痫的一个原因。产钳分娩并不总是导致癫痫，这发生在只有一小部分以这种方式分娩的孩子中。通过使用数学计算，可以计算出超额风险度或归因风险度。

临床试验

医学研究和药物开发常常进行临床试验，对健康干预措施允许进行安全性和有效性数据收集。临床试验可以用来：

- 评估新药物的安全性和有效性，如抗生素。
- 评估不同剂量的药物的安全性和有效性，如在第三产程中使用催产素5U而不是10U。
- 评估手术设备的安全性和有效性，如腹腔镜手术器械。
- 比较两个或两个以上的已批准干预措施的有效性，如治疗1对于治疗2的比较。

临床试验通常是分三期进行：

- 第一期测试治疗在一些健康的人是否安全。
- 第二期测试一些患者是否治疗对疾病在短期内是有效的。
- 3/4期试验用来测试治疗几百到几千的患者，通常在许多不同的诊所或医院。这些试验通常对新的治疗与已经在使用的治疗或偶尔没有治疗比较。

随机临床试验可以：

- 双盲：受试者和参与研究的研究者们不知道他们接受哪种治疗。盲法是为了防止偏见，医生不应该知道哪些患者获得被研究的治疗哪些患者接受了安慰剂治疗，或者是药物A与药物B两种药物。
- 安慰剂对照：使用安慰剂（假治疗）允许研究人员隔离研究治疗的影响。重要的是虚拟治疗密切匹配积极的药物治疗。在两个研究组的患者都进行相似的疗效评价和副作用评价。

所有的临床试验应经伦理委员会批准，由一个专家小组监察。重要的是，在招募患者临床试验之前，签署知情同意。在同意临床试验开始前进行随机化的过程。

确保受试者的安全是临床研究者的责任，必须密切监测不良结果。因此药物临床试验通常排除育龄妇女、孕妇。

药物试验的结果发送到适当的国家权威机构。

临床管理

临床管理已被定义为一个框架，用于患者护理的持续改进，减少临床风险（框B-2）。

风险管理

风险管理仅仅意味着“开展良好的临床实践和减少有害或不良事件的发生”。临床风险被定义为“一个临床错误包括治疗、护理、干预治疗或诊断结果，可能会有一个不幸的结果”。例如，如果患者在产科单位出现剖宫产后伤口感染会导致延长住院时间，增加患者的不适，增加了员工的工作量和在单位工作成本。重要的是要考虑到周围的更广泛的问题如病房整洁、缺乏坚持感染控制政策，未能按照国家指导方针预防脓毒症，解决员工的教育和培训需求。每个单位都应该有一个临床风险战略和报告系统，监测和评价临床发病率和几乎发生的事。几乎发生的事被描述为“潜在的有害事件可能对患者/看护造成不良后果”。同样应该有一个投诉报告的系统，监控和改善患者对护理的抱怨。

国家信托基金过失计划（CNST）成立于1995年。特别是在妇产科CNST，每个单位支付基于单位的大小、通过CNST评估的水平和处理临床风险管理的折扣。有三个级别的CNST认证，你的水平越高，就会有更高的折扣。已经认识到CNST标准做到了推进风险管理和减少临床风险。

框 B-2 推广临床管理的关键特征

- 在整个组织有一个集成的质量改进方法
- 领导能力开发符合专业和临床的需要
- 存在培养基于证据的实践的发展的基础设施
- 创新被评价为有价值和良好的实践在组织内外共享
- 有风险管理系统
- 有一个积极的方法来报告、处理不幸的事件并从中学习
- 投诉都被认真采纳并采取行动防止复发
- 不良的临床表现被记录，从而防止对患者或员工潜在危害
- 对临床管理框架来说，实践和职业发展是一致的和不可或缺的
- 临床数据质量最好，可以有效地用于监控患者护理和临床结果

白皮书The New NHS；Modern，Dependable（DH 1997）

临床事故报告

工作人员和患者需要临床事故报告，在这些高危地区个人或地区组织未能提供适当的医护。事故报告的检测提供了一个框架来调查事故和几乎出事的行为，而使医务人员加强学习和行动，临床实践被回顾和信息被共享以防止再次发生。让我们举一个例子，在产科单位监控三和四度会阴裂伤。这些事件报告和信息被整理。月度报告将确定是否三度或四度会阴裂伤的数量正是由于器械分娩而增加。这一观察会质疑承担这些操作的医生是否具备合适的技能，接受了适当训练和监督。

结论

值得感谢的是，临床管理是持续的质量改进的保证，临床和非临床人员只能通过确定和有意识的努力以及适当的支持他们的组织来提供最佳实践。质量改进是基于如下的系统和流程：

- 临床风险管理和临床审计。
- 持续的实践和职业发展。
- NHS组织内实施和持续的职业发展。
- 研究和开发。
- 以证据为基础的医疗保健。

附录C

C

妇产科相关法规

原著者 *Roger Pepperell*　　　　翻译 吴 忧 审校 刘朝晖

学习目标

学习以下之后你应该能够：

知识点

- 讨论未成年少女（<16岁）及无行为能力人在就医方面的保密问题及知情同意问题
- 了解关于流产、性犯罪及辅助生殖技术中孕妇与胎儿的相对法律地位
- 未成年人保护的相关法规
- 围绕知情同意的相关原则及法规

临床能力

- 了解妇产科常见手术知情同意的相关问题

专业技能和态度

- 了解孕妇的相关法律权利和义务

关于知情同意的原则及法律法规

当一名妇女同意一个外科手术或者特殊治疗时，向其清楚交代手术风险及利弊是非常必要的，事实上，医师在施行任何特殊的治疗方案前或者手术前得到患者的知情同意是基础的法律原则，相反，没有患者的知情同意就施行手术或其他操作是违法的。

其次，患者只有在充分了解所要进行的操作或手术的相关风险后才能决定是否签署知情同意书，患者签署了知情同意书表示对要施行的治疗方案或者手术是同意的，但是也只是证明了患者确实知情了解了所要施行的治疗方案或者手术的风险及利弊。

向患者解释一项操作或者手术的利弊，向其充分说明其目的及潜在风险是非常重要的。但是对于任何一项操作或者手术来说，都有一系列的风险，因此，对于向患者解释所有潜在风险是否合适值得讨论，因为向患者交代一些发生率极低的风险会增加患者对于手术或者操作不必要的焦虑。

一般来说，发生率超过1%的风险需向患者详细说明，但当风险非常严重，一旦发生会影响患者生活质量时，即使其发生率小于1%，也应向患者说明，在患者充分了解下决定是否同意手术或操作。并且如果同时有保守治疗（非手术治疗）方案时，也需向患者说明。

一个典型例子是在患者接受绝育手术前向其交代术后有再次妊娠风险的可能，在20世纪80年代，有大量的诉讼事件就是关于没有在绝育术前向患者交代术后再次妊娠可能，接受绝育手术再次妊娠的患者称并没有在术前了解到术后有再次妊娠的风险，如果在术前向其交代此风险，她们可能不会选择手术或者术后也会同样采取避孕措施。在现代，

绝育术前向患者及其家属交代手术后再次妊娠风险是常规做法，并且在术前会把此项风险列入知情同意书条例里，在考虑绝育手术前，患者的月经周期也需注意，当妇女月经不规律时，临床常采用口服避孕药调整月经周期，当绝育术后停止口服避孕药时，月经周期会再次不规律，如果在绝育术前向患者交代此风险，可能她会选择在绝育术后继续口服避孕药。

对于男性或者女性所施行的绝育手术，术后再次妊娠可能与手术方式及输卵管或者输精管复通相关；对女性施行的绝育手术，输卵管夹夹在了错误部位或者输卵管夹开放会是导致手术失败的重要原因，而因为上述原因造成手术失败，术后再次妊娠多半发生在术后6个月内，还有一项原因是术后输卵管或者输精管的复通，此现象会发生在术后多年后，而且有一定概率是不可避免的。但是，即使在术前将避孕失败列入知情同意书条例里，因为手术操作造成的术后避孕失败也是不应该的。

! 医师或者患者在手术或者操作中的失误并不能通过术前的知情同意书来弥补。

手术或操作前应由参与手术的医师向患者交代手术或操作的具体过程及风险，并与家属签署知情同意书，同时，妇女卵泡期是进行绝育手术比较理想的时间。

✔ 在知情同意书里，患者及手术的相关信息必须是正确的，如患者的姓名及手术的具体方式。在知情同意书里，只写绝育术是不够的，绝育术包括输卵管或输精管烧灼、输卵管或者输精管夹或者输卵管或者输精管结扎，具体手术方式必须写进知情同意书内。

知情同意书必须在入院时及进入手术室手术前反复确认，在施行手术前患者的相关信息包括末次月经时间也必须确认。手术应末次月经1个月后进行，因为患者可能在此期间怀孕从而影响她治疗方案的选择。

妇产科的法律事件

发生在妇产科的诉讼事件，对产科服务有深远的影响。在英国，此类诉讼事件牵涉的赔偿一定程度上被皇家保险公司所拒绝，在澳大利亚也有类似的情况。同时政府部门承担了公共卫生系统的妇产科医师及助产士涉及诉讼事件产生的赔偿费用。然而，在美国，医师常因为医疗事故有可能产生的高额赔偿而拒绝向患者提供产科服务，同时医疗事故所产生的保险金额常是由母亲获得；事实上，不管医院或者医师是否是过错方，除非赔偿有上限，否则医疗事故所产生的保险金额常是保险公司或者政府部门承担不了的。在美国，大部分的产科医师因为他们的高风险职业常被保险公司所拒绝。

当患者与医师之间产生医疗纠纷时，她往往会先咨询她的律师，如果她的律师认为她可以起诉对方，一般会根据之前的类似案件，向法院提出诉讼，法院会将传票发到医院或医师本人，同时也会向法院提出听证申请。在英国，此类诉讼案件常常被高等法院接收，但是如果涉及到的赔偿金额数目比较小，也可在地方法院审理。在英国，此类案件常不需要陪审团；在澳大利亚，此类案件需要陪审团出席听证会，常会由律师替代原告进行申诉。此类医疗诉讼案件常会被媒体大肆报道，经常会占据新闻报纸的第1页或者第2页，同时会给医师或者医院带来极坏的影响。但如果最终证实医师或者医院并不是过错方，新闻媒体也不会向公众详细报道相关细节并澄清之前所造成的极坏影响。

诉讼案件一般在医疗纠纷发生不久就产生了，但往往最终裁定在数年之后。当诉讼案件不涉及儿童时，常在7年内就能得到最终裁定结果，因为医疗事故对患者所造成的不良影响在7年内都能充分体现出来。当诉讼案件涉及儿童时，患者常在25年内的任何时间都能提出上诉，因为对儿童造成的影响可能要到其成人后才能充分体现出来，但是对于所有人来说，即使是一年前发生的事情很多细节都会遗忘，更何况是25年前发生的事情，所以关于此类医疗纠纷的所有文件都需要详细记录，同时，在法院发出传票和听证会召开之间以及法院做出判决及判决执行之间也有很长一段时间间隔。

在英国，由于医疗纠纷的赔偿金额十分庞大，因此大部分的原告能得到法律援助；而在澳大利亚，除非涉及的金额十分庞大，否则一般原告常不需要法律援助。法律援助的律师常需要替原告提出索赔声明，然后被告做出回应，承认或者反驳指控，一般来说，法律援助的当事人有相当的优势，因为法律援助的基金会会承担全部的费用，当索赔失败的时候，当事人也不需要再补交任何费用。

在英国及澳大利亚，为了加速医疗纠纷案件的裁定，民事诉讼程序引入了新的规则，并在2002年4月开始作为涉及诉讼的专家证人的指导规范。

这项规则规定最初的专家证人将为案件的主要专家证人，其重要性超过之后不管是通过何种方式原告或者被告提供的专家证人。

在原告及被告双方提交了申诉材料后，双方会交换申诉材料，并且有的法庭还会建议原告及被告双方专家列出问题交给对方，一般这些问题要求提交报告28天内提出，并在28天内回答。

现在法院常常会让专家讨论双方律师提交的联合报告，并列出双方赞成及产生分歧的各项问题，联合报告应列出任何分歧的原因，使许多案件庭外解决，从而大幅减少法律费用。

审判本身是个双方互相反驳的过程，裁定的结果取决于原告提供证明证实医护没有提供合格的医疗水平的服务从而使患者遭受不必要的损伤。

任何审理过程中，主要的证据都是来自于病历记录，对于任何一家医疗机构，病历记录详细而准确是非常重要的，它在需要的时候可能成为法律文书，因此，病历记录应准确而详细，遵守以下原则：

- 病历记录应该清晰、简明扼要，包括全面的诊断、鉴别诊断、检验检查以及诊疗计划。
- 每天的病历应该包括前一天所做的检查报告、治疗方式以及新的诊断。
- 手术中发生的并发症或问题应由手术室参与手术的手术医师详细记录。
- 病历记录应该有签名，并同时有日期，如果病历记录需要其他医师签字，最好能先打印签名或者有盖章，同时应该包括医师的工号。病历的记录时间在产房尤为重要，ICU和急诊科在突发事件时更需要记录的时间对医疗措施的速度进行评估。
- 病历一旦被记录，不应随意更改，如果更改应该标明更改原因，当治疗过程中发生并发症或者其他问题时，一份及时、准确、详细的病历记录能提供重要信息。

如果收到一封来自律师的信件以发起法律行为为目的要求获取信息，那么以下两点较为重要：

- 通知其医疗防护机构。
- 通知所在医院的投诉事务主任，随后他们通常会通知他们的律师。

诉讼通常会发生在进行外科手术后出现并发症或出现围生期死亡事件或新生儿存在大脑功能异常或骨骼损伤如臂丛神经损伤（Erb′ s palsy）。

文献中出现的所有证据表明，只有不到10%病例的脑瘫及智力障碍与分娩过程中出现的事件有关。然而，为了平衡可能性，法官所面临的困难是如何评定医师在分娩过程中是否通过更多适当的护理措施来避免不良后果或降低不良后果的严重性。如果法官决定支持原告，裁定书的严重性将会根据儿童的伤残等级和预期寿命来决定。判定的罚金可达数万美元或英镑。

肩位难产导致臂丛损伤，是导致产科诉讼另一种常见的原因。在这种情况下，提出的争论就是是否通过预测肩位难产的可能性来避免肩位难产及通过剖宫产接生婴儿，或在稍早的孕周在胎儿相对小一些的时候通过阴道分娩接生，或是否通过避免使用过多的牵引，以及通过使产妇采用McRobert体位来改变胎儿入骨盆角度及通过直接对耻骨上方施加压力引产前部的肩膀，或使用适当的内部操作等措施，来减少对臂丛神经的损伤。

对产科医师提起诉讼的其他原因包括：

- 在产前检查阶段对可能存在的胎儿畸形的筛查不够充分，在确定存在胎儿畸形后产妇被要求终止妊娠。
- 未能发现胎儿为生长发育受限并且不能解释原因。
- 未能发现胎儿将在子宫内死亡，并且没有进行适当的检测来避免这种情况的发生。
- 不能充分评估在分娩过程中出现在胎心宫缩监护记录中出现的胎儿心率异常的意义。
- 允许第二产程持续时间过长导致括约肌损伤从而导致排便失禁的问题。
- 在出现胎儿宫内窘迫后决定是否行剖宫产和胎儿实际分娩时间的间隔过长导致新生儿出现不良后果。
- 未能充分治疗产后出血，导致患者需要行子宫切除术来控制威胁生命的出血。

产科诉讼常与灭菌或避孕失败、妇科手术中或术后出现并发症（尤其是腔镜手术），或对患者恶性肿瘤的诊断失败或延迟相关。

大多数妇科/产科医师在他们的职业生涯中成为诉讼索赔的目标，但是通过以下方法可以降低其风险：

- 认真坚持不为训练或监督不适当者做手术的原则。
- 给那些在术前担心手术本质以及术后可能出现的并发症的患者仔细并考虑周到的提供相关信息。
- 如果在任意检查中有异常发现需要干预则需要迅速采取措施，如在分娩过程中出现胎儿心率异常需要做决定。做出的决定可能是继续观察，采集胎儿头皮血液样本检查pH或继续为产妇接生。忽略记录结果是不可接受的。需要记录下检查结果以及关于后续治疗计划的决定。

患者隐私的保密（包括对于数据的保护）

通常医师有伦理责任对患者的咨询及治疗过程中透露的信息保密。然而这种责任不是绝对的，因为在特殊情况下需要违反保密性。必须记住的是，未经患者同意情况下未经授权泄露信息并不刑事犯罪，但这会使医师遭受相关国家医事委员会或医务委员会的惩戒。披露的信息可能涉及公共利益的问题，尤其是该患者有可能会对公众或近亲带来暴力或感染性疾病如AIDS传染的风险。

虽然依照法规人类免疫缺陷病毒感染不需要申报，在英国，医学总会（GMC）建议医师“应该尽一切努力说服患者，对其全科医师及性伴侣汇报其阳性诊断结果”。

有一些法律规定强制披露的行为，包括：

- 应通告出生及死亡。
- 应通告妊娠的终止。
- 应通告试管婴儿的治疗周期。
- 应通告通过捐赠者进行的人工受精。

在澳大利亚，各个州没有关于通报AIDS的普遍性法律，但是所有州的诊断AIDS或HIV感染的医生有通告各自卫生部门的法律义务，在有些州还同样要求病理医生及病理科进行通告。

因为对于医师或者医院而有可能采取的法律行为的时间尺度要求所有医疗记录至少需要保存7年，对于涉及妊娠医疗的记录则需要至少保存25年。

关于流产的法规

英国堕胎法案（1967）从根本上改变了在英国终止妊娠的可用性以及对流产的合法化和自由化产生了影响。

根据这一法案，以下四种情况下才能实施终止妊娠：

- 妊娠没有超过24周并且与终止妊娠相比继续妊娠会对产妇的生理或心理健康方面或产妇之前的孩子或家庭带来更大的风险。
- 为了预防对产妇的生理或心理健康造成重大损伤而必须进行妊娠终止。
- 与终止妊娠相比，继续妊娠会对产妇的生命造成更大的风险。
- 有重大风险怀疑胎儿出生后将会有生理及心理缺陷以及会有严重残疾。

在法案要求的这些情况下，需要由两名执业医师做出终止妊娠的决定，除非该职业医师“诚心诚意的认为需要立即终止妊娠来拯救生命或避免对产妇的生理或心理健康造成重大伤害”。

终止妊娠必须在由国务卿1977年国民医疗服务制度法案要求下而授权其职能目的的医院中进行。也就是说，医院行终止妊娠的目的需要被批准授权。此外，还要求在22孕周后进行的流产必须保证胎儿不得活着出生。这通常需要在超声引导下对胎儿心脏注射氯化钾或其他物质导致胎儿死亡。

法案还要求进行通报，第一，须通报进行流产的目的；第二，须通报流产的进行情况和在术中及术后出现的任意并发症。也许这就是为什么在法案本身已经很自由化并在法律框架的基础上，仍将这么多重点放在流产的通告上而并没有要求通告妊娠及绝育。

在其他国家，关于终止妊娠的法规以及其实用性大不相同。在有些国家，流产是禁止的，并且实施流产的任意医师或家长会被定位重罪并会得到相应处罚。在澳大利亚，没有关于流产的普遍性法律，虽有有些州已经有现成的法规，但不是所有州都有。这些州在类似上述英国相关法案的要求允许进行流产。在维多利亚州多年来一直使用的是Menhennit裁定，该裁定类似于英国的法规。目前只有该法案和维多利亚州使流产合法化。

尽管有堕胎相关的法律，在澳大利亚某些州可以进行妊娠后期（妊娠晚期）流产，可能是因为这些情况符合需要合法流产的条件。如果要在公立医院做这种手术，这种流产手术的适宜性则进行评估并且这种手术需要在其进行前由特殊的医疗和法律机构批准。

不孕不育的治疗中辅助生殖技术的使用

1990年人类受精与胚胎学法案（适用于英国）提供了法定权限，管理与辅助生殖有关的所有事项。该法案较长并且较为复杂，所有与这种手术有关的人员都应该阅读。该法案由人类受精与胚胎管理学管理局管理，管理局的构成包括：

- 一名主席和一名副主席。
- 一定数量的由国务大臣任命的其他成员。

其权力具有以下职责：

- 持续审查胚胎信息以及胚胎的任意后续发展以及治疗信息以及受法案所支配的活动信息，以及如有要求则关于这些事项向国务大臣提出建议。
- 根据权力或依据获得的执照向工作提供宣传服务。
- 为同等程度认为适当的人提供建议，这些人包括请求申请者或在法案管理下活动的正在接受治疗者或捐献配子或胚胎者提供使用，或希望进行辅助生殖的人。
- 执行法规所指定的其他职能。

总的来说，人类受精与胚胎学管理局有权许可和监督医疗中心提供辅助生殖服务并在法案范围内决定采用何种手术。根据临床法律该机构还有广泛的权利，包括在有批准的前提下有权进入某些机构通过“合理及必要的使用武力”夺取被认为是破坏法律的物证以及采取必要措施来保护这些物证。

在其他国家也有类似的机构和法律存在，不仅用来控制该项治疗用于合适的“夫妻”的实用性，还可以包括推荐关于为了减少多胎妊娠而移植的胚胎数目，进行植入前遗传学诊断的场所，并不论捐献者及受孕者要求与否，须保证所有得到上述治疗的患者都能为由此产生的儿童进行后续的评估进行适当的登记。所有上述儿童都有权利知道他（她）们的由来以及由谁提供了他（她）的配子。

胎儿、孕妇、儿童以及青春期少女的相关法律地位

尽管在有些国家胎儿在受孕发生后就有法律权利，但是在绝大多数国家胎儿在任意妊娠期都没有法律权利，但是会在活着出生后就会有权利。因此当一名女性怀孕后必须熟悉其所在国家的法律以及需要了解对胎儿应尽的责任。

在美国过去几年，被要求决定在经证实胎儿存在问题但是产妇拒绝剖宫产的情况下该产妇是否可以被迫允许进行剖宫产手术，在某些情况下剖宫产是被命令进行的。母亲的其他权利被认为是超过胎儿的以及允许继续妊娠。在其他许多国家，产妇的权利明显优先于胎儿的权利，因此法院无法代表胎儿而做出判决。

一旦孩子出生，那么法院通常会支持由母亲拒绝的对于儿童的治疗，因为这些治疗可能会拯救新生儿的生命（如因为血型免疫而进行输血）或可能会减少重大发病率的可能性。

在儿童期间同意治疗的决定通常是通过家长做出的，普遍认为这适用于大多数医疗活动包括严重疾病、急救护理及必需的手术，但这些都不适用于绝育。如果儿童为智力障碍，此外家长可以同意进行其接受其他治疗。然而，绝育、流产及使用某些形式的避孕如宫内节育器或需要政府机构如处理残疾儿童和成人权利事物的监护委员会的同意而使用甲羟孕酮。

尽管从定义来讲，在绝大多数国家，儿童在成人前无法获得所有成年人的权利直到该儿童到18岁，从此才有能力可以同意接受某种治疗或进行某种手术，在有些情况下，<18岁的儿童被认为能足够成熟的做出以上决定的。这些类似情况精确解释了Gillick资格并符合Fraser指南的条件，这涉及1982年发生于英国的案例，一名女性给法院带来了一个案件，试图未经父母的同意阻止对未满16岁的儿童进行使用避孕用具的咨询及治疗。最终这个案件在上议院得到解决，结果为“一个孩子是否有能力给予必要的同意，将取决于孩子的成熟程度和理解能力以及同意的本质要求。这个孩子必须能够有能力对被提议的治疗方案的好处和坏处进行合理的评估，如果给出同意的决定，那么这种同意可以被认为是适当的、公平的真正的同意”。为了符合Fraser指南的条件，有关医师必须确知：

- 该少年可以理解专业的建议。
- 不能说服该少年告诉他们的父母。
- 该少年可能会在有或没有避孕措施的情况下开始或继续性交活动。
- 除非该少年接受避孕治疗，否则他们的身体或心理健康或两者都会受到影响。
- 在伴有或不伴有其父母同意的情况下，该少年会因为其最佳利益要求自身接受避孕咨询或治疗。

这个决定的影响将会超出避孕规定的范围，因为，如果这个小孩有Gillick资格，那么他或她则可以阻止家长查看其医疗记录。

很多国家接受了英国关于Gillick资格的决定并且这些规则应用于大多数发达国家。

医师在儿童保护方面的作用

所有医师都在可能存在的虐待儿童或确认有忽视的情况下在儿童保护方面有重要作用。这种虐待可以是身体上的虐待、性虐待或拒绝合适和必要的治疗。即使孩子或其家长不同意，或不可能或不宜寻求这样的同意，有关信息都应需要与相关机构的其他职员共享，包括年资较高的医疗人员和社会医疗工作者。因此这种决定应该有相关外部机构的转介以及对于这种作用的理解，在相关国家中这些机构的政策和实践将是必需的。